国家卫生健康委员会"十三五"规划教材

全国中医药高职高专教育教材

供护理、助产类专业用

外 科 护 理

第 3 版

U0284631

主　编　江跃华

副主编　阳海华　江文艺　李广霞　田　原

编　委　（按姓氏笔画排序）

田　原（山东中医药大学附属医院）

刘长红（黑龙江中医药大学佳木斯学院）

江文艺（安徽中医药高等专科学校）

江跃华（江西中医药高等专科学校）

阳海华（湖南中医药高等专科学校）

李广霞（南阳医学高等专科学校）

邱　兵（江西中医药高等专科学校）

周　瑛（四川中医药高等专科学校）

樊建楠（山西中医药大学）

学术秘书　邱　兵（兼）

人民卫生出版社

图书在版编目（CIP）数据

外科护理 / 江跃华主编. —3 版. —北京：人民卫生出版社，2018

ISBN 978-7-117-26219-4

Ⅰ. ①外… Ⅱ. ①江… Ⅲ. ①外科学－护理学－高等职业教育－教材 Ⅳ. ①R473.6

中国版本图书馆 CIP 数据核字（2018）第 130819 号

| 人卫智网 | www.ipmph.com | 医学教育、学术、考试、健康，购书智慧智能综合服务平台 |
| 人卫官网 | www.pmph.com | 人卫官方资讯发布平台 |

外 科 护 理
第 3 版

主　　编：江跃华

出版发行：人民卫生出版社（中继线 010-59780011）

地　　址：北京市朝阳区潘家园南里 19 号

邮　　编：100021

E - mail：pmph @ pmph.com

购书热线：010-59787592　010-59787584　010-65264830

印　　刷：北京铭成印刷有限公司

经　　销：新华书店

开　　本：787×1092　1/16　　印张：32

字　　数：737 千字

版　　次：2010 年 6 月第 1 版　　2018 年 7 月第 3 版
　　　　　2018 年 7 月第 3 版第 1 次印刷（总第 9 次印刷）

标准书号：ISBN 978-7-117-26219-4

定　　价：63.00 元

《外科护理》数字增值服务编委会

主　　编　江跃华

副 主 编　阳海华　江文艺　李广霞　田　原

编　　委　(按姓氏笔画排序)
田　原(山东中医药大学附属医院)
刘长红(黑龙江中医药大学佳木斯学院)
江文艺(安徽中医药高等专科学校)
江跃华(江西中医药高等专科学校)
阳海华(湖南中医药高等专科学校)
李广霞(南阳医学高等专科学校)
邱　兵(江西中医药高等专科学校)
周　瑛(四川中医药高等专科学校)
樊建楠(山西中医药大学)

学术秘书　邱　兵(兼)

修 订 说 明

为了更好地推进中医药职业教育教材建设,适应当前我国中医药职业教育教学改革发展的形势与中医药健康服务技术技能人才的要求,贯彻落实《国家中长期教育改革和发展规划纲要(2010—2020年)》《医药卫生中长期人才发展规划(2011—2020年)》《中医药发展战略规划纲要(2016—2030年)》精神,做好新一轮中医药职业教育教材建设工作,人民卫生出版社在教育部、国家卫生健康委员会、国家中医药管理局的领导下,组织和规划了第四轮全国中医药高职高专教育、国家卫生健康委员会"十三五"规划教材的编写和修订工作。

本轮教材修订之时,正值《中华人民共和国中医药法》正式实施之际,中医药职业教育迎来发展大好的际遇。为做好新一轮教材出版工作,我们成立了第四届中医药高职高专教育教材建设指导委员会和各专业教材评审委员会,以指导和组织教材的编写和评审工作;按照公开、公平、公正的原则,在全国1400余位专家和学者申报的基础上,经中医药高职高专教育教材建设指导委员会审定批准,聘任了教材主编、副主编和编委;启动了全国中医药高职高专教育第四轮规划第一批教材,中医学、中药学、针灸推拿、护理4个专业63门教材,确立了本轮教材的指导思想和编写要求。

第四轮全国中医药高职高专教育教材具有以下特色:

1. **定位准确,目标明确** 教材的深度和广度符合各专业培养目标的要求和特定学制、特定对象、特定层次的培养目标,力求体现"专科特色、技能特点、时代特征",既体现职业性,又体现其高等教育性,注意与本科教材、中专教材的区别,适应中医药职业人才培养要求和市场需求。

2. **谨守大纲,注重三基** 人卫版中医药高职高专教材始终坚持"以教学计划为基本依据"的原则,强调各教材编写大纲一定要符合高职高专相关专业的培养目标与要求,以培养目标为导向、职业岗位能力需求为前提、综合职业能力培养为根本,同时注重基本理论、基本知识和基本技能的培养和全面素质的提高。

3. **重点考点,突出体现** 教材紧扣中医药职业教育教学活动和知识结构,以解决目前各高职高专院校教材使用中的突出问题为出发点和落脚点,体现职业教育对人才的要求,突出教学重点和执业考点。

4. **规划科学,详略得当** 全套教材严格界定职业教育教材与本科教材、毕业后教育教材的知识范畴,严格把握教材内容的深度、广度和侧重点,突出应用型、技能型教育内容。基础课教材内容服务于专业课教材,以"必须、够用"为度,强调基本技能的培养;专业课教材紧密围绕专业培养目标的需要进行选材。

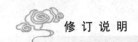

5. 体例设计，服务学生　本套教材的结构设置、编写风格等坚持创新，体现以学生为中心的编写理念，以实现和满足学生的发展为需求。根据上一版教材体例设计在教学中的反馈意见，将"学习要点""知识链接""复习思考题"作为必设模块，"知识拓展""病案分析（案例分析）""课堂讨论""操作要点"作为选设模块，以明确学生学习的目的性和主动性，增强教材的可读性，提高学生分析问题、解决问题的能力。

6. 强调实用，避免脱节　贯彻现代职业教育理念。体现"以就业为导向，以能力为本位，以发展技能为核心"的职业教育理念。突出技能培养，提倡"做中学、学中做"的"理实一体化"思想，突出应用型、技能型教育内容。避免理论与实际脱节、教育与实践脱节、人才培养与社会需求脱节的倾向。

7. 针对岗位，学考结合　本套教材编写按照职业教育培养目标，将国家职业技能的相关标准和要求融入教材中。充分考虑学生考取相关职业资格证书、岗位证书的需要，与职业岗位证书相关的教材，其内容和实训项目的选取涵盖相关的考试内容，做到学考结合，体现了职业教育的特点。

8. 纸数融合，坚持创新　新版教材最大的亮点就是建设纸质教材和数字增值服务融合的教材服务体系。书中设有自主学习二维码，通过扫码，学生可对本套教材的数字增值服务内容进行自主学习，实现与教学要求匹配、与岗位需求对接、与执业考试接轨，打造优质、生动、立体的学习内容。教材编写充分体现与时代融合、与现代科技融合、与现代医学融合的特色和理念，适度增加新进展、新技术、新方法，充分培养学生的探索精神、创新精神；同时，将移动互联、网络增值、慕课、翻转课堂等新的教学理念和教学技术、学习方式融入教材建设之中，开发多媒体教材、数字教材等新媒体形式教材。

人民卫生出版社医药卫生规划教材经过长时间的实践与积累，其中的优良传统在本轮修订中得到了很好的传承。在中医药高职高专教育教材建设指导委员会和各专业教材评审委员会指导下，经过调研会议、论证会议、主编人会议、各专业编写会议、审定稿会议，确保了教材的科学性、先进性和实用性。参编本套教材的 800 余位专家，来自全国 40 余所院校，从事高职高专教育工作多年，业务精纯，见解独到。谨此，向有关单位和个人表示衷心的感谢！希望各院校在教材使用中，在改革的进程中，及时提出宝贵意见或建议，以便不断修订和完善，为下一轮教材的修订工作奠定坚实的基础。

人民卫生出版社有限公司

2018 年 4 月

全国中医药高职高专院校第四轮第一批
规划教材书目

教材序号	教材名称	主编	适用专业
1	大学语文(第4版)	孙 洁	中医学、针灸推拿、中医骨伤、护理等专业
2	中医诊断学(第4版)	马维平	中医学、针灸推拿、中医骨伤、中医美容等专业
3	中医基础理论(第4版)*	陈 刚 徐宜兵	中医学、针灸推拿、中医骨伤、护理等专业
4	生理学(第4版)*	郭争鸣 唐晓伟	中医学、中医骨伤、针灸推拿、护理等专业
5	病理学(第4版)	苑光军 张宏泉	中医学、护理、针灸推拿、康复治疗技术等专业
6	人体解剖学(第4版)	陈晓杰 孟繁伟	中医学、针灸推拿、中医骨伤、护理等专业
7	免疫学与病原生物学(第4版)	刘文辉 田维珍	中医学、针灸推拿、中医骨伤、护理等专业
8	诊断学基础(第4版)	李广元 周艳丽	中医学、针灸推拿、中医骨伤、护理等专业
9	药理学(第4版)	侯 晞	中医学、针灸推拿、中医骨伤、护理等专业
10	中医内科学(第4版)*	陈建章	中医学、针灸推拿、中医骨伤、护理等专业
11	中医外科学(第4版)*	尹跃兵	中医学、针灸推拿、中医骨伤、护理等专业
12	中医妇科学(第4版)	盛 红	中医学、针灸推拿、中医骨伤、护理等专业
13	中医儿科学(第4版)*	聂绍通	中医学、针灸推拿、中医骨伤、护理等专业
14	中医伤科学(第4版)	方家选	中医学、针灸推拿、中医骨伤、护理、康复治疗技术专业
15	中药学(第4版)	杨德全	中医学、中药学、针灸推拿、中医骨伤、康复治疗技术等专业
16	方剂学(第4版)*	王义祁	中医学、针灸推拿、中医骨伤、康复治疗技术、护理等专业

续表

教材序号	教材名称	主编	适用专业
17	针灸学(第4版)	汪安宁 易志龙	中医学、针灸推拿、中医骨伤、康复治疗技术等专业
18	推拿学(第4版)	郭 翔	中医学、针灸推拿、中医骨伤、护理等专业
19	医学心理学(第4版)	孙 萍 朱 玲	中医学、针灸推拿、中医骨伤、护理等专业
20	西医内科学(第4版)*	许幼晖	中医学、针灸推拿、中医骨伤、护理等专业
21	西医外科学(第4版)	朱云根 陈京来	中医学、针灸推拿、中医骨伤、护理等专业
22	西医妇产科学(第4版)	冯 玲 黄会霞	中医学、针灸推拿、中医骨伤、护理等专业
23	西医儿科学(第4版)	王龙梅	中医学、针灸推拿、中医骨伤、护理等专业
24	传染病学(第3版)	陈艳成	中医学、针灸推拿、中医骨伤、护理等专业
25	预防医学(第2版)	吴 娟 张立祥	中医学、针灸推拿、中医骨伤、护理等专业
1	中医学基础概要(第4版)	范俊德 徐迎涛	中药学、中药制药技术、医学美容技术、康复治疗技术、中医养生保健等专业
2	中药药理与应用(第4版)	冯彬彬	中药学、中药制药技术等专业
3	中药药剂学(第4版)	胡志方 易生富	中药学、中药制药技术等专业
4	中药炮制技术(第4版)	刘 波	中药学、中药制药技术等专业
5	中药鉴定技术(第4版)	张钦德	中药学、中药制药技术、中药生产与加工、药学等专业
6	中药化学技术(第4版)	吕华瑛 王 英	中药学、中药制药技术等专业
7	中药方剂学(第4版)	马 波 黄敬文	中药学、中药制药技术等专业
8	有机化学(第4版)*	王志江 陈东林	中药学、中药制药技术、药学等专业
9	药用植物栽培技术(第3版)*	宋丽艳 汪荣斌	中药学、中药制药技术、中药生产与加工等专业
10	药用植物学(第4版)*	郑小吉 金 虹	中药学、中药制药技术、中药生产与加工等专业
11	药事管理与法规(第3版)	周铁文	中药学、中药制药技术、药学等专业
12	无机化学(第4版)	冯务群	中药学、中药制药技术、药学等专业
13	人体解剖生理学(第4版)	刘 斌	中药学、中药制药技术、药学等专业
14	分析化学(第4版)	陈哲洪 鲍 羽	中药学、中药制药技术、药学等专业
15	中药储存与养护技术(第2版)	沈 力	中药学、中药制药技术等专业

续表

教材序号	教材名称	主编	适用专业
1	中医护理(第3版)*	王 文	护理专业
2	内科护理(第3版)	刘 杰　吕云玲	护理专业
3	外科护理(第3版)	江跃华	护理、助产类专业
4	妇产科护理(第3版)	林 萍	护理、助产类专业
5	儿科护理(第3版)	艾学云	护理、助产类专业
6	社区护理(第3版)	张先庚	护理专业
7	急救护理(第3版)	李延玲	护理专业
8	老年护理(第3版)	唐凤平　郝 刚	护理专业
9	精神科护理(第3版)	井霖源	护理、助产专业
10	健康评估(第3版)	刘惠莲　滕艺萍	护理、助产专业
11	眼耳鼻咽喉口腔科护理(第3版)	范 真	护理专业
12	基础护理技术(第3版)	张少羽	护理、助产专业
13	护士人文修养(第3版)	胡爱明	护理专业
14	护理药理学(第3版)*	姜国贤	护理专业
15	护理学导论(第3版)	陈香娟　曾晓英	护理、助产专业
16	传染病护理(第3版)	王美芝	护理专业
17	康复护理(第2版)	黄学英	护理专业
1	针灸治疗(第4版)	刘宝林	针灸推拿专业
2	针法灸法(第4版)*	刘 茜	针灸推拿专业
3	小儿推拿(第4版)	刘世红	针灸推拿专业
4	推拿治疗(第4版)	梅利民	针灸推拿专业
5	推拿手法(第4版)	那继文	针灸推拿专业
6	经络与腧穴(第4版)*	王德敬	针灸推拿专业

* 为"十二五"职业教育国家规划教材

前　言

《外科护理》是护理学专业核心课程之一，是阐述外科护理工作基本知识、基本理论和基本技能的一门学科。

根据全国中医药高职高专第四轮规划教材暨全国高等医药教材建设研究会规划教材会议精神以及指导原则和要求，在充分调研和论证原有教材的基础上，在现代护理观的指导下，结合我国临床护理工作现状与发展趋势，突出高职高专护理及助产类专业对《外科护理》学科的需求和外科疾病的特点，并注重与护士执业资格考试接轨。力求坚持实用性、科学性、先进性原则，坚持以人为本与创新的理念。本次修订，对章节进行了大幅度调整，重点强调外科疾病的临床特点，让学生好学；将外科护理五大内容集中，让教师好教；增加外科常用护理技术，明确培养目标。

全书分为绪论、外科疾病所致全身性影响患者的护理、外科感染患者的护理、外科损伤患者的护理、外科肿瘤患者的护理、外科其他疾病患者的护理、外科畸形患者的护理、手术室护理和外科常用护理技术，八篇、74 章。根据外科疾病的范畴，按整体护理的程序要求进行编写。与相关课程进行整合，删减了部分外科急救护理内容。编写修订时，力求与护士执业资格考试大纲相衔接。教材形式上新颖、活泼，增加多个小模块。

本书编写过程中得到编者所在院校领导及教师的大力支持与无私帮助，书中理论知识与插图参考了国内多种版本的《外科护理学》《外科学》及《解剖学》教材，在此一并表示衷心感谢！

由于编者水平有限，教材编写中难免存在疏漏和错误，恳请各院校师生和同行不吝指正，以促进本教材在今后的修订过程中日臻完善。

《外科护理》编委会
2018 年 4 月

目　录

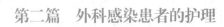

第四篇　外科肿瘤患者的护理

第五篇　外科其他疾病患者的护理

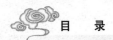

绪　　论

课件
整理PPT

扫一扫
知重点

学习要点

1. 外科护理基本概念。
2. 外科护士的素质要求。
3. 学习外科护理的基本方法。

一、外科护理基本概念

外科护理是阐述和研究如何对外科患者实施整体护理的一门临床护理学科，是护理学的重要组成部分，包含了基础医学、外科学理论、护理学基础理论、社会学、人文学等多学科知识，探讨解决外科患者身心现存或潜在健康问题，为人类健康事业服务的综合性应用性学科。明确外科护士应以人的健康为中心，根据外科不同患者的身体状况、社会、家庭、文化等方面的需求，运用护理程序，对患者提供整体护理。

现代护理学认为，人是具有"生物 - 心理 - 社会"特性的整体，护理时要注意各方面因素对人健康的影响；人是一个开放的系统，要注意人与环境的相互作用；人具有应激与适应能力，护理的功能是增进人的适应能力；人具有满足其基本需要的自理能力，护理的功能是帮助人保持或恢复自理能力。

现代护理学基本概念包括以人为本的整体护理、护理程序和三级预防等。

整体护理是指以护理对象为中心，以解决问题为目标，以护理程序为核心所进行的护理活动。

护理程序是运用系统方法对护理对象实施计划性、连续性、全面性整体护理的科学方法。包括护理评估、护理诊断、预期目标、护理计划、实施和评价等 6 个基本步骤。

三级疾病预防概念是指医务人员通过各级预防保持和促进人的身体健康的各种措施。如一级预防指通过预防接种、加强全民健身等方法，达到病因预防的目的，是防止疾病发生的最根本措施；二级预防指通过健康检查、疾病普查等手段，早期发现、早期诊断和早期治疗疾病的措施；三级预防是采取各种有效的医疗和护理方法，防止和减少并发症发生，促进患者功能恢复的措施。

外科护士通对基本概念的了解，运用现代护理学的理论和专业技能，为护理对象提供更多的关怀，在工作中注意各种因素对人的健康影响，帮助外科患者发挥最大潜能，使身心处于良好的健康状态。

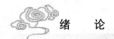

二、外科护理发展简史

外科护理的发展是在外科学和现代护理学的指导下，逐步发展和完善的过程。伴随着医学模式的转变，现代护理学经历了以疾病护理为中心、以患者护理为中心和以人的健康护理为中心的三个发展阶段。

在早期的外科实践中，手术疼痛、出血和术后感染是阻碍外科学发展的三大因素，直到19世纪中叶，随着无菌术、止血、输血、麻醉镇痛技术的问世，使外科学的发展得到飞跃。与之同时，弗罗伦斯·南丁格尔在看护患者的过程中，通过实践认识到观察与护理的重要性，由此创立了护理学。随着医学科学的发展，经过护理前辈的努力，在当代衍生出外科护理学。

当以疾病为中心的医学指导思想成为指导临床护理实践的基本理论时，护理场所在医院，护理方式表现为执行医嘱和完成护理操作。

20世纪中叶，基于"人和环境的相互关系学说"和世界卫生组织（WHO）提出了"健康"新概念，即"健康不仅是身体上没有疾病和缺陷，还要有完整的心理状态和良好的社会适应能力"，使人们对健康的认识发生根本性改变。从此，护理工作转向以患者护理为中心。护士既是护理者，同时也是教育者、研究者和管理者，医护关系也由从属地位转为合作关系。

20世纪70年代后期，随着疾病谱和健康观的改变，WHO提出"2000年人人享有卫生保健"的战略目标，极大地推动了护理事业的发展，以人的健康为中心的护理理念使护理对象从患者扩展到对健康者的预防保健，工作场所也从医院延伸到社区、家庭，护理方式是以程序护理为框架的整体护理。

三、外科护理的范畴

外科护理的范畴基本依据外科学的范畴而定。外科学其主要的治疗手段是手术或手法。随着人们对外科疾病认识的不断深入，手术涉及的领域不断变化，促使外科护理范畴的不断外延和内容的增加，目前，其范畴包括五大类疾病和多个专科的患者护理。

根据外科疾病的性质，需要护理的患者对象包括损伤患者、外科感染患者、肿瘤患者、畸形患者以及其他需要手术治疗的患者，如功能障碍性疾病、结石或梗阻性疾病患者等。

根据外科临床专科，外科护理的对象可分别按人体部位、人体系统、疾病性质、年龄特点、手术方式等划分。如按人体部位可分为头颈外科、胸心外科、腹部外科等；按人体系统可分为神经外科、泌尿外科、骨科等；按疾病性质可分为急诊外科、创伤外科、肿瘤外科等；按年龄特点分为成人外科、小儿外科；按手术方式分为显微外科、微创外科、整复外科等。随着专业的不断细化，外科护理的内容也在不断调整和重新组合，目的是更好地适应外科的发展和外科患者对健康和护理的需要。

另外，按整体护理的要求，外科护理的范畴，不仅仅局限于医疗机构的临床护理，还外延至社区、家庭，为残障或恢复期患者提供指导并进行家庭护理。

四、外科护士应具备的素质

外科护理工作的特点是急诊多、抢救多、工作强度大。外科疾病的突发性，病情的危重性,病情演变的急骤性,手术与麻醉的风险性,常使患者承受巨大的痛苦和精神压力,促使外科护理工作的紧迫性和有条不紊。基于上述特点,对外科护士的综合素质提出了更高的要求。

1.有高度的责任感　这是对外科护士最起码的思想素质要求。护理人员的职责是救死扶伤、维护生命、促进健康和提高生命质量,如果护士在工作中疏忽大意、掉以轻心,就可能增加患者的痛苦,或造成生存质量低下,甚至丧失抢救患者的有利时机。因此,每个外科护士都应认识到护理工作的重要性和具备高度的责任心,树立爱岗敬业的精神,全心全意为外科患者服务。

2.具备扎实的基本理论、基本知识和基本技能　这是对一个合格外科护士业务素质的基本要求。因此,在学习阶段,力求掌握护理学的基本理论、基本知识和基本技能,建立评判性思维方式,为外科护理工作打下扎实的基础。再通过临床实践,使理论知识不断提升,护理操作技能更加娴熟,并不断更新知识,以适应时代发展的步伐和满足快速发展的外科护理需要。

知识链接

评判性思维

评判性思维即批判性思维。是英语 critical thinking 的直译。指个体在复杂情景中,能灵活应用已有的知识和经验,对问题的解决方法进行选择,在反思的基础上加以分析、推理,作出合理判断和正确取舍的高级思维方式。

3.随时处于最佳的身心健康状态　这是对外科护士身体素质的要求。外科护理工作具有节奏快、突击性强,劳动强度大、突发事件多等特点。因此,要求外科护士必须具备健全的体魄、开朗的性格和饱满的精神状态,完成紧张而繁忙的外科护理工作。另外,外科护士还应仪表文雅大方、举止端庄稳重、衣着整洁美观,才能赢得患者的信赖。

五、外科护理的学习方法

(一)热爱外科护理工作,明确学习目的

学习外科护理学的目的是为了更好地为外科患者服务,更好地为人类的健康服务。这就要求,护理专业的学生首先要了解这个工作,热爱这个工作,学习才有动力,学习才有劲头,才能激发强烈而持久的求知欲,才会全身心投入。因此,学习外科护理首先要热爱外科护理事业,明确学习目的。只有学习目的明确、具有学习的欲望和乐于为外科护理事业无私奉献者,才会心甘情愿地付出精力并学好外科护理。当一个人所学的知识为人所需、为人所用时,才能真正体现出它的价值。当某个危重患者在我们的精心呵护之下,转危为安时,才能感到外科护理工作的神圣;也只有当我们所护理的患者康复出院,露出感激的微笑时,才会为自己的事业感到自豪。

(二)以现代护理观指导学习

新的医学模式拓宽了护士的职能。护士不仅要帮助和护理患者,还需提供健康教育和指导。因此,护士不但是护理的提供者、决策者、管理者,也是教育者。护士

所具有的这种特殊地位和职能，有助于与患者建立良好的信任关系。护理是护士与患者之间的互动过程，护理的目的是增强患者的应对和适应能力，满足患者对健康的各种需要，使之达到最佳的健康状态。围手术期护理是外科护理工作中最重要的内容。如术前消除患者的紧张情绪、增强其信心和力量，使之从被动护理转向主动参与和配合；术中、术后通过严密观察病情，遵循严格操作规范和无菌原则，减少并发症的发生；对恢复期的患者，进行健康教育和指导。概括而言，外科护士在护理实践中，应以现代护理观为指导，努力为患者提供优质的护理服务。

（三）密切理论联系实践

外科护理学是一门动手能力极强的学科。要想学好外科护理，必须自觉地运用理论与实践相结合的原则，将医学基础知识、护理基本理论与外科护理专业知识，在外科临床实践中有机结合，使学习过程不仅仅停留在继承的水平，更应使之成为吸收、总结、提高的过程。此外，学习外科护理应结合病例，运用循证护理的方法，进一步印证，强化书本知识，有助于解决护理实践中的一系列问题，提高发现问题、分析问题和解决问题的能力，不断拓展自己的知识和提高业务水平。

知识链接

循证护理

循证护理是护理人员在计划护理活动过程中，审慎地、明确地、明智地将科研结论与临床经验、患者愿望相结合，获取证据，作为临床护理决策依据的过程。

（四）紧扣学习目标

外科护理是护理学中的重要组成部分，要成为一名合格的护士，首先必须通过执业护士考试获得执业护士资格，这就要求护生在接受外科护理教育时，能熟知本学科的知识重点、难点和考点，掌握外科护理课程学习的基本规律，达到顺利通过执业护士考试的目标。其次，外科护理是为外科患者服务的学科，学习外科护理就是达到能胜任外科护理临床工作的目标，成为名符其实的外科护士。因此，熟练掌握外科护理的基本知识、基本理论和基本技能是衡量外科护士最基本的要求，然后通过临床实践，进一步提高自己的业务水平，为以后职称提升打好坚实的基础。

（江跃华）

复习思考题

1．外科护理的发展经历过哪几个发展阶段？
2．如何有效地学习外科护理？

第一篇

外科疾病患者所致全身性影响的护理

第一章

外科患者的心理护理

学习要点

1. 外科患者心理活动特点。
2. 外科患者的心理护理。

外科患者的心理护理是研究外科患者的心理现象及其活动规律，依据外科患者的心理活动特点实施最佳护理。换句话说，作为外科护士如何应用心理学的理论、方法和技术解决外科护理实践中护理对象的心理问题。它是护理心理学的一个重要组成部分。随着以人的健康为中心的新医学模式的转变，随着系统化整体护理模式的形成和发展，心理护理越来越受到重视。外科患者的心理护理，是针对护理对象——外科患者的心理问题而提出来的，它贯穿于护理外科患者的始终。

第一节 外科患者的心理活动特点

一般来说，患者的心理活动特点包括主观感觉异常、情绪不稳定、孤独感加重、敏感的自尊心、依赖性增加、强烈的期待心理、疑虑重重、失助自怜等，其需要被重视、需要较高水平的治疗、需要被关怀和爱护、需要安全感、需要安静又适宜的刺激、需要社会信息等。而外科患者，又有其较为特殊的心理活动特点，这是由外科疾病的特点和治疗方式决定的。

（一）不同外科疾病患者的心理活动特点

作为外科住院患者除有一般患者的心理活动特点之外，还具有需要被认识、需要被接纳、需要适应新环境、需要丰富生活、需要隐私、需要领域感，更需要尽快得到诊治和安全感。众所周知，外科疾病包括损伤、感染、畸形、肿瘤和需要外科治疗的功能障碍性疾病，不同的外科疾病对患者可以引起不同的心理活动，也可造成不同的心理问题。

损伤是突然发生的，缺乏心理准备，首先表现为惊恐、担心、情绪紧张、不时发出呻吟和呼救声或由于突发事故、处于急性心理创伤性的"情绪休克"状态，表现不呻吟、无言语、表情淡漠。入院后需要尽快得到救治，有突出的安全需要。后期担心损

6

伤所造成的器官功能和对生活的影响。

外科畸形患者，由于与正常人的差异，表现为内向、害怕别人耻笑不愿参与群体活动、自卑感严重。

外科恶性肿瘤患者早期由于家属和医护人员没有实情相告，刻意回避，患者疑虑重重，总想知道自己的真实病情。当得知真实情况后，又因缺乏心理准备，表现为震惊与否认，"不相信自己患了癌症"；另一特点表现为"过度社会化"，不愿给家属、亲友、单位等添麻烦，为了不让他人担心，尽管自己内心可能已经体验到极度的忧郁和烦恼，患者也会极力表现出镇静，积极配合医生治疗。一旦病情恶化，一切努力没有起到应有效果，患者再也控制不了内心的悲哀和失望，一下子落到了万丈深渊，认为老天对他太不公平。也有些患者不甘心，开始乱投医，寻找民间的偏方验方，盼望着奇迹的出现。癌症患者的心理反应还与性别、文化程度有关。

外科疼痛患者可因疾病程度不同而出现不同的心理反应。如急腹症患者常有情绪低落、焦虑、烦躁等情绪反应；慢性腰腿痛患者多数情绪低落、抑郁甚至丧失治疗信心；剧烈疼痛患者往往产生不满、愤恨、愤怒、处于易激惹状态，极易向周围的人和事发泄。

（二）不同年龄阶段的外科患者的心理活动特点

外科儿童患者的突出特点是对疾病缺乏认识，难以理解；对基本照料者依恋强烈；对病情难以准确表达以及性别的个体差异等。

外科青年患者的情绪强烈而动荡，容易兴奋、激动，也容易发怒、怄气、产生攻击性行为。或者转向反面，变得泄气、绝望。当得知病情严重，会出现严重的精神紧张和焦虑；倘若病情好转，就会盲目乐观，往往不再认真执行护理计划。但病程较长或有后遗症时，又易于情绪偏激，形成对自身的悲观、甚至在思想和行为方式上走向极端，失去理智，产生自杀念头。

外科中年患者世界观已经成熟，情绪稳定，对现实具有评价和判断能力，对挫折的承受力较强。

老年患者一般都希望健康长寿。当外科严重疾病袭来，他们对病情估计多为悲观，突出表现为无价值感和孤独感。也有的情感变得幼稚，为某处照顾不周而生气。其突出的要求是被重视、受尊重，最害怕别人认为他们无用，遭亲人遗弃。

（三）手术患者的心理活动特点

手术是外科最主要的治疗手段，也是外科患者心理特点的集中体现。手术患者在围手术期的不同阶段，表现出不同的心理活动特点。

1. 手术前患者的心理活动特点　手术是创伤，任何手术都有一定的危险性。因此，每个人对手术均有不同程度的惧怕，而惧怕的程度取决于患者的性格、对应激的一般反应、心理健康状况及对手术和麻醉的预想等因素。对手术未知的恐惧往往是引起焦虑的主要原因，患者担心术中疼痛；担心发现恶性疾病；担心意识丧失；担心器官或肢体丧失；担心麻醉意外；怕丧失社会和家庭角色；怕生活方式受干扰；怕离开亲人；怕死亡等。这些心理反应女性重于男性，成人重于儿童，初次手术者重于多次手术者。患者对恐惧的反应具有较大差异，表现为沉默、退缩、幼稚、好战、回避、流泪、依赖。多数患者有失助感。接近手术日，患者食欲减退、睡眠不佳。

2. 手术中患者的心理活动特点　术中意识清醒的患者都会有恐惧心理，表现得紧张，特别注意倾听医护人员所说的每一句话。全麻患者在实施麻醉前也会有同样反应。

3. 手术后患者的心理活动特点　患者一旦从麻醉中醒来，就想知道手术效果，特别是大手术的患者，术前无论怎样解释疏导，还是放心不下。术后患者由于手术创伤和消耗，身体较虚弱，疲惫不堪，加之切口疼痛，活动受限，更使他们紧张不安。当平静下来之后可出现忧郁反应，表现不愿说话，易激惹，食欲减退等。当面部、头部、颈部、乳房或生殖器等手术引起患者自我形象的"丧失"或"变化"，会导致不良适应。这些问题可能出现于手术后即刻，也可能出现在术后一段时间。患者表现为消极、抑郁、自我护理减少、睡眠受影响、疼痛加重等，部分患者可出现应激反应症状，如胃肠道功能失调和心血管系统的问题等。

第二节　外科患者的心理护理

【护理评估】

进行心理评估的主要方法是访谈和心理、行为的观察，必要时可借助心埋测试量表。

评估内容包括一般社会情况、入院前的应激水平、正常的应对能力、自主神经功能、对疾病的理解、精神状态、人格类型和患病后的主要心理问题等方面。

【主要护理诊断】

根据北美护理诊断协会（North America Nursing Diagnosis Association，NANDA）提出的护理诊断分类方法中有关心理护理的护理诊断摘录如下：

（一）关系方面

1. 社交障碍

2. 社交孤立

3. 角色紊乱

4. 父母不称职

5. 家庭功能障碍

6. 照顾者角色障碍

7. 父母角色冲突

8. 对自身性生活表示担忧

（二）价值观方面

1. 精神困扰

2. 增进精神健康的潜力

 知识链接

精神困扰

精神困扰指个体在原有精神健康的基础上，逐渐达到更高要求层次的精神健康状态。

（三）选择方面

1. 个人应对无效

2. 适应性调节障碍

3．防卫性应对

4．家庭应对不足或无效

5．不合作

6．抉择冲突

（四）感知方面

1．自我形象紊乱

2．自尊紊乱

3．长期自我贬低

4．情境性自我贬低

5．自我认同紊乱

6．感知改变

7．绝望

8．无能为力

（五）认识方面

1．定向力障碍

2．思维过程改变

（六）感觉方面

1．功能障碍性悲哀

2．预感性悲哀

3．有暴力行为的危险

4．有自伤的危险

5．创伤后反应

6．焦虑

7．恐惧

【护理措施】

（一）心理护理

制定患者的心理护理计划，首先在于确定护理目标。目标确定的根据是护理诊断。目标可以是长期的，也可以是短期的。

（二）选择护理措施

根据护理诊断中所确定的相关因素针对性选择护理措施是心理护理的关键。如焦虑，与不了解手术结果有关。那么，护士所采取措施就是尽量帮助患者弄清手术结果，以减轻或消除患者的紧张情绪。消除患者心理问题的护理措施可以从以下方面着手：

1．支持性心理护理　这是心理治疗的基本技术，非常适应于心理护理。具有支持和加强患者心理防御功能的特点，增强患者安全感，减少焦虑和不安。最常用的方法包括解释、鼓励、安慰、保证和暗示等。其中以解释最为重要。在实施解释之前，要详细收集有关资料，根据心理学的原理，运用通俗易懂的语言。解释时，注意与整个护理计划相符，与医生的意见一致，避免产生误会，失去患者对医护人员的信任。解释还可以先与患者家属、朋友或单位领导协商配合，甚至动员类似患者进行现身说法，以提高心理护理效果。

2. 松弛训练　通过指导患者放松来消除紧张与焦虑的方法。当患者处于严重的应激状态时，护士指导患者把注意力集中到身体的某一部分(如右手)，尽量使这部分肌肉放松，直至产生沉重感和温热感，才算达到要求，然后再把注意力引向身体的其他部位(如左手)。如此反复进行，使患者心情平静，心跳规律，呼吸松弛而舒适。

3. 治疗性沟通　护士在护理过程中，以患者为中心，有目的性的与患者频繁沟通，称为治疗性沟通。是一种使用沟通交流技巧来达到治疗性作用的方法。应用这种方式，护士应尽量使患者感到舒适，尊重患者，态度真诚，在交谈中注意主动地倾听，使患者在倾诉自己的苦恼时感到精神上轻松、愉快。但护士要确定互动的界限，以理智和客观的态度来体会患者的感受并帮助患者摆脱心理困扰。

(刘长红)

扫一扫
测一测

 复习思考题

1. 某患者，女，41岁，因胆囊结石拟行手术治疗。患者全身发抖，情绪紧张，食欲不振，睡眠欠佳，并不时询问医护人员手术是否安全、是否有并发症等。当医生与其进行术前谈话后，患者却迟迟不敢签字。如果你作为患者的责任护士，将采用什么方法缓解患者的紧张焦虑情绪？

第二章

外科疼痛患者的护理

课件
02章PPT

 学习要点

1. 外科疼痛概念、疼痛类型与特点。
2. 疼痛对机体的影响。
3. 外科疼痛患者的心理护理。

扫一扫
知重点

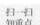

第一节 疼 痛 概 述

疼痛（pain）是指机体对疾病本身和各种因素造成的组织损伤的一种复杂的生理反应，表现为身体和心理上一系列的反应以及情感上的一种不愉快感受。疼痛是人的一种主观感受，很难准确描述，而且个体的痛阈差异很大。疼痛的概念目前也无统一的标准。1972 年 Margo-McCaffery 强调个体的主观感受，而且是个别性的体验，曾对疼痛这样描述：经历疼痛的人所描述的如何疼就是如何疼，他说疼痛存在，疼痛就是存在。北美护理诊断协会 1978 年对疼痛的定义是：个体经受或叙述有严重的不适或不舒适的感受。国际疼痛研究学会将疼痛定义为：疼痛是与现存的或潜在的组织损伤有关的感觉上或情绪上不愉快的体验。可见疼痛不仅是一种客观的体征，也是一种主观现象，并且是患者寻求医护服务的原因之一。在许多外科疾病及所有术后患者中都普遍存在。很长时间来，术后疼痛因担心患者用药成瘾或产生呼吸抑制而尽量少用止痛剂。随着人们对疼痛的深入认识，疼痛作为第五大生命体征，受到广泛的重视，使得无痛观念和术后镇痛治疗在临床上日益广泛的开展起来。因此，与患者接触最多、最直接的护理人员应掌握疼痛的评估技术，参与有效的镇痛过程，帮助外科患者更舒适安全地度过围手术期，减少术后并发症的发生。

因此，护理外科疼痛患者时，应明确以下重要概念：

1. 相信患者疼痛存在的事实　不论疼痛的起因为何，疼痛都是真实存在的。

2. 疼痛反应的个体差异　相信患者所表达的疼痛的描述，应与患者一起探讨疑虑所在，澄清不当想法，并给予处理，以促进患者的舒适感。

3. 免于疼痛是患者个人的权利　患者无需忍受不必要的疼痛。当遇到某些外科疾病使用某些止痛药物有可能掩盖病情时，也应使用正确的止痛措施，减轻患者的疼痛。

一、疼痛的类型与特点

（一）皮肤痛

疼痛来自体表，多因皮肤黏膜受损而引起。其特点是"双重痛觉"，即刺激后立即出现的尖锐刺痛（快痛），定位明确，去除刺激后很快消失，之后出现烧灼样痛（慢痛），定位不明确。

（二）躯体痛

肌肉、肌腱、筋膜和关节等深部组织引起的疼痛，其中以骨膜分布最密，痛觉最敏感。各种机械性与化学性刺激均可引起。

（三）内脏痛

因内脏器官受到机械性牵拉、扩张或痉挛、炎症、化学性刺激等引起。内脏痛的发生缓慢而持久。可为钝痛、烧灼痛或绞痛，定位常不明确。

（四）牵涉痛

即内脏器官疾病引起疼痛的同时，在体表某部位亦发生痛感或痛觉过敏。与病变的内脏有一定的解剖相关性。其发生是由于原发病灶痛觉冲动，经传入神经使同一脊髓节段感觉神经兴奋，导致其所支配的皮肤区域出现疼痛或痛觉过敏。

（五）假性痛

在病变已经去除后，仍感到相应部位疼痛，可能与病变去除前的疼痛刺激在大脑皮质形成强兴奋灶的后遗影响有关。

（六）神经痛

为周围神经受损所致，可表现为剧烈灼痛或酸痛。

二、疼痛产生的机制

疼痛的特定感受器是 Aδ 类纤维和 C 纤维的神经末梢，它们分布在皮肤、肌层及内脏器官。当创伤性刺激作用于痛觉感受器，使人感到疼痛，疼痛信号经后根神经节传入脊髓后角，并在此交换神经元。然后在脊髓内经多条传导束向高级神经中枢传递，当传导到视丘前，其传导路径分两路，一路由视丘到大脑感觉皮质，使我们感觉到疼痛的存在；另一路由视丘进入脑前叶和脑边缘系统，此部分大脑的反应与个体受到疼痛刺激后所产生的情绪有关。

疼痛产生的全过程十分复杂，受到机体自身的调控。而且自大脑皮质到脊髓各级中枢以及每一个神经突触的传导，均参与了疼痛的调控机制。著名的理论有闸门控制学说。

知识链接

闸门控制学说

闸门控制学说是指中枢的调控机制通过下行的调控系统作用于脊髓的闸门系统，从而形成关闸、放闸效应的学说。

疼痛产生的过程中，机体内的多种生化物质也参与活动，如乙酰胆碱、5-羟色胺、内啡肽、前列腺素等，其他还包括多种酶类。它们可能作为神经介质或直接致痛的内源性物质。

三、疼痛对机体的影响

术后疼痛对患者的生理会产生多方面的不良影响，是术后并发症和死亡率增加的相关因素之一。

（一）对心血管系统的影响

术后疼痛使交感神经兴奋，血中儿茶酚胺升高，心率加快，心肌耗氧量增加，肾上腺皮质分泌醛固酮、皮质醇增加，并激活肾素-血管紧张素系统，使得全身血管收缩，外周阻力增加，导致术后患者血压升高、心动过速和心律失常。

（二）对呼吸系统的影响

疼痛使骨骼肌活动增加，肺顺应性降低，通气功能下降，使患者缺氧，二氧化碳蓄积，引起肺不张等。

（三）对胃肠及泌尿系统的影响

疼痛引起的交感神经兴奋，可反射性抑制胃肠道功能，降低平滑肌张力，使术后患者出现腹胀、恶心、尿潴留等。

（四）对内分泌系统的影响

疼痛可引起多种激素的释放，产生相应的病生理改变。肾上腺素分泌增加、血糖素升高促使血糖增高，蛋白质、脂质代谢增强，易使术后患者发生负氮平衡，不利于机体康复。醛固酮、皮质醇、抗利尿激素增高使得机体水、钠潴留，增加心血管负担，某些心功能差的患者可引起充血性心力衰竭。

（五）对免疫系统和凝血机制的影响

与疼痛相关的应激反应可使淋巴细胞减少，网状内皮系统处于抑制，机体抵抗力降低。另外，疼痛应激反应使血小板黏滞增强，功能降低，导致机体处于高凝状态，易导致血栓形成。

（六）对情绪及行为的影响

疼痛使患者感到无助和焦虑，表现为退缩、抑郁、愤怒、注意力分散和失眠等。患者可出现痛苦的表情、呻吟、甚至尖叫。常害怕疼痛而不敢活动。

可见，术后疼痛可引起机体一系列反应，增加术后并发症的发生率，影响患者康复。

第二节　外科疼痛患者的护理

病案分析

某某，男，38岁。腹部手术后第1天，主诉切口疼痛。表现：脉搏108次/分，血压138/90mmHg，呼吸急促，面色苍白，出汗，不敢做深呼吸。作为外科护士，你如何缓解该患者的上述表现？

护理评估

【评估主观资料】

1．疼痛的部位 尽量明确疼痛的具体部位，了解其对生理功能的影响等。

2．疼痛的时间 了解开始时间、持续时间和变化规律等。

3．疼痛的性质 了解何种疼痛，即锐痛、钝痛、绞痛、牵拉痛、痉挛痛等。

4．疼痛的强度 了解患者对疼痛的忍受度、范围等。

5．影响疼痛的因素 了解增加或减轻疼痛的因素，如环境嘈杂或安静、温度过高或过低、活动或不动以及体位改变等。

6．既往采用的止痛方法及效果 以往自行止痛的方法，是否能达到止痛的效果等。

【评估客观资料】

1．生命体征 脉搏加快、血压上升、呼吸急促、出汗或面色苍白等。

2．非语言表现 有助于进一步评估疼痛。

（1）体语：面部表情、皱眉、紧闭双唇、眼神冷淡、流泪及与人进行目光交流增多或减少等。

（2）躯体姿势：强迫性体位、肌肉紧张、保护性行为等。

（3）声音：微弱、呻吟、叹息、哭泣、喘息等。

（4）情绪：激动、烦躁、淡漠、悲伤等。

3．疼痛对患者功能型健康形态的影响 休息与睡眠，活动与运动等。

4．疼痛测量方法 能较客观的量化疼痛程度。

（1）口述分级评分法（verbal rating scales，VRSs）：此法最简单，但受患者文化程度的影响。临床上常用四点口述分级评分法（VRSs-4）将疼痛分为4度，即0度：无痛；Ⅰ度：轻度疼痛。可耐受，不影响睡眠，能正常生活；Ⅱ度：中度疼痛。疼痛明显，睡眠受干扰，需用一般性止痛剂；Ⅲ度：重度疼痛。疼痛剧烈，伴自主神经功能紊乱，睡眠严重受干扰，需用麻醉性药物止痛。上述评分法，每级1分，由患者自己选择。

（2）行为疼痛测定法（behavioral rating scales，BRS）：此法有一定客观性，常用六点行为评分法（BRS-6）将疼痛分为6级：

1）即1级：无疼痛；

2）2级：有疼痛但可被忽视；

3）3级：有疼痛，无法忽视，但不干扰日常生活；

4）4级：有疼痛，干扰注意力；

5）5级：有疼痛，所有日常生活都受影响，但能完成基本生理需要，如进食、排便等；

6）6级：存在剧烈疼痛，需休息或卧床休息。

（3）数字评分法（numeric rating scales，NRS）：常用11点数字评分法（NRS-11），此法要患者用数字0至10描述疼痛强度，0为无痛，10为剧烈疼痛。

$$0 \quad 1 \quad 2 \quad 3 \quad 4 \quad 5 \quad 6 \quad 7 \quad 8 \quad 9 \quad 10$$

无痛　　　　　　　　　　　　　　　　　　　　　　　极度疼痛

注：0为无痛，0～3为轻度疼痛，3～7为中度疼痛，>7为重度疼痛，10为极度疼痛

（4）术后疼痛的Prince-Henry评分法：主要适用于胸部和腹部手术后患者的疼痛强度测定。评分方法如下：

0分：咳嗽时无痛。

1分：咳嗽时有疼痛发生。

2分：深呼吸时即有疼痛发生，而安静时无痛。

3分：静息状态下即有疼痛，但可以忍受。

4分：静息状态下有剧烈疼痛，难以忍受。

（5）面部表情测量图：主要采用不同面孔图片，用于对3岁以上的儿童测量其疼痛程度。

【主要护理诊断与预期目标】

1. 疼痛　与各种因素导致组织损伤有关。

预期目标：疼痛缓解或减轻、舒适感增加。

2. 焦虑　与疼痛对情绪和行为的影响有关。

预期目标：情绪稳定，恢复正常睡眠。

【护理措施】

（一）非药物治疗的护理

在外科疾病未明确诊断之前，因使用止痛药物，可能掩盖病情。因此，护理患者时可采取下列措施减轻疼痛。

1. 心理护理　①解除患者的焦虑：护理人员应尽量陪伴患者，鼓励患者表达内心感受。使用治疗性触摸解除患者的紧张，帮助其放松。让患者参与护理计划，学会一些减轻疼痛的技巧和自我控制的能力。对任何可能引起患者疼痛的治疗应事先告知患者，使其预先作好思想准备。②转移患者的注意力：可使用交谈、听患者喜欢的音乐、或做深呼吸来转移对疼痛的注意力。③帮助克服预期的害怕：告知预期的疼痛，帮助患者选择舒适的体位或姿势，使肌肉松弛。对于手术患者，告知术后可能的疼痛，但会获得适当药物控制，减少其心理负担。

2. 生理护理　①帮助患者选择舒适的体位，并经常更换体位。②抬高或制动患肢，用软枕支垫骨突部位。③保证患者剧烈疼痛间歇期的休息，并及时评估。④帮助患者找到减轻疼痛的方法。⑤示教放松技术，并让患者和家属掌握。⑥选择物理疗法止痛，如针灸、按摩等。

（二）药物治疗的护理

诊断明确或手术后患者疼痛可采用积极的方法控制疼痛。最好能在疼痛发作之前，遵医嘱主动给予止痛药物。

1. 常用的止痛药物　①解热镇痛剂：如阿司匹林，镇痛部位主要在外周神经末梢痛觉感受器，主要减少前列腺素合成达到镇痛目的。多用于解除轻度或中度疼痛。②麻醉性镇痛剂：如吗啡、哌替啶等，通过与中枢神经的阿片受体结合而产生镇痛效果。用于缓解中度和重度疼痛。

2. 使用止痛剂的注意事项　①使用前应了解止痛剂的基本作用、给药途径、使用剂量、禁忌证和副作用；②患者诊断未明确之前，不要随意使用止痛剂，尤其是麻醉性止痛剂；③最好能在疼痛发作前给药，并按医嘱定时、定量给药；④如果非麻醉性止痛剂能达到止痛效果，就不要使用麻醉性止痛剂；⑤注意观察患者的用药反应及副作用，使用麻醉性止痛剂还应注意其成瘾性，并根据个人情况调整用药剂量；⑥给药后半小时应评估和记录用药效果。对止痛无效者应调整护理计划。

3. 给药途径　主要有口服、肌内注射、静脉给药和硬膜外给药等途径。

（1）口服给药：特点是起效慢、作用时间长。多用于轻度疼痛或门诊手术的术后镇痛。

（2）肌内注射给药：比口服给药起效快，易迅速产生峰值作用，是我国围手术期患者镇痛的主要给药途径之一。但应药物脂溶性和注射局部血流情况可影响患者的血药浓度，而且存在较大个体差异，因此，此法将逐渐被静脉持续给药和按需止痛法所替代。

（3）静脉给药：分单次给药和连续性给药。单次给药作用时间短，需短时间重复给药。应用输液泵持续泵入镇痛剂，可达到持续无痛的效果，但关键的因素是根据患者疼痛程度决定输注速度。

（4）硬膜外给药：是近年来应用于疼痛治疗的一项新技术。经硬膜外导管通过可控性微量泵持续小剂量给予止痛剂，阻断脊神经根和末梢，达到止痛效果，安全、简便有效。

4. 患者自控止痛法（patient controlled analgesia，PCA）　患者根据自己的疼痛程度调节给药剂量和给药间隔时间，它可以使用多种镇痛药物，经不同的途径（如静脉或硬膜外腔）给药治疗术后疼痛的方法。是疼痛治疗的又一新技术，其优点表现在以下方面：

（1）镇痛效果好，镇痛药剂量个体化；

（2）不易过量；

（3）患者很少在夜间产生呼吸抑制；

（4）有利于患者全身情况的恢复；

（5）患者主动参与。

【健康教育】

1. 术前提问调查　应用开放式的提问方式术前了解患者对术后疼痛的心理准备情况、应对措施。

2. 宣讲疼痛知识　宣讲疼痛对机体的影响和应对方法。

3. 掌握放松技术和减轻疼痛方法　示教放松技术，术后减轻疼痛的方法。也可请术后患者现身说法，增强患者应对术后疼痛的自信心。

（刘长红）

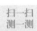

复习思考题

男性，36岁，1小时前午餐后突然出现上腹正中部持续性疼痛，呈束带状，并放射到腰背部。查体：T 36.9℃，P 90 次／分钟，R 20 次／分钟，BP 100/60mmHg。中上腹部压痛。请问：

1. 该患者的腹痛类型属于哪种？

2. 目前的疼痛护理措施有哪些？

第三章

体液平衡失调患者的护理

课件
03章PPT

扫一扫
知重点

学习要点

1. 外科体液失衡患者的护理措施。
2. 各种外科体液失衡患者的临床特点。
3. 正常的体液代谢及实验室检查数据的临床意义。

正常体液容量、渗透压及电解质含量是维持机体内环境稳定、进行正常代谢和各器官功能正常进行的基本保证。创伤、手术及许多外科疾病均可导致体内水、电解质和酸碱平衡的失调。一旦失调，机体内环境的稳定性将随之发生变化，严重者可致患者死亡。因此，及时识别、积极纠正这些异常，是治疗和护理该类患者的首要任务之一。

第一节　正常人体体液平衡

【体液组成及分布】

人体内体液总量因年龄、性别、胖瘦而有所差异。成年男性体液量约为体重的60%。成年女性体液量约为体重的55%，两者均有±15%的变化幅度。而小儿的体液所占体重比例较高，婴幼儿可高达70%～80%。随年龄增长体液量逐渐下降，14岁以后的体液量占体重的比例与成人相似。

体液由细胞内液和细胞外液组成。细胞内液大部分位于骨骼内，成年男性的细胞内液约占体重的40%，而女性约为35%。细胞外液则男、女性均占体重的20%。细胞外液又可分为血浆和组织间液，血浆量约占体重的5%，组织间液量约占体重的15%。绝大部分的组织间液能迅速地与血管内液体或细胞内液进行交换并取得平衡，这在维持机体的水和电解质平衡方面具有重要作用，故又称其为功能性细胞外液。另有一小部分组织间液，如胸腔液、心包液、脑脊液、关节液等，仅有缓慢地交换和取得平衡的能力，在维持体液平衡方面的作用极小且慢，故称其为无功能性细胞外液。

体液分布除以细胞内液和细胞外液区分外，还可以三个间隙的分布表示。

17

体液三间隙分布

体液三间隙分布即：

第一间隙容纳细胞内液；

第二间隙容纳功能性细胞外液；

第三间隙容纳无功能性细胞外液。

细胞外液中最主要的阳离子是 Na^+，主要的阴离子是 Cl^-、HCO_3^- 和蛋白质。细胞外液中的主要阳离子是 K^+ 和 Mg^{2+}，主要阴离子是 HPO_4^{2-} 和蛋白质。细胞外液和细胞内液的渗透压相等，正常为 290～310mmol/L。

【水平衡】

人体内水分的相对恒定对内环境的稳定非常重要，人体每天通过饮水和进食摄入水分，通过尿液等排出水分，两者保持相对平衡（表 1-3-1）。

表 1-3-1　正常人体每天水分的出入量

摄入途径	摄入量（ml）	排出途径	排出量（ml）
饮水	1500	尿液	1500
食物含水	700	皮肤蒸发	500
代谢氧化生水	300	呼吸蒸发	350
		粪便	150
合计	2500		2500

【电解质平衡】

正常情况下，人体摄入的电解质经消化道吸收，并参与体内代谢。维持体液平衡主要的电解质是 Na^+ 和 K^+。

正常成人每天对钠的需要量为 6～10g，主要来自食物中的食盐。摄入过量时，大部分通过肾脏排出体外，以维持正常血清钠（135～150mmol/L）水平。

正常成人每天对钾的需要量为 3～4g，主要来自于含钾的食物，经消化道吸收，多数通过肾脏排出体外，以维持正常血清钾（3.5～5.5mmol/L）水平。但与肾脏排钠不同的是，即使机体摄入钾减少或停止，肾脏仍然排钾，故容易引起低钾血症。

【酸碱平衡】

机体正常的生理活动和代谢功能需要一个酸碱适宜的体液环境。机体在代谢过程中，不断产生酸性和碱性物质，使体液中的 H^+ 浓度经常发生变动。为了使体液酸碱度始终维持在 pH 7.35～7.45 之间，人体通过体液的缓冲系统、脏器调节（肺的呼吸和肾的排泄）来完成对酸碱的调节。

1. 血液中的缓冲系统　血浆中最重要的缓冲对为 HCO_3^-/H_2CO_3、HPO_4^{2-}/H_2PO_4 和 Pr^-/HPr。其中以 HCO_3^-/H_2CO_3 最为重要。HCO_3^- 的正常平均值为 24mmol/L，H_2CO_3 为 1.2mmol/L，$HCO_3^-/H_2CO_3＝20∶1$。当 HCO_3^-/H_2CO_3 保持于 20∶1 时，无论 HCO_3^- 和 H_2CO_3 的绝对值高低，血浆的 pH 仍然可维持于 7.4。

2. 脏器调节　肺主要通过控制呼出 CO_2 的量来调节酸碱平衡。延髓的中央化学感受器对脑脊液中 CO_2 和 pH 变化非常敏感。当 pH 降低时，CO_2 刺激呼吸中枢，呼吸加深加快，促进肺排出 CO_2 以缓解酸中毒。反之，pH 上升时，CO_2 减少，呼吸中枢抑制，呼吸变浅变慢，CO_2 排出减少，碱中毒缓解。

肾在酸碱平衡调节系统中起最重要的作用，肾脏通过改变排出固定酸和保留碱性物质的量，来维持正常的血浆 HCO_3^- 浓度，使 pH 不变。

综上所述，当酸性或碱性物质进入血液后，首先起作用的是血液缓冲系统，其作用较快；肺排出 CO_2，从而降低体液中挥发酸的含量；肾脏对机体酸碱平衡的调节作用最迟，但作用最彻底，持续时间长，不论对酸或碱都有调节能力。

【体液容量与渗透压平衡的调节】

渗透压包括晶体渗透压和胶体渗透压。晶体渗透压主要来自于溶解于体液中的晶体物质，特别是电解质，如 Na^+。血浆和组织液中晶体物质的浓度几乎相等，所以它们的晶体渗透压也基本相等。晶体物质不能如水一样随意透过细胞膜，所以细胞外液的晶体渗透压相对稳定，对于保持细胞内外的水平衡极为重要。胶体渗透压主要来自于血浆中的蛋白质，特别是白蛋白。由于血浆蛋白一般不能透过毛细血管壁，所以血浆胶体渗透压对于保持血管内外的水平衡有重要作用。

体液容量与渗透压平衡的调节通过神经 - 内分泌系统和肾脏进行。体液失调时，多先通过下丘脑 - 垂体后叶 - 抗利尿激素系统恢复和维持体液的正常渗透压，而后通过肾素 - 血管紧张素 - 醛固酮系统恢复和维持血容量。血容量与渗透压相比，前者对机体更为重要。但是当血容量锐减同时血浆渗透压降低时，前者对抗利尿激素（ADH）分泌的促进作用远强于后者对 ADH 分泌的抑制作用。体液渗透压首先发生变化，从而保证和恢复血容量，保证重要脏器的血流灌注。

体内丧失水分时，细胞外液渗透压增高，刺激下丘脑 - 垂体后叶 - 抗利尿激素系统，出现口渴、主动饮水；同时，ADH 分泌增加，ADH 作用于肾远曲小管和集合管上皮细胞，加强水分的重吸收、减少尿量，使水分保留于体内而达到降低细胞外液渗透压的作用。反之，体内水分过多时，细胞外液渗透压降低，口渴反射被抑制；ADH 分泌减少，尿量排出增加以维持渗透压。ADH 对体内水分变化反应灵敏，当血浆渗透压较正常值增加或减少 2% 时，其分泌就出现相应变化，以维持人体水分的动态平衡。

此外，肾素和醛固酮亦参与体液平衡的调节。当细胞外液减少，尤其是循环血容量减少时，肾小球滤过率相应下降，肾素分泌增加；肾素能催化血浆中的血管紧张素原转化为血管紧张素Ⅰ和Ⅱ，后者刺激肾上腺皮质分泌醛固酮，促进远曲小管和集合管对 Na^+ 的重吸收和 K^+、H^+ 的排泄。随着 Na^+ 重吸收的增加，水的重吸收也增加，从而使细胞外液量增加。

第二节　人体体液失调

体液失调有 3 种表现，即容量失调、浓度失调和成分失调。容量失调是指等渗体液减少或增加，只引起细胞外液量变化，而细胞内液量无明显改变，如等渗性缺水。浓度失调是指细胞外液量增加或减少，导致渗透压发生改变。由于钠离子构成细胞外液渗透微粒的 90%，其浓度失调则表现为低钠血症或高钠血症。细胞外液中其他离子浓度改变虽能产生各自的病理生理影响，但因渗透微粒数量小，不会明显影响细胞外液渗透压，仅造成成分失调，如低钾血症或高钾血症、酸中毒或碱中毒等。

一、水、钠代谢失调

病案分析

赵某，男，37 岁。全身Ⅱ°烧伤 38%，在烧伤后第 2 天患者出现皮肤弹性差、眼窝下陷、口唇干裂的表现。患者脉搏 114 次 / 分，血压 78/56mmHg，尿量 22ml/h，不感口渴。辅助检查：血清 Na^+ 138mmol/L，尿比重为 1.030。该患者属于哪种类型的水钠代谢失调？

在细胞外液中，水和钠的关系非常密切，失水和失钠常常同时存在。但有的以失钠为主，有的以失水为主，或水和钠按比例丢失。临床上常将水、钠代谢失调分为低渗性缺水、高渗性缺水、等渗性缺水和水中毒四种类型。不同类型的水、钠代谢失调产生的原因、所引起病理生理变化、临床表现及护理措施也不相同。不同类型缺水的特征归纳如下（表 1-3-2）。

表 1-3-2　不同类型缺水的特征

缺水类型	丢失成分	典型病症	临床表现	实验室检查
低渗性缺水	钠＞水	慢性肠梗阻	神志差，不渴	血 Na^+ ↓
高渗性缺水	钠＜水	食管癌梗阻	口渴明显	血 Na^+ ↑
等渗性缺水	钠、水等比例	急性肠梗阻	舌干、不渴	血 Na^+ 正常

（一）低渗性缺水

低渗性缺水（hypotonic dehydration）又称慢性缺水或继发性缺水。水和钠同时丢失，但失钠多于失水，故血清钠低于正常值范围，细胞外液呈低渗状态。

【病因】

1．胃肠道消化液持续性丢失，如反复呕吐、长期胃肠减压引流或慢性肠瘘，以致大量钠随消化液排出。

2．大面积创面的慢性渗液。

3．应用排钠利尿剂如氯噻酮、依他尼酸（利尿酸）等后，未及时补给适量的钠盐，以致体内缺钠程度多于缺水。

4．等渗性缺水治疗时补充水分过多而忽略补充钠。

【病理生理】

由于体内失钠多于失水，细胞外液呈低渗状态，导致 ADH 分泌减少，肾小管重吸收水分减少，尿量增多，从而使细胞外液渗透压增高。但此代偿调节结果是细胞外液进一步减少，一旦减少至影响循环血容量时，机体渗透压首先发生变化，优先保持和恢复血容量。表现为一方面是肾素 - 血管紧张素 - 醛固酮系统兴奋，远曲小管对 Na^+ 和水的重吸收增加；另一方面 ADH 分泌反而增加，水重吸收增加，尿量减少。若循环血量继续减少，上述代偿能力无法维持血容量时，致使休克发生。严重缺钠时，细胞外液向渗透压相对高的细胞内液转移，这使得细胞外液更加减少，细胞内液增加造成细胞内水肿和细胞内低渗状态，而脑组织对此改变非常敏感，可出现进行性加重的意识障碍。

【临床表现】

低渗性缺水的临床表现随缺钠程度不同而不同。一般无口渴感，常见症状有恶心、呕吐、头晕、视觉模糊、软弱无力，可发生直立性晕倒等。当循环血量明显不足时，肾的滤过量相应减少，以致体内代谢产物潴留，可出现神志淡漠、肌痉挛性疼痛、腱反射减弱和昏迷等。

根据缺钠程度，低渗性缺水可分为三度。

1. 轻度缺钠　血清钠在 130mmol/L 左右。患者表现为疲乏、头晕、手足麻木、厌食、尿量正常或增多、尿比重降低。

2. 中度缺钠　血清钠在 120mmol/L 左右。患者除有以上临床表现外，还有恶心、呕吐、脉搏细速、血压不稳定或下降、脉压变小、浅静脉萎陷、视力模糊、站立性晕倒、尿量减少、尿中几乎不含氯和钠。

3. 重度缺钠　血清钠在 110mmol/L 以下。主要表现为严重周围循环衰竭、低血容量性休克。患者神志不清，肌痉挛性抽搐痛，腱反射减弱或消失，出现木僵甚至昏迷。

【实验室检查】

1. 尿液检查　尿比重低，常在 1.010 以下，尿 Na^+ 和 Cl^- 常明显减少。

2. 血液检查　血清钠浓度低于 135mmol/L。红细胞计数、血红蛋白量、血细胞比容及血尿素氮值均有升高。

【治疗要点】

积极处理致病原因，静脉输注高渗盐水或含盐溶液，以纠正细胞外液的低渗状态和补充血容量。对于轻、中度缺钠的患者，一般补充 5% 葡萄糖氯化钠溶液；重度缺钠的患者，先输晶体溶液，如复方氯化钠溶液、等渗盐水，后输胶体溶液，如右旋糖酐和血浆等以补足血容量，再静脉滴注高渗盐水，以进一步恢复细胞外液的渗透压。低渗性缺水的补钠量可按下列公式计算：需补钠量（mmol/L）＝［正常血钠值（mmol/L）－测得血钠值（mmol/L）］×体重（kg）×0.6（女性为 0.5）。

（二）高渗性缺水

高渗性缺水（hypertonic dehydration）又称原发性缺水。失水多于失钠，故血清钠高于正常值范围，细胞外液呈高渗状态。

【病因】

1. 水分摄入不足　如食管癌致吞咽困难，重危患者给水不足，经鼻胃管给予高浓度肠内营养液。

2. 水分丧失过多　如高热大量出汗、大面积烧伤暴露疗法致创面蒸发大量水分、糖尿病患者因血糖未控制导致高渗性利尿等。

【病理生理】

由于体内失水多于失钠，细胞外液呈高渗状态，细胞内液向细胞外液转移，导致细胞内、外液量都有减少，但形成以细胞内液减少为主的体液量变化。严重时，脑细胞因缺水导致脑功能障碍。机体对高渗性缺水的代偿机制主要包括两个方面：一方面，细胞外液的高渗状态刺激位于视丘下部的口渴中枢，病人感觉口渴而饮水，使体内水分增加,以降低细胞外液渗透压;另一方面,高渗状态可引起 ADH 分泌增多,致使肾小管对水的再吸收增加,尿量减少,细胞外液的渗透压降低并恢复其容量。如果缺水加重,循环血量显著减少,可引起醛固酮分泌增加,加强对钠、水的重吸收,从而维持血容量。

【临床表现】

根据缺水程度,高渗性缺水可分为三度。

1. 轻度缺水 缺水量占体重的 2%～4%。患者最突出的表现是口渴。

2. 中度缺水 缺水量占体重的 4%～6%。患者极度口渴,唇干舌燥,乏力,皮肤弹性差,眼窝下陷,尿少和尿比重增高。

3. 重度缺水 缺水量大于体重的 6%。除上述症状外,患者可出现躁狂、幻觉、谵妄甚至昏迷。

【实验室检查】

1. 尿液检查 尿比重升高。

2. 血液检查 血清钠浓度高于 150mmol/L,红细胞计数、血红蛋白量、血细胞比容轻度升高。

【治疗要点】

尽早去除病因,防止体液继续丢失。鼓励患者饮水,无法口服可静脉滴注 5% 葡萄糖溶液或 0.45% 的低渗盐水。临床实际补液量为缺水量百分比与体重之积的一半。值得注意的是,高渗性缺水患者虽然血清钠浓度高,但实际的情形是机体仍有缺钠,只是由于缺水更多,导致血钠浓度升高。因此,如果给高渗性缺水患者补液时,只补水分,不补钠盐,将造成低钠血症的危险。

(三)等渗性缺水

等渗性缺水(isotonic dehydration)又称急性缺水或混合性缺水,是外科患者中最常见的缺水类型。水和钠成比例丢失,因此血清钠仍在正常范围,细胞外液的渗透压也保持正常。

【病因】

1. 消化液的急性丧失,如肠瘘、大量呕吐等。

2. 体液丧失在感染区或软组织内,如腹腔感染、肠梗阻、烧伤等。

【病理生理】

细胞外液的减少刺激肾入球小动脉壁压力感受器,同时肾小球滤过率下降使远曲小管内 Na^+ 减少,这些可引起肾素 - 血管紧张素 - 醛固酮系统兴奋,醛固酮分泌增加,其促进远曲小管对 Na^+ 重吸收,同时水的重吸收也增加,从而代偿性地使细胞外液量增多。

等渗性缺水可造成细胞外液(包括循环血量)迅速减少。由于其丧失的体液成分与细胞外液基本相同为等渗性,细胞外液基本处于等渗状态,细胞内液不会代偿性向细胞外转移。如果体液丧失持续时间较久,细胞内液也会逐渐外移,导致细胞内缺水。

【临床表现】

患者感头昏、口唇干燥、眼窝凹陷、皮肤弹性降低和尿少等症状,但不口渴。如果短时间内体液丧失达体重的 5% 时,可出现心率加快、脉搏减弱、血压不稳定或降低、肢端湿冷和组织灌注不良等血容量不足的症状。当体液继续丧失达体重的 6%～7% 时,患者的休克症状明显,并常伴有代谢性酸中毒表现。若丧失的体液是大量胃液,可伴发代谢性碱中毒。

【实验室检查】

1. 尿液检查 尿比重升高。

2. 血液检查 血清钠浓度、氯浓度一般无明显降低。红细胞计数、血红蛋白、血细胞比容均明显升高的血液浓缩现象。

【治疗要点】

消除原发病因,防止和减少体液继续丢失。液体可选择平衡盐溶液或等渗盐水静脉滴注。注意:因等渗盐水中 Cl^- 含量高于血清含量,故大量补充时有导致高氯性酸中毒的危险。而平衡盐溶液的电解质含量与血浆相似,用来治疗等渗性缺水比较理想和安全。常用的平衡盐溶液有乳酸钠和复方氯化钠溶液(1.86% 乳酸钠溶液和复方氯化钠溶液之比为 1:2)与碳酸氢钠溶液和等渗盐水溶液(1.25% 碳酸氢钠溶液和等渗盐水之比为 1:2)两种。在纠正缺水后,排钾量会有所增加,而血清钾浓度液因细胞外液量增加而被稀释降低,故应注意预防低钾血症。

（四）水中毒

水中毒(water intoxication)又称稀释性低钠血症。由于总入水量超过排出水量,大量的水分潴留在体内,导致循环血量增多和血浆渗透压下降,较少见。

【病因】

1. 各种原因如休克、心功能不全导致抗利尿激素分泌过多。

2. 肾功能不全,不能有效排出多余水分。

3. 静脉补充水分过多或机体摄入水分过多。

【病理生理】

由于摄入水分过多或水分排出障碍,细胞外液量骤增,血清钠浓度因被稀释而降低、细胞外液渗透压下降,细胞外液向细胞内液转移,细胞内水肿,导致细胞内、外液量都增加而渗透压均降低。循环血量增多抑制醛固酮分泌,使远曲小管和集合管对 Na^+ 重吸收减少,尿中排 Na^+ 增加,血清钠浓度降低更明显,细胞外液渗透压进一步降低。

【临床表现】

根据起病的急缓程度,分为急性水中毒和慢性水中毒。急性水中毒起病急,因脑细胞水肿导致颅内压增高,引起头痛、呕吐、精神错乱、嗜睡、昏迷等神经精神症状。慢性水中毒常表现为体重增加、恶心、呕吐、嗜睡、泪液和唾液增多等,一般无凹陷性水肿。

【实验室检查】

血红细胞计数、血红蛋白量、血细胞比容、血浆蛋白量均降低。红细胞平均容积增加和红细胞平均蛋白浓度降低。

【治疗要点】

水中毒一经诊断,立即停止水分摄入。严重者,除禁水外,还需静脉输注高渗盐水或利尿剂促进水分的排出。一般可用渗透性利尿剂,如 20% 甘露醇或 25% 山梨醇200ml 快速静脉滴注(20 分钟滴完),可减轻脑水肿和增加水分的排出。

二、钾代谢失调

病案分析

　　李某,男,42 岁。因腹部剧烈疼痛 3 小时以胰腺炎收入住院。入院后禁食,静脉输入糖盐水和抗生素,持续胃肠减压及解痉等治疗。经治疗后疼痛明显好转。但第四天时患者不能下地行走,感腹胀明显。体格检查:生命体征正常,但腱反射减弱,腹部膨隆,肠鸣音减弱。辅助检查:血清 Na^+ 138mmol/L,血清 K^+ 2.8mmol/L,HCO_3^- 32mmol/L。该患者为什么会发生这种情况?应该如何治疗和护理?

　　钾是机体重要的矿物质之一。体内钾总含量 98% 存在于细胞内,是细胞内最主要的电解质。细胞外液的含钾量仅为总量的 2%。正常血清钾浓度为 3.5～5.5mmol/L。钾有许多重要的生理功能,包括参与和维持细胞的正常代谢,维持细胞内液渗透压、酸碱平衡、神经肌肉组织的兴奋性,以及维持心肌正常功能等。钾代谢异常有高钾血症(hyperkalemia)和低钾血症(hypokalemia),临床上以低钾血症常见。

　　(一)低钾血症

　　血钾浓度低于 3.5mmol/L,即低钾血症。

　　【病因】

　　1. 摄入不足　如长期禁食、少食或静脉补充钾盐不足。

　　2. 丧失增加　如呕吐、腹泻、胃肠道引流、醛固酮增多症、急性肾衰竭多尿期、应用排钾利尿剂等。

　　3. 体内钾分布异常　K^+ 向细胞内转移,如大量输注葡萄糖和胰岛素,合成代谢增加或代谢性碱中毒等。

　　【临床表现】

　　1. 肌无力　为最早的临床表现。先是四肢软弱无力,可有腱反射减弱、消失或软瘫。以后延及躯干和呼吸肌,呼吸肌受累可致呼吸困难或窒息;严重者出现软瘫、腱反射减弱或消失。

　　2. 消化道功能障碍　因胃肠蠕动缓慢,患者可出现厌食、恶心、呕吐和腹胀等肠麻痹表现,严重者可致肠蠕动消失。

　　3. 心脏功能异常　主要表现为传导阻滞和节律异常。典型的心电图表现为 T 波降低、变平或倒置,Q-T 间期延长,出现 U 波,ST 段下移。

　　4. 代谢性碱中毒　头晕、躁动、昏迷、面部和四肢抽动、口周和手足麻木等碱中毒表现。血钾减低时,一方面 K^+ 从细胞内移出,与 Na^+ 和 H^+ 交换增加(每移出 3 个 K^+,即有 2 个 Na^+ 和 1 个 H^+ 移入细胞),使细胞外液 H^+ 浓度下降;另一方面,肾远曲小管 Na^+、K^+ 交换减少,Na^+ 和 H^+ 交换增加,使排 H^+ 增多,所以尿液呈酸性(反常酸性尿)。这两方面的作用导致病人低钾性碱中毒。

　　【治疗要点】

　　积极去除引起低钾血症的病因,减少或终止钾的继续丧失;根据缺钾的程度,制定补钾计划。外科低钾血症患者常无法口服钾剂,需静脉补给。临床上常用的钾制剂是 10% 氯化钾。

（二）高钾血症

血钾浓度高于 5.5mmol/L，即为高钾血症。

【病因】

1. 补钾过多　如口服或静脉输入氯化钾，使用含钾药物，大量输入保存期较久的库血等。

2. 肾排钾功能减退　如急性肾衰竭；应用保钾利尿剂如螺内酯（安体舒通）、氨苯蝶啶等。

3. 体内钾分布异常　细胞内的 K^+ 移出，如溶血、组织损伤（挤压综合征、大面积烧伤）、代谢性酸中毒等。

【临床表现】

高钾血症的临床表现无特异性。因神经、肌肉应激性改变，患者很快由兴奋转入抑制状态，表现为神志模糊、感觉异常和肢体软弱无力等。严重者有微循环障碍的临床表现，如皮肤苍白、发冷、青紫、低血压等。常有心动过缓或心律不齐，最严重表现为心搏骤停，多发生于舒张期。高钾血症，特别是血钾浓度超过 7mmol/L，都会有心电图的异常变化，早期改变为 T 波高而尖，Q-T 间期延长，随后出现 QRS 增宽，P-R 间期延长。

【治疗要点】

高钾血症有导致患者心搏骤停的危险，因此一经诊断，应予积极治疗。

1. 首先应立即停用一切含钾的药物和溶液，避免进食含钾高的食物。

2. 采取措施，降低血钾浓度。

（1）促使 K^+ 转入细胞内：可输注 5% 碳酸氢钠溶液（先静脉注射 60～100ml，再静脉滴注 100～200ml）：高渗碱性溶液一方面可使血容量增加，稀释血清 K^+ 以降低其浓度。另一方面可使 K^+ 移入细胞内或随尿液排出；葡萄糖溶液加胰岛素（25% 葡萄糖液 100～200ml，每 5g 糖加入胰岛素 1U，静脉滴注），使 K^+ 转入细胞内，从而暂时降低血钾浓度。若患者肾功能不全，不能输液过多，可用 10% 葡萄糖酸钙 100ml、11.2% 乳酸钠溶液 50ml、25% 葡萄糖溶液 400ml，加入胰岛素 20U，24 小时缓慢静脉滴入。

（2）促使 K^+ 排泄：静脉推注呋塞米；口服阳离子交换树脂，可从消化道带走较多的钾离子，为防止便秘、粪块堵塞，可同时口服山梨醇或甘露醇，或给予灌肠。

（3）透析疗法：上述治疗仍无法降低血钾浓度时，可用透析疗法。有腹膜透析和血液透析两种。

3. 对抗心律失常　钙与钾有对抗作用，能缓解 K^+ 对心肌的毒性作用，故可用 10% 葡萄糖酸钙静脉注射，必要时可重复用药。但应注意钙剂不能与碱剂同时输入，以免出现沉淀。

三、酸碱代谢失调

病案分析

王某，女，63 岁，体重 48kg。因腹痛、呕吐、腹胀 2 天，加重 2 小时，以急性肠梗阻收入住院。患者诉口渴，四肢软弱无力。查体：体温 36.5℃，脉搏 120 次 / 分，呼吸深快，32 次 / 分，血压 76/56mmHg。患者皮肤弹性较差，眼窝深陷，口唇干裂。实验室检查：血清 Na^+ 140mmol/L，血清 K^+ 5.0mmol/L，HCO_3^- 12mmol/L，每小时尿量 18ml。该患者是哪种类型的酸碱失调？如何进行护理？

适宜的体液酸碱度是维持人体组织、细胞功能正常的重要保证。人体通过体内的缓冲系统、肺和肾脏，调节物质代谢过程中不断摄入和产生的酸性、碱性物质，使体液的酸碱度 pH 始终维持在 7.35～7.45 正常范围。如果酸碱物质超负荷或调节功能发生障碍，平衡状态即被破坏，将出现不同形式的酸碱失调。原发性的酸碱失调可分为代谢性酸中毒、代谢性碱中毒、呼吸性酸中毒、呼吸性碱中毒四种。该 4 种类型可以分别单独出现或是两种以上并存，后者称为混合型酸碱平衡失调。

pH、HCO_3^- 及 $PaCO_2$ 是反映机体酸碱平衡的 3 个基本因素。其中，HCO_3^- 反映代谢性因素，HCO_3^- 原发性减少或增加，可引起代谢性酸中毒或代谢性碱中毒；$PaCO_2$ 反映呼吸性因素，$PaCO_2$ 原发性减少或增加，可引起呼吸性酸中毒或呼吸性碱中毒。

（一）代谢性酸中毒

代谢性酸中毒（metabolic acidosis）是指由各种原因引起体内酸性物质积聚或产生过多，或 HCO_3^- 丢失过多而致的酸中毒，是外科临床最常见的酸碱失调。

【病因】

1. 酸性物质过多　失血性及感染性休克致急性循环衰竭、组织缺血缺氧，产生大量丙酮酸及乳酸，发生乳酸性酸中毒，这种情况在外科很常见；糖尿病或长期不能进食，体内脂肪分解过多，形成大量酮体，引起酮症酸中毒；心搏骤停、抽搐、各种原因引起的缺氧等也能同样导致体内有机酸形成过多。

2. 碱性物质丢失过多　如腹泻、胆瘘、肠瘘或胰瘘等大量碱性消化液丧失。

3. 肾功能不全　肾小管功能障碍，内生性 H^+ 不能排出体外，或 HCO_3^- 吸收减少，导致酸中毒。

【病理生理】

直接或间接原因使体内 HCO_3^- 减少，血浆中 H_2CO_3 相对增加，机体通过肺和肾进行代偿性调节。一方面，体内 H^+ 浓度升高刺激呼吸中枢产生代偿性反应，临床表现为呼吸加深加快，加速排出 CO_2，使动脉血 $PaCO_2$ 降低，并使 HCO_3^-/H_2CO_3 的比值重新接近 20∶1，从而维持血浆 pH 在正常范围；另一方面，肾小管上皮细胞的碳酸酐酶和谷氨酰胺酶活性增加，促进 H^+ 和 NH_3 形成 NH_4^+ 后排出，致使 H^+ 排出增多。另外，代偿性的 $NaHCO_3$ 重吸收也增加。但是肺和肾脏的代偿作用是有限的。

【临床表现】

轻度代谢性酸中毒可无明显表现。重者可有疲乏、眩晕、嗜睡、感觉迟钝或烦躁。最典型的表现是呼吸又深又快，呼吸频率有时可达 40～50 次 / 分，呼出气体带有酮味。患者面颊潮红，心率加快，血压常偏低，严重时可出现腱反射减弱或消失、神志不清或昏迷。由于代谢性酸中毒可降低心肌收缩力和周围血管对儿茶酚胺的敏感性，故病人易发生心律不齐、急性肾功能不全和休克，一旦发生很难纠正。

【实验室及其他检查】

1. 血气分析　代偿期，血浆 pH 可在正常范围，但 HCO_3^-（正常值 22～27mmol/L）

和 $PaCO_2$（正常值 35～45mmol/L）有一定程度降低；失代偿期，血浆 pH 和 HCO_3^- 明显下降，$PaCO_2$ 正常。

2. 其他　常合并高钾血症；尿呈强酸性。

【治疗要点】

消除引起代谢性酸中毒的病因应放在治疗的首位。

临床上常用的碱性药物为 5% 碳酸氢钠溶液，但应遵循"宁酸勿碱"的补碱原则。轻度代谢性酸中毒病人（血浆 HCO_3^- 在 16～18mmol/L 者）经消除病因和补液纠正缺水后，即可自行纠正，不必用碱剂治疗。血浆 $HCO_3^- < 15$mmol/L 者的重症代谢性酸中毒病人在补液的同时需要用碱剂治疗。常用碱性溶液为 5% $NaHCO_3$ 溶液，首次补给 5% $NaHCO_3$ 溶液 100～250ml 不等。用后 2～4 小时复查动脉血气分析和血浆电解质浓度，根据检验结果决定是否继续输注及输注量。边治疗边观察，逐步纠正酸中毒。由于代谢性酸中毒时血 Ca^{2+} 增多，即使病人有低钙血症，也可暂不出现手足抽搐；需要注意的是酸中毒纠正后，患者可能出现手足抽搐，应及时静脉注射葡萄糖酸钙。过快纠正酸中毒还能引起大量 K^+ 移到细胞内，应同时注意低钾血症的出现，及时补钾。

（二）代谢性碱中毒

代谢性碱中毒（metabolic alkalosis）是由各种原因引起体内 H^+ 丢失过多或 HCO_3^- 增多所致。

【病因】

1. 酸性物质丧失过多　这是外科患者发生代谢性碱中毒最常见的原因。如严重呕吐、长期胃肠减压等，导致胃液中大量的 HCl 丢失。

2. 碱性物质摄入过多　长期服用碱性药物，HCO_3^- 重吸收增多致碱中毒。大量输注库血，抗凝剂入血后可转化成 HCO_3^- 也可致碱中毒。

3. 低钾血症　钾缺乏时，细胞内钾向细胞外转移，同时细胞外 H^+ 及 Na^+ 进入细胞内，导致代谢性碱中毒。同时，在血容量不足的情况下，机体为了保存 Na^+，通过肾远曲小管排出 H^+ 及 K^+ 增多，HCO_3^- 重吸收增多，加重了碱中毒及低钾血症，同时出现反常性酸性尿。

4. 利尿剂的应用　使用呋塞米、依他尼酸等利尿剂可抑制近曲肾小管对 Na^+ 和 Cl^- 的重吸收，并不影响肾远曲小管内 Na^+ 和 H^+ 的交换。所以，排出的 Cl^- 比 Na^+ 多，重吸收的 Na^+ 和 HCO_3^- 增多，发生低氯性碱中毒。

【病理生理】

代谢性碱中毒时，血浆 H^+ 浓度下降抑制呼吸中枢，导致呼吸变浅变慢，CO_2 排出减少，使动脉血 $PaCO_2$ 升高，并使 HCO_3^-/H_2CO_3 的比值重新接近 20∶1，从而维持血浆 pH 在正常范围。同时肾小管上皮细胞的碳酸酐酶和谷氨酰胺酶活性降低，促进 H^+ 排泌减少和 NH_3 生成减少，同时使 HCO_3^- 重吸收减少，从而减少血浆 HCO_3^-。

代谢性碱中毒时，由于氧合血红蛋白解离曲线左移，使氧不易从氧合血红蛋白中释放。因此，尽管病人的血氧饱和度属于正常值范围，但组织仍处于缺氧状态。

【临床表现】

一般无明显症状，有时可有呼吸变浅变慢，或精神方面的异常，如嗜睡、精神错乱或谵妄等。患者还可出现低钾血症和缺水的表现。严重时可因脑和其他器官的代谢障碍而发生昏迷。

【实验室及其他检查】

1. 血气分析　代偿期,血浆 pH 可在正常范围,但 HCO_3^- 有一定程度增高;失代偿期,血浆 pH 和 HCO_3^- 明显增高,$PaCO_2$ 正常。

2. 其他　伴有低氯血症、低钾血症。

【治疗要点】

积极治疗原发疾病。对丧失胃液所致的代谢性碱中毒,可输注等渗盐水或葡萄糖盐水,既补充了细胞外液量,又补充了 Cl^-,可纠正轻度低氯性碱中毒。需要注意的是代谢性碱中毒患者多伴有低钾血症,在尿量超过 40ml/h 后,给予氯化钾。

对于严重代谢性碱中毒患者(pH > 7.65,血浆 HCO_3^- 为 45～50mmol/L),可应用盐酸精氨酸溶液或稀盐酸溶液或盐酸精氨酸溶液(1mmol/L 盐酸 150ml 溶入生理盐水 1000ml 或 5% 葡萄糖溶液 1000ml 中),后者经中心静脉导管缓慢滴入(25～50ml/h)来中和过多的 HCO_3^-。切忌将该溶液经周围静脉输入,因一旦溶液渗漏将会导致软组织坏死,应每 4～6 小时重复监测血气分析及血电解质。这种治疗方法用于治疗重症、顽固性的代谢性碱中毒很有效,也很安全。

(三)呼吸性酸中毒

呼吸性酸中毒(respiratory acidosis)是指由于肺泡通气及换气功能减弱,不能充分排出体内生成的 CO_2,致使血中 $PaCO_2$ 增高而引起高碳酸血症。

【病因】

1. 各种原因导致通气不足　如全身麻醉过深、镇静剂过量、中枢神经系统损伤、气胸、急性肺水肿及呼吸机使用不当等。

2. 肺部的慢性疾病　如肺组织广泛纤维化、重度肺气肿等。

【病理生理】

呼吸性酸中毒时,人体可通过血液中的缓冲系统进行调节,血液中 H_2CO_3 与 Na_2HPO_4 结合,形成 $NaHCO_3$ 和 NaH_2PO_4,后者从尿中排出,使血液中的 HCO_3^- 增多、H_2CO_3 减少,但是此代偿作用较弱。其次,肾小管上皮细胞中的碳酸酐酶和谷氨酰胺酶活性增加,一方面促进 H^+ 和 NH_3 形成 NH_4^+ 后排出,同时 H^+ 和 Na^+ 交换增加,致使 H^+ 排出增多,$NaHCO_3$ 重吸收增加,但此代偿过程较慢。

【临床表现】

患者因换气不足出现一系列缺氧的表现,如胸闷、呼吸困难、躁动不安、头痛及发绀等。严重者可有血压下降、谵妄、昏迷等。脑缺氧可致脑水肿、脑疝甚至呼吸骤停。病人因严重酸中毒所致的高钾血症,可出现突发性心室纤颤。

【实验室及其他检查】

血气分析　血液 pH 明显下降,$PaCO_2$ 增高,血浆 HCO_3^- 可正常。

【治疗要点】

尽快治疗原发疾病,通过改善机体的通气和换气功能来纠正呼吸性酸中毒。如解除呼吸道梗阻、使用呼吸兴奋剂等,必要时行气管插管或气管切开辅助呼吸。若因呼吸机使用不当致呼吸性酸中毒,应调整呼吸机参数,促使潴留体内的 CO_2 排出并纠正缺氧,一般将吸入氧浓度控制在 60%～70%。酸中毒严重者,适当使用氨丁三醇(THAM),既可增加 HCO_3^- 浓度,也可降低 $PaCO_2$。

（四）呼吸性碱中毒

呼吸性碱中毒（respiratory alkalosis）是由于肺泡通气过度、CO_2 排出过多，致使体内 $PaCO_2$ 降低而引起低碳酸血症。

【病因】

凡引起过度通气的因素均可导致呼吸性碱中毒。如：癔症、忧虑、疼痛、发热、创伤、中枢神经系统疾病、感染、呼吸机辅助通气过度等。

【病理生理】

一方面 $PaCO_2$ 降低可抑制呼吸中枢，导致呼吸变浅、变慢，CO_2 排出减少，血中 H_2CO_3 代偿性增高。但这种代偿很难维持，可使机体缺氧；另一方面肾脏的代偿作用表现为肾小管上皮细胞分泌 H^+ 减少及 HCO_3^- 的重吸收减少，从而使 HCO_3^- 降低。随着 HCO_3^- 代偿性降低，HCO_3^-/H_2CO_3 的比值接近 20∶1，从而维持血浆 pH 在正常范围。

【临床表现】

多数患者有呼吸急促的表现。患者可有眩晕，手、足和口周麻木和针刺感，肌震颤及手足抽搐，常伴有心率加快。危重患者发生急性呼吸性碱中毒，常提示预后不良，或将发生急性呼吸窘迫综合征。

【实验室及其他检查】

血气分析 血液 pH 明显升高，$PaCO_2$ 降低，血浆 HCO_3^- 正常或轻度降低。

【治疗要点】

积极治疗原发疾病。为提高血 $PaCO_2$，可用纸袋罩住口鼻，增加呼吸道死腔，以减少 CO_2 的呼出，或让病人吸入含 5% CO_2 的氧气，从而增加血液 $PaCO_2$。如呼吸机使用不当造成的通气过度，应调整呼吸频率及潮气量。精神性通气过度者，可使用镇静剂。手足抽搐者，可给 10% 葡萄糖酸钙缓慢静脉推注。

第三节　体液失调患者的护理

水、电解质和酸碱失调是外科常见且复杂的临床综合征，其预后除与原发疾病、代谢失调的持续时间、发展速度及人体的代偿能力密切相关外，还与护士密切观察、有效评估和护理相关。

一、水、钠代谢失调患者的护理

【护理评估】

（一）健康史

1. 一般资料　评估患者的年龄，老年人常伴有多种慢性疾病和各类药物服用史，并且老年人器官功能逐渐衰退、新陈代谢减慢，对疾病所致内循环失衡的代偿能力相对较弱，易诱发等渗性缺水；体重变化情况，若在短期内迅速减轻，多提示有水钠缺失；根据近期饮食、饮水及运动情况，以评估水钠缺失的原因。

2. 既往史　有无导致体液失调的相关因素：如腹泻、糖尿病、消化道梗阻、肠瘘等；易诱发体液失调的治疗因素，如快速输注高渗液体、长期胃肠减压、应用利尿剂或强效泻剂等。

（二）身体状况

1. 生命体征　评估患者生命体征，有无心率加快、血压不稳或降低等血容量不足的表现；体温过高时大量出汗可导致体液和 Na^+ 丢失，体温低于正常可能为低血容量所致；脉搏增快是体液不足时人体的一种代偿，脉搏微弱可能为血容量不足；呼吸短促或困难，可能为体液过多所致肺水肿。

2. 神经症状　病人的清醒程度和有无感觉异常如刺痛感、乏力等；如缺钠可致患者神志淡漠、水中毒可致颅内压增高而出现神经精神症状。

3. 皮肤黏膜　体液不足时，眼窝凹陷、口唇干裂，皮肤弹性下降。用手轻捏手背或前臂皮肤，松开后不能立即恢复原状，即表示皮肤弹性下降，若持续20~30秒后再恢复原状，常提示严重体液不足。口腔颊黏膜或齿龈线区出现干燥时，应怀疑体液不足；舌变小且出现纵沟时可能存在严重缺水。

4. 出入水量　入水量包括经胃肠道和非胃肠道摄入的液体，如饮食、管饲和静脉输液量等。出水量如呕吐物、汗液、尿液、粪便及创面引流和蒸发的液体量等。尿量是反映微循环灌注的重要指标。体液缺乏常常伴有尿量减少。成人24小时尿量少于400ml为少尿，少于100ml为无尿。尿比重的变化对临床判断肾衰竭或体液缺失所致少尿有重要意义。

（三）辅助检查

主要评估患者血清 Na^+ 浓度；尿比重；血红细胞计数、血红蛋白量、血细胞比容等。

（四）社会 - 心理状况

主要评估患者及家属对疾病的认知程度、心理反应及承受能力，以便针对性采取护理措施。

【主要护理诊断与预期目标】

1. 体液不足或体液过多　与高热、呕吐、腹泻、胃肠减压、大面积烧伤和肾功能不全等大量体液丢失或水分摄入过多、排出不足有关。

预期目标：患者的体液量恢复平衡，无缺水或水分摄入过多的症状和体征。

2. 营养失调：低于机体需要量　与禁食、呕吐、腹泻及创面感染等导致的摄入量减少及分解代谢增加有关。

预期目标：患者营养状况得以改善。

3. 有受伤的危险　与缺水导致感觉或意识障碍等有关。

预期目标：患者对受伤危险认知程度增加，并能采取有效措施预防，未出现受伤现象。

4. 活动无耐力　与低钠血症及有效循环血量不足所致的低血压有关。

预期目标：患者主诉活动时无耐力症状减轻。

5. 有皮肤完整性受损的危险　与水肿和微循环灌注不足有关。

预期目标：患者皮肤未出现皮肤溃破和压疮。

6. 知识缺乏　缺乏药物治疗和疾病预防方面的知识。

预期目标：患者能了解预防体液代谢失衡的相关知识。

7. 潜在并发症　肺水肿、颅内压增高、脑疝。

预期目标：患者未发生并发症或并发症得到及时发现和处理。

【护理措施】

（一）维护正常的体液平衡

1. 去除病因　采取措施预防体液失调或遵医嘱积极处理原发疾病，防止体液丧失。有大量呕吐、大面积烧伤等易致等渗性缺水者，及早就诊和治疗。

2. 补液　遵医嘱及时、正确地补液。

（1）补液量：包括生理需要量、累积丧失量和继续丧失量。①生理需要量：一般成人每日生理需要量为2000～2500ml，氯化钠4.5～9g，氯化钾2～3g，葡萄糖100～150g以上。②累积丧失量：指从发病到就诊时已经损失的液体量。轻度缺水需补充的液体量为体重的2%～4%，中度为4%～6%，重度为6%以上。③继续丧失量：又称额外丧失量，是治疗过程中继续丢失的体液量，包括外在性和内在性丧失。外在性失液，丢失于体外，应按不同部位消化液中所含电解质的特点，尽可能等量、等质地补充。内在性失液，如胸腔（腹腔）内积液、胃肠道积液等虽严重但并不出现体重减轻，因此须根据病情变化估计液体量，如补液过程中出现的呕吐、出汗、胃肠道积液等。这部分丧失量的补充原则是"丢多少，补多少"。体温每升高1℃，将自皮肤丧失低渗液3～5ml/kg；出汗湿透一套内衣裤约丧失1000ml体液；气管切开患者每日经呼吸道丢失体液约1000ml。

纠正体液失调的关键在于第一天的处理，临床上补液一般遵循以下原则：

第一天补液量 = 生理需要量 + 1/2累积丧失量

第二天补液量 = 生理需要量 + 部分累积丧失量 + 前一天继续丧失量

第三天补液量 = 生理需要量 + 前一天继续丧失量

（2）补液种类：补充的液体种类取决于水、钠代谢失调的类型。遵循"缺什么、补什么"的原则。高渗性缺水以补充水分为主；低渗性缺水以补充钠盐为主，等渗性缺水补充等渗盐溶液。严重的代谢性酸碱失衡，须用碱性或酸性液体纠正。电解质失衡，应根据其丧失程度适量补充。

（3）补液速度：根据补液量、药物性质及心、肝、肺、肾等重要器官的功能状态调节补液速度。如各器官功能代偿良好，遵循先快后慢的原则进行分配，即第一个8小时补充总量的1/2，其余1/2在后16个小时内均匀输入。补液期间注意观察并准确记录24小时出入液量，同时监测有无循环负荷过重如呼吸水泡音、呼吸困难、中心静脉压升高、心搏过速等表现。

（4）补液方法：补液时为了保证治疗效果，可参考以下原则：①先盐后糖：一般先输入无机盐等渗溶液，然后再输葡萄糖溶液。但在某些特殊情况下，如高渗性缺水患者，则不适用；②先晶后胶：一般是先输入一定量的晶体溶液，因晶体可改善血液浓缩，有利于微循环，达到扩容的效果，从而稳定血容量；③液种交替：输入液量多时，对盐类、糖类、酸类、碱类、胶体类等液体要交替输入，有利于机体发挥代偿调节作用；④尿畅补钾：缺水患者常伴有缺钾，应注意补钾。但必须在尿量达到40ml/h方可补钾。

3. 体液量过多的护理

（1）停止可能继续增加体液量的相关治疗，如大量应用低渗液或清水洗胃、灌肠等。

（2）遵医嘱给予高渗液体和利尿剂等以排除过多的水分，但会造成钾离子的丢失，注意低钾血症的发生，并及时给予补钾。

（3）对易引起 ADH 分泌过多的高危病人，如疼痛、失血、休克、大手术或急性肾功能不全者等，严格遵医嘱按治疗计划补充液体，切忌过量、过速。

4.观察疗效　补液过程中，应严密观察治疗效果，注意不良反应。对高渗性脱水患者经静脉补充葡萄糖溶液者，应注意监测有无高血糖征象，如疲倦、口渴、多尿和尿糖等；对于低渗性脱水遵医嘱补充氯化钠，必要时使用利尿剂以减轻脑水肿，同时应记录水肿程度。护士应每日监测血钠值，根据患者的情况随时调整护理计划，积极处理异常情况。

（1）生命体征：如血压、脉搏及呼吸的变化情况。

（2）精神状态：如乏力、烦躁、嗜睡、昏迷等症状的改善情况。

（3）脱水征象：如口渴、皮肤弹性下降、眼窝下陷情况的恢复情况。

（4）辅助检查：如尿量、尿比重，血液常规检查、血清电解质及肝肾功能，心电图及中心静脉压的变化情况。当尿量不足 30ml 时，可能会有休克、发热、肾衰竭、昏迷等并发症，应立即报告医师，尽快处理；补液过程中，如病人呼吸困难、心搏过速、颈静脉扩张、肺部有水泡音、中心静脉压和肺动脉压上升，提示体循环负荷过重，应适当限制输液。

（二）改善营养状况

水、钠失调的患者常因原发疾病而出现呕吐、腹泻及食欲降低而影响营养摄入。故在纠正水、电解质失调的同时，注意营养的补充。鼓励患者进食含有丰富蛋白质、碳水化合物、维生素和膳食纤维的食物，并注意摄入足够的水分，必要时给予肠内外营养支持。

（三）增强病人活动耐力，防止意外损伤

水、钠代谢失调的患者可因缺水导致血压偏低，水电解质紊乱导致骨骼肌收缩乏力、活动无耐力，水中毒引起颅内压增高导致意识状态改变等原因，使患者有意外受伤的危险。针对不同原因，采取相应护理措施。

1.血压低的患者，应定时监测血压　在改变体位时动作宜慢，避免发生直立性低血压造成眩晕而跌倒受伤。

2.骨骼肌收缩乏力、活动无耐力的患者　护士应与病人及家属共同制定活动时间、量及形式，如患者除在床上主动活动外，也可有他人协助在床上作被动运动，避免长期卧床导致失用性肌萎缩。

3.对于各种原因导致的意识障碍患者　应建立安全保护措施，如加床栏保护、适当约束及加强监护，以免发生意外。

4.移去环境中的危险物品，减少意外伤害的可能。

（四）维持皮肤和黏膜完整性

1.按时观察病人皮肤和黏膜情况，保持皮肤清洁和干燥。

2.指导病人养成良好的卫生习惯，对于不能饮水者，鼓励病人漱口，必要时润唇；对有严重口腔黏膜炎者，每 2 小时进行一次口腔护理，按医嘱给予药物治疗。

3.对于虚弱或意识障碍者，应协助其翻身，避免局部皮肤长期受压；按时按摩骨隆突处，促进局部血液循环，防止出现压疮。

（五）提供病人和家属心理上的支持

由于病人对疾病及手术治疗的恐惧和担忧，易产生紧张、焦虑等负面情绪，不利于病人的疾病康复。护士应加强对病人和家属的心理支持和疏导，减轻病人的不适感，增强病人战胜疾病的信心。

二、钾代谢失调患者的护理

【护理评估】

（一）健康史　评估是否存在导致钾代谢失调的各种因素，如长期禁食、腹泻、肾衰竭、挤压伤、酸碱代谢紊乱等；有无周期性钾代谢失调的发作史、既往史和家族史。

（二）身体状况　评估患者肌力、胃肠蠕动的情况；心功能正常与否；血清钾浓度及心电图检查是否正常等。

（三）心理 - 社会状况　了解患者及家属对疾病的认知程度、心理反应和承受力。

【主要护理诊断与预期目标】

1. 活动无耐力　与钾代谢失调和肌无力有关。

预期目标：患者血钾恢复正常，活动耐受力增强。

2. 有受伤的危险　与四肢肌肉软弱无力，眩晕及意识不清有关。

预期目标：患者对受伤危险的认知度增加，未出现受伤现象。

3. 有便秘的危险　与体液丢失、液体摄入不足、低钾血症、活动减少或食物摄入量减少有关。

预期目标：患者未出现便秘。

4. 知识缺乏　缺乏低钾、高钾血症病因、治疗等相关知识。

预期目标：患者能了解预防钾代谢失调的相关知识。

5. 疼痛　与高钾血症引起的肌抽搐有关。

预期目标：患者的疼痛得到缓解或解除。

6. 腹泻　与高钾血症引起的肌应激性增强有关。

预期目标：患者胃肠功能恢复。

7. 潜在并发症　心律失常、心搏骤停。

预期目标：患者未出现心律失常和心搏骤停等并发症，或及时发现和处理。

【护理措施】

（一）恢复血清钾水平，增强活动耐受力

1. 加强血钾浓度的动态监测，应每小时测血电解质 1 次，血钾接近 3.5mmol/L，应改用 0.3% 氯化钾静脉输注，血钾接近 5.0mmol/L，应停止静脉补钾。重度低钾可继发代谢性碱中毒而加重低钾血症，应 1 小时或 2 小时监测动脉血气分析 1 次，及时纠正酸碱平衡。采血时要注意患者的体位，直立位可使血清钾浓度偏高，握拳可显著提高静脉血钾浓度。不能使用小口径的针头，运送要及时，切忌震荡，避免溶血。杜绝在输钾管道采血，预防假性高钾血症。若发现有低钾或高钾血症的征象，应立即通知医生并配合处理。

2. 去除病因的护理　这是重要的护理措施之一。

（1）对于低钾血症的患者，遵医嘱给予止吐、止泻等药物，以减少钾的继续丢失。若病情许可，指导患者选择含钾丰富的食物，如新鲜水果、蔬菜、蛋、奶、肉类、橘子汁、番茄汁等，这种通过食物补钾的方式是最自然的。另外，还可给低钾患者口服氯化钾，这种补钾方式虽然安全，但口服钾会刺激胃黏膜引起恶心、呕吐等反应，在饮水后服用为宜。

（2）对于高钾血症的患者，注意保证足够的热量摄入，避免体内蛋白质、糖原的大量分解而释放钾离子。大量输血时，避免输入久存的库血。其次，应告知患者禁食含钾高的食物或药物。

3．维持血钾正常水平　这是护理的关键措施。

（1）由于外科低钾血症患者常无法口服钾制剂，均需经静脉补钾。临床上常用的钾制剂为 10% 的氯化钾。静脉补钾的原则是：①禁止静脉推注：以免血钾浓度骤然升高，导致心搏骤停；②尿畅补钾：静脉补钾前应了解肾功能，因肾功能不良可影响钾离子排出。一般以尿量超过 40ml/ 小时或 500ml/ 天方可补钾；③补钾总量不能过多：一般每日补钾 40～80mmol，以每克氯化钾等于 13.4mmol 钾计算，每天总量不超过 3～6g；④补钾浓度不能过高：每升输液中含钾量不能超过 40mmol/L，即 1L 液体中最多能加入 10% 氯化钾 30ml；⑤补钾速度不能过快：静脉补钾时如速度过快，可使血清钾浓度在短期内升高许多，将有致命危险。一般每分钟不超过 60 滴（20～40mmol/L）。

（2）对于高钾血症的患者，及时落实促使 K^+ 转移入细胞内或促使 K^+ 排泄的医嘱，如输注 5% 碳酸氢钠或葡萄糖液加胰岛素，或给予患者口服阳离子交换树脂或保留灌肠，或给予腹膜透析或血液透析。

（二）防止意外伤害

患者因肌无力特别是四肢软弱而易发生受伤的危险。护士应与患者及家属共同制定活动计划。患者除在床上主动活动外，也可由他人协助在床上做被动运动，并根据患者肌张力的改善程度，逐渐调整活动内容、时间、形式和幅度，以免长期卧床致失用性肌萎缩。

（三）预防并发症

严密观察病情，加强对患者血钾浓度监测，在补钾过程中应密切观察患者肢体肌力、呼吸困难等症状是否改善，一般补钾 3g 后症状应有所好转。严重低钾所致的呼吸肌麻痹会危及生命，必要时要及早建立人工通道，呼吸机辅助呼吸，加强呼吸道护理，及时吸痰、雾化、气管内滴药。若应用较大剂量钾静脉滴注时，需用心脏监护仪，如若心电图记录病人发现 T 波高尖，QRS 波群增宽等高血钾症特征，同时出现低血压、苍白、眩晕、盗汗及呼吸困难等临床表现，应立即停止补钾，积极配合医生治疗。若出现心搏骤停，应做好心肺复苏的急救和复苏后的护理。

（四）补钾时疼痛的护理

钾离子对血管壁有强烈的刺激作用，使支配血管的神经兴奋，引起血管收缩甚至痉挛，致血流速度减慢，局部含钾浓度相对较高而引起疼痛。静脉补钾时，要选择周围较粗大的静脉或深静脉置管，以减少局部刺激，避免在同一静脉或同一部位反复穿刺，减少对血管的机械性刺激，防止静脉炎的发生。

（五）静脉炎的预防及护理

在穿刺部位放置热水袋，给予保暖，减少血管痉挛，使血管壁扩张，通透性增高，减少静脉炎的症状及血管壁损伤，但应注意防止烫伤。如发现四肢局部肿胀、疼痛，说明液体有外渗，应立即更换穿刺部位，局部用 50% 的硫酸镁湿敷，防止局部坏死。

（六）心理护理

对焦虑、紧张、恐惧的患者，要做好耐心、细致的解释工作，给予关心、体贴、和精神上的安慰，消除其思想顾虑和悲观情绪。在给患者补钾时，要说明补钾的重要性。注意做好思想工作，解释疼痛是用药刺激所致取得理解和合作。在护理过程中，也要增加和家属的心理沟通，使其用更多的关爱鼓励患者，增强患者战胜疾病的信心，积极配合治疗，争取早日治愈。

三、酸碱代谢失调患者的护理

【护理评估】

（一）健康史　患者有无导致酸碱失调的原发疾病，如腹泻、肠瘘、胰瘘、严重呕吐、长期胃肠减压、电解质失调、急性肺水肿及过度通气等；有无过量使用酸性或碱性药物等；有无手术史或既往发作史等。

（二）身体状况　患者呼吸频率、节律、深度及气味有无异常；患者心律和心率是否正常，有无发绀；患者有无头痛、嗜睡、或昏迷；有无体液及电解质失调的表现等。

（三）辅助检查　重点评估患者动脉血气分析结果。

（四）心理 - 社会支持状况　酸碱代谢失调患者往往因起病急，且症状明显，而感到焦虑与恐惧。因此，护士应对患者及家属就疾病的认知程度、心理反应和承受力进行认真评估，以便采取针对性的护理措施。

【主要护理诊断与预期目标】

1. 低效性呼吸型态　与呼吸困难、颅脑疾病、呼吸道梗阻有关。

预期目标：患者能维持正常的气体交换型态。

2. 意识障碍与代谢性酸中毒抑制脑代谢活动、呼吸性酸中毒缺氧引起脑水肿有关。

预期目标：患者意识状态恢复正常。

3. 有受伤的危险　与代谢性碱中毒致意识障碍有关。

预期目标：患者不发生损伤。

4. 潜在并发症　休克、高钾血症、低钾血症、低钙血症等。

预期目标：患者未发生并发症，或并发症得到有效预防，或及时发现和处理。

【护理措施】

（一）遵医嘱用药并加强监测

对于代谢性酸、碱中毒患者，定期监测病人病情变化，加强对患者生命体征、血电解质和血气分析结果的动态监测。对于代谢性酸中毒者，应用碳酸氢钠过量可致代谢性碱中毒，表现为呼吸浅慢、脉搏不规则及手足抽搐；代谢性碱中毒者，盐酸溶液经中心静脉滴入，应注意滴速，以免造成溶血等不良反应。盐酸精氨酸溶液可导致高钾血症，所以使用时应密切监测心电图和血清钾变化。遵医嘱正确应用含钙、钾药物。

（二）维持正常的气体交换型态

1. 密切观察　持续监测患者的呼吸频率、节律、深度、气味及呼吸困难的程度，以便及早发现并及时处理。对于呼吸性酸中毒者，使用氨丁三醇时，若剂量过大、注射过快可抑制呼吸，同时生成碳酸氢盐，经肾排出可加重肾脏负担，应加强观察；对于呼吸性碱中毒者，应消除导致呼吸性碱中毒的危险因素，指导病人将呼吸速度放慢并加深。定时监测并记录病人的生命体征、出入量、意识状态和动脉血气分析结果等。

2. 改善病人通气情况　对于呼吸性酸中毒者解除呼吸道梗阻、调节呼吸机参数、协助医师行气管插管或气管切开等；给予低流量吸氧。因为高流量吸氧可减弱呼吸中枢对缺氧的敏感性，从而抑制呼吸。长期提供高浓度氧可出现呼吸性碱中毒。

3. 体位　协助患者取适当体位，如半坐卧位，以增加横膈活动幅度，有利于呼吸。

4. 排痰　指导患者深呼吸及有效咳嗽排痰的技巧和方法。对于气道分泌物较多的患者，给予雾化吸入，以湿化痰液，利于排痰。

（三）预防并发症

1. 代谢性酸中毒的患者，出现了神志淡漠、感觉异常、乏力、四肢瘫软等表现，应查血钾浓度，是否发生了高钾血症。

2. 代谢性碱中毒的患者，表现出四肢软弱无力、恶心、呕吐、腹胀、肠蠕动减弱等症状时，应想到该患者是否伴有低钾血症。

3. 酸碱失衡患者出现血压下降、脉搏减弱、体温下降、面色发绀、尿量减少等，应该警惕患者是否伴有休克；一旦发生，立即通知医生，并积极配合抢救治疗。

（四）口腔护理

指导病人养成良好的卫生习惯，经常用漱口液清洁口腔，避免口腔黏膜干燥、损伤。

（五）防止意外损伤

注意病人神志改变，如有意识障碍，应使用床栏及移去障碍物，加强生活护理，避免发生意外伤害。

（六）维持体液平衡

控制腹泻、呕吐等原发病症状，减少胃肠液的丢失，限制酸性或碱性药物、食物的摄取，纠正细胞外液不足。记录 24 小时出入量，评估病人酸碱失调的改善情况，避免矫正过度。碱中毒时，注意遵医嘱补钾。碱中毒纠正后，如有手足抽搐，可给予钙剂纠正。

【健康教育】

1. 天气炎热，注意多饮水。

2. 出汗过多，应适当补充钠盐。

3. 发生呕吐、腹泻、高热者应及时就诊。

4. 注意饮食均衡。服用排钾利尿剂时、长时间禁食者、长期控制饮食摄入者或近期有呕吐、腹泻、胃肠道引流者，及时补钾，以防发生低钾血症；告知肾功能减退及长期使用保钾利尿剂的病人，应限制含钾药物和食物的摄入，并定期复诊，检测血钾浓度，防止发生高钾血症。高钾血症患者避免进食含钾高的食物与药物。

5. 注意保持呼吸顺畅。胸腹部手术患者应做深呼吸、咳嗽、排痰训练。尽量避免过度换气。

（刘长红）

复习思考题

男性，40 岁，体重 67kg，因小肠瘘入院，入院后剧烈腹痛。患者面颊潮红，T 36.5℃，P 122 次 / 分，R 32 次 / 分，BP 90/60mmHg。实验室检查：血 CO_2CP：15mmol/L，血 PCO_2：28mmHg，血 pH：7.30。请问：

1. 该病人存在哪种代谢失调？

2. 请针对该病人目前情况提出 2 个主要护理诊断，并制定相应的护理措施。

第四章

外科营养支持患者的护理

 学习要点

1. 外科营养支持患者的护理措施。
2. 营养支持的方法。

机体的正常代谢及良好的营养状况，是维持生命活动的基础和保证。患者由于特殊的身体状况，会表现出特殊的营养需求。外科患者常因疾病引起进食不足，或因手术引起的机体代谢改变，致使患者抵抗力下降而导致感染、创伤愈合延迟等并发症从而影响患者的康复。外科护士应能针对患者手术前后的机体状况、营养代谢特点，选择适宜的营养支持途径、制定切实可行的营养支持护理计划、实施相应的护理措施，以达到改善患者营养状况、促进患者康复的目的。

第一节　外科患者营养状况的评定

【营养不良的分类】

营养不良（malnutrition）是因能量、蛋白质及其他营养素缺乏或过度，导致营养不足或肥胖，影响机体功能乃至临床结局。目前，营养不良通常指能量或蛋白质摄入不足或吸收障碍造成的特异性营养缺乏症状，即蛋白质 - 能量营养不良，有 3 种类型：

1. 消瘦型营养不良　由于蛋白质和能量摄入不足，肌肉组织和皮下脂肪被消耗。表现为体重下降，人体测量值较低，但内脏蛋白指标基本正常。

2. 低蛋白型营养不良　因疾病应激状态下分解代谢增加、营养摄入不足所致。表现为血清清蛋白、转铁蛋白测定值降低，总淋巴细胞计数及皮肤超敏试验结果异常。但是因为人体测量数值基本正常，常常容易被忽视。

3. 混合型营养不良　长期慢性营养不良发展的结果，具有上述 2 种类型的表现，导致器官功能损害、感染等并发症。

【营养状况的评定】

（一）人体测量指标

1. 体重　体重是营养评价中最简单、直接而又可靠的指标。短期内出现的体重变化,可受水钠潴留或脱水因素的影响。实际体重仅为理想体重的90%以下时,提示营养不良。

2. 体重指数(body mass index,BMI)　BMI＝体重(kg)／身高(m)^2,理想值介于18.5～23,＜18.5为消瘦,＞23为超重。

3. 肱三头肌皮褶厚度(triceps skinfold,TSF)　可间接判断脂肪组织的储存情况。测定的部位在肩峰与尺骨鹰嘴的中点。正常值:男性为11.3～13.7mm;女性为14.9～18.1mm。

4. 臂肌围(arm muscle circumference,AMC)　用于判断骨骼肌或体内瘦体组织群量。计算公式为:AMC＝上臂中点周长(cm)－3.14×TSF(cm)。正常值:男性为22.8～27.8cm;女性为20.9～25.5cm。

(二)实验室指标

1. 肌酐身高指数　是衡量机体蛋白质水平的灵敏指标。肌酐是肌肉蛋白质的代谢产物,尿中肌酐排泄量与体内骨骼肌群基本成正比,可用于判断体内骨骼肌含量。

2. 血浆蛋白　血浆蛋白水平可反映机体蛋白质营养状况。临床用作营养评价的主要有血浆清蛋白、转铁蛋白及前清蛋白等。持续的低蛋白血症是判定营养不良的可靠指标。

3. 氮平衡　用于初步评判体内蛋白质合成与分解代谢状况。当摄入的氮大于排出氮量时为正氮平衡,反之为负氮平衡。氮平衡(g/d)＝24小时摄入氮量(g/d)－24小时出氮量(g/d)。24小时摄入氮量(g/d)＝蛋白质摄入量(g)÷6.25。24小时排出氮量(g/d)＝24小时尿中尿素氮(g/d)＋4g(经粪便、皮肤排出的氮和以非尿素氮形式排出的含氮物)。

4. 免疫测定　包括细胞免疫和体液免疫,营养不良时多为细胞免疫受损。

根据上述各项指标的监测结果并结合病情基本可判断患者是否存在营养不良及程度(表1-4-1)。

表1-4-1　营养不良的评定

评定指标	正常值	营养不良程度		
		轻	中	重
体重(kg)	＞理想体重的90%	81～90	60～80	＜60
肱三头肌皮皱厚(mm)	＞正常值的90%	81～90	60～80	＜60
上臂肌围(cm)	＞正常值的90%	81～90	60～80	＜60
肌酐身高指数	＞正常值的90%	81～90	60～80	＜60
清蛋白(g/L)	≥35	31～34	26～30	＜25
转铁蛋白(g/L)	2.0～2.5	1.5～2.0	1.0～1.5	＜1.0
前白蛋白(g/L)	≥180	160～180	120～160	＜120
总淋巴计数	≥1500	1200～1500	800～1200	＜800
迟发型皮肤超敏试验	≥＋＋	＋～＋＋	－～＋	－
氮平衡(g)	±	－5～－10	－10～－15	＜－15

【营养支持基本指征】

当患者出现下列情况之一时,应提供营养支持。

1．近期体重下降大于正常体重的10%。

2．血浆清蛋白<30g/L。

3．连续7天以上不能正常进食。

4．已明确为营养不良。

5．可能产生营养不良或手术并发症的高危患者。

【营养物质的需求】

1．能量　机体的能量需求应根据患者的病情、基本能量消耗、活动程度和治疗目标而定，有多种估算方法。简易估算为25～40kcal/（kg·d），再根据病情和质量目标增减。

2．能源物质　主要是蛋白质、脂肪与碳水化合物，其供能各占总能量的一定比例（表1-4-2）。

表1-4-2　正常和分解状态下三大物质供能比例

机体能源物质	机体状态正常值	分解状态
蛋白质	15%	25%
脂肪	25%	30%
碳水化合物	60%	45%

第二节　外科患者的营养支持

一、营养支持概述

（一）营养支持的概念

营养支持（nutritional support，NS）是在不能正常进食的情况下，通过消化道或静脉将特殊配制的营养物质送入患者体内的营养治疗方法。营养支持是现代临床综合治疗方法的一个重要组成部分，具有提高免疫力、纠正异常代谢状态、缩短病程、促进患者康复的作用。

要选择合适的营养支持方法，首先应对患者营养状况进行评估。在给予营养支持以前，应结合患者饮食摄入史、实验室检查、人体测量、临床检查等对患者进行营养状况评价。对于摄入不足的患者，最理想的是当他们处在亚临床表现期就给予营养支持，同时应根据病情选择恰当的营养支持方法。如果患者营养状况差，而胃肠功能存在，应尽可能选择肠内营养支持；如胃肠功能不存在，在迫不得已时才选用肠外营养支持。

（二）营养支持分类

1．肠内营养（enteral nutrition，EN）　是最符合生理需求的营养支持途径，而胃肠功能存在是此途径的首要条件。营养素经胃肠道消化吸收后经肝脏代谢和转化，有利于内脏蛋白质的合成和人体新陈代谢的调节。肠内营养包括经口营养和管饲营养两种。

2．肠外营养（parenteral nutrition，PN）　如患者胃肠功能不良，不能或不允许经肠营养的情况下,肠外营养是唯一的营养支持途径。包括中心静脉营养和周围静脉营养两种。

二、肠内营养

病案分析

　　赵某,男,37岁。因"胃癌"行胃大部切除术。术后第2天,经鼻肠管滴注肠内营养液700ml后,病人主诉腹胀明显,要求停用该营养制剂。请问:

　　1. 病人腹胀的可能原因是什么?

　　2. 作为护士,如何解决病人现在的情况?

　　肠内营养是经胃肠道提供代谢需要的营养物质及其他各种营养素的营养支持方式。随着近年来对胃肠道结构和功能研究的深入,逐步认识到胃肠道不单纯是消化吸收器官,同时还是重要的免疫器官。肠内营养的优越性除体现在营养素直接经肠吸收利用、更符生理、给药方便、费用低廉外,更显示有助于维持肠黏膜结构和屏障功能完整性的优点。故在决定提供何种营养支持方式时,肠内营养作为首选已成共识。

（一）适应证

　　凡有营养支持指征,胃肠道功能允许时,应尽量使用肠内营养。

　　1. 吞咽和咀嚼困难,如口腔和食管手术、肿瘤、炎症、创伤等致使患者不能经口进食但胃肠功能正常者。

　　2. 意识障碍或昏迷、无进食能力者。

　　3. 消化道疾病稳定期,如消化道瘘、肠道炎性疾病、胰腺炎等。

　　4. 高分解状态,如感染、手术及大面积烧伤患者经口进食不足时。

　　5. 慢性消耗性疾病,如结核、肿瘤等。

（二）禁忌证

　　1. 麻痹性肠梗阻、腹膜炎、上消化道大出血、顽固性呕吐及严重腹泻患者。

　　2. 若有功能的小肠少于100cm,给予肠内营养将加重病情者。

　　3. 广泛小肠切除患者,术后早期不应行肠内营养。

　　4. 严重吸收不良综合征者,应慎用肠内营养。

（三）肠内营养的应用

　　1. 肠内营养制剂　按组成可分为要素制剂、非要素制剂、组件制剂和特殊治疗制剂四类。

　　（1）要素制剂:是一种营养素齐全、不需消化或稍加消化便可吸收的无渣营养剂。特点是营养全面、成分明确、不含残渣或残渣极少、无需消化即可直接吸收。适用于消化功能弱的患者。

　　（2）非要素制剂:该类制剂以蛋白质水解物为氮源,渗透压接近等渗,口感好,适合口服,也可管饲。具有使用方便、耐受性强等优点,适用于胃肠功能较好的患者。包括混合奶和匀浆制剂等。

　　（3）组件制剂:是以某种或某类营养素为主的肠内营养制剂。组件制剂包括蛋白质组件、脂肪组件、糖类组件、维生素组件和矿物质组件等。

（4）特殊治疗制剂：根据某些疾病设计，目的在于将衰竭脏器的代谢负荷降至最低或纠正脏器功能障碍所致的代谢异常。如肝功能衰竭专用制剂、肾衰竭专用制剂、呼吸道疾病专用制剂等。

2．给予途径有经口和管饲两种。在决定具体途径时，应考虑时间长短、患者精神状态与胃肠道功能。

（1）经口营养：是指经口将特殊制备的营养物质送入患者体内以提供机体营养的治疗方法，这是最符合自然生理的基本摄食方式。一般适用于能经口进食且胃肠功能存在、需要营养补充的患者。

（2）管饲营养：是指通过管道向胃或空肠输送营养物质的营养支持方式。分为胃内管饲和肠内管饲两种。

3．输注方式　按喂养管尖端放置位置选择分次给予或连续输注。

（1）分次给予：适用于喂养管尖端位于胃内及胃肠功能良好者。分次给予又分为分次推注和分次输注，每次量约 100～300ml。每次分次推注在 10～20 分钟完成；每次分次输注在 2～3 小时完成，间隔 2～3 小时。可根据患者耐受程度加以调整。

（2）连续输注：通过重力或输液泵连续 12～24 小时输注营养液。目前多主张采用此法。适用于胃肠道耐受性差、喂养管尖端位于十二指肠或空肠内的患者。

三、肠外营养

病案分析

王某，男，63 岁。食管癌晚期，行锁骨下穿刺置管输注营养液。置管后第 7 天，患者出现发热、寒战、烦躁，而后出现休克。请问：

1. 患者出现休克最可能的原因是什么？

2. 如何处理？

肠外营养指通过静脉途径提供完全和充足的营养素，以达到维持机体代谢所需的目的治疗方法。当患者被禁食，所需营养素全部经静脉途径提供时，称为全胃肠外营养（total parenteral nutrition，TPN）。

（一）适应证

凡是需要营养支持，但又不能或不宜接受肠内营养支持的患者。

1. 胃切除或大部切除及胃肠吻合术、食管瘘的患者。

2. 短肠综合征或胃肠需要休息者。

3. 胰腺坏死、烧伤、脓毒症患者。

（二）禁忌证

1. 严重水电解质、酸碱平衡失调患者。

2. 出凝血功能障碍患者。

3. 休克患者。

（三）肠外营养的应用

1. 肠外营养制剂　应含有人体所需的营养物质，其组成成分包括蛋白质、脂肪、碳水化合物、多种维生素、多种微量元素、电解质和水等。

（1）葡萄糖：为了提供足够的能量，在配方中常用高浓度的葡萄糖（25%～50%）溶液作为肠外营养的能量来源。一般每日提供葡萄糖约200～250g，最多不超过300g。由于溶液的渗透压很高，只能经中心静脉输入。

（2）脂肪：肠外营养中所应用的脂肪是以大豆油或红花油为原料，经卵磷脂乳化制成的脂肪乳剂，是一种安全、平衡、重要的营养支持复合物。

（3）氨基酸：构成肠外营养配方中的氮源，用于合成人体蛋白质。复方氨基酸是由人工合成的结晶左旋氨基酸，是肠外营养的基本供氮物质，用于维持正氮平衡、促进体内蛋白质合成、组织愈合及合成酶和激素。

（4）维生素和矿物质：是参与人体代谢、调节和维持内环境稳定所必需的营养物质。

（5）水：是维持生命的基本物质。成人以每日3000ml左右为宜。

2．输注途径　包括周围静脉和中心静脉途径。根据病情、营养支持时间、营养液组成、输液量等选择。如输注时间少于2周，部分补充营养或中心静脉置管困难时，可经周围静脉输注；如超过2周或高渗全营养支持时，用中心静脉输注。

3．输注方式　可根据医院条件进行选择。

（1）全营养混合液（total nutrient admixture，TNA）输注：即将每天所需的营养物质，在无菌环境中按次序混合入3升输液袋内输注。

（2）单瓶输注：在不具备TNA输注条件时，可采用单瓶输注方式，即各营养素非同步输入。这种输注方式不利于所提供的营养素的有效利用。

第三节　外科营养支持患者的护理

【护理评估】

1．健康史　评估患者的年龄、饮食情况、有无创伤、手术、消耗性疾病及肝胆系统或其他代谢性疾病。确认患者入院因检查或治疗等所需禁食的时间、患者胃肠道功能如何、是否存在不能经胃肠道进食的疾病或因素。

2．身体状况　了解患者有无腹痛、恶心呕吐、腹泻等局部症状及生命体征是否平稳、有无脱水或水肿征象等全身症状。

3．辅助检查　主要是人体测量指标和实验室指标的评估，如体重、血浆清蛋白、细胞免疫功能等。

4．心理 - 社会状况　评估患者及家属对应用营养支持重要性和必要性的认知程度，对营养支持的接受程度和费用的承受能力。

【主要护理诊断与预期目标】

1．有误吸的危险　与患者的意识、体位、喂养管移位及胃排空障碍有关。

预期目标：患者未发生误吸。

2．腹泻　与营养液的浓度、温度、输注速度及患者对营养液耐受程度有关。

预期目标：患者在肠内营养期间排便形态正常，未出现腹泻或腹胀。

3．有感染的危险　与中心静脉置管、患者营养不良、抵抗力下降及长期禁食致肠黏膜屏障受损有关。

预期目标：患者未发生感染。

4．潜在并发症　气胸、空气栓塞、血栓性浅静脉炎、糖或脂肪代谢紊乱等。

预期目标：患者未发生与留置静脉导管或营养支持有关的并发症。

【护理措施】

（一）预防误吸

1. 妥善固定喂养管 若经鼻胃管喂养，应将喂养管妥善固定于面颊部，防止喂养管移位至食管而导致误吸；同时，每次喂食前一定要确认鼻胃管在胃内才能灌注食物。

2. 体位 根据病情及喂养管位置，取合适体位。如患者有意识障碍、经鼻胃管或胃造瘘管输注营养液时，在输注时及输注后 1 小时应取 30°～45° 半卧位，以防营养液反流和误吸。

3. 估计胃残留量 营养液停输后 30 分钟，若回抽液量 >150ml，则考虑有胃潴留存在，应暂停鼻胃管输注，可改用鼻空肠管输入。

4. 加强观察 灌注期间注意观察，若患者突然出现呕吐、呛咳、呼吸困难或咳出含营养液的痰液，应考虑有鼻胃管移位引起误吸的可能，应暂停灌注，鼓励患者咳嗽排出吸入物，必要时经鼻导管或气管镜清除误吸物。

（二）保护皮肤黏膜

1. 长期留置鼻胃（肠）管者，可每天用油膏涂拭润滑鼻腔黏膜，防止喂养管长时间压迫鼻咽部黏膜产生溃疡。

2. 如患者是胃、空肠造瘘，应保持造瘘口周围皮肤干燥、清洁。

3. 按常规做好口腔护理。

（三）减轻腹胀、腹泻等胃肠道不适

临床上腹胀、腹泻的发生率约 3%～5%，主要与输注速度快、营养液浓度及渗透压高、温度低有关。输注太快是引起症状的主要原因。

1. 控制输注量和速度 输注营养液应从少量开始，一次灌注量最好小于 200ml；输入的速度要慢，一般从 20ml/h 开始，逐步增加至 100～120ml/h，以输液泵控制滴速为佳。

2. 控制营养液的浓度 浓度应从低到高，以避免营养液浓度和渗透压过高引起胃肠道不适、肠痉挛、腹胀和腹泻。

3. 保持适宜的营养液滴注温度 滴注温度以接近体温为宜，温度过高可能灼伤胃肠道黏膜，过低则易引起肠痉挛致患者腹痛或腹泻。为了保持营养液温度适宜，常在输注管近端管外加热营养液。

4. 避免营养液污染、变质 营养液应现用现配；保持调配容器的清洁、无菌，存于 4℃冰箱中备用；营养液在室温下放置的时间应小于 6～8 小时，如营养液中含有牛奶及易腐败成分时，放置时间应更短；每天更换输注管道、袋或瓶。

（四）防治感染

肠外营养的患者因长期深静脉置管、禁食、TPN，易引起导管性和肠源性感染，须加强防治。

1. 营养液的配制和保存 肠外营养液应在层流环境，按无菌技术要求配制；配制的营养液应在 24 小时内输完；TNA 液输注系统和输注过程应保持连续性，期间不宜中断，以防污染。

2. 导管护理 每天更换置管处的无菌敷料，并用 2% 碘酊消毒局部、75% 酒精脱碘；若用 3M 透明胶布贴封者，应在胶布表面标明更换日期并按时更换；严密观察置管处有无红、肿、热、痛及分泌物产生,一旦发生,应立即通知医生,协助拔除导管并做细菌培养和药物敏感试验;输注结束时,可用肝素稀释液封管,以防导管内血栓形成;翻身时避免导管受压、扭曲或滑脱。

3. 监测体温每 4 小时 1 次,每天或隔天监测血象,发现不明原因的发热或血象升高,要注意是否有管道感染的发生。

4. 置管过程必须严格无菌技术操作。

5. 尽早经口进食或肠内营养胃肠外营养患者,可因长期禁食,胃肠道黏膜缺乏食物刺激和代谢的能量而致肠黏膜结构和屏障功能受损、通透性增加,导致肠内细菌移位,并发肠源性感染。因此,当患者胃肠功能恢复或允许进食时,鼓励患者尽可能经口进食。

（五）观察和预防并发症

1. 气胸　当患者在静脉穿刺时或置管后出现胸闷、胸痛、呼吸困难时,患者疑发生了气胸,应立即通知医生并协助处理。包括作胸部 X 线检查,视气胸的严重程度给予观察、胸腔穿刺抽气或胸腔闭式引流及护理。

2. 空气栓塞　最严重的并发症,一旦发生,后果严重,甚至导致死亡。常在静脉穿刺置管过程中或因导管塞脱落或连接处脱离后发生。因此,在行锁骨下静脉穿刺时,应置患者于平卧位、屏气;置管成功后及时连接输液管道且要求连接牢固;输液结束后应旋紧导管塞。一旦疑有空气进入,应立即置患者于左侧、头低足高位,以防空气栓塞。

3. 血栓性浅静脉炎　多发生于周围静脉输注营养液时。常因营养液浓度和渗透压较高导致血管内皮受到化学性损伤、置管时间太长导致血管受到导管的碰触而受到机械性损伤引起。表现为:输注部位的静脉呈条索状变硬、红肿、触痛,少有发热。一般经更换输液部位、局部湿热敷及外涂软膏后可逐步消退。

4. 糖代谢紊乱　当输入葡萄糖总量过多或速度过快,超过机体代谢能力时,患者可出现高血糖,甚至非酮性高渗性高糖昏迷,这种并发症很常见。主要表现为血糖异常升高,严重者出现渗透性利尿、脱水、电解质紊乱、神志改变甚至昏迷等。一旦出现以上症状,护士应立即报告医生并协助处理:停止输注葡萄糖溶液或含有大量糖的营养液;输入加有胰岛素的低渗或等渗氯化钠溶液,使血糖下降;但应注意避免因血浆渗透压下降过快所致的脑水肿。另一方面,如果外源性胰岛素用量过大或突然停止输注高浓度葡萄糖溶液,则可导致低血糖的发生,但很少见。一旦患者出现脉搏加速、面色苍白、四肢湿冷等低血糖表现,应立即协助医生处理:推注或输注葡萄糖溶液。

5. 脂肪代谢紊乱　当脂肪乳剂输注总量过多或速度过快,超过机体代谢能力时,患者可发生高脂血症或脂肪超载综合征。后者表现为:发热、急性消化道溃疡、血小板减少、溶血、肝脾肿大及骨骼肌疼痛等。患者一旦出现相关症状,应立即停止输注脂肪乳剂。对长期应用脂肪乳剂的患者,应定期了解患者对脂肪的代谢、利用能力。输注脂肪乳剂时,速度不宜太快,通常情况下,20% 的脂肪乳剂 250ml 约需输注 4~5 小时。

【健康教育】

1. 告知患者经口进食和肠内营养,有助于维护肠道功能。

2．术后患者在康复过程中,应保持均衡营养,保证足够的能量、蛋白质和维生素等摄入。

3．(四)患者无感染发生,体温及血象正常。时,如营养不良尚未完全纠正,应继续增加饮食摄入,并定期到医院复查。

(刘长红)

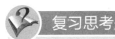 **复习思考题**

扫一扫
测一测

男性,56岁,因急性坏死性胰腺炎收入住院。入院后给予禁食,胃肠减压,每天输入全营养混合液营养支持和抗生素抗感染等治疗。但肠外营养2天后,患者出现多次水样便,肠鸣活跃的症状。请问:

1．造成患者此症状的原因有哪些?

2．该种营养支持方式输注营养液的途径有哪些?

3．请列出该病人可能存在的3个护理诊断。

第五章

外科休克患者的护理

第一节　外科休克概述

休克是指机体受到强烈致病因素侵袭后，导致有效循环血量锐减，组织灌注不足，细胞代谢紊乱，重要器官功能障碍的临床危急综合征。有效循环血量锐减是休克发生的前提，微循环障碍是休克发生的基础，肺、肝、肾等重要器官功能受损是休克发展的严重后果。休克的本质是组织细胞缺血缺氧。切断休克发生、发展的各个环节是治疗休克的重要手段。

一、病因与分类

休克根据病因可分为低血容量性休克、感染性休克、心源性休克、神经源性休克和过敏性休克 5 类。其中低血容量性休克和感染性休克在外科临床中最为常见，故称外科休克，其病因主要是由外科疾病包括严重损伤、大出血和严重感染等所致。

二、病理生理及分期

休克共同的病理生理基础是有效循环血量锐减和微循环障碍，并由此导致的组织灌注量不足、细胞代谢改变以及重要器官的继发性损害。

（一）微循环障碍

根据休克的病理生理特点将微循环障碍分为 3 期。

1. 微循环收缩期　在休克早期，由于有效循环血量锐减，刺激主动脉弓和颈动脉窦压力感受器引起血管舒缩中枢加压反射，交感 - 肾上腺轴兴奋导致大量儿茶酚胺

释放以及肾素 - 血管紧张素分泌增加,使心跳加快,心输出量增加;此外,为保证心、脑等重要器官供血,选择性收缩外周(皮肤、骨骼肌)和内脏(如肝、脾及胃肠)的小血管、微血管,使循环血量重新分配。微循环小动脉、小静脉先后收缩,使微循环灌流"少进少出",真毛细血管网内血流量减少,组织细胞缺血缺氧,血液通过动 - 静脉短路和直接通道回流心脏,增加回心血量,以维持循环血量相对稳定,此期又称休克代偿期。若能在此期去除病因,积极采取措施,休克则容易纠正。

2. 微循环扩张期　若病情继续发展,流经毛细血管网的血流量进一步减少,细胞因严重缺氧而无氧代谢,酸性代谢产物增加,并释放组胺等血管活性物质,引起微循环小动脉开放,大量血液涌入微循环,而微循环小静脉因敏感性低,仍处于收缩状态,血液流出受阻,毛细血管网内大量血液淤滞,微循环灌流"多进少出",回心血量减少,加重组织细胞缺血缺氧。由于毛细血管网内静水压升高,通透性增加,血浆外渗,血液浓缩,血液黏稠度增加,使回心血量进一步减少,心、脑等重要器官灌注不足,休克加重进入抑制期。

3. 循环衰竭期　病情进一步发展,休克将进入不可逆阶段。由于血液浓缩,黏稠度增加以及酸性环境中的血液高凝状态,红细胞和血小板发生凝集而形成微血栓,甚至导致弥散性血管内凝血(disseminated intravascular coagulation,DIC),微循环灌流"不进不出"。由于大量凝血因子消耗以及纤维蛋白溶解系统被激活,可发生严重的出血倾向。组织缺少血液灌流,细胞缺氧更加严重,加上酸性代谢产物和内毒素的作用,使细胞内溶酶体酶膜破裂,导致细胞自溶、坏死,严重的组织损害,甚至多器官功能受损。

（二）代谢改变

1. 组织灌注不足和细胞缺氧,体内葡萄糖以无氧酵解为主,三磷酸腺苷(ATP)生成减少,酸性代谢产物增加,引起代谢性酸中毒。

2. 蛋白分解加速,血液中尿素氮、肌酐、尿酸含量增加。

3. 儿茶酚胺大量释放,使血糖升高。

4. 代谢性酸中毒和能量产生不足,使细胞膜通透性增加及钠 - 钾泵功能失常,造成细胞外液减少及细胞肿胀、坏死。同时大量水解酶释放,引起细胞自溶和组织损伤,进一步加重休克。

（三）内脏器官的继发性损害

由于休克持续的缺血缺氧,组织细胞可发生变性、坏死,继发内脏器官功能障碍,甚至衰竭。若两个或两个以上器官或系统同时或序贯发生功能衰竭,称为多系统器官功能障碍综合征(multiple organ dysfunction syndrome,MODS),是休克患者死亡的主要原因。

1. 肺　缺血缺氧可损害肺毛细血管和肺泡上皮细胞,出现进行性呼吸困难和缺氧,称为急性呼吸窘迫综合征(acute respiratory distress syndrome,ARDS),即休克肺。常发生在休克期或稳定后48～72小时。

知识链接

急性呼吸窘迫综合征(ARDS)

ARDS指严重感染、创伤、休克等肺内外疾病袭击后出现的以肺泡毛细血管损伤为主要表现的临床综合征,属于急性肺损伤(acute lung injury,ALI)的严重阶段或类型。其临床特征包括呼吸频速和窘迫,进行性低氧血症,X线呈现弥漫性肺泡浸润。

2. 肾 休克时儿茶酚胺、血管升压素和醛固酮分泌增加，引起肾血管收缩、肾血流量减少，肾滤过率减低，尿量减少。同时，由于肾内血流重新分布，主要转向髓质，致肾皮质血流锐减，肾小管上皮细胞大量坏死，引起急性肾衰竭（acute renal failure, ARF）。

3. 心 除心源性休克外，其他类型休克早期一般无心功能障碍。但随着休克加重，心率增快，舒张期缩短及舒张压降低，冠状动脉血流量减少，心肌缺血缺氧，功能受损。酸中毒及高钾血症等均可加重心肌功能的损害。一旦心肌内微循环血栓形成，可引起局灶性心肌坏死和心力衰竭。

4. 脑 休克早期对脑的血流量影响不大。休克晚期，由于血压进行性下降，使脑灌注压和血流量下降，引起脑缺氧。缺氧和酸中毒使毛细血管周围胶质细胞肿胀、血管通透性增加，继发脑水肿和颅内压增高。

5. 肝 由于肝细胞缺血缺氧，使肝细胞功能受损。肝血窦及中央静脉内微血栓形成，肝小叶中央区坏死，可引起肝功能障碍，患者出现黄疸、转氨酶升高等，严重时出现肝性脑病和肝功能衰竭。

6. 胃肠道 休克早期，胃肠道、皮肤和骨骼肌等外周血管收缩，胃肠道缺血缺氧，使胃肠道黏膜上皮细胞屏障功能受损，可并发急性黏膜糜烂或应激性溃疡，发生上消化道大出血。由于肠屏障功能受损，肠道内细菌及毒素可进入血液循环，引起肠源性感染。

三、临床表现

休克是一个动态发展的过程，不同阶段有着不同的临床表现。临床上根据休克发展的不同阶段可分为休克代偿期表现和休克抑制期表现。

（一）休克代偿期表现

除引起休克的原发病表现外，由于机体的代偿作用，患者表现为意识清楚，精神紧张或烦躁不安，口渴，面色苍白，四肢湿冷，心率和呼吸增快，尿量正常或逐渐减少，血压变化不大，但舒张压升高，脉压缩小。此期若能及时处理，休克容易纠正。

（二）休克抑制期表现

此期是休克继续发展的结果。患者表现为表情淡漠，反应迟钝，或意识模糊甚至昏迷，皮肤和黏膜发绀，四肢厥冷，脉搏细数或摸不清，血压下降，尿量明显减少或无尿。若皮肤、黏膜出现淤点、淤斑或鼻腔、牙龈、内脏出血，提示病情发展到弥散性血管内凝血阶段（DIC）。若出现进行性呼吸困难、发绀，常规给氧仍不能改善时，提示并发 ARDS。患者常因继发心、肺、肾等多器官功能衰竭而死亡。

四、治疗原则

治疗休克的关键是尽早去除病因，迅速恢复有效循环血量，纠正微循环障碍，改善细胞缺氧，恢复正常代谢，维护重要器官功能。

（一）紧急措施

1. 现场救护 包括快速判断是否休克，迅速查明休克原因，及时处理导致休克的各种因素。如：创伤处包扎、骨折固定、制动；对大出血者，则应立即采取加压包扎，上止血带等方法控制出血，必要时可使用抗休克裤（military antishock trousers, MAST）。

就近原则迅速转送到有条件的医疗机构进一步抢救。

2. 保持呼吸道通畅　清除呼吸道异物或分泌物，松解领扣，头仰伸位，保持气道通畅。以鼻导管或面罩给氧，严重呼吸困难行气管插管或气管切开，呼吸机人工辅助呼吸。

3. 采取休克体位　将患者头和躯干抬高 20°～30°，下肢抬高 15°～20° 以增加回心血量和减轻呼吸困难。

4. 其他　注意保暖，尽量减少搬动，遵医嘱使用镇痛剂。

（二）补充血容量

补充血容量是治疗休克的最基本措施。先输入扩容作用迅速的晶体液，有利于降低血液的黏稠度，改善微循环，首选平衡盐溶液；后输入扩容作用持久的胶体液，如右旋糖酐、全血及血浆等，以维持血浆胶体渗透压，恢复和稳定血容量。在快速补液的同时，应严密监测病情变化，定时测量脉搏、呼吸、血压及中心静脉压，观察患者的意识、皮肤颜色及肢端温度等，以了解补液效果，避免超过心肺负荷。

（三）积极处理原发病

治疗休克的最根本的措施。外科休克常通过手术处理原发病，如，脾破裂内出血实施手术止血；严重感染通过手术引流控制感染，但必须与抗休克同时进行，才能有效治疗休克。

（四）纠正酸碱平衡失调

休克时因细胞缺氧常有不同程度的代谢性酸中毒。纠正酸中毒根本措施在于改善组织灌注，应本着"宁酸勿碱"的原则。轻度酸中毒在补足血容量和微循环改善后可自行调节，不需使用碱性药物。对重度休克合并酸中毒者，需用碱性药物，常用 5% 碳酸氢钠。

（五）应用血管活性药物

应在充分补充血容量的基础上应用血管活性药物，以维持重要器官的血液灌注。血管活性药物包括血管收缩剂、血管扩张剂和强心药。临床常用血管收缩剂有去甲肾上腺素、间羟胺和多巴胺等。当血容量基本补足而患者循环状态仍未改善时，可考虑使用血管扩张剂。常用的血管扩张剂有酚妥拉明、酚苄明、阿托品、山莨菪碱等。休克发展到一定阶段可伴有不同程度的心肌损害，再加上大量快速补液后心脏负荷加重，此时应使用强心剂，增强心肌收缩力。常用的强心药有多巴胺、多巴酚丁胺和毛花苷 C 等。

（六）治疗 DIC，改善微循环

休克发展至 DIC 阶段，需应用肝素抗凝治疗。DIC 晚期，纤维蛋白溶解系统亢进，可使用抗纤溶药，如氨甲苯酸、氨基己酸等；以及抗血小板黏附和聚集药，如阿司匹林、双嘧达莫（潘生丁）和低分子右旋糖酐等。

（七）应用皮质激素

对于严重休克及感染性休克患者可使用肾上腺皮质激素。其主要作用是：①扩张血管，改善微循环；②防止细胞溶酶体破坏；③增强心肌收缩力，增加心排出量；④增进线粒体功能；⑤促进糖异生，减轻酸中毒。一般主张大剂量静脉用药，如地塞米松 1～3mg/kg，一般只用 1～2 次，以防引起不良反应。但对严重休克，可适当延长使用时间。

（八）防治重要器官功能受损

休克时，要注意维护患者的重要器官功能，尤其是呼吸功能和肾功能，积极防治急性呼吸窘迫综合征（ARDS）和急性肾衰竭（ARF）的发生。

五、常见外科休克的特点

（一）低血容量性休克

低血容量性休克主要是由于各种原因引起短时间内大量出血或体液积聚在组织间隙导致有效循环血量降低所致，包括失血性休克和创伤性休克两类。大血管破裂或脏器破裂出血引起的休克称为失血性休克，常见于消化道大出血、肝、脾破裂出血等。当迅速失血超过总血量的20%时，即成人一般失血量在800～1000ml以上时，即可发生休克。创伤性休克由于各种损伤或大手术后使血液、血浆同时丢失而引起的休克，常见于严重损伤如：骨折、挤压伤等。

低血容量性休克的治疗除按休克的一般治疗原则外，积极快速补充血容量仍是低血容量性休克患者首要的措施。对于失血性休克，强调补充血容量与控制出血并重，尽快止血是治疗失血性休克的根本措施。可采用止血带止血、压迫止血等措施，对于活动性大出血，应在快速补充血容量的同时积极手术止血。对于创伤性休克，首要的措施仍是补充血容量，同时做好损伤的急救、骨折固定、适当镇痛、预防感染等措施，必要时手术治疗。

（二）感染性休克

常见于严重胆道感染、急性化脓性腹膜炎、绞窄性肠梗阻等。其主要致病菌是革兰阴性菌，由于细菌及毒素作用导致血管收缩功能失常及重要脏器损害引起。感染性休克根据血流动力学改变可分为低排高阻型和高排低阻型两种。

1. **低排高阻型休克**　又称低动力型休克、冷休克，是最常见的类型。其病理生理变化为外周血管收缩，阻力增高，微循环淤滞，心排血量减少。患者表现为烦躁不安、神志淡漠、嗜睡，甚至昏迷，面色苍白、发绀或呈花斑样，皮肤湿冷，体温降低，脉搏细速，血压下降，脉压减小（<30mmHg），尿量减少（<25ml/h），毛细血管充盈时间延长。

2. **高排低阻型休克**　又称高动力型休克、暖休克，较少见。其病理生理变化为外周血管扩张，阻力降低，心排血量正常或增高。患者神志清醒，面色潮红，手足温暖干燥，脉搏慢而有力，脉压增大（>30mmHg），尿量>30ml/h，毛细血管充盈时间基本正常。但暖休克病情加重时可转为冷休克。

感染性休克的治疗除按休克的一般治疗原则外，强调纠正休克与控制感染并重，在休克未纠正前以抗休克为主，同时抗感染；在休克控制后，重点治疗感染。

第二节　外科休克患者的护理

外科休克是临床上的一种危急状态，护士必须紧密配合医生，争分夺秒，全力抢救患者的生命。

【护理评估】

1. **健康史及相关因素**　重点了解引起休克的各种原因，如有无大出血、严重失液、严重损伤或感染等；以及患者的救治情况。

2．身体状况　对患者休克相关的症状和体征进行全面了解。重点检查意识与表情、血压、脉搏、呼吸、体温、皮肤色泽与肢端温度、尿量以及重要器官的功能等，以了解休克的严重程度。

3．辅助检查　了解各项实验室检查和血流动力学监测结果，以助判断病情和制定护理计划。

4．心理－社会状况　了解患者及家属有无紧张、焦虑、恐惧心理；对疾病治疗、预后的认识程度以及心理承受能力。

【主要护理诊断与预期目标】

1．组织灌注量改变　与有效循环血量不足、微循环障碍有关。

预期目标：患者末梢循环情况改善，肢端温暖。

2．心输出量减少　与回心血量减少和心肌损害有关。

预期目标：患者血容量得到及时补充，生命体征平稳，尿量增加。

3．气体交换受损　与肺循环障碍、肺功能受损有关。

预期目标：患者呼吸困难减轻，血气分析检查结果正常。

4．有感染的危险　与免疫力降低、侵入性治疗有关。

预期目标：患者无感染发生，体温及血象正常。

5．有受伤的危险　与意识障碍有关。

预期目标：患者无意外伤害发生。

6．潜在并发症　与多系统器官功能障碍或衰竭有关。

预期目标：患者未发生并发症或并发症得到及时发现和处理。

【护理措施】

（一）病情监测

1．意识状态　意识能反映脑组织血液灌流情况。当脑组织血液灌流不足，轻度缺氧时，患者处于兴奋状态，表现为烦躁不安；缺氧加重时则由兴奋转为抑制，表现为表情淡漠、反应迟钝，甚至昏迷。当休克好转，脑组织血流灌流改善，则由烦躁转为平静和合作。

2．皮肤色泽与温度　皮肤色泽与温度能反映体表血液灌流情况。肤色由苍白转为发绀，肢端温度湿冷，表示休克加重；反之，肤色红润、肢端温暖干燥，表明末梢循环改善，休克好转。

3．血压　最常用的监测指标。当脉压 <20mmHg，提示休克早期；而收缩压 <90mmHg 时，则表示休克存在。

4．脉搏　脉搏加快是休克早期诊断指标，常出现在血压下降之前。随着病情加重，脉搏细速，甚至摸不到。

5．休克指数　休克指数可帮助判定有无休克及其程度。休克指数即脉率／收缩压（mmHg），当休克指数为 0.5，表示无休克；1.0～1.5 表示休克存在；2.0 以上表示严重休克。

6．呼吸　注意呼吸频率与节律。呼吸急促、变浅或不规则提示病情恶化。当呼吸增至 30 次／分以上或降至 8 次／分以下，则表示病情危重。

7．体温　除感染性休克外，大多体温偏低，若体温突升至 40℃以上或降至 36℃以下，提示病情危重。每 4 小时监测 1 次体温，密切观察其变化。

8. 尿量及尿比重　是反映肾血液灌流情况的重要指标,同时也能反映其他组织器官血液灌流情况,是观察休克病情变化简便而有效的指标。当尿量少于 25ml/ 小时,尿比重增高,提示肾血管收缩或血容量不足。若血压正常,尿量仍少且尿比重降低,提示有急性肾衰竭的可能。当尿量在 30ml/ 小时以上时,表明休克已改善。

9. 中心静脉压(CVP)测定　反映右心房及胸腔段上、下腔静脉的压力,其变化可反映血容量及右心功能。正常值为 5～10cmH_2O(0.49～0.98kPa),低于 5cmH_2O 提示血容量不足;高于 15cmH_2O 提示右心功能不全或肺循环阻力增高;高于 20cmH_2O 提示存在充血性心力衰竭。

10. 肺毛细血管楔压(PCWP)测定　反映肺静脉及左心房、左心室压力。正常值为 6～15mmHg,低于正常值提示血容量不足,高于正常值提示肺循环阻力增加,如肺水肿。

11. 动脉血气分析　有助于了解患者缺氧或肺功能状况。动脉血二氧化碳分压(PaCO_2)正常值为 36～44mmHg(4.8～5.8kPa)。休克时,肺换气过度可致 PaCO_2 降低,肺换气不足则 PaCO_2 明显增高。当 PaO_2 低于 60mmHg(8kPa)时,吸入纯氧仍无改善,应考虑有 ARDS 存在。

12. 动脉血乳酸盐测定　反映细胞缺氧程度,正常值为 1.0～1.5mmol/L。休克时间越长,细胞缺氧越严重,动脉血乳酸盐浓度越高,提示病情严重、预后越差。

(二)组织灌注量改变的护理

1. 迅速恢复有效循环血量　是护理休克患者的首要措施。

(1)迅速建立静脉通路:建立 2 条以上静脉输液通道,以快速补充血容量。必要时行中心静脉插管,并同时监测 CVP。

(2)合理补液:根据心肺功能、血压及血流动力学监测情况调整输液速度,临床上常通过监测中心静脉压与血压的变化来指导补液(表 1-5-1)。

表 1-5-1　中心静脉压(CVP)与补液的关系

CVP	血压	原因	处理原则
低	低	血容量严重不足	充分补液
低	正常	血容量不足	适当补液
高	低	心功能不全或血容量相对过多	给强心药、纠正酸中毒、舒张血管
高	正常	容量血管过度收缩	舒张血管
正常	低	心功能不全或血容量不足	补液试验*

* 补液试验:等渗盐水 250ml,于 5～10 分钟内快速静脉滴入,若血压升高而 CVP 不变,提示血容量不足;若血压不变而 CVP 升高 3～5cmH_2O(0.29～0.49kPa),则提示心功能不全。

(3)记录 24 小时出入量:准确记录患者尿量和因高热、呕吐、引流等额外丢失的液体出量,以及输入液体的种类、数量、时间、速度等入量,以作为后续补液的依据。

2. 改善组织灌注

(1)取休克体位:休克体位有利于膈肌下移,促进肺扩张,改善心肺功能;增加回心血量,改善重要器官供血。

(2)抗休克裤的使用:抗休克裤充气后在腹部及腿部加压,通过局部压迫作用,不仅可以促进血液回流,增加回心血量,改善重要器官的供血;还能控制腹部和下肢出血。当休克纠正后，应从腹部开始缓慢放气并严密监测血压变化，若发现血压下降超过 5mmHg，应停止放气并重新充气。

（3）血管活性药物的应用：使用血管活性药物应从低浓度、慢速度开始，每 5～10 分钟测 1 次血压，血压平稳后改为每 15～30 分钟测 1 次。使用过程中，根据血压调整药物的浓度和输液速度。严防药液外渗，若发现注射部位红肿、疼痛，应立即更换注射部位，局部用 0.25% 普鲁卡因进行封闭，以免皮下组织坏死。血压平稳后，应逐渐降低药物浓度，减慢输液速度后撤出，以免突然停药引起不良反应。

（三）心输出量减少的护理

有心功能不全的患者，遵医嘱给予强心药物，以增强心肌功能。常用静脉注射毛花苷 C，快速达到洋地黄化（0.8mg/ 天）。用药过程中，密切观察心率、心律变化及药物的副作用。

（四）气体交换受损的护理

1. 监测呼吸功能 密切观察患者呼吸频率、节律及深浅度，动态监测动脉血气分析，了解缺氧程度。

2. 维持呼吸道通畅 病情允许的情况下，鼓励患者做深呼吸及有效咳嗽、排痰。有气道分泌物时，应及时清除。协助患者作双上肢运动，促进肺扩张。昏迷患者，头偏向一侧或置入通气管，以免舌后坠或呕吐物、气道分泌物误吸引起窒息。

3. 改善缺氧 一般经鼻导管或鼻塞给氧，氧浓度 40%～50%，氧流量 6～8L/min，以提高肺静脉血氧浓度。有严重呼吸困难患者，可行气管插管或气管切开，并尽早使用呼吸机辅助呼吸。

（五）一般护理

1. 外科休克多为严重损伤、大出血以及严重感染等引起，因此应做好损伤的救护、止血及控制感染等原发疾病的护理。

2. 休克患者常体温偏低，寒冷会加重休克，应做好保暖。可采用加盖棉被、毛毯和调节室温（保持室温 20℃左右）等措施进行保暖，但切忌使用热水袋、电热毯进行体表加温，以免皮肤血管扩张增加局部组织耗氧量，加重组织缺氧以及进一步减少重要器官血液灌流量。低血容量性休克的患者在输入低温保存的库存血时，应将库存血在室温下复温后再输入，以免使其体温降低。

3. 对于高热患者进行物理降温，必要时遵医嘱使用药物降温。及时更换被汗液浸湿的衣、被等，并做好皮肤护理。

4. 加强安全防护，防止意外受伤。对于烦躁或神志不清的患者，可加床旁护栏防止坠床，输液肢体可行夹板固定，必要时使用约束带固定四肢，避免患者受伤及输液管、引流管拔出。长期卧床的患者，病情许可时，每 2 小时为患者翻身、拍背 1 次，并按摩受压部位皮肤以预防压疮。

5. 休克时由于机体免疫功能下降，抵抗能力减弱，容易继发感染。因此，应及时清理呼吸道分泌物，避免误吸，预防肺部感染。加强留置导尿管的护理，预防泌尿系统感染。有创面或伤口者，做好伤口护理，防止伤口感染。严格按照无菌原则进行各项护理操作，遵医嘱合理使用抗生素。

【健康教育】

1. 加强保护，避免损伤或其他意外伤害。

2. 发生意外损伤后,做好自救及现场初步处理,如加压包扎止血等,并及时转送到有条件的医疗机构诊治。

3. 缺水患者,及时合理补液。

4. 感染患者,及时控制感染。有手术指征时,应去除感染病灶或及时引流。

(刘长红)

扫一扫
测一测

复习思考题

患者男,35 岁。因腹部外伤 2 小时急诊入院。患者烦躁不安、面色苍白、肢体发冷。自诉左上腹部剧烈疼痛。查体:T 36.5℃,P 124 次 / 分,R 28 次 / 分,BP 90/70mmHg。腹部有压痛和反跳痛,以左上腹部明显。腹腔穿刺抽出不凝固血液。请问:

1. 该患者是否发生休克?引起休克的原因可能是什么?

2. 该患者的主要护理诊断是什么?

3. 作为接诊护士,你将对该患者采取哪些护理措施?

第六章

围手术期患者的护理

学习要点

1. 手术前后患者的护理评估。

2. 指导患者进行术前心理和生理准备。

3. 手术后患者常见不适和并发症的护理措施。

手术是外科患者的一项重要治疗措施，既能治愈疾病，也能产生并发症和后遗症。外科患者不仅要忍受躯体疾病的痛楚，还要经历麻醉和手术创伤的刺激，这些刺激可通过神经、内分泌的变化，使机体处于应激状态，并出现不同程度的人体代谢紊乱和脏器功能改变或障碍，从而削弱机体的防御能力和对手术的耐受力，直接影响手术预后，故围手术期患者的护理极为重要。

围手术期（the preoperative period） 是围绕手术的一个全过程，从决定接受手术治疗开始，至与此次手术有关的治疗基本结束为止的一段时间。它包括三个阶段，即手术前期、手术期及手术后期。本章重点介绍手术前期和手术后期的护理。

围手术期护理是在围手术期为病人提供全程、整体护理。外科护士在围手术期的重要职责是：①术前全面评估患者的身心状况，使患者具备耐受手术的良好身心条件；②术中确保患者安全和手术的顺利实施；③术后帮助患者尽快地恢复各种生理功能，防止并发症，促进早日康复。

第一节 手术前期患者的护理

病案分析

李某，女，62岁，洗澡时发现左乳有一肿块，在当地医院诊治，并在局麻下行左乳肿块活检术，术后病理为浸润性导管癌。为进一步治疗，再次入院。完善术前检查后将在全麻下行左乳腺癌改良根治术。患者有高血压病史10余年，常服利血平、格列吡嗪片等降压治疗，目前血压170/100mmHg。有慢性支气管炎病史5年，常咳嗽咳痰。无药物过敏史，无其他手术史。请问：

1. 术前需完善哪些辅助检查?

2. 患者入院后表现出情绪低落,沉默寡言,应如何进行心理护理?

3. 患者术后主要的护理问题有哪些?

患者住院后,从决定手术治疗时起,至进入手术室止,这一期间的护理称手术前期护理。

完善的术前准备是手术成功的关键环节。患者的全身情况各异,病情有轻重缓急之分,手术也有大小不同差别。根据疾病种类、时限性及性质,手术的类型大致分为三类:①择期手术:手术时间的迟早不影响治疗效果,做好充分的手术前准备,选择最佳手术时期。如胆囊结石行胆囊切除术等。②限期手术:手术时间可以选择,但不易延迟过久,应当在较短的时间内尽可能地做好充分的手术前准备,尽早手术治疗。如恶性肿瘤的根治性手术等。③急症手术:病情危急,需在最短时间内完善必要的准备,争分夺秒地进行紧急手术,抢救患者的生命。如外伤后肝脾破裂等。

手术前期护理的重点是:①评估并处理可能增加手术危险性的生理和心理问题;②给患者进行健康教育;③训练患者适应术中、术后情况变化,使患者的身心处于最佳状态。

手术前期护理的主要内容包括:①患者手术局部及对应体表的准备;②各系统器官耐受手术的功能维护和训练;③制订手术前期护理方案和物品的准备;④患者的心理准备和健康教育。

【护理评估】

(一)健康史和相关因素

1. 一般资料　了解患者的年龄、性别、职业、宗教信仰、生活习惯、烟酒嗜好等。

2. 现病史　询问患病以来的病情发展情况。

3. 既往史　询问患者既往有无高血压、糖尿病、心脏疾病等。询问有无手术史,并要进一步询问手术种类、大小、部位和范围,疾病性质、程度和时间。

4. 用药史　询问近期用药情况,有无青霉素、造影剂、局麻药过敏史。

5. 婚育史　女性患者询问月经史、生育史等。

6. 家族史　询问患者家族有无同类疾病、遗传病史等。

(二)身体状况

手术前对患者进行全面体格检查,评估有无影响麻醉、手术的伴随疾病;评估重要脏器功能,判断对手术的耐受程度;评估患者近期的营养、睡眠状况,女性患者是否处于月经期等,以便作为评估手术的安全性和手术前后功能恢复进行比较的依据。

1. 重要器官功能状况评估　要注意心肺功能、肝肾功能、造血功能、内分泌功能和免疫、胃肠道功能状态。

2. 辅助检查

(1)血、尿、粪常规:肝肾功能、电解质、血糖等生化检查;凝血功能状况;必要时做血型和交叉配血试验,为手术中、手术后输血做好准备。

(2)了解 X 线、B 超、CT、磁共振成像(MRI)等检查结果,评估病变部位、大小、范围、性质、程度。

（3）心电图检查,了解心功能情况,必要时做24小时心电监护。

（4）了解内镜检查报告和其他特殊检查结果,以协助判断病情、预后及完善手术前检查。

3. 手术的耐受性

（1）耐受良好:全身情况较好,外科疾病对全身影响较小,重要脏器无器质性病变或其功能处于代偿阶段。稍做准备便可接受任何手术。

（2）耐受不良:全身情况欠佳,外科疾病已对全身影响明显,或重要脏器有器质性病变,功能濒临或已失代偿。需经积极、全面的特殊准备,病情改善后方可进行手术。

（三）心理 - 社会支持状况

妥善的术前心理评估已成为手术前护理的重要环节。外科疾病,尤其急症,往往起病急骤,患者缺乏心理准备,而手术创伤常伴有剧烈疼痛和其他严重不适或功能障碍,表现为紧张、焦虑、恐惧、抑郁等心理反应。这些心理反应随手术期限的临近而日益加重。故评估外科患者的常见心理反应,识别并判断其所处的心理状态,有利于及时提供有效的心理护理。进行有效的心理护理之前还需进一步了解引起心理状态改变的相关因素:

1. 担心疾病严重甚至危及生命;

2. 对手术、麻醉及治疗过程的担忧以及相关知识的不了解;

3. 担心疾病预后及机体受损情况;

4. 担心住院对家庭带来不便;

5. 对住院费用的担忧;

除了对患者进行上述评估以外,还要进一步评估其家庭经济状况、家庭成员及其单位同事对其住院的反应、态度,以利于发挥社会支持系统的作用。

【主要护理诊断与预期目标】

1. 焦虑或恐惧　与对医院环境陌生;担心疾病、麻醉、手术效果及预后;对家庭经济状况、个人工作学习、生活及个人社会角色变化等因素担心有关。

预期目标:患者情绪稳定,能配合各项检查和治疗。

2. 营养失调:低于机体需要量　与病后摄入不足或机体代谢增强、消耗过多有关。

预期目标:患者营养摄入充分,营养状态改善。

3. 有感染的危险　与患者抵抗力或耐受力低下、呼吸道不通畅等因素有关。

预期目标:患者未发生感染。

4. 知识缺乏　与缺乏麻醉、手术相关知识有关。

预期目标:患者对疾病有一定认识,了解治疗和护理的相关知识。

5. 睡眠形态紊乱　与疾病导致的不适、环境改变和担忧等有关。

预期目标:患者安静入睡,休息充分。

【护理措施】

（一）心理准备

1. 入院宣教　热情主动地接待患者,介绍病区环境、规章制度、主管医师、责任护士等。介绍医院和科室其他的一些辅助设施(如床头呼叫器的使用),帮助患者尽快适应新环境。

2. 加强沟通　鼓励患者说出心理感受,分析原因和程度,向患者提供所要了解的治疗、护理信息。指导和帮助住院后的患者生活及适当休息、娱乐,分散注意力,减轻患者不良情绪。

3. 赢得信任 以热情周到的服务,娴熟的技术、赢得患者的信任。

4. 现身说法 介绍患者结识同类手术康复者,使患者通过后者的现身说法体会成功的经验,密切观察患者的情绪反应。

5. 认知干预 做好病情介绍,解释手术和麻醉后的注意事项和不良反应,简述手术过程,增强患者对手术治疗的信心。对恶性肿瘤及病情严重的患者应恰当地解释病情,以免引起患者不必要的顾虑。

6. 社会支持 加强与家属沟通,协调解决医疗保障等问题。

(二)术前常规准备

1. 术前宣教

(1)帮助患者及家属了解手术及麻醉相关知识。利用图片资料、录音、视频、小讲课等方式向患者和家属介绍手术的名称、目的、手术时间、麻醉方式;手术的重要性,手术中、手术后可能出现的不适情况和并发症及如何采取相应的措施。

(2)向患者说明手术前戒烟、保持口腔清洁、饮食管理、手术区域皮肤准备、备血、服用泻药或清洁灌肠、洗胃、置胃管和尿管等多种引流管的目的及重要意义。

(3)向患者讲解术前辅助检查方法、各种标本采集方法及注意事项、常规和特殊检查的准备及注意事项,有无危险性等,如 B 超、X 线等特殊检查的准备等。

(4)指导患者进行术前适应性训练:①练习深呼吸:胸部手术者,指导腹式呼吸,先用鼻慢慢深吸气,尽量使腹部隆起,并坚持几秒。呼气时缩唇,腹肌收缩,气体经口慢慢呼出。腹部手术者指导胸式呼吸,先用鼻慢慢深吸气,尽量使胸部隆起,呼气时尽量收缩胸腔,经口慢慢呼出。预防手术后肺炎和肺不张的发生。②练习有效咳嗽排痰:让患者取坐位或半坐卧位,上身微向前倾。胸腹部手术患者,咳嗽时双手放在切口两侧,向切口方向按压来减轻切口张力,先轻轻咳嗽几次,使痰液松动,再深吸气后用力咳嗽,使痰液咳出。③翻身:指导患者自行调整卧位和床上翻身方法,以适应术后体位变化,可减少压疮发生。④肢体运动:对于手术后需要较长时间卧床的患者,指导患者进行训练肌肉的收缩运动和关节活动,促进肢体血液循环。⑤排便练习:大多数患者不习惯在床上排大、小便,术前应指导其练习在床上使用便盆,男性患者学会床上使用尿壶。⑥术中体位适应性练习:甲状腺手术者术前两天,给予肩部垫枕、使颈部过伸 10 分钟后,休息按摩 5 分钟,再颈部过伸 20 分钟,以减少术后体位综合征发生。

(5)介绍手术前常用药物的作用、服用时间及注意事项。如甲状腺功能亢进服用抗甲状腺药物和需要手术时加用碘剂,黄疸患者肝功能障碍时需用维生素 K 等。

(6)向患者和家属介绍手术室的有关环境和情况、基本规则。

2. 提高手术耐受力的措施

(1)保证足够的休息和睡眠:充足的休息对患者的康复起着不容忽视的作用。促进睡眠的措施有:①消除影响睡眠的不良因素,如焦虑、咳嗽、患处疼痛等;②给患者提供安静、舒适、空气清新的病室环境,温湿度适宜;③在病情允许情况下,尽可能地安排白天在户外活动,减少白天睡眠时间;④通过缓慢深呼吸、听轻音乐等自我调节方法进行放松;⑤必要时可遵医嘱给予镇静剂。

（2）饮食调节：根据患者手术种类、部位等，正确指导患者膳食，鼓励患者摄入营养丰富、易消化的食物。如不能进食水者，给予静脉补充和管饲饮食。

（3）维持重要器官功能：对患有心、肝、肺、肾等疾病者，要协助医师采取相应的护理措施，尤其对于糖尿病、结核病等消耗性疾病更应谨慎处理、高度重视。

（4）纠正代谢失调和低蛋白血症：纠正水、电解质、酸碱平衡紊乱，纠正低蛋白血症和防止休克；贫血者术前纠正。

3．胃肠道准备　胃肠道准备的目的有：减少麻醉引起的呕吐和误吸；预防术中污染；减少术后腹胀和胃肠道并发症。

（1）择期手术前 12 小时禁食、4 小时禁水，防止麻醉和手术中呕吐导致窒息或吸入性肺炎。

（2）胃肠道手术患者术前 1～2 天进食少渣食物，非肠道手术患者一般不限制饮食种类。

（3）胃肠道手术患者，术前 1 日晚服用番泻叶、酚酞或术前 12～14 小时口服等渗平衡电解质溶液或术前 1 日口服 5%～10% 甘露醇高渗溶液，以清洁肠道，次日晨再清洁灌肠。

（4）胃肠道手术患者术前常规置胃管，减少手术后胃潴留引起的腹胀。

（5）结肠、直肠手术患者，手术前 3 天按医嘱给予口服甲硝唑或新霉素等，减少术后感染机会，并同时给予维生素 K。

（6）幽门梗阻患者术前 3 天，每晚用温 0.9% 氯化钠溶液洗胃，减轻胃黏膜充血、水肿。

（7）急症手术患者，置胃管抽吸胃内容物，减少术后腹胀。禁食期间注意补充能量物质，如水、电解质、维生素类和微量元素等，保证机体的基本需要。

4．呼吸道准备

（1）术前戒烟 2 周以上，以减少呼吸道分泌物，防止术后肺部感染。

（2）肺部感染者，手术前遵医嘱使用抗生素 3～5 天治疗肺部感染，痰液黏稠者加糜蛋白酶超声雾化吸入，每日 2～4 次，使痰液稀释，易于排出；指导患者做深呼吸及有效咳嗽、排痰练习等。

5．手术区皮肤准备　皮肤准备是预防切口感染的重要环节。在手术前 1 日为患者安排理发、剃须、修剪指（趾）甲、沐浴及更衣等。手术区域毛发稀少，可不必剃毛；手术区域毛发稠密可于术前当日进行备皮。腹部或腹腔镜手术的患者应注意脐部清洁。

（1）目的和要求：剃除手术区皮肤毛发，清除污垢，避免切口感染，促进伤口愈合。

（2）物品准备：治疗盘内放置一次性剃毛刀、纱布块、橡皮单、棉签、手电筒、治疗巾、毛巾、汽油、70% 乙醇、绷带，换药碗内盛肥皂液、软毛刷，脸盆内盛温水。

（3）操作方法：①先向患者讲解皮肤准备的意义，以取得患者的配合；②将患者送入病区治疗室，若在病房内操作则要用屏风保护患者；③让手术区域的皮肤暴露，身体下垫橡皮单和治疗巾，用软毛刷蘸上肥皂液涂擦手术区域的皮肤，一手持一块纱布绷紧皮肤，另一手持剃刀顺行轻轻剃去毛发，剃刀与皮肤呈 30 度角；④剃毕手电筒检查剔除情况和皮肤有无损伤；⑤清洗该区域皮肤。若在脐部，用棉签蘸汽油清除污垢；⑥整理用物，送患者回病房。

（4）一般手术皮肤准备范围（表1-6-1）。

表1-6-1　手术区皮肤准备范围

手术部位		备皮范围
头颈部	颈部手术	手术前剃去全部头发，尽量保留眉毛
	颅脑部手术	自唇下至乳头水平连线，两侧至斜方肌前缘
胸部手术	乳房手术	上至锁骨上窝、下至脐水平，患侧至腋后线、对侧至锁骨中线或腋前线，包括患侧上臂、肩部、腋窝
腹部手术	上腹部手术	上自乳头连线、下至耻骨联合，两侧至腋后线；
	下腹部手术	上自剑突水平、下至大腿上1/3前、内侧及外阴部，两侧至腋后线（腹部手术应以手术切口为中心，周围备皮范围超过15～20cm为宜）
肾区手术		上自乳头连线、下至耻骨联合，前后均超过正中线
会阴及肛门手术		上自脐水平、下至大腿上1/3的前、内、后侧，包括会阴部及臀部
四肢手术		原则上以切口为中心上下各20cm以上，一般超过远、近关节或整个肢体
躯干和脊柱手术		颈椎手术皮肤消毒范围：上至颅顶，下至两腋窝连线；胸椎手术皮肤消毒范围：上至肩，下至髂嵴连线，两侧至腋中线；腰椎手术皮肤消毒范围：上至两腋窝连线，下过臀部，两侧至腋中线

术前皮肤准备应注意的事项：①剃毛刀片应锐利；②规定范围准备，不可少于手术切口周围15～20cm；③剃毛时应绷紧皮肤，不能逆行剃除毛发，以防损伤毛囊；④勿剃破皮肤，以防伤口感染；⑤观察和检查手术区皮肤有无湿疹、疖、割痕及裂缝等异常情况，若发现应及早处理和暂缓手术；⑥注意保暖，防止肺部并发症。

6. 其他　大中手术前，遵医嘱做好血型鉴定和交叉配血试验，备好一定数量的血浆等血制品。协助完成术前常规检查，如血尿粪常规、肝肾功能、电解质、心电图、胸片、凝血功能等检查。根据手术需要，配合医师对手术部位进行标记。做好身份识别标志，以利于病房护士与手术室护士进行核对。

（三）特殊准备

对特殊患者除做好上述准备外，还应根据患者的不同情况做好相应的术前准备。

1. 营养不良　营养不良的患者耐受失血和休克的能力、创伤修复和切口愈合的能力及防御能力均下降，易并发感染等并发症，术前应尽可能予以改善。血浆清蛋白值在30～35g/L的患者应尽可能通过饮食补充各种营养物质；若低于30g/L则可在短期内静脉输入血浆或人体清蛋白制剂及营养支持。对不能进食或经口摄入不足的营养不良患者，可给予肠内、外营养支持以有效改善患者的营养状况。

2. 心血管疾病　血压低于160/100mmHg者，不必做特殊处理；高血压患者术前2周停用利血平等降压药，改为钙通道阻滞剂或β受体阻滞剂等降压药，以控制血压，但不要求降至正常水平。伴有心血管疾病患者，由外科医师、内科医师、麻醉师共同对有心脏病的患者进行评估，确认在监护下能手术的方可手术，否则延期手术。心力衰竭患者，症状控制3～4周后再手术；急性心肌梗死患者发病后6个月以上、无心绞痛发作，在监护下可以手术。

3. 肝、肾疾病　手术创伤和麻醉都将加重肝、肾的负荷。术前做好各项肝、肾功能检查，了解肝、肾功能损害程度。损害程度愈重，手术耐受力愈差。患有活动性肝炎的患者或肝功能严重受损并表现为营养不良、腹水或黄疸的患者，除急症手术外一般不宜手术。轻、中度肾功能损害者，经积极内科治疗改善后多能较好耐受手术，重度肾功能损害者需在有效的透析治疗后才能接受手术。

4. 呼吸系统疾病　常见为肺气肿和哮喘。术前需常规进行血气分析和肺功能检查，以评估患者对手术的耐受性；摄胸部 X 线片，能鉴别肺实质病变或胸膜腔异常；呼吸系统急性感染者治愈 1～2 周后才手术，若急症手术则要使用抗生素，并避免吸入麻醉；阻塞性呼吸道疾病患者，使用支气管扩张药等，为避免呼吸抑制和咳痰困难，麻醉前给药量要适宜。

5. 糖尿病　在围手术期的糖尿病患者处于应激状态，手术后容易导致感染，影响伤口的愈合。手术前要控制血糖、尿糖，纠正水、电解质、酸碱失衡及营养不良状态，使用抗生素控制感染。一般实施大手术前，将血糖水平控制在正常或轻度升高水平（5.6～11.2mmol/L）、尿糖为 +～++ 为宜。为避免发生酮症酸中毒，应尽量缩短术前禁食时间，禁食期间定时检测血糖。

6. 凝血功能障碍　凝血功能障碍或凝血因子缺乏会造成术中或术后持续出血。对长期服用阿司匹林或非甾体类药者需术前停药 7 日；术前使用华法林抗凝的患者，大手术前需停药 4～7 日。对于脾功能亢进或血友病等患者，遵医嘱予以新鲜血浆或浓缩血小板制剂等改善凝血功能。

（四）急诊手术术前准备

根据病情变化做好急救处理的同时，争分夺秒进行必要的术前准备，以赢得手术机会。

1. 密切观察病情变化，如神志、生命体征、瞳孔、肤色及肢端温度等，并做好记录，发现问题及时与医师联系。

2. 严重的水、电解质、酸碱失调或处于休克状态，立即建立两条静脉输液通道，迅速补充血容量；如有开放性、活动性出血的伤口，应立即止血，处理伤口。

3. 迅速做好备皮、药物过敏试验等准备；急查血、尿常规，出凝血时间、血型、血交叉试验等检查。危重患者不宜做复杂检查和特殊检查，紧急情况下，可记录药物过敏试验的执行和操作时间，通知手术室观察药物过敏试验结果。

4. 急诊手术前禁食，必要时留置胃管和导尿管，禁忌灌肠和泻药。

5. 向患者亲属简要介绍病情，讲明治疗方案，需要密切配合，同时稳定患者的情绪和一般状况。

6. 急诊手术患者的术前准备，医护人员应密切配合，执行口头医嘱时，应复述一遍，以后及时补上医嘱，一切准备工作要迅速、准确。

（五）手术日晨护理

1. 测量生命体征，如果生命体征出现异常或女患者月经来潮，及时与医师联系，查明原因，延期手术。

2. 逐一检查手术前各项基本准备工作是否完善，如皮肤准备、禁食水；特殊准备工作如骨、关节手术者，手术区皮肤是否用 70% 乙醇消毒及无菌巾包扎等。

3. 按医嘱术前用药、灌肠、置胃肠减压管、排空膀胱或置导尿管等。

4. 术前帮助患者取下假牙、眼镜、发夹、手表、首饰及其他贵重物品,交家属或为其妥善保管。

5. 患者手臂佩戴腕带并写清科室、床号、姓名、性别、年龄、住院号等,至手术室进行患者交接时逐一交接清楚。

6. 平车送患者至手术室,并将病历、X 线片、CT 片、手术期间需用的特殊药品、物品一并带入手术室。

7. 根据手术部位、大小及特殊手术的要求,准备床单位,备好床旁用物,如胃肠减压装置、输液架、吸氧装置、心电监护仪及抢救用品等,以便接收手术后回病室的患者。

【健康教育】

1. 向患者及家属讲解将要做的手术名称、目的、对疾病治疗的意义,使用的麻醉方法,手术时间,术中、术后可能出现的不适与应对方法。保护医疗机构和医务人员自己,避免医疗纠纷。

2. 讲解术前备皮、配血、应做的实验室检查、特殊检查的方法、意义,教会患者如何采集检查标本及 X 线、B 超等特殊检查要做检查前准备工作及注意事项。

3. 指导患者术前加强营养,注意休息和适当活动,提高抗感染能力。

4. 提示患者戒烟,早晚刷牙、饭后漱口,保持口腔卫生;注意保暖,预防上呼吸道感染。

5. 向患者和家属讲解手术结束时放置各种引流管的目的和意义。

6. 教会患者练习有关体位及功能活动。

7. 向患者讲解手术前用药的作用及注意事项。

8. 向患者介绍医院环境、手术室环境、医护人员的情况。

第二节 手术后期患者的护理

手术后护理是指患者从手术结束后回病房至出院这一段时间的护理,是围手术期护理的一个重要阶段。本阶段护理工作的重点是全面评估术后情况,采取有效护理措施,纠正疾病本身、麻醉及手术损伤导致的生理紊乱,尽快恢复患者正常生理功能,尽可能减少患者的不适和痛苦,预防并发症的发生。

【护理评估】

(一)手术类型和麻醉方式

交接患者时向手术室护士了解麻醉方式,麻醉药物,手术方式,手术过程,术中输血、输液、用药及切口引流管情况。

(二)评估体位是否适当

患者清醒前,容易出现恶心、呕吐、烦躁,让患者平卧,头偏向一侧,避免呕吐物吸入气管,导致窒息或吸入性肺炎。根据需要给予床档保护,必要时保护性约束,但避免引起损伤。

(三)身体状况

1. 生命体征 评估患者回到病室时的神志、体温、脉搏、呼吸、血压变化。

2. 切口状况 了解切口部位、有无渗液、渗血、红肿、热痛等感染症状及敷料包扎情况。

3. 引流管引流及输液情况 了解所置引流管的种类、数目、引流部位、引流是否通畅和引流液的颜色、量和性状有无异常；观察输液是否通畅、输液速度是否符合病情要求。

4. 患者舒适状态 了解有无切口疼痛、恶心呕吐、腹胀、呃逆、尿潴留等术后不适，观察和评估不适的种类和程度。

5. 肢体功能 了解感知觉恢复情况和四肢活动度、皮肤温度和色泽。

6. 重要脏器功能

（1）呼吸系统：①呼吸道是否通畅：麻醉恢复期间可能出现呕吐与误吸，舌根后坠，黏液阻塞，喉痉挛等引起呼吸道阻塞。须评估有无术前未禁食水、胃扩张、肠梗阻、上消化道出血等引起呕吐的因素；有无下颌肌肉松弛，舌根后坠等导致上呼吸道不完全梗阻因素；有无呼吸道感染；有无麻醉药物刺激、异物刺激喉头诱发喉痉挛的因素；②呼吸抑制：评估有无麻醉过深、麻醉平面过高等抑制呼吸功能，导致气体交换障碍等情况。

（2）循环系统：①有无血压下降因素，手术前血容量不足，术中失血、失液，麻醉过深、内脏牵拉反射反应严重；②有无心律失常因素，低血容量、缺氧、二氧化碳蓄积，体温过低，麻醉过深或过浅，电解质、酸碱平衡紊乱，原发性心脏病；③体表、末梢供血、皮肤颜色、温度、四肢血液循环等情况。

（3）神经系统：①高热惊厥与体温过低：有些全身麻醉药能引起中枢性体温失调，脑组织代谢紊乱，可引起高热、惊厥。若抢救不及时会导致呼吸、循环衰竭。②苏醒延迟与不醒：患者眼球活动，睫毛反射恢复，瞳孔稍大，呼吸加快，呻吟躁动等是即将苏醒的表现；评估患者情况时，做好详细记录。

（4）肾脏功能：观察尿液的性质、颜色、气味和浓度有无异常；留置导尿管者，测量每小时尿量，一般情况不低于 30ml/h；手术后患者多数在 6～8 小时内自行排尿，若无排尿，耻骨联合上膀胱区膨隆，叩诊浊音，说明有尿潴留。

（5）胃肠功能：有无肠鸣音、肛门排气、恶心、呕吐、便秘、腹胀等评估消化系统功能。

7. 辅助检查 了解术后血常规、生化检查结果，尤其注意血清电解质水平的变化。

（四）并发症

评估有无术后出血、术后感染、切口裂开、肺不张、尿路感染、深静脉血栓形成等并发症的发生及其相关因素。

（五）心理和社会支持状况

随着手术后原发疾病和病痛的解除、麻醉及手术的度过，患者在心理上有一定程度的解脱感，随后又会出现新的心理反应。

1. 手术顺利，术后不出现并发症，对康复充满信心，情绪高涨，能够积极配合治疗、护理。

2. 担心不良的病理检查结果、预后差或危及生命。

3. 术后出现的各种不适如切口疼痛、尿潴留或呃逆等。

4. 失去部分肢体或身体外观改变，如截肢、乳房切除或结肠造口等。

5. 术后身体恢复缓慢及发生并发症。

6. 留置各种导管所致的不适。

7. 担忧住院费用和继续治疗。

（六）判断预后

了解术后患者的治疗原则和治疗措施的落实情况。评估其机体修复情况，包括切口愈合、胃肠功能恢复，精神和体力恢复程度，休息和睡眠状况、食欲及饮食种类等。根据手术情况、术后病理检查结果和患者术后康复情况，判断其预后。

【主要护理诊断与预期目标】

1. 舒适的改变　疼痛、腹胀、尿潴留　与手术后卧床、留置各类导管和创伤性反应有关。

预期目标：患者术后不适程度减轻，得到较好休息。

2. 营养失调：低于机体需要量　与术后禁食、创伤后机体代谢率增高和分解代谢旺盛有关。

预期目标：患者术后营养状况得以维持或改善。

3. 有体液不足的危险　与手术创伤、术后禁食和摄入不足有关。

预期目标：患者体液平衡得以维持，未发生水、电解质和酸碱平衡的紊乱，循环系统功能稳定。

4. 低效性呼吸型态　与术后卧床、活动量少、切口疼痛、呼吸运动受限和使用镇静剂等有关。

预期目标：患者术后呼吸功能改善，血氧饱和度维持在正常范围。

5. 活动无耐力　与手术创伤所致乏力、倦怠有关。

预期目标：患者活动耐力增加，逐步增加活动量。

6. 潜在并发症　术后出血、切口感染、切口裂开、肺部感染、肺不张、静脉血栓形成等。

预期目标：患者术后并发症得以预防或及时发现和治疗，术后恢复顺利。

【护理措施】

（一）心理护理

手术后是患者心理反应比较集中而强烈阶段。患者回到病房神志清醒时，对患者要有高度同情心，关心、爱护患者。同时注意保护性医疗制度，尤其是恶性肿瘤或其他严重疾病的术后患者，医护人员的说法应保持一致，避免患者猜疑。鼓励患者对康复要有信心，积极主动配合治疗及护理。同时对患者提出的相关问题进行恰当的解释，并提供安全和舒适的治疗、护理措施，同时做好患者和家属的思想工作。

（二）护送患者及体位安置

1. 护送患者　非全麻的中小手术患者可直接送回病房，全麻的手术患者，手术结束后送麻醉恢复室或重症监护室（intensive care unit，ICU）。病房护士与麻醉师、手术护士做好床边交接，运送患者时要平稳，从平车搬到床位上时，最好由四人完成，平稳地将患者移到床位上。要注意保护引流管、输液管，不压迫手术部位。

2. 安置体位　手术后患者体位安置要根据手术部位、麻醉方式、疾病情况来确定。通常有下面9种体位安置方式：

（1）全身麻醉未清醒：去枕平卧，头偏向一侧，以免呕吐物或口腔分泌物吸入呼吸道。

（2）硬脊膜外麻醉：平卧（不必去枕）6小时。

（3）蛛网膜下腔麻醉：应去枕平卧6～8小时，以预防手术后头痛。

（4）休克：取休克卧位，以患者臀部为最低点，头、躯干抬高15°～20°，双下肢抬高20°～30°。

（5）颅脑、颈部手术：无休克或昏迷时取头高斜坡卧位。头、躯干抬高15°～30°，防止脑部静脉血液回流增多，诱发和加重脑水肿的发生。

（6）胸部、腹部手术：一般取半坐卧位。半坐卧位的好处是有利于血液循环和呼吸并增加肺通气量；使腹肌松弛，减轻腹壁切口张力；使腹腔内渗液、渗血积于盆腔，避免膈下脓肿形成，减慢毒素的吸收。

（7）脊柱手术：俯卧或仰卧位。

（8）四肢手术：注意抬高患肢。

（9）臀部手术：根据手术情况取侧卧、俯卧、仰卧位。

（三）病情观察

对患者的体温、脉搏、呼吸、血压观察，必要时观察瞳孔、神志。根据麻醉和手术方式及病情状况，调整检测生命体征的间隔时间并做好记录。危重患者术后使用心电监护连续监测。

中小手术，手术当日每小时测量血压、呼吸和脉搏1次，监测6～8小时至生命体征平稳。大手术或危重患者，加强巡视病房，应每15～30分钟测量一次体温、脉搏、呼吸、血压，观察有无切口、胸腹腔及胃肠道出血和休克的早期表现。若患者出现脉搏变快、弱，脉压变小，血压下降，呼吸急促，每小时尿量小于30ml，应及时报告医师并协同处理。病情稳定后改为2～4小时测量1次或按医嘱执行。术后24小时内，每4小时测体温1次，随后8小时1次，至体温正常后改每天2次。

中度以上手术，术后详细记录24小时出入量。有心肺疾病的患者，需连续监测血氧饱和度、中心静脉压等。颅脑手术后监测颅内压和苏醒程度等。

（四）维持主要脏器的功能

1. 保持呼吸道通畅

（1）防止舌根后坠：全身麻醉未清醒患者常留置口咽管，避免舌根后坠，同时用于抽吸分泌物，麻醉清醒、喉反射恢复后，去除口咽管，避免刺激诱发恶心、呕吐及喉痉挛。

（2）促进排痰和肺扩张：①麻醉作用消失后，鼓励和帮助患者做深呼吸运动，每小时5～10次，每2小时有效咳嗽1次；②协助翻身，每小时2～3次，同时叩击背部，促进排痰；③运用深呼吸运动器的患者，指导患者正确使用。让患者最大深呼吸，促进肺泡扩张；④呼吸道分泌物积聚的患者，给予及时吸痰，痰液黏稠用超声雾化吸入，每次持续15～20分钟，3次/天，使痰液稀薄容易咳出。

（3）吸氧：呼吸系统功能较差，尤其是手术前有肺疾病影响呼吸功能及危重患者，术后持续低流量或中等流量给氧，提高动脉血氧分压。

2. 循环功能　评估循环功能的方法是测定血压、脉搏、呼吸、体温，观察皮肤色泽及用手掌感觉肢端温度等。若出现收缩压低于90mmHg或高于160mmHg；脉搏低于60次/分或高于120次/分；呼吸低于14次/分或高于30次/分；皮肤苍白、湿冷等，说明循环功能不良，应立即报告医师进行处理。因此，手术后应注意血压变化，监测心脏功能，根据患者情况调整输液速度、输液量；并注意患者从平卧位改为半坐位、直立位时应缓慢，避免发生体位性低血压。

3. 消化道功能

(1) 手术后胃肠减压患者：保持胃肠减压管通畅，使胃肠减压有效进行。

(2) 协助患者翻身及床上活动：不能下床活动的患者协助其在床上翻身；能下床者，鼓励早期下床活动，促进机体血液循环及胃肠功能恢复。

(3) 术后3～4天肛门仍未排气、排便且腹胀者：查找原因，根据不同原因行针灸、理疗、热敷、按摩、下床活动，或给予开塞露、肛管排气、灌肠等处理。

(4) 做好口腔护理：部分手术后患者活动受限，生活自理能力下降，禁食致唾液分泌减少容易发生口腔炎症。对生活不能自理及昏迷患者，做好口腔护理。

4. 肾功能观察尿液的颜色及量，必要时注意24小时液体出入量。

（五）补充营养，维持体液平衡

1. 非腹部手术

(1) 局部麻醉和小手术患者：手术后一般不引起胃肠功能紊乱，术后没有任何反应时饮食不受限制。

(2) 椎管内麻醉后患者：手术4～6小时后无恶心呕吐者、先给饮水或少量流质食物，以后酌情给半流质饮食或普食。

(3) 全身麻醉后患者：麻醉作用消失后无恶心、呕吐，先给饮水或少量流质食物，第2日开始酌情进半流质饮食或普食。

2. 胃肠道手术　一般禁食2～3天，待肛门排气、排便、肠鸣音恢复（胃肠道功能恢复标志）后开始进流质饮食，4～6天后进半流质饮食，6～7天后改为软食或普食。每天记录液体出入量和营养补充量，必要时监测血清 Na^+、K^+、Cl^- 数值，作为补充调整依据，若有异常情况应按医嘱作出相应处理。

3. 输液　在术后禁食或饮食不足期间，需静脉补液，以补充水、电解质、蛋白质及维生素等机体需要的营养物质；对贫血、营养不良的患者可适当输血或血浆等；长期禁食或不能进食者，可给全胃肠外营养或管饲饮食。

（六）切口护理

1. 换药（又称更换敷料）　其目的是观察伤口情况、保持伤口清洁、保护新生肉芽组织及上皮、保持引流通畅及控制感染以促进伤口愈合。

2. 切口分类和愈合分级　根据手术切口微生物污染情况，分为四类切口。①清洁切口：手术未进入感染炎症区，未进入呼吸道、消化道、泌尿生殖道及口咽部位；②清洁-污染切口：手术进入呼吸道、消化道、泌尿生殖道及口咽部位，但不伴有明显污染；③污染切口：手术进入急性炎症但未化脓区域；开放性创伤手术；胃肠道、尿道、胆道内容物及体液有大量溢出污染；术中有明显污染（如开胸心脏按压）；④有失活组织的陈旧创伤手术；已有临床感染或脏器穿孔的手术。

切口的愈合分三级，用"甲、乙、丙"表示：①甲级愈合：切口愈合好，无不良反应；②乙级愈合：切口有炎症反应，如红肿、硬结、血肿、积液等，但未化脓；③丙级愈合：切口化脓，需要引流等处理。

3. 拆线时间　根据切口部位、血液供应情况、年龄等情况确定拆线时间。一般头、面、颈部切口，术后4～5天拆线；胸、上腹部、背部、臀部切口，术后7～9天拆线；会阴、下腹部，术后6～7天拆线；四肢切口术后10～12天拆线；减张缝合切口术后14天拆线，必要时可适当延长时间。用可吸收缝线缝合者可不拆线。

（七）引流管的护理

为了使手术后切口、腔道的渗血、渗液及分泌物等排出，减少手术后感染，常根据不同情况安放引流物，如橡皮片、引流条、引流管等。其护理要点归纳起来有下面几点：

1．妥善固定、防止脱落、正确接管　在手术结束时，手术医师已经把各种引流物固定在伤口周围，患者回房后，护理人员应区分各引流管的作用和放置位置，做好标记，将管道正确连接好引流袋，并妥善固定在床旁恰当的位置，防止脱落。

2．保持引流管通畅　引流管不能扭曲、压迫、阻塞，有阻塞情况时查找原因，必要时用等渗盐水缓慢冲洗以保证通畅。

3．观察并记录引流液的量、性状、颜色。

4．严格无菌操作　更换引流袋或无菌瓶时应严格无菌操作技术，保持引流管腔内无菌状态，引流袋及引流瓶不应高于引流位置，以免液体倒流引起感染的危险。

5．掌握各类引流管的拔管指征　各种引流物的拔出时间、方法不同，要根据各种疾病手术后放置引流物的情况来确定。一般情况乳胶片后1～2天拔除，烟卷引流一般不超过48～72小时，管状引流一般不超过1周，胆道T管引流需2周以上，尿道断裂时尿管保留4周，胃肠减压管在肠功能恢复、肛门排气后拔除。其他引流管视具体情况而定。

（八）手术后不适的护理

1．疼痛　麻醉作用消失，患者感觉恢复，切口开始疼痛，最初24小时疼痛最明显，2～3日后逐渐减轻。若疼痛持续性或减轻后又加重，提示有切口感染的可能。

（1）观察疼痛的部位、性质和时间，评估患者的疼痛程度。

（2）给患者解释疼痛原因，持续时间，提供安静环境，消除对疼痛的恐惧。

（3）针对引起疼痛的原因，采取有效措施解除疼痛：①膀胱膨胀引起疼痛，可诱导排尿，必要时导尿；②腹胀引起疼痛，可用理疗办法促进肠功能的恢复，去除腹胀；③石膏固定过紧引起疼痛者，可松解石膏，恰当固定等。

（4）分散患者注意力，如听音乐、听广播、看书、与人交谈等。

（5）遵医嘱给予镇静、止痛剂，如地西泮（安定）、盐酸布桂嗪（强痛定）、盐酸哌替啶（杜冷丁）等。指导患者正确使用自控镇痛泵。

2．发热　由于手术创伤，损坏组织的分解产物，渗液、渗血等被吸收引起体温略升高，但一般不超过38℃，称为吸收热或外科热，2～3天后恢复正常，不需要特殊处理。若术后3～6天仍持续发热，则提示存在感染或其他不良反应。手术切口和肺部感染是常见原因，术后留置导尿容易并发尿路感染。若持续高热，应警惕是否存在严重的并发症如腹腔残余脓肿等。对于发热患者，除了应用退热药物或物理降温对症处理外，更应结合病史进行如血、尿常规、X线胸片、B超、创口分泌液涂片和培养、血培养等检查以寻找原因并作针对性治疗。

3．恶心、呕吐　最常见的原因是麻醉反应，也可因颅内压升高、低钾血症、严重腹胀、药物、急性胃扩张、肠梗阻等引起。

（1）呕吐时头偏向一侧，防止误吸，观察并记录呕吐物的量、次数、颜色、性状。

（2）遵医嘱针灸，给予镇静、止吐药物。

（3）清理呕吐物，加强口腔护理。

（4）持续性呕吐者，需查明原因对症处理。

4. 腹胀　早期腹胀是由于术后胃肠蠕动受抑制，肠腔内积气过多所致。随着肛门排气，肠蠕动恢复，常自行缓解。如数日不排气伴腹胀、肠鸣音消失，提示腹膜炎可能或肠麻痹。若腹胀伴腹部阵发性绞痛，肠鸣音亢进，提示肠梗阻可能。

（1）遵医嘱禁食、置胃管，进行胃肠减压，必要时可同时进行肛管排气。

（2）鼓励床上活动及尽早下床活动，促进胃肠功能恢复。

（3）非胃肠道手术患者，按医嘱肌注新斯的明，口服促进胃肠蠕动的中药。

（4）针灸（足三里、天枢、气海等穴位）、艾灸脐部及按摩腹部等。

（5）低钾血症、腹膜炎、肠梗阻等引起的腹胀，按医嘱给予相应处理。

5. 呃逆　术后呃逆可能是神经中枢或膈肌直接受刺激引起。

（1）术后早期发生者，可压迫眶上缘，抽吸胃内积气、积液，给予镇静或解痉药物等措施。

（2）上腹部术后患者若出现顽固性呃逆，要警惕膈下积液或感染的可能，作超声检查可明确病因。

6. 尿潴留　全身麻醉可引起排尿反射抑制，切口疼痛可引起膀胱、后尿道括约肌反射性痉挛，不习惯床上排尿可引起排尿反射减弱。

（1）向患者解释尿潴留的发生原因、治疗方法和效果。

（2）采用诱导排尿法。若病情允许，让患者变换体位或取习惯性姿势排尿。

（3）遵医嘱采用针灸、热敷、按摩下腹部，促进膀胱功能恢复。

（4）以上措施无效时，行导尿术，注意严格无菌操作。一次导尿不超过 1000ml，导尿时尿量超过 500ml 者，需留置尿管 1～2 日。

（九）早期活动的护理

手术后患者若无禁忌，指导患者尽可能地进行术后早期活动。其目的是增加肺通气量，减少肺部并发症的发生；促进血液循环，防止深静脉血栓形成；促进胃肠功能恢复，减轻腹胀、便秘和肠粘连，促进排尿功能恢复，解除尿潴留。根据患者的不同情况可采取下列护理措施：

1. 病情危重、体质衰弱患者　如休克、内出血、心力衰竭、严重感染、开胸手术后、颅脑手术后等，不强调早期活动，仅协助患者做双上下肢运动，促进肢体的血液循环。

2. 限制活动患者　如脊柱手术、肝或肾损伤修补术、疝修补手术、四肢关节手术等术后患者，活动范围受到限制，协助患者进行局部被动活动。

3. 下床活动患者　协助患者取半卧位或让患者在床边坐几分钟，再扶患者，沿床走几步，观察患者面色、呼吸状况，若能继续进行再逐渐增加活动量。注意防止跌倒。

4. 腹腔镜手术患者的创伤较小，术后可尽早下床活动，活动时固定好各种导管，并给予协助。

（十）术后并发症的预防及护理

1. 术后出血　发生于手术切口、空腔脏器及体腔内。

（1）观察要点：①当切口敷料被血液渗湿、疑有手术切口出血时，应打开敷料检查切口以明确出血情况和原因；②了解各引流管内引流液的性状、量和色泽，有助于判断体腔内出血。如胸腔引流管持续引流血性液体超过 100ml/h，提示胸腔内有活动性出血；从腹腔引流管中短时间内抽出大量鲜红色血液，则提示腹腔有活动性出血；

③未放置引流管时，局部症状多不明显，只有通过密切观察，必要时行腹腔穿刺方可早期发现。同时评估有无低血容量性休克的早期表现，如烦躁、脉率持续增快、脉压减小和尿量少等。

（2）预防措施：①手术时严密止血，关腹前确认手术野无活动性出血点；②术中渗血较多者，必要时术后可应用止血药物；③凝血功能异常者，可于围手术期输注新鲜全血、凝血因子等。

（3）护理措施：对少量出血者及时更换切口敷料，加压包扎，输液，使用止血药物等；对出血量大者迅速建立静脉通道，及时通知医师，遵医嘱完善手术止血的术前准备。

2. 切口感染　切口感染常发生于术后 3～4 日。

（1）观察要点：①患者自述切口疼痛加重或减轻后又加重，切口有红、肿、热、痛或波动感等典型体征；②伴体温升高、脉搏加速、血白细胞计数和中性粒细胞比例增高。

（2）预防措施：①术前完善皮肤和肠道准备；②严格执行无菌操作技术，医护人员在接触患者前、后，严格执行洗手制度，更换敷料时严格遵守无菌技术，防止医源性交叉感染；③注意手术操作技术的精细，严密止血，防止异物残留或留有死腔，避免切口渗血、血肿；④加强手术前、后处理，改善患者营养状况，增强抗感染能力；⑤保持切口敷料的清洁、干燥、无污染；⑥正确、合理应用抗生素。

（3）护理措施：切口已出现早期感染症状时，采取有效措施加以控制。如勤换敷料、局部理疗、有效应用抗生素等；已形成脓肿者，可拆除部分缝线或置引流管引流脓液，并观察引流液的性状和量。

3. 切口裂开　切口裂开常发生于术后 1 周左右或拆除皮肤缝线后 24 小时内，切口裂开分为全层裂开和部分裂开两种，以年老体弱、营养不良、低蛋白血症者多见，常因缝合不当、腹内压增加如翻身、咳嗽、呕吐、排便时发生。

（1）观察要点：①多发生在患者突然腹部用力或有切口的关节伸屈幅度较大时，通常自觉切口疼痛和突然松开，随即有淡红色液体自切口溢出，浸湿敷料；②腹部切口全层裂开者可见有内脏脱出。

（2）预防措施：①手术前加强营养支持；②手术时用减张缝线，术后延缓拆线时间；③在良好麻醉、腹壁松弛条件下缝合切口，避免强行缝合造成腹膜等组织撕裂；④切口外适当用腹带或胸带包扎；⑤咳嗽时双手于切口两侧保护，避免用力咳嗽引起腹内压骤升；⑥及时处理引起腹内压增加的因素如腹胀、排便困难；⑦预防切口感染等。

（3）护理措施：切口部分裂开，用腹带加压包扎；对切口完全裂开者，加强安慰和心理护理，使其保持镇静；立即用无菌生理盐水纱布覆盖切口，并用腹带包扎；若有内脏脱出，切勿在床旁还纳内脏，以免造成腹腔内感染，并禁食、胃肠减压，通知医师，护送患者入手术室重新缝合处理。

4. 肺部感染与肺不张常发生在胸、腹部大手术后，多见于老年人、长期吸烟和患有急、慢性呼吸道感染者。

（1）观察要点：①表现为术后早期发热、呼吸和心率加快；②患侧的胸部叩诊呈浊音或实音，听诊有局限性湿啰音，呼吸音减弱或消失，患者出现呼吸困难、缺氧表现；③胸部 X 线检查见典型肺不张征象；④血气分析示氧分压下降和二氧化碳分压升高；⑤继发感染时，体温升高明显，血白细胞和中性粒细胞计数增加。

（2）预防措施：①术前练习深呼吸，保持顺畅的呼吸运动；②有吸烟嗜好者，术前2周停止吸烟，以减少气道内分泌物；③术前积极治疗原有的支气管炎或慢性肺部感染；④全麻手术拔管前吸净支气管内分泌物；术后取头侧位平卧，防止呕吐物和口腔分泌物的误吸；⑤鼓励患者深呼吸咳嗽、体位排痰或给予药物化痰，以利支气管内分泌物排出；⑥胸、腹带包扎松紧适宜，避免限制呼吸的固定或绑扎；⑦注意口腔卫生；⑧注意保暖，防止呼吸道感染。

（3）护理措施：①协助患者翻身、拍背及体位排痰，以解除支气管阻塞，使不张的肺重新膨胀；②鼓励患者自行咳嗽排痰，对咳嗽无力或不敢用力咳嗽者，可在胸骨切迹上方用手指按压刺激气管，促使咳嗽；对因切口疼痛而不愿咳嗽者，可用双手按住季肋部或切口两侧，以限制腹部（或胸部）活动幅度，再于深吸气后用力咳痰，并做间断深呼吸；若痰液黏稠不易咳出，可使用超声雾化吸入或使用糜蛋白酶等化痰药物，使痰液稀薄，利于咳出；痰量持续增多，可用吸痰管或支气管镜吸痰，必要时行气管切开；③保证摄入足够的水分；④合理抗生素治疗。

5. 泌尿系感染　多继发于尿潴留、长期留置导尿管或反复多次导尿，感染常起自膀胱炎，上行感染可引起肾盂肾炎。

（1）观察要点：①急性膀胱炎的主要表现为尿频、尿急、尿痛、排尿困难，一般无全身症状，尿液检查有较多红细胞和脓细胞；②急性肾盂肾炎多见于女性，主要表现为畏寒发热，肾区疼痛，白细胞计数增高，中段尿镜检见大量白细胞和细菌，细菌培养可明确菌种；③凡术后 6～8 小时未排尿，耻骨上膀胱区叩诊有明显的浊音者，应考虑有尿潴留存在。

（2）预防措施：术后指导患者尽量自主排尿，预防和及时处理尿潴留是预防尿路感染的主要措施。

（3）护理措施：①保持排尿通畅，鼓励患者多饮水，保持尿量在 1500ml/ 天以上；②根据细菌药敏结果，合理选用抗生素；③残余尿液在 500ml 以上者，应留置导尿管，并严格遵守无菌技术，防止继发二重感染。

6. 深静脉血栓形成常发生于术后长期卧床、活动减少的老年人或肥胖者，以下肢深静脉血栓形成多见。

（1）观察要点：开始时患者自感腓肠肌疼痛和紧束，继之下肢出现凹陷性水肿，沿静脉走行有触痛，可扪及索状变硬的静脉。

（2）预防措施：①鼓励患者术后早期离床活动；②卧床期间进行肢体主动和被动运动；③高危患者，下肢用弹性绷带或穿弹性袜以促进血液回流，避免久坐，坐时避免双膝交叉，卧床时膝下垫小枕，以免妨碍血液循环；④血液高凝状态者，可口服小剂量阿司匹林、复方丹参片或用小剂量肝素。

（3）护理措施：①患肢抬高、制动；②严禁经患肢静脉输液；③严禁局部按摩，以防血栓脱落；④发病 3 天以内者，先尿激酶 8 万 U/ 次，溶于低分子右旋糖酐 500ml 中溶栓治疗；⑤发病 3 天以上者，先肝素静脉滴注，停用肝素后第 2 天起口服华法林，持续 3～6 个月。抗凝、溶栓治疗期间均需加强凝血时间和凝血酶原时间监测。

【健康教育】

（一）心理保健

由于某些患者因手术致残（器官被切除或肢体被部分切除），使心态发生改变。

要指导患者学会自我调节和自我控制,提高心理适应能力和社会生活能力。同时指导患者家属要用正常的心态面对患者躯体的改变,不能认为患者是家庭的负担,应形成和睦的家庭氛围。

（二）康复知识

患者在住院期间,医护人员已经对患者及家属进行了相关指导,教会了患者一些手术后应注意的基本知识。出院前,指导患者掌握自我保护、保健知识,出院后还可能会有哪些症状出现,并告诉患者及家属出现相应症状后的处理方法。

（三）饮食卫生

鼓励患者进食适宜热量、蛋白质和丰富维生素的均衡饮食。胃肠道手术者更应注意调节饮食,建立良好的饮食卫生习惯。

（四）合理用药

指导患者遵医嘱按时按量服药,如有疑问及时与医师取得联系。

（五）功能锻炼

根据病情和手术方式,指导患者进行功能锻炼。指导患者注意活动量、范围,身体条件允许时循序渐进地进行功能锻炼,最大限度恢复生活、工作能力。

（六）切口护理

切口局部拆线后可用无菌纱布覆盖1～2日,以保护局部皮肤。若带有开放性伤口出院者,应将其到门诊换药的时间、次数向患者及其家属交代清楚。

（七）预后随访

一般手术患者于术后1～3个月门诊随访1次,以评估和了解康复过程及切口愈合情况。肿瘤患者应于术后2～4周到门诊随访,以制定后续治疗方案。

（刘长红）

 复习思考题

扫一扫
测一测

患者,男性,65岁,右腹股沟区可回复性肿块1年余。本次肿块不可回纳7小时,疼痛明显,行急诊手术。术后第3天感小腿后部疼痛,有紧束感,检查下肢有凹陷性水肿,沿静脉走行有触痛。患者有慢性支气管炎病史,吸烟史,高血压病史10年。初步考虑为下肢深静脉血栓形成。请问:

1. 该患者深静脉血栓形成的可能原因有哪些?

2. 目前患者的主要护理措施是什么?

第二篇

外科感染患者的护理

第一章

外科感染概述

1. 外科感染的类型。

2. 外科感染的特点、病因、临床表现和治疗原则。

外科感染是指需要进行外科治疗的感染性疾病，以及发生在创伤、手术、器械检查或插管等操作并发的感染，是最普遍、最常见的外科疾病，约占所有外科疾病的1/3～1/2。

一、外科感染的特点

1. 常为多种细菌引起的混合感染。

2. 多有明显而突出的局部症状和体征，严重时有全身表现。

3. 病变常局限于局部，后期可引起化脓、坏死等，致组织结构破坏，常需手术及换药处理。

二、外科感染的分类

（一）按致病菌的种类和性质

1. 非特异性感染　又称化脓性感染或一般性感染，绝大多数感染属于此类。其特点是，同一种致病菌可引起几种不同的化脓性感染，如金黄色葡萄球菌能引起疖、痈、脓肿等；而不同的致病菌又可引起同一种化脓性感染，如金黄色葡萄球菌、链球菌和大肠埃希菌，都能引起急性蜂窝织炎、软组织脓肿、伤口感染等。病变常先有急性炎症反应，后进展为局部化脓。

2. 特异性感染　由特定的细菌（破伤风梭菌、结核分枝杆菌、产气荚膜梭菌等）引起。其特点是，一种致病菌引起一种特定的感染，其演变及防治有各自特点。

（二）按致病菌入侵时间

1. 原发性感染　指伤口直接污染造成的感染。

2. 继发性感染　指在伤口愈合过程中发生的感染。

（三）按感染发生的条件

1. 条件性（机会）感染　指平常是非致病或致病力低的病原菌，由于数量增多而毒性增大,或在人体免疫力下降时,趁机侵入引起的感染。

2. 医院内感染 分交叉(外源性)感染和自身(内源性)感染两种,主要由条件致病菌引起,一般指在医院内致病微生物侵入人体所引起的感染,通常指在医院内发生的创伤和烧伤的感染、呼吸系统和泌尿系统的感染。医务人员的无菌操作对医院内感染有显著影响。

3. 二重感染(亦称菌群交替症) 是在广谱抗菌药物治疗过程中,多数敏感细菌被抑制,反而耐药菌大量生长繁殖,致使机体菌群失调而产生的新感染。一般见于用药后 20 天内,好发于婴幼儿、年老体弱、有严重疾病、腹部大手术后和长期使用激素等免疫功能低下者。病原微生物主要是金黄色葡萄球菌、真菌及革兰阴性杆菌。常见于难辨梭状芽孢杆菌过度繁殖所致伪膜性结肠炎;还有白念珠菌感染,少数患者可发生病死率颇高的真菌性败血症。

(四)按感染的病程

1. 急性感染 病变以急性炎症为主,主要为非特异性感染,病程在 3 周以内。

2. 亚急性感染 病程在 3 周~2 个月之间,部分为急性感染迁延形成,部分因致病菌有较强的耐药性或机体抵抗力低下引起。

3. 慢性感染 病程持续超过 2 月者,由急性感染迁延不愈而引起。

三、病因病理

(一)病因

外科感染是由病原微生物侵入人体而引起。致病微生物以细菌最常见,其次为病毒、真菌等。致病微生物的种类、数量、毒力、感染途径、繁殖速度及其产生的毒素是构成感染的重要因素。人体的防御功能与感染的发生也密切相关。人体具有天然免疫和后天获得性免疫共同参与机体抗感染的防御功能。当某些局部因素导致局部防御功能降低,如皮肤黏膜受损、异物和坏死组织存在等,或某些因素使全身抗感染能力下降,如严重损伤、休克、严重营养不良、应用免疫抑制剂等时,居于人体内的一些非致病菌或致病力较弱的细菌亦可引起感染。

(二)病理生理

致病微生物侵入组织后并繁殖,产生多种酶及毒素,同时刺激人体产生大量炎症介质、细胞因子等,共同参与炎症反应。炎症反应的作用是使入侵微生物局限化,最终被清除,并引起红、肿、热、痛等局部特征性表现。部分炎症介质、细胞因子和细菌毒素等进入血流,引起发热、白细胞计数增加等全身炎症反应。

(三)感染的结局

细菌的种类、数量、毒性、人体抵抗力及治疗措施等因素影响感染的结局。

1. 炎症消退 人体机抵力较强,及时、有效的治疗,使得入侵的致病菌很快被抑制,组织细胞崩解产物及死菌及时被清除,炎症消退,感染痊愈。

2. 炎症局限 当人体抵抗力占优势、治疗及时有效,炎症即被局限、吸收或局部化脓。

3. 炎症扩散 若致病菌毒性大、数量多,而人体抵抗力低下时,感染难于控制并向感染灶周围,或经淋巴、血液途径迅速扩散,导致全身感染,如脓毒症或菌血症,严重者可危及生命。

4．迁延为慢性　当致病菌毒性与人体抵抗力处于相持状态，感染灶可被局限，致病菌难于完全杀灭，组织炎症持续存在，形成慢性感染。一旦人体抵抗力下降，细菌可再次繁殖，又重新变为急性过程。

四、临床表现

1．局部表现　急性炎症局部出现红、肿、热、痛和功能障碍五大典型症状。感染局部症状的程度因病变范围和位置深浅而异。当病变范围小或深部感染时，局部症状不明显。反之，病变范围大或体表感染时，局部症状突出。体表脓肿形成后触之有波动感。

2．全身症状　随着感染轻重不同而表现不一。感染轻微，可无全身症状。感染较重，常有发热、头痛乏力、呼吸心跳加快、全身不适、食欲减退等表现。全身感染严重，尤其是革兰阴性杆菌脓毒症，可引起体液紊乱、贫血、营养不良、甚至感染性休克和多器官功能衰竭。部分严重感染，由于机体反应低下，可出现体温下降、脉快、预后不良。病程长者，因营养消耗可出现贫血、消瘦或水肿。

五、实验室及其他检查

（一）实验室检查

1．血常规检查　一般表现为血液白细胞计数、中性粒细胞比例增加。部分严重感染者，可出现白细胞计数降低、核左移和中毒颗粒。

2．生化检查　检查空腹血糖、血浆白蛋白等可了解患者有无糖尿病、低蛋白血症等慢性疾病。

3．细菌培养　血、尿、痰、脓液、穿刺液、分泌物及渗出液的涂片检查、细菌培养及药敏试验，可明确致病菌种类，为抗菌药物的选择提供依据。

（二）影像学检查

超声、X线、CT和MRI等检查对寻找或定位深部感染灶有很大的帮助。此外，B超定位可引导进行深部脓肿穿刺引流。

六、治疗原则

局部治疗与全身治疗并重。原则上积极消除感染，祛除脓液及坏死组织等毒性物质，增强人体的抗感染和组织修复能力。

（一）局部疗法

1．非手术治疗

（1）保护感染部位：肢体感染者，局部制动，抬高患肢，适当固定，避免受压。

（2）局部用药：脓肿未形成时，可选择中西药局部外敷，促进感染局限、消退肿胀等目的。感染伤口则需换药处理。

（3）物理治疗：早期可采用局部热敷、超短波或红外线等物理疗法，以改善局部血液循环，促进炎症吸收、消退或局限。

2．手术治疗　脓肿形成给予切开引流，深部脓肿可在B超、X线引导下作穿刺引流。脏器感染或全身性感染时，给予感染器官切除或处理感染病灶（清除伤口的坏死组织及异物、清除结核病灶、气性坏疽紧急切开减张引流等）。

（二）全身治疗

1. 全身支持性治疗 保证休息和睡眠；提供高热量、高蛋白质、高维生素、易消化饮食，维持水电解质和酸碱平衡，充分营养供给。不能进食，明显摄入不足或高分解代谢者，可提供肠内或肠外营养支持；严重贫血、低蛋白血症或白细胞减少者，予以适当输血或补充血液成分。

2. 抗菌药物的应用 严格掌握适应证，正确、合理使用抗菌药物。根据感染部位、临床表现、脓液性状、细菌培养和药物敏感试验，选择敏感抗菌药物。

3. 对症治疗 高热者，可用物理降温或药物降温；体温过低时注意保暖；疼痛剧烈时，给以止痛药物；全身感染严重者，短期内给予糖皮质激素；感染性休克者，给予抗休克治疗；合并糖尿病者，给予降糖药物控制血糖。

4. 中医药治疗 通过中医辨证，选用清热解毒类中药或中成药。

（周 瑛）

复习思考题

1. 外科感染的特点是什么？

2. 外科感染的治疗措施有哪些？

扫一扫
测一测

第二章

浅表软组织化脓性感染患者的护理

学习要点

1. 常见浅表组织化脓性感染的临床表现和治疗原则。
2. 手部感染的临床表现和治疗原则。

第一节 浅表软组织常见急性化脓性感染

一、疖

疖是单个毛囊及其周围组织的急性细菌性化脓性感染。好发于毛囊和皮脂腺丰富的部位,如头面部、颈项部、背部、腋下、腹股沟和会阴等处。多由金黄色葡萄球菌和表皮葡萄球菌引起。多个疖同时或反复发生在身体各部,迁延难愈者,称为疖病。多见于小儿或免疫力低下的糖尿病患者。

疖的发生与局部皮肤不洁、擦伤或摩擦、皮下毛囊和皮脂腺分泌物排泄不畅、人体抵抗力降低有关。以炎热季节多见。

(一)临床表现

病初局部皮肤出现红肿热痛的小硬结(直径<2cm),以后逐渐肿大呈锥形隆起,肿痛范围扩大。3~5天后中央组织坏死、软化,在顶端形成黄白色脓栓,触之波动感。继而脓栓脱落,脓液排出,炎症消退而愈合。

一般无明显全身症状。若发生在血液循环丰富的部位,或全身免疫力减弱时,可出现全身不适、畏寒、发热、头痛和厌食等症状。面部尤其是上唇周围和鼻部(鼻根部和两侧口角之间的区域,也称为危险三角区)的疖,被挤压或处理不当,致病菌可沿内眦静脉、眼静脉进入颅内海绵状静脉窦,引起化脓性海绵状静脉窦炎,累及眼部及其周围组织,出现颜面部进行性肿胀,伴头痛、呕吐、寒战高热甚至昏迷等,病情危重,危及生命。

(二)治疗原则

以局部治疗为主,根据病情适当配合全身治疗。病情较重或疖病,可局部治疗和全身性治疗并重。

1. 局部处理　红肿阶段可给予热敷、超短波或红外线照射等理疗,也可涂擦络合碘,外敷鱼石脂软膏、金黄膏或玉露膏等。已有脓头时,可在其顶部点涂碘酊或苯酚。有波动感时,用针尖或尖刀头剔除脓栓,禁忌挤压,后敷以呋喃西林、乳酸依沙吖啶(利凡诺)湿纱条或以化腐生肌的中药膏,直至炎症消退。危险三角区的疖严禁挤压,卧床休息,少言语,高营养饮食。

2. 药物应用　疖病患者除可外用千捶膏或三黄洗剂,还应加强全身支持疗法,提高免疫力,肌注丙种球蛋白,有糖尿病者应给予降糖药物或胰岛素等相应治疗措施。全身症状明显、面部疖、并发急性淋巴管炎、淋巴结炎者,可选用青霉素或磺胺类等抗菌药物静脉治疗。

二、痈

痈是相邻近多个毛囊及附属皮脂腺、汗腺及其周围组织的急性细菌性化脓性感染,也可由多个疖融合而成。中医称为"疽",颈后痈俗称为"对口疗",背部痈为"搭背"。好发于颈项、背部等皮肤厚韧处,也可见于上唇、腹壁软组织。多由金黄色葡萄球菌感染所致。

痈的发生与皮肤不洁、擦伤、人体免疫力低下有关。多见于成年人,尤其是糖尿病及免疫力低下者,一般以中老年多见。

(一)临床表现

感染常从一个毛囊底部开始,沿阻力小的皮下组织蔓延至深筋膜,并沿深筋膜向四周扩散,再向上侵及毛囊群形成具有多个脓头的病灶。病初形成局部一片肤色暗红,质地坚韧,边界不清的炎性浸润区,一般疼痛较轻,多有畏寒、发热、食欲减退和全身不适等表现。继而,中央部位出现多个脓栓,破溃后呈蜂窝状。后期脓栓脱落,中心处大片组织坏死、塌陷,形成"火山口"状炎性破溃疮口,内含脓液及大量坏死组织,周围呈现浸润性水肿,区域性淋巴结肿大、疼痛加重,伴有明显全身症状,如寒战高热、头痛、厌食、血白细胞计数及中性粒细胞比例增高等。唇痈易引起颅内海绵状静脉窦炎,危及生命。

(二)治疗原则

适当休息和加强营养,选有效抗生素。

1. 局部处理　初期仅有红肿时,可用50%硫酸镁湿敷,外敷鱼石脂软膏、金黄膏等。若红肿灶范围大,中央坏死组织多或伴有全身症状严重时,宜在麻醉下,作"+、++"形切口,切口长度超过病变皮肤边缘,直达深筋膜,剪去所有坏死组织,保留皮瓣,伤口内用生理盐水纱布或碘仿纱布填塞止血(图2-2-1)。术后每日换药,伤口内亦可用生肌散,以促进肉芽组织生长,促进创面收缩愈合。较大的创面皮肤难以覆盖者,需待肉芽组织生长良好后,再植皮覆盖。唇痈禁忌手术,切忌挤压。可外用5%攻琐溶液、3%过氧化氢溶液等湿敷,夹去脓栓及分离坏死组织。

2. 药物应用　可先选用青霉素类或磺胺类抗菌药物控制感染,待细菌培养及药物敏感试验结果后更换敏感抗菌药物。也可给予清热解毒的中药或中成药。有糖尿病者应给予饮食控制,降糖药物或胰岛素等治疗措施控制血糖。

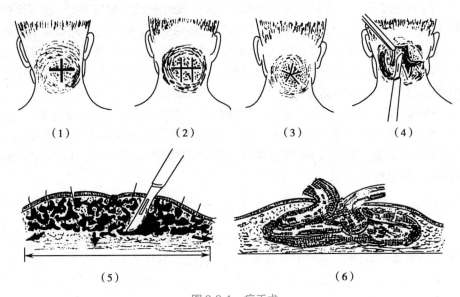

图 2-2-1　痈手术
(1)＋字切口　(2)卄切口　(3)＊切口　(4)切除坏死组织
(5)切口长度稍超出炎症范围深达深筋膜　(6)伤口内填塞纱布

三、急性蜂窝织炎

急性蜂窝织炎是皮下、筋膜下、肌间隙或深部疏松结缔组织的急性弥漫性化脓性感染。炎症可由皮肤、黏膜损伤后感染，亦可由局部化脓性感染灶扩散引起。致病菌主要是乙型溶血性链球菌，其次是金黄色葡萄球菌，少数是厌氧菌和大肠埃希菌。乙型溶血性链球菌引起者，致病菌释放溶血素、链激酶和透明质酸酶等，故炎症不易局限，扩散快，易发生全身炎症反应综合征和内毒素血症，但血培养阴性。金黄色葡萄球菌引起者，致病菌释放凝固酶，故炎症易局限。

（一）临床表现

因致病菌的种类、病变部位、深浅而不同。

1. 表浅的急性蜂窝织炎　局部红、肿、热、痛明显，并向四周迅速蔓延，病变中央部位颜色红，边缘颜色淡，边界不清，中央部位常因缺血而发生坏死，化脓后中央软，触之有波动感。

2. 较深部位的急性蜂窝织炎　局部红肿多不明显，但有表面组织水肿和深压痛。多伴有明显如高热、寒战、头痛、全身乏力、白细胞计数及中性粒细胞增加等全身感染中毒症状。

3. 口底、颌下、颈部的急性蜂窝织炎　可发生喉头水肿和压迫气管，引起呼吸困难，甚至窒息。若蔓延至纵隔，可影响心肺功能，预后较差。

4. 厌氧菌引起的蜂窝织炎　常发生在易被胃肠道或泌尿道内容物污染的部位，如会阴部、腹部伤口等处，表现为皮下积气，局部捻发音、捻发感，脓液恶臭，全身症状重。

5. 新生儿皮下坏疽　多由金黄色葡萄球菌所致，好发于臀部及背部，冬季易发，进展快，皮下广泛液化坏死，易发生皮肤大片坏死，并发脓毒症，患儿死亡率高。

6. 注射引起的蜂窝织炎　一般因消毒不严、药物不纯或不适当的两种药物配伍作肌内注射而引起,多见于臀部。局部有红、肿、痛包块,常感到行走困难。

（二）治疗原则

1. 全身治疗　休息,加强全身营养,控制感染。抗生素一般首选青霉素,疑有厌氧菌感染时联用甲硝唑,并根据临床疗效或细菌培养与药物敏感实验结果调整用药。必要时给予止痛退热药物治疗。

2. 局部治疗　局部制动,早期热敷,中药外敷或理疗。如仍不能控制扩散者,应做广泛多处切开引流。口底、颌下的急性蜂窝织炎若经短期抗感染治疗无效,应尽早切开减张引流,以防喉头水肿,压迫气管窒息致死。对厌氧菌引起的蜂窝织炎或新生儿皮下坏疽应及早做广泛切开引流,清除坏死组织,并用 3% 过氧化氢溶液冲洗、湿敷。

四、丹毒

丹毒是由乙型溶血性链球菌入侵皮肤及其网状淋巴管的急性非化脓性炎症。本病蔓延较快,很少发生组织坏死或化脓,有传染性,治愈后易复发。好发于下肢和面部。常由足癣、口腔溃疡、鼻窦炎等诱发。营养不良、酗酒、免疫功能低下及肾性水肿亦为本病的诱发因素。

（一）临床表现

起病急、进展快,初始有畏寒、发热、头痛、全身不适等症状。继而局部出现稍高出正常皮肤、鲜红色、片状红斑,有时伴小水疱形成,中间颜色稍淡,边界清楚,手指轻压褪色,松手后恢复红色。随着红肿区向外蔓延,中心区肤色消退,转为棕黄。局部有烧灼样痛,区域淋巴结肿大、疼痛。下肢丹毒常反复发作,导致淋巴水肿,局部皮肤粗厚,肢体肿胀,甚至发展成"象皮肿"。

（二）治疗原则

保持皮肤清洁,及时处理小创口。由于丹毒不化脓,一般不需切开引流。注意休息,抬高患肢。局部用 50% 硫酸镁溶液湿热敷。应用大剂量青霉素或磺胺类抗菌药物,并持续使用至全身或局部症状消失后 3～5 天,以防复发。接触丹毒患者或换药前后,应当洗手消毒,防止医源性感染。同时积极治疗并存的足癣、丝虫病及鼻、咽、口腔黏膜、牙齿及耳等处的感染。

五、急性淋巴管炎与急性淋巴结炎

金黄色葡萄球菌、乙型溶血性链球菌等致病菌,从皮肤、黏膜破损处或其他感染病灶侵入,经组织的淋巴间隙进入淋巴管内,引起淋巴管及其周围组织急性感染,称急性淋巴管炎。本病好发于四肢内侧,尤以下肢多见。一般属非化脓性感染。急性淋巴管炎波及所属引流淋巴结时,则称急性淋巴结炎。浅部急性淋巴结炎的部位多在颌下、颈部、腋窝和腹股沟,亦可在肘内侧或腘窝部,可化脓或形成脓肿。医源性急性淋巴管炎常与血管内留置导管处理不当或输注刺激性药物有关。

（一）临床表现

1. 急性淋巴管炎　可分为网状淋巴管炎（丹毒）和管状淋巴管炎。管状淋巴管炎因管状淋巴管位置深浅不同而异。浅层淋巴管炎,在伤口近侧出现一条或多条"红线"，向近心端延伸，硬而有压痛，中医称为"红丝疔"。深层淋巴管炎不出现红线，患肢出现肿胀，压痛。两种淋巴管炎，均可伴有全身症状如畏寒、发热、头痛、乏力和食欲减退等。若病情严重，可出现脓毒症。

2. **急性淋巴结炎** 轻者仅有局部淋巴结肿大和压痛，可自愈。较重者，肿大淋巴结粘连成团，表面红、肿、热、痛。严重者，局部可形成脓肿，触之有波动感或破溃流脓，并伴有畏寒、发热、头痛等全身症状。

(二) 治疗原则

积极治疗原发感染病灶，如足癣、手部感染、扁桃体炎、龋齿等。急性淋巴管炎与急性淋巴结炎可局部外敷黄金散、玉露膏等或用呋喃西林湿敷。急性淋巴结炎形成脓肿后，穿刺抽脓或切开引流。有全身症状者应用抗菌药物。

六、脓肿

脓肿是身体各部发生急性感染后，病灶局部的组织发生坏死、液化而形成的脓液积聚，四周有完整的脓腔壁，内含大量病原菌、坏死组织和中性粒细胞。一般继发于急性蜂窝织炎、急性淋巴结炎等；亦可发生于损伤后感染，或远处感染灶经血流或淋巴转移而来。此外，某些脓肿发生在局部损伤后血肿或异物存留处。致病菌常多为金黄色葡萄球菌。

(一) 临床表现

根据脓肿所在部位不同，可分为浅表脓肿和深部脓肿。

1. **浅表脓肿** 局部常隆起，有红、肿、热、痛的典型症状，与正常组织界限清楚，压之剧痛，可有波动感。

2. **深部脓肿** 局部常无波动感，红肿也多不明显，但局部有疼痛和压痛，在压痛明显处穿刺抽取脓液可确诊。小的脓肿多无全身反应，大而深的脓肿可有全身症状，如头痛、发热、食欲减退和白细胞计数及中性粒细胞增高等。

寒性脓肿，又称冷脓肿，由结核发杆菌引起。其特点为发展慢，病程长，无明显的红、肿、热、痛等典型炎症局部表现，但可扪及波动感。

知识链接

检查有无波动感方法（波动试验）

左手食指轻压隆起一侧，右手食指在其对侧稍加压力或轻轻叩击，左手食指感到有液体波动的传导；然后两手食指再在互相垂直方向同样检查一次。如均有波动感即为波动试验阳性。

(二) 治疗原则

症状较轻、范围较小、尚未形成脓肿的浅表感染可局部用药、热敷、理疗；脓肿已形成，有波动感或穿刺抽到脓液，应及时切开引流。切口应在波动最明显处或脓肿最低位；较大脓肿，术者应将手指伸入脓腔，分开间隔，变多房脓腔为单房，清除坏死组织后，以3%过氧化氢液和生理盐水反复冲洗，凡士林纱布填塞脓腔，尾端置于切口外。如脓腔较大，可置外端固定的橡皮管引流，外加敷料、绷带包扎。术后敷料被脓性分泌物浸透应及时更换。

感染较重或范围较大者,应给予有效的抗菌药物。贫血、低蛋白血症或慢性消耗者,应给予输血,特别是脓毒症时,可多次适量输入新鲜血或血浆,增强机体抵抗力。

七、手部急性化脓性感染

手部急性化脓性感染常由手部细小擦伤、切伤或刺伤等引起,主要包括甲沟炎、脓性指头炎、掌侧急性化脓性腱鞘炎、滑囊炎和手掌深部间隙感染。手掌深部间隙感染则多因示指、中指或无名指的腱鞘炎蔓延所致。致病菌多为金黄色葡萄球菌。

（一）临床表现

1. 甲沟炎 甲沟炎是指甲一侧或两侧甲沟及其周围组织的细菌性化脓性感染。病初时,一侧甲沟皮下红、肿、轻微疼痛,有时可自行消退,也可化脓。感染加重时,可蔓延到甲根或对侧甲沟,形成半环形脓肿。若不切开引流,可向甲下蔓延形成甲下脓肿或向深部蔓延形成脓性指头炎,甲下有黄白色脓液,使甲与甲床分离,有剧痛和局部压痛。若不及时处理或处理不当,可发展成慢性甲沟炎甚至指骨骨髓炎。甲沟炎多无全身症状。

2. 脓性指头炎 是指手指末节掌面皮下组织的急性细菌性化脓性感染,多由甲沟炎、末节手指皮肤损伤后引起。病初时,指头发红,针刺样疼痛,轻度肿胀。继而,组织肿胀加重,疼痛剧烈。当指动脉受压时,转为搏动性跳痛,患肢下垂时加重,使患者彻夜难眠。此时多伴有发热、全身不适、白细胞计数增高等症状。晚期,因神经末梢受聚积脓液压迫和营养障碍等因素,导致组织缺血坏死,指头疼痛反而减轻,指头颜色由红变白。如不及时治疗,常因指头缺血性坏死形成慢性骨髓炎,伤口经久不愈。

3. 掌侧急性化脓性腱鞘炎、滑囊炎 掌侧急性化脓性腱鞘炎是手指屈肌腱鞘的急性细菌性化脓性感染。多因刺伤所致或附近感染灶蔓延而引起。伸指肌腱鞘炎很少见。拇指或小指腱鞘的感染蔓延至相应的滑液囊引起桡侧或尺侧化脓性滑囊炎,也可因刺伤所致。

（1）化脓性腱鞘炎:病情发展迅速,24小时后即可有典型的全身和局部症状。患指呈半屈状,除末节外,中、近指节均匀肿胀,被动或主动伸指剧痛,沿整个腱鞘均有压痛,张力高而无波动感。如不及时切开减压,鞘内积脓可致肌腱缺血坏死,功能丧失。炎症亦可蔓延到手掌深部间隙或经滑液囊扩散到腕部和前臂。多伴有全身感染症状,如寒战、高热、恶心、呕吐等均明显,白细胞计数及中性粒细胞显著增高。

（2）化脓性滑囊炎:桡侧滑囊炎由拇指腱鞘炎引起,表现为拇指肿胀、微屈、不能外展和伸直,拇指及大鱼际处压痛明显。尺侧滑囊炎由小指腱鞘炎引起,表现为小指、环指肿胀,半屈曲位,伸指剧痛,小鱼际及小指腱鞘区压痛,以小鱼际隆起和掌侧横纹交界处最明显。

4. 手掌深部间隙感染 分为鱼际间隙感染和掌中间隙感染。鱼际间隙感染由示指腱鞘炎蔓延而引起。掌中间隙感染多为中指和环指腱鞘炎蔓延引起。多伴有全身感染症状,如高热、头痛、脉快、白细胞计数及中性粒细胞增高等。

（1）鱼际间隙感染:掌心凹存在,鱼际和拇指指蹼明显肿胀、压痛,拇指外展略屈,示指半屈,活动受限,拇指不能对掌,抽出脓液即可确诊。

（2）掌中间隙感染:掌心凹陷消失、隆起,皮肤紧张、发白,压痛。手背因组织疏松肿胀更明显。中指、环指和小指呈半屈位,伸指剧痛,抽出脓液即可确诊。

（二）治疗原则

1. **甲沟炎**　早期未成脓时，热敷、超短波、红外线等理疗，或外敷鱼石脂软膏、金黄散或三黄膏等，同时口服头孢类抗菌药物控制感染。已有脓液积聚形成甲沟脓肿时，可沿甲沟作纵向切口。已形成甲下脓肿，则应拔去指甲，避免损伤甲床。切口或创面置凡士林纱布或乳胶片引流（图 2-2-2、图 2-2-3）。

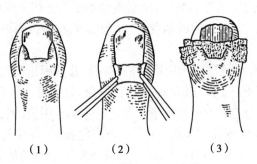

（1）　　　　（2）　　　　（3）

图 2-2-2　甲沟炎手术示意图

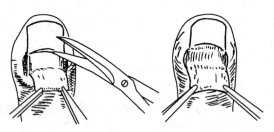

图 2-2-3　甲下脓肿切开引流示意图

2. **脓性指头炎**　早期悬吊前臂平置患手，减轻疼痛。经热敷、超短波、红外线照射等理疗或患指外敷金黄散、鱼石脂软膏等，酌情应用青霉素等抗菌药物。如出现搏动性跳痛、指头肿胀明显时，应及时切开减压引流。手术应在末节指侧面纵行切口，近侧不超过末节横纹，远侧不超过甲沟 1/2，剪断皮下纤维索，通畅引流，避免伤及腱鞘。必要时对侧作切口以贯穿引流，切口内放置橡皮片引流，如有死骨应取出（图 2-2-4）。

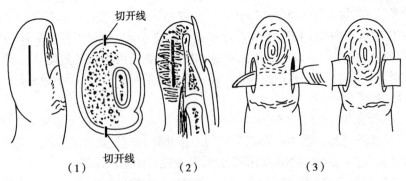

切开线

切开线

（1）　　　　　　（2）　　　　　　（3）

图 2-2-4　脓性指头炎手术示意图

3. **掌侧急性化脓性腱鞘炎、滑囊炎**　早期治疗与化脓性指头炎相同。如无好转且局部肿痛明显时，应早期切开引流，以防肌腱受压坏死。手指腱鞘炎应在手指中、近指节侧面沿长轴作平行长切口打开腱鞘,避免伤及血管及神经,不能在掌面正中做切口。尺侧滑囊炎或桡侧滑囊炎时,切口分别作在小鱼际或大鱼际掌面,切口近端至少距离腕横纹 1.5cm,以免损伤正中神经,必要时可放乳胶片引流。术后抬高患肢并固定于功能位。

4.手掌深部间隙感染 可用大剂量抗生素,局部早期处理同化脓性指头炎。如短期无好转,必须及时切开引流。掌中间隙感染应纵行切开中指与环指指蹼,切口不应超过手掌远侧横纹,亦可在无名指相对位置的掌远侧横纹处做一小横切口,放橡皮片引流。鱼际间隙感染切口可做在掌侧大鱼际最肿胀处,或在拇、示指蹼(虎口)处,放乳胶片引流(图2-2-5)。术后应抬高患肢,将手包扎固定在功能位,即腕稍屈向背及尺侧,指关节呈半屈状,拇指与中指相对。急性感染控制后,即开始作主动和被动活动,避免指关节强直及肌腱粘连。

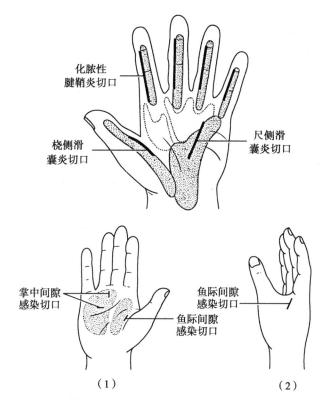

（1） （2）

图 2-2-5 手指屈肌腱鞘炎、滑囊炎、掌深间隙感染的手术切口

第二节 浅表软组织化脓性感染患者的护理

一、护理诊断

1.体温过高 与细菌感染有关。

2.疼痛 与炎症刺激有关。

3.知识缺乏 缺乏预防感染相关知识。

4.潜在并发症 颅内化脓性海绵状静脉窦炎、脓毒症、窒息、肌腱坏死等。

二、预期目标

1. 体温恢复正常。
2. 掌握预防感染相关知识。
3. 未发生并发症或及时发现并得到治疗。

三、护理措施

（一）一般护理

1. **体位与休息**　感染较重或肢体感染者，应卧床休息，抬高患肢并适当制动，以减轻肿胀和疼痛，有利于炎症局限。若手部感染则应将手固定于功能位，协助患肢运动，避免愈合后患肢功能障碍。特殊部位（颜面、口底、颈部）感染者尽量少说话，减少咀嚼运动。病室保持通风、洁净。

2. **饮食与营养**　鼓励患者进食高蛋白、高维生素、高热量、易消化饮食。保证充足水分摄入。高热及口唇、口底感染者，进流质或半流饮食。不能进食者，给予肠内或肠外营养支持。

3. **防护措施**　丹毒具有传染性，应勤洗手消毒，做好隔离防护。

（二）病情观察

观察患者神志及精神状态，定时测量体温、呼吸、脉搏及血压；注意有无感染扩散征象；有无转移性脓肿；有无全身感染中毒症状或感染性休克征象；观察患手局部有无肿胀、疼痛和肤色改变；观察伤口引流液（渗出液）颜色、形状及量的变化；注意"危险三角区"疖、上唇痈、口底或颈部蜂窝织炎及手部化脓性感染的进展，及早发现颅内化脓性海绵状静脉窦炎、呼吸困难、窒息、指骨（肌腱）坏死等严重并发症。若发现异常及时告知医生并配合救治。

（三）治疗配合

1. **局部疗法护理**　局部热敷、超短波或红外线照射理疗，早期可促进炎症消退，减轻局部肿胀和疼痛，后期有利于炎症局限，形成脓肿。感染早期可局部涂擦聚维酮碘或外敷鱼石脂软膏、金黄散等，促进炎症消退或局限。

2. **抗菌药物应用**　根据患者感染致病菌、感染灶部位和临床表现的不同合理选择敏感抗菌药物。使用前注意询问药物过敏史，告知患者用药的重要性、给药方法及疗程等。遵医嘱合理、正确使用抗菌药物，用药期间注意观察药物的效果和不良反应。

3. **维持正常体温**　高热者，鼓励多饮水，进高能量、高蛋白及高维生素饮食，提高患者抗感染能力。同时给予物理或药物退热。积极配合局部感染灶有效治疗。

4. **缓解疼痛**　感染部位适当制动并抬高，促进静脉及淋巴回流，减轻充血水肿。换药动作轻柔，以减轻疼痛，敷料紧贴创面，可先用生理盐水浸润后再换药。对于疼痛不缓解者遵医嘱给予止痛剂。

5. **预防窒息**　特殊部位，如颜面、口底、颈部急性蜂窝织炎患者，应在严密观察的同时，做好随时气管插管及急救准备。

6. **手术后护理**　脓肿形成后，应配合医生及时切开引流。对于手部化脓性感染者，应及早做好切开引流准备。切开后注意观察引流是否通畅和全身反应。保持创面清洁、干燥，敷料若浸湿、污染，及时更换。操作时轻柔仔细，注意无菌操作。

四、护理评价

1. 患者疼痛是否减轻或缓解。

2. 患者体温是否维持正常,感染是否得到控制。

3. 患者是否发生并发症,或发生后是否得到及时发现和有效处理。

4. 患者相关预防感染知识是否熟悉。

五、健康教育

1. 加强个人卫生和环境卫生,减少感染来源。

2. 做好劳动保护,预防创伤发生。

3. 经常锻炼身体,增强体质,提高抗病能力。

4. 伤后尽早就医治疗。

5. 合理使用预防性抗菌药物。

6. 手部感染愈合后,指导病人活动患处附近的关节,以尽早恢复手部功能。

(周　瑛)

复习思考题

扫一扫
测一测

患者,女性,30 岁,背部红肿疼痛 3 天,伴畏寒、寒战,发热,体温 40℃,扪及背部肿块 5cm×5cm,有波动感。试问:

1. 患者可能为什么情况?

2. 患者目前护理诊断有哪些?

3. 患者目前应采取哪些护理措施?

第三章

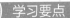

全身性感染患者的护理

学习要点

1. 全身性感染的概念。
2. 全身性感染的临床表现和治疗原则。
3. 全身性感染的护理措施。

全身性感染是指病原菌侵入人体血液循环,在体内生长繁殖产生大量毒素,引起全身感染或中毒症状。通常指脓毒症和菌血症。脓毒症是指致病菌因素引起的全身性炎症反应,体温、循环、呼吸、神志有明显者。菌血症是脓毒症的一种,而目前多指临床有明显感染症状,血培养检出病原菌者。

一、病因

全身性感染常为严重创伤和各种化脓性感染后的继发性感染,如大面积烧伤创面感染、开放性骨折并感染、急性弥漫性腹膜炎,急性化脓性梗阻性胆管炎等。导致全身性外科感染的原因是致病菌数量多、毒力强和(或)机体抗感染能力低下,如年老体弱、慢性消耗性疾病、低蛋白血症、贫血等。原有抗感染能力降低的患者,如糖尿病、尿毒症,长期(大量)应用皮质激素或抗癌药物的患者,化脓性感染后易导致全身性感染。长期留置静脉导管也易使病原菌直接侵入血液引起全身性感染。危重患者肠道内菌群可发生移位引起肠源性感染。

二、临床表现

脓毒症的主要表现为:①起病急,进展快,病情重;②突发寒战、高热,继而体温可达40~41℃或体温低于正常;③头痛头晕、恶心呕吐、腹胀、面色苍白或潮红、出冷汗等;④神志淡漠(烦躁)、谵妄、甚至昏迷;⑤心率加快、脉搏细速、呼吸气促(困难);⑥肝脾肿大,可出现黄疸或皮下出血等;⑦病情发展,可引起感染性休克、多器官功能不全综合征;⑧白细胞计数增高,可高达$(20\sim30)\times10^9/L$,或白细胞计数下降、核左移,胞浆出现中毒颗粒;⑨不同程度的酸中毒;⑩寒战高热时抽血性血培养检查,阳性率高。

全身性外科感染因致病菌种类和毒力不同，其临床表现有各自的特点（表2-3-1）。

表2-3-1　不同致病菌致全身性感染的临床特点

	革兰染色阳性球菌	革兰染色阴性杆菌	无芽孢厌氧菌	真菌
致病菌	金黄（表皮）葡萄球菌、溶血性链球菌、肠球菌	大肠埃希菌、铜绿假单胞菌、变形杆菌、克雷伯菌、肠杆菌	拟杆菌、梭状杆菌、厌氧葡萄球菌，厌氧链球菌，多与需氧菌混合感染	白念珠菌、毛霉菌、曲霉菌等，条件致病菌
原发病	痈、蜂窝织炎、骨与关节化脓性感染等	胆道、肠道、腹腔、尿路和大面积烧伤感染等	腹腔、盆腔的严重感染	严重感染或免疫低下者广谱抗生素治疗后
临床特征	发热呈稽留热或弛张热，一般无寒战。面色潮红，四肢温暖，常有皮疹、腹泻、呕吐。可出现转移性脓肿。休克发生晚，以高血流动力学类型的暖休克为多见	一般以突发寒战开始，发热呈间歇热，严重时可有体温不升或低温。休克出现早，持续时间长，四肢厥冷、发绀、少尿或无尿。无转移性脓肿。可出现"三低"（低温、低血压、低白细胞）	有寒战、高热。休克发生率较高。黄疸及高胆红素血症。局部组织坏死明显，带粪臭样恶臭。可引起血栓性静脉炎及转移性脓肿	发生时间较晚，突发寒战、高热，继而出现神志淡漠、嗜睡、休克。外周血象有白血病样反应，出现晚幼粒细胞和中幼粒细胞
病原菌检查	血培养（+）	血培养（+）	血培养（-）厌氧菌培养（+）	真菌培养（+）、组织活检（+）

三、治疗原则

治疗关键是及时处理原发感染病灶，应用综合性治疗。

1. 处理原发感染病灶　有明确的原发感染灶者，及时彻底处理，包括清除坏死组织及异物，消灭死腔，脓肿切开引流等。还应解除相关病因，如血流障碍、梗阻等因素。如找不到原发灶，应进行全面检查，特别注意一些潜在的感染源和感染途径，并予以解决。

2. 应用抗生素　细菌培养及药物敏感试验结果未回时，先根据原发感染灶的部位、性质，早期足量联合使用抗生素。再根据细菌培养和药物敏感实验结果改用敏感抗生素。若真菌性脓毒症，则应尽量停止广谱抗生素，或改用针对性有效的窄谱抗生素，并全身应用抗真菌药物如两性霉素B、酮康唑等。

3. 一般治疗　①给予高蛋白、高热量、丰富维生素和易消化饮食；②纠正高热；③纠正水、电解质及酸碱平衡失调，补充血容量，可反复、多次输注新鲜血；④处理原发病，如糖尿病、肝硬化及尿毒症等；⑤发生休克时，抗休克治疗。

四、护理诊断

1. 体温过高　与全身感染有关。
2. 营养失调（低于机体需要量）与摄入量减少、机体分解代谢增高有关。
3. 焦虑　与突发寒战、高热、头痛及心率、脉搏、呼吸等的改变有关。
4. 疼痛　与感染、创伤有关。

5．潜在并发症　感染性休克、多器官功能衰竭等。

五、预期目标

1．体温维持正常，全身性感染得到控制。

2．给予充足营养支持，维持机体所需。

3．焦虑、疼痛减轻或缓解。

4．病情变化及时发现和处理，抗休克治疗有效。

六、护理措施

（一）病情观察

密切监测生命体征，注意面色、体温、血压、脉搏和神志的变化，监测实验室检查结果，若病情变化，及时报告医生，并协助处理。监测并记录24小时出入水量，及时发现体液失衡。由于脓毒症前多数患者已经使用抗菌药物导致血培养阴性，应多次、寒战高热发作时，抽血作血液细菌或真菌培养，以确定致病菌的种类，为治疗提供可靠依据。

（二）一般护理

1．关心、体贴患者，给予患者及家属心理安慰和支持，增强战胜疾病的信心。

2．卧床与休息　保持病室安静，空气流通，常更换床单、被套等生活用品，保证患者有充足休息和睡眠，营造一个舒适的环境。

3．饮食与营养支持　鼓励患者进食高蛋白质、高热量、丰富维生素、易消化饮食，对无法进食的患者给予肠内或肠外营养支持。

4．做好口腔护理、皮肤护理和一般生活护理。

（三）治疗配合

1．高热者给予物理降温，遵医嘱应用退热药物。

2．纠正水、电解质和酸碱平衡失调，必要时给患者少量多次输血。高热者及大汗者，鼓励多饮水。

3．疼痛剧烈者，使用适当镇痛药。烦躁不安者，给予镇静催眠剂。

4．遵医嘱应用抗生素，观察疗效及不良反应。

知识链接

抗生素使用注意事项

1．轻症或局限性感染者，口服或肌内注射给药。

2．严重感染者，静脉给药。

3．用药后体温恢复正常，感染症状明显好转，视为有效。

4．用药3天治疗效果不明显者，应更换抗生素。

5．感染控制，体温恢复正常后3～4天停药。

6．严重感染在体温恢复正常后维持使用1～2周。

5．出现感染性休克者，及时报告医生，配合抗休克抢救。

七、护理评价

1. 患者体温是否恢复正常，全身性感染是否得到控制。

2. 患者是否得到充足营养支持，维持机体所需。

3. 患者焦虑是否减轻或缓解。

4. 患者疼痛是否减轻或缓解。

5. 患者是否并发生是否感染性休克，或发生后是否得到及时发现和有效处理。

八、健康教育

1. 注意个人卫生，保持皮肤清洁。

2. 注意饮食卫生，预防肠源性感染。

3. 坚持身体锻炼，加强营养，增强抗病能力。

4. 注意劳动保护，及时正确处理创伤，预防感染。

5. 积极治疗各种慢性疾病，正确使用抗菌药物，预防二重感染。

6. 身体局部感染灶及时就诊，避免延误治疗。

（周　瑛）

 复习思考题

　　患者，男性，50岁，因左前臂红肿热痛 1 周入院。查体：体温 40℃，左前臂肿胀局限。血常规白细胞计数 $20 \times 10^9/L$，中性粒细胞百分比 0.9，血培养阳性。请问：

　　1. 患者可能发生什么情况？

　　2. 患者的护理诊断是什么？

　　3. 该患者目前应给予哪些护理措施？

第四章

特异性感染患者的护理

学习要点

1. 破伤风的病因、临床表现和治疗原则。
2. 气性坏疽的临床特点和护理措施。

第一节 破伤风患者的护理

破伤风是一种由破伤风梭菌经皮肤或黏膜伤口侵入,生长繁殖,产生毒素引起肌肉持续紧张收缩和阵发性痉挛为特征的一种急性特异性感染。

一、病因

破伤风梭菌是一种专性厌氧、带芽孢的杆菌,革兰染色阳性。此菌广泛分布于自然界,以泥土中最常见。破伤风梭菌对外界抵抗力强,耐煮沸。其感染的主要因素是厌氧环境。伤口小而深,伤口内有异物、坏死组织填塞,或填塞过紧、局部缺血等因素可形成适合厌氧菌生长的缺氧环境。合并需氧菌感染时,本病也易发生。破伤风常发生在各种创伤之后,还可发生于不洁条件下分娩的产妇和新生儿。

二、病理生理

在缺氧环境中,破伤风梭菌能迅速繁殖,产生大量外毒素,包括痉挛毒素和溶血毒素。痉挛毒素经血循环和淋巴系统至脊髓前角灰质和脑干的运动神经核,与联络神经细胞的突触相结合,抑制突触释放抑制性神经介质,使运动神经元因失去中枢抑制而兴奋性增强,导致全身横纹肌强直性收缩或阵发性痉挛。同时还可阻断脊髓对交感神经的抑制,导致交感神经过度兴奋,引起大汗、血压升高和心率增快、体温增高等表现。溶血毒素则引起组织局部坏死和心肌损害。

三、临床表现

根据临床表现可分为潜伏期、前驱期或发作期。

1. **潜伏期** 一般平均 7 天左右,个别患者可在伤后 1～2 天内发病,最长者达数月。新生儿破伤风一般在断脐带后 7 天左右发病，故俗称"七日风"。潜伏期越短，预后越差。

2. 前驱期　无特征性表现，如全身不适、乏力、头晕头痛、烦躁、打哈欠、局部肌肉发紧、咀嚼无力、反射亢进等。一般持续 12~24 小时。

3. 发作期　典型表现是在肌肉紧张性收缩的基础上，强烈阵发性痉挛。最先受影响的肌群是咀嚼肌，随后顺序为面部表情肌、颈、背、腹、四肢肌，最后为膈肌和肋间肌。相应出现的征象为：张口困难或牙关紧闭、蹙眉、口角下缩、咧嘴呈"苦笑"面容、颈项强直、头后仰、角弓反张（躯干扭曲成弓、屈膝、弯肘、半握拳）。膈肌和肋间肌受影响时，则发生通气困难、面唇青紫，甚至发生呼吸暂停。任何轻微的刺激，如光、声、接触、饮水，均可诱发上述症状。

每次发作持续时间不等，数秒至数分钟。发作期间患者面色青紫发绀，呼吸急促，流涎，磨牙，头频频后仰，四肢抽搐不止，全身大汗，表情痛苦。发作时患者神志始终清楚，一般无明显发热。发作越频繁，持续时间越长，间歇期越短，提示病情越重。

破伤风患者若喉部肌肉痉挛，可引起窒息；呼吸道分泌物淤积、误吸，可导致肺炎、肺不张；膀胱括约肌痉挛，可引起尿潴留；强烈的肌痉挛，可导致舌咬伤、肌撕裂，关节脱位，甚至发生骨折。缺氧、中毒可诱发心动过速，严重时引起心力衰竭，甚至心搏骤停。患者死亡多因窒息，心力衰竭或肺部感染。

病程通常 3~4 周。若治疗及时，不发生特殊并发症，发作的程度可逐渐减轻，缓解期一般约 1 周，肌紧张和反射亢进可持续一段时间。部分患者在恢复期间可出现一些精神症状，如幻觉、言语和行动错乱等，多数能自行恢复。

少数患者仅表现为局限型发作，受伤部位肌持续性强直为主，可持续数周或数月后消退，预后较好。新生儿破伤风因肌肉纤弱而症状不典型，表现为不能啼哭和吸乳、少活动、呼吸微弱或困难。

 病案分析

患者，男性，40 岁，10 天前左足底被铁钉扎破，现伤口愈合，3 天前出现张口不便，胸背部肌均较僵硬，1 天以来开始阵发性抽搐。

1. 该患者发生了什么情况？

2. 该患者主要的护理诊断是什么？

3. 作为外科护士，你将对该患者采取哪些护理措施？

四、治疗原则

采取综合治疗措施，包括清除毒素来源，中和游离毒素，控制和解除痉挛，防治并发症等。

1. 清除毒素来源　有伤口者，需在良好麻醉、控制痉挛的情况下，进行彻底清创。包括清除存留的坏死组织和异物，开放伤口，充分引流，用 3% 过氧化氢冲洗。

2. 中和游离的毒素　破伤风抗毒素（TAT）或破伤风人体免疫球蛋白（TIG）宜尽早使用。一般以破伤风抗毒素 10 000~60 000U 分别肌内注射和静脉滴注。静脉滴注加入 5% 葡萄糖 500～1000ml 中，缓慢滴注，连续应用或加大剂量并无意义，反而易引起过敏反应和血清病。使用前应作皮内过敏试验。新生儿可用批伤风抗毒素 2 万 U 静脉滴注，亦可作脐部周围注射。目前推荐 TIG，剂量为 3000～6000U，一次性肌内注射。

3. 控制和解除痉挛　是治疗的重要环节。住隔离病房，避免声、光等刺激。病情较轻者，可交替使用镇静剂和解痉剂，以减少患者的痉挛和痛苦，如地西泮 10～20mg 肌内或静脉注射，苯巴比妥 0.1～0.2g 肌内注射，10% 水合氯醛 20～40ml 保留灌肠，每天一次。病情较重者，可用冬眠合剂（异丙嗪、氯丙嗪各 5mg，哌替啶 100mg，加入 5% 葡萄糖溶液 250ml 从静脉缓慢滴入）。

4. 防止并发症　主要是保持呼吸道通畅。病情严重者，应尽早给予气管插管或切开，以改善通气，清除呼吸道分泌物，必要时行人工辅助呼吸。还可进行高压氧舱辅助治疗。定时翻身、拍背，帮助排痰，预防褥疮。专人护理预防意外。严格无菌操作，预防交叉感染。已经并发肺部感染者，合理选择抗生素。

5. 其他治疗　维持水、电解质平衡，及时纠正酸中毒。不能进食者，可静脉营养和鼻胃管管饲。

6. 抗生素治疗　青霉素、甲硝唑对破伤风梭菌最有效，亦可预防其他感染。对合并有肺部、伤口或尿路感染者，抗生素的选择应依据细菌培养及药物敏感试验结果而定。

五、护理诊断

1. 有窒息的危险　与持续喉肌和呼吸肌痉挛和气道阻塞有关。
2. 有受伤的危险　与强烈的肌痉挛有关。
3. 有体液不足的危险　与反复肌痉挛消耗、大量出汗有关。
4. 有感染的危险　肺部感染、伤口交叉感染等。
5. 尿潴留　与膀胱括约肌痉挛有关。
6. 营养失调：低于机体需要量　与痉挛消耗和不能进食有关。
7. 疼痛　与肌肉强直性痉挛和阵发性抽搐有关。
8. 自理缺陷　与全身肌肉痉挛、强直有关。

六、预期目标

1. 患者呼吸道通畅。
2. 患者未发生舌咬伤、坠床及骨折等意外伤害。
3. 患者体液维持平衡。
4. 患者正常排尿。
5. 患者肌肉痉挛减轻或缓解。
6. 患者病情变化被及时发现和处理。
7. 患者能经口饮食，食量能保证机体需要。

七、护理措施

(一) 病情观察

专人护理，密切监测生命体征变化；观察患者痉挛、抽搐发作次数，持续时间、间隔时间以及用药效果；有无伴随症状等，做好记录。发现异常，及时报告医生，协助处理。注意患者意识、尿量、心肺功能变化，警惕并发症的发生。在每次痉挛、抽搐发作后，检查静脉通道，防止因抽搐使静脉通道堵塞，或输液针头脱出血管外而影响治疗。

（二）一般护理

1. 环境要求　单人、隔离病室，卧床休息，室内遮光，保持安静。室温保持在15～20℃，湿度60%左右。病室内急救药品和物品准备齐全，处于应急状态，以便随时处理并发症，如呼吸困难、窒息等。

2. 减少外界刺激　专人护理，谢绝探视，尽量不搬动患者。医护人员进出病室，走路轻巧，无声。治疗、操作时，稳妥敏捷，集中进行，尽量在使用镇静剂后30分钟内完成。尽量避免光、声、寒冷及精神刺激，使用物品无噪音。

3. 消毒隔离　严格执行接触隔离制度，接触患者应穿隔离衣、戴口罩、手套、帽子等。身体有伤口者不能参与护理工作。器械、敷料患者专用，用后器械须灭菌，更换的伤口敷料应焚烧。患者生活用品和排泄物应严格消毒处理，尽可能使用一次性材料物品，防止交叉感染。

4. 给氧　常规吸氧，保证氧饱和度95%左右。

5. 饮食与营养　轻者，鼓励发作间歇期进高热量、高蛋白、富含维生素、易消化饮食，少量多餐，耐心喂食，避免呛咳、误吸，甚至窒息。不能进食者，遵医嘱给予鼻胃管管饲或静脉营养支持，维持机体需要。加强口腔护理，防止口腔炎和溃疡的发生。

6. 其他护理　持续导尿，每天会阴部护理2次。勤换衣服、床单和被褥。体温超过38.5℃，行冰袋和温水或乙醇擦浴等物理降温。

（三）治疗配合

1. 配合医生正确处理伤口。

2. 遵医嘱及时正确使用各种药物，用药过程中，注意观察疗效和处理用药后的副作用等。

3. 遵医嘱维持体液平衡。

（四）呼吸道管理

对抽搐频繁、持续时间长、药物不易控制的严重患者，应尽早行气管切开，以改善通气，及时清除呼吸道分泌物，必要时行人工辅助呼吸。在痉挛发作控制后的一段时间内，协助患者翻身、叩背、帮助排痰，必要时用吸痰器，防止痰液堵塞。给予雾化吸入，稀释痰液，便于痰液咳出或吸出。气管切开患者，给予气道湿化。

（五）保护患者，防止受伤

床边加隔离护栏，必要时使用约束带，防止痉挛发作时患者坠床和自我伤害。应用合适的牙垫，防止舌咬伤。剧烈抽搐时，勿强行按压肢体，关节部位放置软垫，防止肌腱断裂、骨折及关节脱位。床上放置气垫床，按时翻身，预防褥疮。

八、护理评价

1. 患者是否呼吸道通畅，有无呼吸困难的表现。

2. 患者的生命体征是否正常。

3. 患者是否发生伤害，如舌咬伤、坠床及骨折等伤害。

4. 患者是否尿潴留，膀胱括约肌痉挛是否缓解，是否恢复自主排尿。

5. 患者强烈的肌肉痉挛是否缓解。

6. 患者是否发生感染的并发症，是否及时被发现和处理。

7. 患者营养摄入量是否能满足机体代谢需要，是否恢复经口饮食。

九、健康教育

1. 加强自我保护意识，避免外伤。

2. 做好宣传教育工作，避免不洁接生，以防新生儿及产妇破伤风的发生。

3. 出现下列情况时，应到医院接受注射破伤风抗毒素。

（1）各种小而深的伤口，如木刺、锈钉刺伤等。

（2）伤口虽浅，但污染较重。

（3）产妇及新生儿未在正规医院生产。

（4）陈旧性异物取出者。

4. 儿童及外伤高危人群应注射破伤风类毒素，以获得主动免疫。

5. 破伤风的预防措施主要是正确处理创口和免疫注射。

知识链接

破伤风的预防

破伤风的预防可分为自动免疫和被动免疫。

1. **主动免疫**　使用破伤风类毒素抗原注射使人体产生抗体达到免疫目的。破伤风类毒素基础免疫通常需要注射 3 次。首次皮下注射 0.5ml，间隔 4～6 周后再注射 0.5ml，间隔 6～12 月后再注射 0.5ml。以后每隔 5～7 年强化注射 0.5ml。全程主动免疫者，伤后仅需肌内注射 0.5ml 破伤风类毒素，3～7 天内就可形成免疫抗体，无需再注射破伤风抗毒素。儿童计划免疫中有百白破三联疫苗注射。

2. **被动免疫**　未接受过主动免疫的伤员，尽早皮下注射破伤风抗毒素（TAT）1500～3000U。深部创伤，有潜在厌氧菌感染可能的患者，可在 1 周后追加注射一次。注射前应进行皮内过敏实验，若过敏，可按脱敏法注射，或肌内注射人体破伤风免疫球蛋白（TIG）250～500U。

第二节　气性坏疽患者的护理

气性坏疽是厌氧菌感染中的一种，是梭状芽孢杆菌所致的肌坏死或肌炎。本病进展急剧，预后严重。此类细菌在人体内生长繁殖需具备厌氧环境，如开放性骨折合并有大腿、臀部广泛肌肉损伤或挤压伤；重要血管损伤或继发血管栓塞，用止血带时间过长、石膏固定过紧；深部肌肉的穿入伤、异物存留的盲管伤及肛门、会阴邻近部位的严重创伤等。

一、病因

梭状芽孢杆菌是革兰阳性厌氧杆菌，梭状芽孢杆菌有多种，主要有产气荚膜梭菌、水肿杆菌、溶组织杆菌、腐败杆菌等,感染常由多种细菌共同引起混合性感染。引起气性坏疽以产气荚膜杆菌为主,亦可有其他需氧菌或厌氧菌参与,形成混合感染。

二、病理生理

梭状芽孢杆菌广泛存在于周围环境(尤其是泥土)及人畜粪便中。伤后通过伤口进入人体,在人体免疫力下降和伤口处于缺氧环境(如伤口大片组织坏死、深层肌肉损毁)下,梭状芽孢杆菌大量繁殖,产生外毒素和酶。其中α毒素、胶原酶、透明质酸酶、溶纤维酶和脱氧核糖核酸酶等,引起溶血,并损害心、肝和肾等器官。部分酶引起组织的糖和蛋白质分解,糖类分解产生大量不溶性气体,使组织膨胀。蛋白质分解和明胶液化,产生硫化氢,使伤口恶臭。局部气水堆积,张力增高,表皮呈“木板样”硬,筋膜下张力急剧增高,压迫血管,进一步加重局部组织缺血、缺氧,更有利于梭状芽孢杆菌生长繁殖,形成恶性循环。病变可沿肌束或肌群上下扩展,肌肉颜色转为砖红色,外观如熟肉、失去弹性。病变可也侵犯皮下组织,沿筋膜迅速扩散。

三、临床表现

本病病情进展急剧,恶化快,预后严重。

1. 潜伏期　一般为1～4天,短者8～10小时,最迟5～6天发病。

2. 局部症状　开始患者自觉患肢沉重、疼痛,以后出现“胀裂样”剧痛,止痛剂不能缓解。局部进行性肿胀,迅速向上下蔓延。伤口周围皮肤水肿、紧张、苍白(大理石样斑纹)、发亮,很快变为紫红色,进而成紫黑色,并出现大小不等的水疱。伤口内流出血性或浆液性恶臭液体,肌肉坏死呈砖红色或土灰色,失去弹性,刀割时不出血,犹如熟肉。轻压伤口周围有捻发音,或有气泡从伤口处逸出。

3. 全身症状　患者极度衰弱,表情淡漠。烦躁不安,夹有恐惧(欣快感)感。皮肤、口唇变白,大汗,脉快,体温逐渐上升。后期可发生溶血性贫血,黄疸,血红蛋白尿,酸中毒,全身情况在12～24小时全面迅速恶化。

四、实验室及其他检查

1. 实验室检查　红细胞、血红蛋白、红细胞比容均下降,白细胞计数升高,通常不超过$(12～15)×10^9$/L。磷酸肌酐激酶水平升高。伤口内分泌物涂片检查可发现大量革兰染色阳性粗大杆菌。伤口内分泌物作厌氧菌培养,可进一步明确感染的菌种。

2. 影像学检查　X线、CT、MRI检查可见局部软组织积气。

五、治疗原则

气性坏疽进展迅速,若及时治疗,可减少组织坏死或截肢率,挽救患者生命。对疑为气性坏疽的伤口,应完全敞开,以大量3%过氧化氢溶液冲洗和湿敷。一旦确诊,须采用综合治疗,积极抢救。

1. 一般治疗　少量多次输血,静脉补液,纠正水和电解质失调。止痛、镇静、退热,给予高蛋白、高热量、富含维生素饮食。

2. 应用抗生素　首选青霉素。青霉素每日1000万U以上静脉滴注。青霉素过敏者可用克林霉素、甲硝唑静脉滴注,每8小时1次。

3. 急症清创 一经确诊,在全身麻醉下紧急清创。术前静脉滴注大剂量的青霉素或甲硝唑,输血并纠正体液平衡失调。尽量缩短准备时间。在病变区域作广泛、多处的纵深切口,切开时不用止血带,直达健康组织,彻底清除变色、不收缩、不出血的肌组织。使用大量的氧化剂(3%过氧化氢溶液)反复冲洗,湿敷伤口,不缝合。当整个肢体肌肉受累,或患肢毁损严重,伴粉碎性骨折和大血管损伤,动脉搏动消失,合并严重毒血症者,可行截肢挽救生命,残端开放,不予缝合。

4. 高压氧治疗 提高组织的氧含量,抑制梭状芽孢杆菌生长繁殖,使其停止产生毒素。在3天内进行7次治疗,每次2小时,间隔6～8小时,第一次治疗后,检查伤口,将明显坏死组织切除。以后,根据病情需要,重复进行清创。

六、护理诊断

1. 疼痛 与感染及局部肿胀有关。
2. 组织完整性受损 与创伤、组织感染坏死有关。
3. 体温过高 与感染、坏死组织和毒素吸收有关。
4. 营养失调:低于机体需要量 与高热机体消耗增加、进食量减少等有关。
5. 自我形象紊乱 与失去部分组织和肢体而致形体改变有关。

七、预期目标

1. 患者自述疼痛减轻或缓解。
2. 患者受损组织修复,皮肤完整。
3. 患者体温恢复正常。
4. 患者营养支持能满足机体需要量。
5. 患者能够适应自身形体变化。

八、护理措施

(一)病情观察

专人护理,密切观察患者生命体征、局部组织肿胀、皮肤色泽、伤口分泌物情况及全身变化,发现异常,及时报告医生。

(二)一般护理

1. 严格执行隔离制度 住隔离室,实行床旁接触隔离制度,医护人员进入病室要穿隔离衣、戴帽子、口罩、手套等。身体有伤口者不能参与护理工作。器械、敷料患者专用,用后器械须浸泡消毒后高压蒸汽灭菌,用过敷料一律焚烧,手术室空气熏蒸消毒,封闭48小时后开放。患者生活用品和排泄物应严格消毒处理,尽可能使用一次性材料物品,防止交叉感染。解除隔离或出院后严格终末消毒。

2. 协助患者变换体位,避免褥疮产生。

(三)治疗配合

1. 伤口护理 配合医生及时、正确处理伤口,及时更换敷料。

2. 疼痛护理 剧烈疼痛者,遵医嘱给予止痛剂,必要时麻醉止痛剂。亦可应用非药物治疗技巧,如谈话、娱乐及精神放松等方法,缓解疼痛。清创或手术后,协助患者变换体位,减轻疼痛。截肢后出现幻肢痛者,给予耐心解释,解除其忧虑和恐惧。伤口愈合过程中,对伤肢实施理疗、按摩及功能锻炼,减轻疼痛,恢复患肢功能。

3.高压氧治疗护理　说明高压氧治疗的作用和注意事项;观察每次高压氧疗后伤口的变化。

4.用药护理　遵医嘱术前、术中、术后合理使用抗生素,注意药物不良反应和过敏反应。

九、护理评价

1.患者疼痛是否减轻或缓解,感染是否控制,局部肿胀是否消退。
2.患者创伤组织是否修复,皮肤是否完整。
3.患者体温是否恢复正常。
4.患者营养支持是否能满足机体需要量。
5.患者是否适应自身形体改变。

十、健康指导

1.加强劳动保护,避免创伤。受伤后应及时正确彻底清创。
2.怀疑发生气性坏疽者,应及时就诊,根据伤口情况早期使用抗生素。
3.向患者介绍有关手术治疗知识,指导患者对患肢进行功能锻炼。
4.指导伤残者正确使用假肢和适当训练,帮助制定康复计划,使之逐渐恢复自理能力。

(周　瑛)

 复习思考题

扫一扫
测一测

　　患者,男,在工地工作时不慎被铁钉扎入足底,在当地卫生所简单清创处理。1周后患者自觉乏力、头昏、头痛,咀嚼无力,背部、胸部肌肉僵硬,以"破伤风"急症收入院。入院后患者全身肌肉强制性收缩伴阵发性痉挛,呼吸急促,呼吸道分泌物较多。查体:体温38.5℃,脉搏90次/分,血压120/80mmHg,神志清楚,苦笑面容,颈项强直。腹肌紧张,全腹无压痛、反跳痛,肠鸣音正常。右足底一伤口,直径约1cm,周围红肿,挤压有脓性液体溢出。请问:

1.患者发生什么情况?
2.伤后给予哪些措施可预防疾病?
3.目前患者主要的护理诊断和护理措施有哪些?

第五章

急性乳房炎患者的护理

学习要点

1. 急性乳房炎的病因。

2. 急性乳房炎的临床表现、治疗措施。

3. 急性乳房炎的护理措施。

急性乳房炎是乳房的急性化脓性感染。多发生于产后哺乳期的妇女,以初产妇最多见,好发于产后3~4周。致病菌多为金黄色葡萄球菌,少数为链球菌。

一、病因

(一) 乳汁淤积

引起乳汁淤积的原因主要有:①乳头发育不良、乳头过小或凹陷,影响正常哺乳;②乳汁过多或婴儿吸乳过少导致乳汁排空不全;③乳管不通畅,妨碍乳汁排出。

(二) 细菌入侵

乳头破损(皲裂),细菌经淋巴管入侵,这是感染的主要途径。6个月以上婴儿因乳牙长出,易导致乳头损伤;婴儿患口腔炎或口含乳头入睡,细菌可直接侵入乳管,上行引起乳腺感染。

二、病理生理

乳房炎早期,乳房出现一个或多个炎性肿块,进一步发展可相互融合形成脓肿。浅部脓肿可破溃向外或经乳管自乳头流出,深部脓肿也可慢慢向外破溃或向深部扩散至乳房与胸肌间疏松结缔组织,形成乳房后脓肿(图2-5-1)。感染严重者可并发脓毒症。

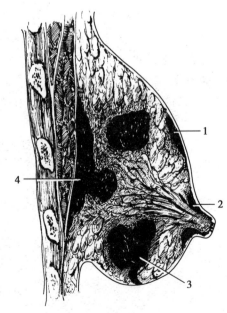

图 2-5-1 乳房脓肿的不同部位

1. 表浅脓肿　2. 乳晕下脓肿

3. 深部脓肿　4. 乳房后脓肿

100

三、临床表现

（一）局部症状

患侧乳房胀痛，局部红肿、发热，早期可扪及压痛性肿块，后期局部可形成脓肿。浅部脓肿有波动感，深部脓肿穿刺可抽出脓液。常伴患侧腋窝淋巴结肿大和触痛。

（二）全身症状

随着炎症进展，患者可有畏寒、高热、脉搏加快等全身炎症性表现，严重感染者，可并发脓毒症。

四、辅助检查

1. 实验室检查 血常规提示白细胞计数及中性粒细胞比例升高。

2. 诊断性穿刺 在乳房波动明显处或压痛最明显处，若抽出脓液，可确诊脓肿形成，脓液性细菌培养及药物敏感试验检查。

五、治疗原则

治疗原则是控制感染，排空乳汁。脓肿形成前主要给予抗感染、促消散治疗，脓肿形成后以手术切开引流治疗为主。

（一）局部治疗

1. 非手术治疗 早期患乳停止哺乳，协助排空乳汁。局部热敷、理疗或外敷金黄散或鱼石脂软膏等，促进炎症的消散。局部皮肤水肿明显者可用25%硫酸镁湿热敷。

2. 手术治疗 脓肿一旦形成，应及时切开引流。为避免损伤乳管形成乳瘘，乳房内脓肿做放射状切口；乳晕下脓肿沿乳晕边缘做弧形切口；深部脓肿或乳房后脓肿可沿乳房下缘做弧形切口，经乳房后间隙引流（图2-5-2）。

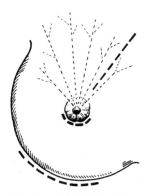

图 2-5-2 乳房脓肿的切口

（二）全身治疗

1. 抗菌药物治疗 原则是早期、足量应用抗菌药物。首选青霉素类，或根据脓液的细菌培养和药物敏感试验结果选用。尽量避免使用可经乳汁分泌的药物，如氨基糖苷类、磺胺类、四环素和甲硝唑等，避免对婴儿有不良影响。

2. 中药治疗 服用清热解毒类中药，如蒲公英、野菊花等。

3. 终止乳汁分泌　对于感染严重、脓肿切开引流后或并发乳瘘者,应终止乳汁分泌。常用方法:口服溴隐亭 1.25mg,每日 2 次,服用 7～14 日;或口服己烯雌酚 1～2mg,每日 3 次,服用 2～3 日;或肌内注射苯甲酸雌二醇 2mg,每日 1 次,至乳汁分泌停止;或炒麦芽 60g 水煎,每日 1 剂,分 2 次服,服用 2～3 日。

 病案分析

　　患者,女,25 岁,产后 2 月,因右乳肿痛伴有寒战、高热 3 天入院。患者诉 3 天前自觉右乳搏动性疼痛,进行性加重,伴寒战、高热,自测体温 40℃。查体:右乳皮肤潮红,局部皮温较高,有触痛,右侧腋窝可扪及散在肿大淋巴结。血常规白细胞数 $12×10^9$/L,中性粒细胞比例 87%。

　　1. 该患者发生了什么情况?

　　2. 该患者主要的护理诊断是什么?

　　3. 作为外科护士,你将对该患者采取哪些护理措施?

六、护理诊断

1. **疼痛**　与乳房炎症、乳房肿胀等有关。

2. **体温过高**　与乳房炎症有关。

3. **焦虑**　与担心疾病的预后及患儿发育等因素有关。

4. **潜在并发症**　乳瘘、脓毒症等。

七、预期目标

1. 患者疼痛得到缓解和控制。

2. 患者体温恢复正常。

3. 患者自诉焦虑减轻,表现为情绪稳定。

4. 患者未发生并发症或并发症得到及时发现和处理。

八、护理措施

(一)病情观察

1. **生命体征**　观察患者体温、呼吸、脉搏和血压的变化,警惕有无脓毒症的发生,若发现异常,及时报告医生。

2. **乳腺局部观察**　注意观察乳腺局部的变化,主要包括局部皮肤颜色、皮温,有无局部隆起,有无波动感,乳头有无溢出脓液,有无皮肤破溃及流脓等。

(二)一般护理

1. **缓解疼痛**　防止乳汁淤积,指导患者暂停患乳哺乳,教会患者定时用吸乳器排空乳汁;穿宽松的胸罩托起两侧乳房,减轻疼痛;局部热敷、理疗,或外敷金黄散、鱼石脂软膏等药物,促进血液循环,有利于炎症消退或局限。

2. **维持体温正常**　使用有效抗生素控制感染,嘱患者多饮水。高热者,给予温水、酒精擦浴或冰袋外敷等物理降温,必要时遵医嘱给予药物降温。

3. **营养支持**　嘱患者进高蛋白、高维生素、高热量饮食,多饮水。

（三）治疗配合

1. 控制感染　遵医嘱给予患者及时、有效、足量的抗生素控制感染，在使用抗生素期间，注意观察患者用药效果及有无药物不良反应出现，后期根据细菌培养及药物敏感试验结果调整抗生素的使用。对于已经形成脓肿者，配合医生对脓肿切开引流。

2. 伤口护理　脓肿切开引流术后，保持伤口清洁、干燥，若敷料浸湿或污染，及时更换。保持伤口引流通畅，注意观察引流脓液量、性状、颜色和气味的变化。

九、护理评价

1. 患者疼痛是否得到缓解和控制。

2. 患者体温是否恢复正常。

3. 患者自诉焦虑是否减轻或消失。

4. 患者是否发生并发症，并发症是否得到及时发现和处理。

十、健康教育

1. 保持乳头清洁　怀孕期间常用肥皂及清水清洗乳头，孕晚期每天清洗一次。分娩后保持乳头清洁、干燥，哺乳前后用温水清洗乳头。

2. 纠正乳头内陷　妊娠期及哺乳期每天提拉、挤捏乳头，纠正乳头内陷。

3. 养成良好哺乳习惯　定时哺乳，每次哺乳时让婴儿吸净乳汁，如有淤积及时用吸乳器或手法按摩排空乳汁，培养婴儿养成不含乳头睡眠的好习惯。

4. 注意婴儿口腔卫生，及时治疗婴儿口腔炎症。

5. 及时处理乳头破损　乳头、乳晕有破损、皲裂者，暂停哺乳，用吸乳器及时排空堆积乳汁；破损、皲裂局部用温水清洗后涂擦红霉素软膏等，待愈合后再哺乳；症状严重者，及时就医治疗。

（周　瑛）

　复习思考题

某女，30岁，产后30天，因左乳胀痛，伴高热1天入院。查体：左乳扪及多个质硬包块，以外上象限最明显，边界清楚，有触痛，局部皮肤红肿、皮温增高。

1. 该患者发生了什么情况？

2. 该患者主要的护理诊断是什么？

3. 作为外科护士，你将对该患者采取哪些护理措施？

扫一扫
测一测

第六章

脓胸患者的护理

学习要点

1. 脓胸、局限性脓胸、全脓胸和脓气胸的概念。
2. 脓胸的病因、临床表现和治疗原则。
3. 脓胸患者的护理措施。

脓胸是指脓性渗出液积聚于胸膜腔内的化脓性感染。脓胸按感染波及范围分为全脓胸和局限性脓胸；按致病菌可分为化脓性、结核性和特异病原性脓胸；按病理发展过程可分为急性脓胸和慢性脓胸。

一、病因

（一）急性脓胸

多为继发性感染，最主要的原发病灶是肺部，少数来自于胸内和纵隔内其他脏器或身体其他部位的感染病灶，也可是致病菌直接或经淋巴管侵入胸膜引起感染。常见致病菌是耐药性金黄色葡萄球菌、大肠埃希菌、铜绿假单胞菌、真菌等。若为厌氧菌感染，形成腐败性脓胸。

致病菌侵入胸膜的途径有：

1. 直接由化脓病灶侵入（破入）胸膜，如肺脓肿或邻近组织脓肿破裂；
2. 外伤、手术污染、异物留存、支气管胸膜瘘、血肿继发感染等；
3. 经淋巴途径，如肝脓肿、膈下脓肿、纵隔脓肿、化脓性心包炎等，致病菌经淋巴管侵犯胸膜腔；
4. 血源性播散，脓毒症期间，致病菌经血液循环进入胸膜腔引起感染。

（二）慢性脓胸

急性胸膜迁延不愈，进入慢性期，形成慢性脓胸。慢性脓胸形成的主要原因是：

1. 急性脓胸未及时就医，及时治疗，病程迁延进入慢性期，形成慢性脓胸；
2. 急性脓胸处理不当，如引流不及时，引流管拔出过早，因引流管过细、位置不当或插入过深等原因造成引流不畅；
3. 脓腔内残留异物，如线头、死骨、引流管残段等，使得胸膜腔内炎症难以控制；

4. 合并支气管胸膜瘘或食管胸膜瘘者，未及时处理；

5. 胸膜腔毗邻的慢性感染病灶，如肝脓肿、膈下脓肿等反复传入，导致脓腔不能闭合；

6. 有特殊病原菌存在，如结核分枝杆菌、放线菌等慢性炎症，导致纤维层增厚，肺脏膨胀不全，脓腔长期不愈。

二、病理生理

（一）急性脓胸

感染侵犯胸膜后，引起胸腔内堆积大量炎性液体。早期，脓液稀薄，其中含有白细胞和纤维蛋白，呈浆液性。若此时排出渗液，肺脏易复张。随着病程进展，渗液中脓细胞和纤维蛋白不断增多，渗液逐渐转变为脓性，纤维蛋白沉积于脏、壁胸膜表面。初期，纤维素膜附着不牢固，质软，易脱落，随着纤维素层不断加厚，韧性加强而易于粘连，使得脓液局限于一定范围内，形成局限性脓胸，常位于肺叶间、膈肌上方、胸膜腔后外侧或纵隔面等处。同时，纤维素板附着于脏胸膜面使得肺脏膨胀受限制。若伴气管胸膜腔瘘或食管胸膜腔瘘，脓腔内可有气体，出现液平面，称为脓气胸。脓胸穿破胸壁，成为自溃性脓胸或外穿性脓胸。

（二）慢性脓胸

在急性脓胸的基础上，毛细血管和炎性细胞形成肉芽组织，纤维蛋白沉着机化，在脏、壁胸膜上形成厚实坚韧致密的纤维板，构成脓腔壁。纤维板日益增厚，机化、固定、紧束肺组织，牵拉胸廓内陷，纵隔向患侧移位，限制胸廓的活动性，导致呼吸功能障碍和胸廓畸形。部分患者出现杵状指（趾）。

三、临床表现

（一）急性脓胸

1. 症状　常由高热、脉搏增快、呼吸急促、纳差、胸痛、乏力、白细胞计数和中性粒细胞计数增高等征象。积脓较多者，有胸闷、咳嗽、咳痰等症状。

2. 体征　患侧呼吸动度减弱，语颤减弱，叩诊呈浊音，听诊呼吸音减弱或消失。

（二）慢性脓胸

1. 症状　长期低热、纳差、消瘦、贫血、低蛋白血症等慢性全身感染中毒症状。部分患者出现气促、咳嗽、咯脓痰等症状。

2. 体征　患侧胸廓内陷，肋间隙变窄，呼吸动度减弱，支气管和纵隔偏向患侧，呼吸音减弱或消失。杵状指（趾）出现。

四、辅助检查

1. 实验室检查　①急性脓胸：白细胞计数及中性粒细胞比例增高；②慢性脓胸：红细胞计数、血细胞比容和白蛋白降低。

2. 胸部 X 线检查　①急性脓胸：患侧有积液致密影。大量积液时，患侧出现大片浓密阴影，纵隔偏向健侧。中量积液时，可见一由外上向内下的斜行弧线形阴影。小量积液时，肋膈角变钝，有时可见肺内病变。合并气管胸膜瘘或食管胸膜瘘者，可见气液平。②慢性脓胸：可见胸膜增厚，肋间隙变窄，肋骨聚拢，胸廓塌陷及大片密度增强模糊阴影，纵隔偏向患侧。脓腔造影或瘘管造影可明确脓腔范围和部位，但支气管胸膜瘘者慎用或禁忌。

3.胸膜腔穿刺　抽得脓液，可确诊脓胸，同时将脓液做涂片镜检、细菌培养和药物敏感试验，指导临床抗生素的选用。

五、治疗原则

（一）急性脓胸

治疗原则是控制感染，尽早排出脓液，使肺早日复张，全身支持治疗。①抗生素应用：根据药物敏感试验结果选择有限抗生素控制感染。②彻底排尽脓液，促进肺复张。③全身支持治疗：维持水、电解质及酸碱平衡，给予高蛋白、高热量饮食，纠正低蛋白血症和贫血等。

知识链接

脓胸排脓方法选择

　　主要有反复穿刺抽脓和胸膜腔闭式引流两种方法。反复胸膜腔穿刺抽脓，应尽早选择，其不但可以帮助排除脓液，还可以向胸膜腔内注入抗生素，有利于感染的控制。但若患者脓液黏稠不易抽出，或经治疗后脓液量不减少，患者症状无明显改善，或疑有气管（食管）胸膜瘘或腐败性脓胸等，应及早进行胸膜腔闭式引流术。

（二）慢性脓胸

治疗原则主要是改善全身情况，消灭致病原因和脓腔，促使肺复张，恢复肺功能。常用的手术方式有以下几种：①改进引流；②胸膜纤维板剥除术；③胸廓成形术；④胸膜肺切除术。

六、护理诊断

1.体温过高　与感染有关。

2.气体交换障碍　与肺受压、胸廓活动受限有关。

3.疼痛　与炎症刺激有关。

4.营养失调（低于机体需要量）　与营养摄入不足，机体消耗增加有关。

5.焦虑　与高热、担心手术有关。

七、预期目标

1.患者体温恢复正常。

2.患者呼吸功能改善，无缺氧表现。

3.患者疼痛缓解或消失。

4.患者营养逐步恢复正常。

5.患者情绪稳定。

八、护理措施

（一）病情观察

严密监测呼吸、血压、脉搏、体温等生命体征，以及患者神志变化。若发现患者发绀、呼吸急促或困难，及时通知医生。

（二）一般护理

1. 营养支持 给予患者高蛋白、高热量、富含维生素饮食，多饮水。对于贫血和低蛋白血症者，可给予少量多次输血或白蛋白。必要时可给予静脉营养支持。

2. 生活护理 定时给患者翻身、活动肢体，促进血液循环，增强机体抵抗力。经常给予患者温水擦浴，勤换衣服、床单、被套，保持皮肤清洁、干燥，预防褥疮。

3. 改善呼吸功能

（1）体位：半卧位，有利于呼吸和引流。

（2）吸氧：根据患者呼吸情况，给予2～4L/分钟的氧气吸入。

（3）保持呼吸道通畅：痰液较多者，协助患者排痰或体位引流，并遵医嘱合理使用抗生素。

（4）治疗配合：①急性脓胸者，尽早性穿刺抽脓，可每日或隔日1次。抽脓后，向脓腔内注入抗生素。脓液多者，可分次进行，每次抽脓不宜超过1000ml，穿刺过程中及穿刺后应注意观察患者有无呼吸和循环的不良反应发生。②脓液黏稠不易抽出，或经治疗后脓液量不减少，患者症状无明显改善，或疑有气管（食管）胸膜瘘或腐败性脓胸等，应及早进行胸膜腔闭式引流术。③已行胸膜腔闭式引流术者，若脓腔大，脓液黏稠，引流不通畅，胸腔粘连，纵隔固定，可改为胸腔插管开放引流。待脓腔容积小于10ml，可拔出引流管。原脓腔引流不畅或引流位置不当者，应及时调整，有利于引流脓液。

（三）术后护理

1. 维持有效呼吸

（1）控制反常呼吸：慢性脓胸成形术后患者应取术侧向下卧位，并用厚棉垫、胸带加压包扎，根据切除肋骨范围，在胸廓下垫一硬枕或沙袋，控制反常呼吸。包扎松紧适宜，常检查，随时调整。

（2）呼吸功能训练：鼓励患者有效咳嗽、排痰、深呼吸、吹气球等呼吸功能训练，促进肺复张，增加肺通气量。

2. 保持引流通畅 引流过程中，①引流管不宜过细，引流位置适当，避免影响脓液排出；②胸腔明显缩小，脓液不多，纵隔固定，可将闭式引流改为开放式引流；③开放式引流者，保持引流口周围清洁、干燥，及时更换敷料，妥善固定引流管，避免脱落；④引流口周围皮肤注意保护，避免糜烂，可涂擦氧化锌软膏；⑤胸膜纤维板剥离术后患者，应密切观察患者生命体征变化。若患者脉搏增快，血压下降，尿量减少，烦躁，贫血貌或胸腔引流管2～3小时引流量大于100～200ml/小时，颜色鲜红，应考虑患者手术后大出血引起，立即报告医生，遵医嘱应用止血药，快速输血，做好再次开胸手术准备。

3. 缓解疼痛 指导患者行腹式呼吸，减少胸廓活动，以减轻疼痛。必要时使用镇痛剂。

4. 降温　高热者,给予物理降温,必要时给予药物降温。

九、护理评价

1. 患者体温是否恢复正常。
2. 患者呼吸功能是否改善,有无缺氧表现。
3. 患者疼痛是否缓解或消失。
4. 患者营养是否恢复正常。
5. 患者情绪是否表现稳定。

十、健康教育

1. 胸廓成形术后患者,需采取直立姿势,坚持练习头部前后左右回转运动,上半身前屈及左右弯曲运动。术后第1日开始上肢运动,如上肢屈伸、上抬、旋转等,尽早恢复术前活动水平。
2. 合理安排休息、运动和饮食,避免上呼吸道感染。
3. 进食高蛋白、高维生素、高热量、易消化饮食,注意锻炼,增强体质。
4. 遵医嘱服药,定期复查肺功能。

(周　瑛)

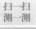

复习思考题

患者,女性,26岁,因大叶性肺炎入院治疗1周后体温恢复正常出院。出院后2周患者出现右侧胸痛,突发寒战、高热,体温39℃,呼吸急促再次入院。胸片提示右侧胸腔平第4肋一外高内低弧形阴影,行右侧胸腔穿刺抽出少许稀薄脓性液体,查体见右侧胸廓饱满,语颤减弱。血常规提示白细胞计数 18×10^9/L,中性粒细胞计数0.9。

1. 该患者发生了什么情况?
2. 该患者主要的护理诊断是什么?
3. 作为外科护士,你将对该患者采取哪些护理措施?

第七章

急性腹膜炎患者的护理

学习要点

> 1. 腹膜炎的分类、腹腔脓肿的概念和分类。
> 2. 腹膜炎的病因、临床表现和处理原则。
> 3. 急性腹膜炎患者的围手术期护理措施。
> 4. 膈下脓肿和盆腔脓肿的临床特点。

腹膜炎是发生在腹膜腔和壁、脏层腹膜的炎症,可由细菌感染、化学性或物理性刺激引起。按发病机制,可分为原发性和继发性腹膜炎;按累及范围,可分为弥漫性和局限性腹膜炎;按病因,可分为细菌性和非细菌性两类。继发性化脓性腹膜炎是最常见的腹膜炎,也是外科急腹症的常见病因。

一、病因

1. 继发性腹膜炎 常见的病因有腹腔内空腔脏器穿孔、外伤引起腹壁或内脏破裂。如胃十二指肠溃疡急性穿孔,含有消化液的胃内容物流入腹腔引起化学性腹膜炎,继发感染后造成化脓性腹膜炎;急性穿孔性胆囊炎,引起胆汁流入腹腔造成胆汁性腹膜炎;外伤致肠管破裂,大肠埃希菌进入腹腔很快引起继发性腹膜炎。腹腔内炎症扩散也可引起继发性腹膜炎。如急性阑尾炎、急性胰腺炎或女性生殖系统化脓性感染,含细菌的炎性渗出液在腹腔内扩散可引起腹膜炎。腹腔手术污染,如胃肠道手术吻合口漏,腹前(后)壁严重感染也可引起腹膜炎(图 2-7-1)。常见致病菌主要为大肠埃希菌,其次是厌氧拟杆菌、链球菌、变形杆菌等。常为混合性感染。

2. 原发性腹膜炎 也称为自发性腹膜炎,即腹腔内无原发病灶。细菌侵入腹腔的途径多为:①血性播散:致病菌通过血行播散至腹腔引起腹膜炎。如肺炎双球菌或链球菌引起的呼吸道或泌尿系感染经血行播散引起腹膜炎。②上行性感染,女性生殖系统的细菌通过输卵管向上扩散至腹腔引起腹膜炎,如淋菌性腹膜炎。③直接扩散,细菌直接通过透过腹膜层进入腹腔引起腹膜炎,如泌尿系感染。④透壁性感染,在某些特定情况下,如肝硬化并发腹水、重度营养不良等,肠道内的正常细菌通过肠壁进入腹腔引起腹膜炎。常见致病菌为溶血性链球菌。

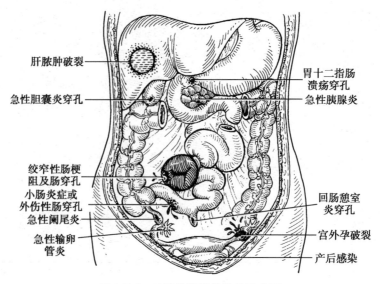

肝脓肿破裂

胃十二指肠
溃疡穿孔

急性胆囊炎穿孔

急性胰腺炎

绞窄性肠梗
阻及肠穿孔
小肠炎症或
外伤性肠穿孔
急性阑尾炎

回肠憩室
炎穿孔

急性输卵
管炎

宫外孕破裂

产后感染

图 2-7-1　继发性腹膜炎的常见病因

二、病理生理

细菌和胃肠内容物进入腹腔后，腹膜出现反应，表现为充血、水肿并失去光泽。紧接着产生大量清亮的浆液性渗出液，随着渗出液中中性粒细胞、坏死组织、纤维蛋白逐渐增多，渗出液变混浊成脓液。若以大肠埃希菌感染为主，其脓液成黄绿色，黏稠，带有粪便的特殊臭味。

腹膜炎的结局取决于患者全身、腹膜局部的防御能力和致病菌的致病力。年轻力壮、机体抵抗力强，细菌致病力弱，腹腔内炎症被控制，渗出物逐渐被吸收，炎症消退而自愈，或病变局限于腹腔内某一部位，如膈下、髂窝、肠袢间、盆腔，形成局限性脓肿（图 2-7-2）。此外，腹膜炎时可引起脱水和电解质紊乱；造成麻痹性肠梗阻；诱发感染性休克，甚至死亡。腹膜炎治愈后，可发生粘连性肠梗阻。

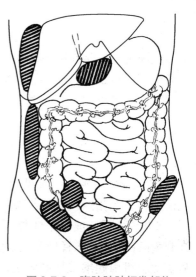

图 2-7-2　腹腔脓肿好发部位

三、临床表现

引起腹膜炎的病因不同，腹膜炎可突然发生，也可逐渐出现。多先有原发病症状，后逐渐出现腹膜炎的表现，并发腹腔脓肿后又有不同表现。

（一）症状

1.腹痛　最主要的表现。与病因，炎症的轻重，年龄及患者身体素质等因素有关。多呈持续性剧痛，难以忍受。深呼吸、咳嗽、用力或变换体位时，腹痛加剧。疼痛多从原发病变部位开始，随炎症扩散而波及全腹。

2. 恶心呕吐　腹膜受炎症刺激引起反射性恶心呕吐，呕吐物为胃内容物。发生麻痹性肠梗阻后，呕吐物为黄绿色胆汁或棕褐色粪水样内容物。

3. 体温、脉搏变化　与炎症轻重有关。一般情况下，体温逐渐升高，脉搏逐渐增快。若原发病灶是阑尾炎等炎性病变，在发生腹膜炎之前体温已经升高，发生腹膜炎后体温更高。而年老体弱患者体温可不升。脉搏较快，体温反而下降是病情恶化的征象之一。

4. 感染中毒症状　高热、脉速、呼吸急促、大汗、口干等表现，病情进一步发展，出现面色苍白、眼窝凹陷、口唇发绀、舌干苔厚、四肢发凉、血压下降、体温骤升或下降、意识不清等一系列中毒脱水、酸中毒及休克表现。

5. 腹腔脓肿　脓液在腹腔内堆积，由肠管、内脏、网膜或肠系膜等粘连包裹，与腹腔隔离，形成腹腔脓肿。一般多继发于急性腹膜炎或腹腔手术后。

（1）膈下脓肿：一旦形成，可出现明显的全身和局部表现。全身症状以发热为主，早期为弛张热，脓肿形成后为持续高热或中等程度发热。伴有脉快、乏力、厌食、消瘦等表现。局部可在脓肿部位出现持续性钝痛，深呼吸时加重。脓肿刺激膈肌，引起呃逆。膈下感染刺激胸膜和肺，出现胸腔积液或肺不张表现。局部皮肤凹陷性水肿，皮温升高，季肋区叩痛。右膈下脓肿使肝浊音界扩大，患侧胸部下方呼吸音减弱或消失。

（2）盆腔脓肿：表现为体温升高、脉速、典型的直肠或膀胱刺激征（里急后重、排便次数增多而量少、黏液便、尿频、排尿困难等）。直肠指检扪及直肠前壁饱满、触痛，有波动感。

（3）肠间脓肿：表现为化脓感染症状，并腹胀、腹痛、腹部扪及肿块和压痛。若脓肿周围广泛粘连，可引起不同程度粘连性肠梗阻表现。

（二）体征

1. 全身表现　急性痛苦病容，仰卧位，双下肢屈曲，拒动，腹部拒按。

2. 腹部体征　腹胀明显，腹式呼吸减弱或消失。腹部压痛、腹肌紧张、反跳痛是腹膜炎标志性的体征，被称为腹膜刺激征，以原发病灶处最明显。腹胀加重是病情恶化的重要标志，应加以重视。腹肌紧张因病因和患者全身状况不同而异。胆囊及胃肠道穿孔可引起强烈腹肌收缩，甚至出现"木板样"强直。但老年人、幼儿及极度衰弱的患者，腹肌紧张可不明显。腹部叩诊一般呈鼓音，消化道穿孔（破裂）时，肝浊音界缩小或消失。腹腔积液较多时，移动性浊音阳性。听诊肠鸣音减弱或消失。

3. 直肠指检　盆腔脓肿患者，扪及直肠前壁饱满，触痛。

四、辅助检查

1. 实验室检查　血常规提示白细胞计数及中性粒细胞比例增高。病情严重或机体反应力低下患者，白细胞数不增高，仅出现中性粒细胞计数增高，胞浆出现中毒颗粒。

2. 影像学检查　腹部 X 线平片显示小肠普遍胀气，并有多个小液平面的肠麻痹征象；胃肠消化道穿孔多有膈下游离气体。超声检查可显示腹腔内有不等量液体，引导进行腹腔穿刺抽液或灌洗。CT 检查对腹腔内实质性器官病变诊断有很大帮助，对评估腹腔内液体量也有帮助。

3. 诊断性腹腔穿刺或腹腔灌洗　根据抽出液性状、颜色、气味，或涂片、细菌培养以及淀粉酶测定等有助判断病因。

知识链接

腹腔穿刺

腹腔穿刺的方法：在超声检查定位帮助下进行，穿刺点一般在两侧下腹部髂前上棘内下方。

根据穿刺抽出液体的性状可帮助判断病因。抽出草绿色透明液体，可能为结核性腹膜炎；抽出黄色、混浊、含胆汁、无臭味液体或含食物残渣，可能为胃十二指肠急性穿孔；抽出血性、淀粉酶含量高，可能为急性胰腺炎；抽出稀薄脓性略带臭味液体，可能为急性阑尾炎穿孔；抽出血性、臭味重液体，可能为绞窄性肠梗阻；抽出不凝固血液，为腹腔内出血。

在穿刺抽液过程中，若抽不出液体，可注入一定量的生理盐水后再抽液检查。同时，明确监测患者病情变化，若患者出现大汗、呼吸急促、血压下降等表现，立即停止。

抽出液可先涂片检查，同时送细菌培养及药物敏感试验检查。

五、治疗原则

（一）非手术治疗

对病情较轻，或病程较长已超过 24 小时，且腹部体征已减轻或有减轻趋势者，原发性腹膜炎者，或伴有严重器质性疾病不能耐受手术者，可行非手术治疗。

1. 体位　一般采取半卧位，有利于炎症局限和引流，减轻感染中毒症状，有利于改善呼吸和循环功能。休克患者采取中凹位或平卧位。

2. 禁食和胃肠减压　消化道穿孔患者必须安置胃管，持续性胃肠减压，禁食，减轻胃肠道积气，改善血供，有利于炎症局限和吸收，胃肠道功能恢复。

3. 纠正体液失衡　建立静脉输液通道，根据患者液体出入量及需要量，维持体液平衡；病情严重时，可输入血浆和白蛋白；贫血时，输血。

4. 合理应用抗生素　因感染为混合性感染，应合理选用抗生素。但抗生素治疗不能取代手术治疗。

5. 营养支持　在输入葡萄糖的同时应补充氨基酸、白蛋白等提供热量。也可输入脂肪乳提供热量。长期不能进食患者，尽早给予肠外营养支持，必要时行空肠造口给予肠内营养支持。

6. 镇静、止痛和给氧等对症处理。

（二）手术治疗

绝大多数继发性腹膜炎患者都需要及时手术治疗。

1. 手术适应证　①经非手术治疗 6~8 小时后，腹膜炎表现不缓解或反而加重者；②腹腔原发疾病严重者，如胃肠道穿孔、绞窄性肠梗阻、腹腔内脏外伤破裂等；③腹腔内炎症严重，出现明显肠麻痹或中毒症状，或合并休克者；④腹膜炎病因不明，无局限趋势者。

2. 手术原则　探查和确定病因、处理原发病灶、彻底清洁腹腔和充分引流等。

3. 术后处理　继续非手术治疗外，保证引流管通畅，密切观察病情变化，保证重要器官功能，防治并发症。

六、护理诊断

1. 疼痛　与腹膜感染有关。
2. 体温过高　与腹腔内感染有关。
3. 体液不足　与禁食、高热、腹腔内渗出和体液丢失过多有关。
4. 焦虑　与身体不适、担心预后有关。
5. 潜在并发症　感染性休克、腹腔脓肿等。

七、预期目标

1. 患者疼痛缓解或消失。
2. 患者体温恢复正常。
3. 患者水、电解质平衡恢复。
4. 患者焦虑减轻或消失,表现为情绪稳定。
5. 患者为发生并发症,若发生并发症及时发现或治疗。

八、护理措施

（一）非手术治疗护理/手术前护理

1. 病情观察　注意患者生命体征变化,定时测量体温、脉搏、呼吸和血压,监测尿量、记录出入量,电解质、血气分析等,警惕患者有无脱水、电解质及酸碱平衡紊乱和休克表现;密切监测患者腹部症状和体征变化,若发现病情加重,及时报告医生;监测患者有无腹腔脓肿或粘连性肠梗阻的发生。

2. 体位　病情稳定后一般采取半卧位,休克患者采取休克体位,经常活动下肢,防止血栓性静脉炎。

3. 禁食与胃肠减压　禁食,减轻患者腹胀。持续性胃肠减压,可避免胃肠内容物继续漏入腹腔,减少胃肠腔内积气积液,改善胃肠壁血供,有利于炎症局限,促进胃肠功能恢复。

4. 静脉输液　立即建立静脉输液通道,遵医嘱补液和电解质,纠正水、电解质及酸碱平衡失调,必要时输血或血浆。

5. 抗生素应用　遵医嘱合理使用抗生素,目前认为第三代头孢菌素足以杀死大肠埃希菌而无耐药性,单一广谱抗生素比大剂量联合应用抗生素治疗大肠埃希菌效果更好。严格说,抗生素的选择应根据细菌培养及药敏试验结果来确定更科学。

6. 对症治疗护理　高热者,给予物理降温或药物降温。疼痛剧烈者,遵医嘱给予镇静,缓解患者痛苦和恐惧。对已确诊、治疗方案已确定者,可给予哌替啶类止痛剂;对于诊断不明或需继续观察的患者,暂不用止痛剂,以免掩盖病情。术前禁止灌肠和服用泄剂,避免感染扩散或加重病情。

（二）手术后护理

术后护理措施及观察原则上与非手术治疗的护理相同,但应注意以下几点:

1. 体位　全麻未清醒者,头偏向一侧,保持呼吸道通畅。硬膜外麻醉者,去枕平卧6小时。血压平稳后采取平卧位,有利于改善呼吸和循环。鼓励、协助患者早期活动,以减轻腹胀,促进肠蠕动恢复,防止肠粘连,防止肺部并发症和下肢深静脉血栓。

2．禁食、胃肠减压 术后继续禁食和胃肠持续性减压，促进肠蠕动恢复，待肠蠕动恢复，肛门排气后，拔出胃管，逐步恢复经口饮食。禁食期间做好口腔护理。

3．应用抗生素 术后继续给予广谱抗生素，减轻、治疗腹腔残余感染。

4．观察病情 监测生命体征、出入量、尿量的变化。观察腹部体征和肛门排气情况。

5．腹腔引流护理 ①引流管粘贴标签，注明名称、引流部位等；②正确连接并妥善固定引流装置、引流管，避免扭曲、折叠、脱落和受压；③观察引流管通畅情况，挤压引流管，防止堵塞；④负压吸引时，根据患者引流液抽吸情况及时调整负压；⑤观察引流液的量、性质和颜色；⑥引流量小于 10ml/ 天，且引流液非脓性，患者无发热、腹胀，白细胞计数正常，可考虑拔出腹腔引流管。

6．伤口护理 保持伤口清洁、干燥，敷料被浸湿或污染，及时更换。监测伤口情况，防止伤口感染。

九、护理评价

1．患者疼痛是否缓解或消失。

2．患者体温是否恢复正常。

3．患者水、电解质平衡是否得以恢复。

4．患者是否焦虑减轻或消失。

5．患者是否发生并发症，是否及时发现或治疗。

十、健康教育

1．疾病指导 向患者说明禁食、胃肠减压的目的和必要性，提供疾病治疗和护理知识。

2．饮食指导 禁食易消化、高蛋白、高热量、高维生素饮食，少食多餐。避免暴饮暴食。

3．活动指导 指导、协助患者早期活动，促进肠蠕动恢复，预防肠粘连。

4．随访指导 术后定期门诊随访，出现腹胀、腹痛、恶心、呕吐等不适，及时就诊。

（周 瑛）

复习思考题

1．急性腹膜炎手术治疗的指征是什么？

2．患者，男性，38 岁，因突发上腹部疼痛迅速波及全腹 2 小时入院。查体：患者急性痛苦病容，蜷曲体位，拒动。全腹压痛，反跳痛，肌紧张。既往有溃疡病史，腹部 CT 提示右侧膈下半月形游离气体带，腹部 B 超提示腹腔内积液。请问：

（1）该患者出现什么情况？

（2）该患者主要护理诊断是什么？

（3）该患者主要护理措施是什么？

课件
08章PPT

第八章

胆道感染患者的护理

学习要点

1. 胆道感染的病因、发病机制和病理生理。
2. 胆道感染的临床表现。
3. 胆道感染患者的处理原则和护理措施。

扫一扫
知重点

　　胆道感染主要为胆囊炎和不同部位的胆管炎,可分为急性、亚急性和慢性。胆道感染主要由胆道梗阻、胆汁淤积而引起。而胆道结石是引起胆道梗阻、胆汁淤积、细菌繁殖诱发胆道感染的最主要原因,同时反复胆道感染可促进胆道结石的形成,进一步加重胆道梗阻。胆道结石和胆道感染互为因果关系,形成恶性循环。

一、急性胆囊炎

　　急性胆囊炎是常见的急腹症,多见于女性。是胆囊壁受到细菌侵袭而发生的炎症反应。约95%的患者合并胆囊结石,称为结石性胆囊炎。5%的患者胆囊内无结石,称为非结石性胆囊炎。

　　(一)病因

　　1. 急性结石性胆囊炎　　主要致病原因是胆囊管阻塞和细菌感染。

　　(1)胆囊管阻塞:胆囊结石堵塞胆囊管或嵌顿在胆囊颈,结石直接损伤黏膜,导致胆汁排出障碍,胆汁淤积,浓缩。高浓度的胆汁具有细胞毒性,损害细胞,加重黏膜炎症、水肿,甚至坏死。

　　(2)细菌感染:致病菌经胆道逆行进入胆囊,或经血液循环(淋巴循环)进入胆囊,在胆汁淤积时引起感染。常见致病菌为革兰阴性杆菌,以大肠埃希菌多见,其次克雷伯菌、粪球菌、铜绿假单胞菌等。常与厌氧菌混合感染。

　　2. 急性非结石性胆囊炎　　病因仍不清楚。常发生于严重创伤、烧伤、腹部非胆道大手术(腹主动脉瘤手术)后、危重患者、长期营养不良者。

　　(二)病理生理

　　1. 急性结石性胆囊炎　　早期胆囊管梗阻,胆汁淤积,刺激胆囊黏膜引起黏膜充血、水肿、胆囊肿大,此时称为单纯性胆囊炎。若此阶段解除梗阻,炎症可消退。若病情进一步加重,病变波及胆囊壁全层,引起囊壁增厚,血管扩张,纤维素或脓性渗出,发展为化脓性胆囊炎。此时治愈后,因胆囊纤维组织增生、瘢痕化,胆囊炎易复发。若胆囊管持续梗阻,囊内压力继续升高,囊壁受压引起血供障碍,胆囊出现缺血坏死,称为坏疽性胆囊炎。坏疽胆囊常合并穿孔,多发生于胆囊底部和颈部。胆囊炎反复发作出现慢性炎症过程。急性胆囊炎波及邻近脏器,也可穿破至十二指肠、结肠等,形成胆囊胃肠道内瘘。

2. 急性非结石性胆囊炎　主要致病因素是胆汁淤积和缺血,引起细菌大量繁殖,更容易引起胆囊坏疽和穿孔。

（三）临床表现

1. 症状

（1）腹痛:上腹部或右上腹绞痛或胀痛,可放射至右肩、肩胛和背部。常于夜间发作,饱餐、进食油腻食物可诱发。

（2）胃肠道症状:发作时伴有恶心、呕吐、厌食、便秘等症状。

（3）全身症状:常伴有轻度至中度发热,无畏寒。若出现寒战高热,可能出现胆囊坏疽、穿孔或胆囊积脓,或合并急性胆管炎。若出现黄疸,可能是合并胆总管结石。

2. 体征　右上腹胆囊区有不同程度压痛,炎症波及浆膜可出现肌紧张和反跳痛,Murphy 征阳性。部分患者可扪及肿大、有触痛的胆囊。胆囊坏疽、穿孔,可引起弥漫性腹膜炎的表现。

知识链接

Murphy 征

Murphy 征指按压胆囊区,嘱患者深吸气,有触痛反应者为阳性。

（四）辅助检查

1. 实验室检查　血常规提示白细胞计数及中性粒细胞比例增高。谷丙转氨酶和碱性磷酸酶增高,部分患者出现胆红素和淀粉酶增高。

2. 影像学检查　B 超检查可见胆囊增大,胆囊壁增厚,"双边征",胆囊内结石影。CT、MRI 均可协助诊断。

（五）治疗原则

急性胆囊炎原则上争取择期手术。

1. 非手术治疗　也可作为术前准备。主要包括:禁食、输液、解痉、营养支持、补充维生素、抗感染和纠正体液失衡。大多数患者经非手术治疗后能控制病情发展,后期再行择期手术。若治疗期间,患者病情加重,应及时手术治疗。

2. 手术治疗　急性期手术力求安全、简单、有效,对年老体弱、合并多个重要脏器疾病者,应慎重选择手术方法。急诊手术治疗方法有胆囊切除术、胆囊造口术、部分胆囊切除术或超声引导经皮肝胆囊穿刺引流术。首选腹腔镜胆囊切除术。

二、慢性胆囊炎

慢性胆囊炎是胆囊持续、反复发作的炎症过程。90% 以上患者有胆囊结石。

（一）病理

慢性胆囊炎黏膜下及浆膜下的纤维组织增生，单核细胞浸润，炎症反复发作，使得胆囊与周围组织粘连、胆囊壁增厚并逐渐瘢痕化，最终引起胆囊萎缩，功能丧失。

（二）临床表现

慢性胆囊炎患者一般症状不典型，多数患者有胆绞痛病史。常在进食油腻食物或饱餐后出现上腹部疼痛、腹胀等不适。腹痛程度不一，可向右肩背部放射。伴胃肠道症状，如恶心、呕吐。较少出现畏寒、高热及黄疸。腹部可无阳性体征，或仅有右上腹轻度压痛。

（三）辅助检查

B 超检查可显示胆囊壁增厚，胆囊排空障碍或胆囊结石。胃镜、腹部 X 线钡餐、CT 等检查可帮助鉴别诊断。

（四）治疗原则

伴有结石，或确诊为慢性胆囊炎的无结石患者应选择手术切除胆囊，首选腹腔镜胆囊切除术。对不能耐受手术者，年老体弱或伴有严重器质性疾病患者，可选择非手术治疗，方法有口服溶石药物、有机溶石剂直接穿刺胆囊溶石、限制油腻食物同时服用消炎利胆的中药等。

三、急性胆管炎

急性胆管炎是结石阻塞胆管引起的化脓性感染。胆管感染可引起胆管结石，胆管结石也可引起胆管梗阻诱发胆管感染。因此，胆管结石和胆管感染互为因果关系。

（一）病因病理

主要原因为胆汁淤滞、细菌感染和脂类代谢异常，也可由胆管内异物为核心形成结石引起，如虫卵、虫体残片或线结等异物。另外，胆囊结石进入胆管也可引起胆管感染。胆管梗阻后，胆汁淤积，胆管充血、水肿，炎性渗出。细菌生长繁殖后引起继发性感染。致病菌主要为大肠埃希菌、变形杆菌和厌氧菌。

（二）临床表现

单纯性胆管炎，可无症状或仅有上腹部不适。当结石梗阻继发感染时，可有典型的胆管炎症状，即 Charcot 三联征，表现为腹痛、寒战高热和黄疸。患者常伴有非特异性消化道症状，如上腹部不适、呃逆、嗳气等。

1. 腹痛　主要是由于结石嵌顿于胆总管下端或壶腹部，刺激胆管平滑肌，引起 Oddi 括约肌痉挛而引起。疼痛位于剑突下或右上腹，呈持续性绞痛伴阵发性加重，可向右肩或背部放射，常伴恶心、呕吐。

2. 寒战、高热　胆管梗阻继发感染后，脓性胆汁和细菌逆流，并随肝静脉扩散所致。剧烈腹痛后，继而出现寒战、高热，体温高达 39～40℃，呈弛张热。

3. 黄疸　结石堵塞胆管后，胆红素逆流入血，患者出现黄疸。黄疸的程度、持续时间与梗阻程度、是否继发感染和阻塞结石是否松动有关，故临床上黄疸多呈间歇性和波动性变化。若黄疸明显，进行性加重，提示胆总管完全梗阻。

4. 单纯性肝内胆管结石　可无症状或有肝区持续性胀痛，合并感染除有 Charcot 三联征外，还易并发胆源性肝脓肿、胆管支气管瘘；感染反复发作可导致胆汁性肝硬化、门静脉高压症等，甚至并发肝胆管癌。

（三）辅助检查

1. 实验室检查 合并感染者，白细胞计数及中性粒细胞比例明显升高；肝细胞损害者，血清转氨酶和碱性磷酸酶增高；胆管梗阻时，血清胆红素、尿胆红素升高，尿胆原降低，粪中尿胆原减少。

2. 影像学检查 B 超检查可显示胆管内结石影，近段胆管扩张。PTC、ERCP 检查可了解结石部位、数量、大小和胆管梗阻的部位等。

（四）治疗原则

治疗原则为取出结石，解除梗阻或狭窄，去除感染病灶。

1. 肝外胆管结石 以手术治疗为主。常用的手术方法：胆总管切开取石加 T 管引流术、胆肠吻合术、Oddi 括约肌成形术和经内镜 Oddi 括约肌切开取石术等。

2. 肝内胆管结石 宜采用以手术为主的综合疗法。手术常用方法有高位胆管切开取石、病变肝叶切除和胆肠内引流等。非手术治疗主要有中西医结合疗法和经胆道镜取出残余结石等。

四、急性梗阻性化脓性胆管炎

急性梗阻性化脓性胆管炎（acute obstructive suppurative cholangitis，AOSC）是急性胆管化脓性感染的严重阶段，也称为急性重症胆管炎（acute cholangitis of severe type，ACST）。急性胆管炎患者，若胆道梗阻未及时解除，胆管内细菌感染未被控制，进一步发展为 AOSC，可危及患者生命。

（一）病因

1. 胆道梗阻 在我国引起胆道梗阻最常见的原因是肝内外胆管结石，其次是胆道寄生虫和胆管狭窄。而近年来，随着介入治疗和手术的发展，胆肠吻合口狭窄、ERCP、内支架放置等因素引起胆管狭窄逐渐增多。

2. 细菌感染 致病菌逆行进入胆道，或经门静脉进入胆道，诱发感染。常见致病菌为革兰阴性杆菌，以大肠埃希菌多见，其次克雷伯菌、变形杆菌、铜绿假单胞菌等。常与厌氧菌形成混合感染。

（二）病理生理

AOSC 基本的病理变化是胆管梗阻和胆管内化脓性感染。胆管梗阻，胆汁淤积，引起胆道扩张，胆管内压力增高。淤积的胆汁刺激胆管壁，引起胆管壁充血、水肿，炎性细胞浸润，黏膜面糜烂形成小溃疡。细菌在淤积的胆汁内大量生长繁殖，造成胆管内积脓，胆管内压力进一步增高。当胆管内压力超过 $30cmH_2O$ 时，胆管内细菌及毒素逆行经肝窦入血，引起全身化脓性感染，大量毒素引起全身炎症反应、血流动力学改变和 MODS。

（三）临床表现

AOSC 起病急骤，发展迅速。多数患者有反复胆道感染病史和（或）胆道手术病史。除急性胆管炎的 Charcot 三联征以外，还有休克、中枢神经系统受抑制表现，称为 Reynolds 五联征。患者症状为突发剑突下或上腹部胀痛或绞痛，继而出现寒战、高热，呈弛张热，伴恶心、呕吐等消化道症状。神经系统症状主要表现为神志淡漠、嗜睡，甚至昏迷等。合并休克可表现为烦躁不安、谵妄等。体征表现为体温高达 39～40℃，脉搏细速，血压下降。口唇发绀，甲床青紫，全身皮肤有出血点或皮下淤斑。剑突下或右下腹压痛,可扪及腹膜刺激征。肝肿大,有压痛和叩击痛。部分患者可扪及肿大胆囊。

（四）辅助检查

1. 实验室检查　白细胞计数明显增高,可高达 $20 \times 10^9/L$,中性粒细胞比例增高,有中毒颗粒出现。肝功能出现不同程度损害,凝血酶原时间延长。伴低钠血症、脱水和代谢性酸中毒。

2. 影像学检查　B超可了解胆管梗阻的部位及肝内外胆管扩张的情况。病情稳定时,腹部 CT 和 MRI 也可帮助诊断。

（五）治疗原则

治疗原则是解除胆管梗阻并引流。当胆管内压力下降后,患者病情可暂时改善,有利于争取时间进一步治疗。

1. 非手术治疗　既是治疗手段,也是手术前准备。措施有:①抗休克治疗:维持有效静脉输液通道,扩容,恢复血容量。首选平衡盐溶液,同时应加入胶体液。②抗感染治疗:联合应用足量抗生素。选用针对革兰阴性杆菌和厌氧菌的抗生素。③纠正水、电解质和酸碱平衡失调:常为等渗性脱水或低渗性脱水,以及代谢性酸中毒。④对症治疗:高热者,给予物理或药物降温;呕吐者,给予止吐;营养供应不足给予营养支持等治疗。⑤其他治疗:短时间治疗后无好转者,使用血管活性药物提高血压,肾上腺皮质激素保护细胞膜和对抗细菌毒素,吸氧纠正低氧状态。

2. 手术治疗　主要目的是解除胆管梗阻,降低胆管内压力。手术力求简单有效,主要方法有:胆总管切开减压、T 管引流,ENBD 和 PTCD。急诊胆管减压一般不能完全去除病因,在患者一般情况恢复1～3个月后,再根据病因选择彻底的手术治疗。

五、护理诊断

1. 急性疼痛　与炎症及胆管括约肌受刺激有关。

2. 体温过高　与胆道感染、炎性反应有关。

3. 营养失调:低于机体需要量　与发热等高消耗和纳差摄入量不足有关。

4. 焦虑/恐惧　与反复发作,担心预后有关。

5. 潜在并发症　胆瘘、脓毒症、感染性休克等有关。

六、预期目标

1. 患者疼痛缓解或消失。

2. 患者体温恢复正常。

3. 患者营养充足,能满足机体需要量。

4. 患者情绪稳定。

5. 患者未发生并发症,或及时发现并发症并处理。

七、护理措施

（一）术前护理

1. 病情观察　观察患者生命体征、神志、腹部症状和体征变化,监测血常规、血气分析和电解质变化。及时发现患者神志淡漠、黄疸加深、少尿或无尿、肝功能异常、凝血酶原时间延长和代谢性酸中毒,应及时报告医生。

2．缓解疼痛　给予诊断明确剧烈疼痛者,给予消炎利胆、解痉止痛等药物,注意观察药物疗效和不良反应。

3．维持体温正常　高热者,先给予患者温水或酒精擦浴、冰袋外敷等物理降温。若无效者,遵医嘱给予药物降温。动态监测患者体温,联合足量应用有效抗生素控制感染,嘱患者多饮水。

4．维持体液平衡　建立有效静脉输液通道,扩容,维持有效循环血容量。监测患者血压、中心静脉压、24 小时出入量及尿量变化,为补液提供依据。补充血容量的同时,注意电解质及酸碱平衡,纠正缺氧。

5．营养支持　给予患者高蛋白、高热量、富含维生素、低脂饮食。禁食和胃肠减压期间,通过静脉补充氨基酸、维生素、能量。凝血功能障碍者,给予静滴或肌注维生素 K_1。严重者,可少量多次给予输血和白蛋白,纠正贫血及低蛋白血症。

6．完善术前检查和准备　积极完善相关术前检查,血常规、凝血功能、肝功能、肾功能、输血前检查、心电图、腹部 B 超或 CT 等。备皮、皮试、更换手术衣裤等。

(二)术后护理

1．病情观察　术后观察患者生命体征、腹部症状和体征、伤口及引流,评估有无出血或胆瘘发生。术前有黄疸患者,观察和记录患者大便颜色的改变,监测血清胆红素变化。

2．营养支持　禁食和胃肠减压期间,给予肠外营养支持。胃管拔除后,根据肠功能恢复情况,给予患者无脂流质饮食,逐步过渡低脂饮食。

3．T 管引流护理

(1)妥善固定:T 管妥善固定于上腹部,避免翻身、活动等情况下,意外牵拉 T 管,造成 T 管脱落。对烦躁不安的患者,应专人护理,必要时适当约束。

(2)保持引流通畅:病情平稳后,患者采取半卧位,有利于引流。平卧位时,T 管引流袋的位置不能高于腋中线;站立或活动时,引流袋应低于腹部手术切口,避免胆汁逆流引起感染。避免 T 管受压、折叠、扭曲,定时挤压引流管,避免血凝块或结石堵塞,必要时可给予生理盐水冲洗或负压吸引。

(3)加强观察:注意引流液的量、颜色、性状。正常人,每日分泌胆汁 800～1200ml,黄绿色、清亮、无沉渣、有一定黏性。术后 24 小时内引流液量约 300～500ml,恢复饮食后,每日可有 600～700ml,以后逐渐减少至每日 200ml 左右。若胆汁过多,提示胆道下端梗阻;若胆汁混浊,提示结石残留或胆管炎症未被控制。

(4)预防感染:定期更换引流袋,更换时严格无菌操作。引流管口周围皮肤保持干燥,无菌敷料覆盖。遵医嘱给予足量、有效抗生素。

(5)拔管:一般术后 2 周左右,T 管引流的胆汁色泽恢复正常,引流量逐渐减少至每日 200ml 左右,可试行夹管。夹管期间,患者无腹痛、发热,黄疸无加深,可考虑拔管。拔管前可先做经 T 管胆道造影,若无异常发现,持续开放引流 2～3 天,待造影剂充分排除后拔管。拔管后,窦道用凡士林纱布堵塞,1～2 天后可自行愈合。

4．预防并发症　术后监测患者生命体征、腹部症状和体征、引流液的变化,及时发现并发症,并报告医生,协助处理。

八、护理评价

1．患者疼痛是否缓解或消失。

2．患者体温是否恢复正常。

3．患者营养是否充足，能满足机体需要量。

4．患者情绪是否稳定。

5．患者是否发生并发症，或并发症是否及时发现并处理。

九、健康教育

1．饮食指导　注意低脂饮食和饮食卫生。

2．定期复查　非手术治疗患者，按时服药，定期复查。

3．带 T 管出院患者的指导　穿宽松柔软的纯棉衣服，防止管道受压；避免过度活动或提取重物，防止 T 管牵拉脱落；定期更换引流袋；淋浴时，塑料薄膜覆盖引流管处，防止感染；引流管伤口周围皮肤涂擦氧化锌软膏给予保护。若引流液量、颜色、性状出现异常，及时就诊。

（周　瑛）

复习思考题

1．胆总管切开并 T 管引流术后的患者引流管护理措施有哪些？

2．患者，女性，因反复右上腹疼痛 3 年，寒战、发热，伴黄疸 1 天急诊入院。查体：体温 39℃，脉搏 110 次 / 分，血压 80/60mmHg，神志淡漠，皮肤巩膜黄染，腹部稍隆，右上腹及剑突下压痛，反跳痛和肌紧张，Murphy 征阳性，肠鸣音正常。既往有胆囊结石病史。血常规提示白细胞计数 20×10^9/L。请问：

（1）患者可能出现什么情况？

（2）针对患者情况，应采取哪些护理措施？

第九章

急性胰腺炎患者的护理

 学习要点

1. 急性胰腺炎的病理、病理及临床表现。

2. 急性胰腺炎的治疗原则。

3. 急性胰腺炎的护理措施。

急性胰腺炎是胰酶被异常激活,消化胰腺自身及其周围脏器所引起的急性炎症性疾病,是一种常见的急腹症。根据病理改变分为水肿性和出血坏死性两种类型。根据病情可分为轻型和重症急性胰腺炎。轻型急性胰腺炎,有自限性,预后好。重症胰腺炎病情险恶,死亡率高。

一、解剖生理概要

1. **胰腺的解剖** 是从右向左横跨第 1～2 腰椎前方的一个狭长腹膜后器官,分为胰头、颈、体、尾四部分,各部分无明显界限,临床上常见胰尾作为一个解剖单位。绝大多数人胰管与胆总管融合后,下端膨大称 Vater 壶腹,开口于十二指肠乳头。少数人虽共同开口,但中间有分隔,或分别开口于十二指肠。在胰头部胰管上方有副胰管,与胰管相通,开口于十二指肠副乳头(图 2-9-1)。

2. **胰腺的生理** 胰腺具有外分泌和内分泌功能。外分泌产生胰液,正常人每日分泌量约 750～1500ml,主要成分为水、碳酸氢钠和消化酶。胰消化酶主要包括胰酶、脂肪酶和胰蛋白酶。内分泌来源于胰岛内多种细胞,分泌胰岛素、胰高糖素、生长抑素和促胃液素等。

二、病因与病理

(一) 病因

急性胰腺有有多种致病危险因素,最常见的是胆道疾病和过量饮酒。

1. **胆道疾病** 胆道结石阻塞胆总管末端,使胆汁向胰管逆流,激活胰酶,引起胰腺自身消化、坏死。除此以外,胆道蛔虫,炎症或手术器械引起十二指肠乳头水肿或狭窄,肿瘤,Oddi 括约肌痉挛等因素都可引起胆总管末端梗阻。

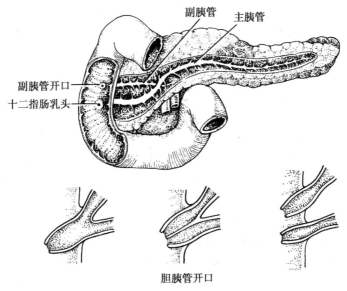

图 2-9-1　胰腺的解剖关系

2．过量饮酒　乙醇除直接损伤胰腺外，还可刺激胰腺分泌、引起十二指肠乳头水肿、Oddi 括约肌痉挛，导致胰管内压力增高，细小胰管破裂，胰液进入胰腺组织间隙引起一系列酶损害，导致自身消化。

3．十二指肠液反流　十二指肠炎性狭窄、穿透性十二指肠溃疡等引起十二指肠内压力增高，十二指肠液向胰管内反流，激活蛋白水解酶及磷脂酶 A，引起胰腺自身消化。

4．代谢性疾病　高脂血症、高钙血症。

5．创伤　上腹部钝器伤、穿通伤或手术（内镜）直接或间接损伤胰腺组织。

6．其他　①某些药物：磺胺类药物、利尿剂（呋塞米）、甲硝唑、乙酰胺基酚等；②饮食：暴饮暴食等；③感染：流行性腮腺炎、脓毒症等；④内分泌、遗传和自身免疫性疾病等。

（二）病理

基本病理改变是胰腺呈现不同程度的充血、水肿、出血和坏死。

1．急性水肿性胰腺炎　病变程度轻，多局限于胰腺尾部。肉眼见胰腺充血、水肿，被膜紧张，胰周淡黄色积液。腹腔内脂肪组织见粟粒状或斑块状黄白色皂化斑。镜下见胰腺间质充血、水肿、炎性细胞浸润。

2．急性出血坏死性胰腺炎　以胰腺实质出血、坏死为特征。肉眼见胰腺肿胀，暗紫色。坏死胰腺组织散在或片状分布，呈灰黑色，严重者整个胰腺都变黑。腹腔内有血性渗液，内含淀粉酶。镜下可见脂肪坏死和腺体泡破坏，间质小血管壁坏死，片状出血，炎性细胞浸润，腺泡小叶结构模糊不清。晚期坏死组织合并感染，可引起胰腺或胰周脓肿。

三、临床表现

（一）症状

1．腹痛　本病的主要症状。常在饱餐和饮酒后突然发生，上腹部或左上腹持续性剧烈疼痛，并向左肩或腰背部牵涉，使用一般解痉止痛剂难于缓解。

2．恶心、呕吐　与腹痛伴发。开始即可出现，呕吐剧烈而频繁，呕吐后腹痛不缓解。呕吐物为胃、十二指肠内容物，偶为咖啡色。

3．腹胀　早期为反射性肠麻痹引起，后期由于腹膜炎、麻痹性肠梗阻所致。腹膜后炎症越重，腹胀越明显。肛门停止排便排气。

4．全身表现　由于呕吐和胰周渗出，可引起体液失调，多数患者可有轻重不等的脱水和代谢性酸中毒。频繁呕吐者，可发生代谢性碱中毒。部分患者可因低血钙而引起手足抽搐。严重者因血容量不足出现休克症状，表现为脉搏细速，血压下降，呼吸加快，面色苍白，神志淡漠或四肢湿冷，尿少等。部分患者以突然休克为主要表现。

（二）体征

1．疼痛　水肿型胰腺炎者压痛只限于上腹部，常无明显肌紧张；出血坏死型胰腺炎压痛明显，并有肌紧张和反跳痛，范围较广泛或弥漫全腹，移动性浊音阳性，肠鸣音减弱或消失。严重休克时，腹膜炎体征反而不明显。

2．皮下出血　仅发生于严重出血坏死型胰腺炎，在起病后数天内出现。主要是外溢的胰液沿组织间隙到达皮下，溶解皮下脂肪，使毛细血管破裂出血所致。表现为皮下出血斑点，Grey-Turner 征（腰部、季肋部和下腹部大片青紫淤斑）或 Cullen 征（脐周蓝色改变）。

四、辅助检查

1．实验室检查　血、尿淀粉酶的检测对诊断有重要意义。血清淀粉酶于发病后数小时开始升高，24 小时达到高峰，4～5 天恢复正常。尿淀粉酶在发病 24 小时后升高，48 小时达高峰，1～2 周后恢复正常。血淀粉酶超过 500U/dl（正常值 40～180U/dl，Somogyi 法），尿淀粉酶明显增高（正常值 80～300U/dl，Somogyi 法），可诊断本病。但淀粉酶的增高程度与疾病的严重程度不成比例。血清脂肪酶明显增高（正常值 23～300U/L）也是诊断的客观指标。C 反应蛋白在发病 48 小时后大于 150mg/ml，提示病情较重。

2．影像学检查　B 超检查易受上腹部胃肠内气体干扰，可见胰腺肿大，胰周积液；增强 CT 检查是最具诊断价值的检查，不仅可帮助诊断胰腺炎，还可帮助鉴别是否胰腺坏死。在胰腺弥漫性肿大的背景中，出现质地不均、液化或蜂窝状低密度区，提示胰腺坏死。MRI 检查在评估胰腺坏死、范围及有无游离气体等方面有价值，尤其是复发性胰腺炎和原因不明的胰腺炎。

3．腹腔穿刺　穿刺液为血性混浊液体，可见脂肪小滴。血性腹水的颜色深浅与胰腺炎的严重程度成正比。穿刺液的淀粉酶值明显高于正常提示病情严重。

五、治疗原则

1．非手术治疗　适用于急性胰腺炎早期、水肿型胰腺炎及尚未感染的出血坏死型胰腺炎。

（1）禁食、胃肠减压：持续胃肠减压可减轻腹胀，防止呕吐，降低腹内压。

（2）减少胰腺的分泌：抗胆碱药和抑制胃酸分泌药的应用，如阿托品、西咪替丁等，以抑制胃酸分泌、减少胰液外分泌。应用生长抑素，能有效抑制胰腺的分泌。

（3）解痉止痛：使用山莨菪碱等抗胆碱药物，并定时使用。吗啡可引起 Oddi 括约肌张力增高，但对预后无不良影响。

（4）维持体液平衡、抗休克、加强营养支持：及时纠正体液平衡失调、补充血容量，有效防治休克。为使胰腺和胃肠道得到充分休息，必要时可应用完全胃肠道外营养，加强营养支持。

（5）应用抗生素：应用有效抗生素控制感染。

（6）中药治疗：呕吐控制后，经胃管注入中药，常用有复方清胰汤加减，每天 3～6 次，注入后夹闭胃管 2 小时。呕吐未被控制者，可药物灌肠。

2. 手术治疗　适用于：①胰腺及胰周坏死组织继发感染者；②伴胆总管下端梗阻或胆道感染者；③不能排除其他急腹症时；④合并肠穿孔、大出血或胰腺假性囊肿者。手术原则是清除坏死组织及渗出液，处理胆道病变，去除原发病灶和引流腹腔渗液。

六、护理诊断

1. 急性疼痛　与胆道梗阻、胰腺及周围组织炎症有关。
2. 体液不足　与呕吐、禁食、炎性渗出有关。
3. 体温过高　与胰腺坏死、继发感染或胰腺脓肿有关。
4. 营养失调：低于机体需要量　与禁食、胃肠减压和消耗有关。
5. 潜在并发症　出血、胰瘘、肠瘘、休克等。

七、预期目标

1. 患者疼痛缓解或消失。
2. 患者体液得到补充，恢复平衡。
3. 患者体温恢复正常。
4. 患者机体需要量得到满足，维持正常需要量。
5. 患者未发生并发症，或并发症及时发现及处理。

八、护理措施

（一）非手术治疗护理 / 术前护理

1. 严密观察和监测　观察患者意识、血压、脉搏、呼吸、体温、尿量；定时测定血、尿淀粉酶、血电解质、血清钙、血糖、白细胞计数、血气分析等，必要时做动态 B 超、增强 CT 检查。注意观察有无全身并发症的发生，如休克、心肺肾功能的改变。

2. 体位　患者病情平稳后，半卧位。

3. 饮食　禁食，持续性胃肠减压。

4. 维持水、电解和酸碱平衡　根据患者 24 小时出入量，中心静脉压和尿量，制定补液计划。发生休克者，迅速建立静脉输液通道，扩容，恢复有效循环容量。重症胰腺炎易发生低钾血症、低钙血症，应及时补充。

5. 体温正常　发热者，给予物理或药物降温。遵医嘱使用能通过血胰屏障的敏感抗生素控制感染。

6. 缓解疼痛　遵医嘱给予患者抑制胰腺分泌和抗胰酶的药物。剧烈疼痛者，给予解痉止痛药物。协助患者卷曲体位，有利于缓解疼痛，按摩背部，增加舒适感。

7. 营养支持 禁食期间给予患者静脉营养支持。水肿型胰腺炎，一般1周后可开始进食无脂低蛋白流质饮食，逐渐过渡到低脂饮食。重症胰腺炎须待病情稳定、淀粉酶正常、肠麻痹消失后，通过空肠造瘘管给予肠内营养支持，逐步过渡到全肠内营养或经口进食。

（二）术后护理

1. 引流管护理 在所有引流管上标明管道名称、安置时间、引流部位，引流管与相应引流装置紧密连接固定，定期更换引流装置。

2. 空肠造瘘管护理 妥善固定引流管，避免翻身、活动、更换衣服时意外脱落。保持引流管通畅，在滴注营养液前后使用温水或生理盐水冲洗，持续滴注时每4小时冲洗管道1次。若出现堵塞或滴注不畅，可用生理盐水或温水高压冲洗或负压抽吸。

3. 并发症观察和护理

（1）胰瘘：表现为腹痛、腹胀、发热、腹腔引流液淀粉酶增高。典型者可自伤口流出清亮液体，腐蚀周围皮肤，引起糜烂疼痛。应早期持续吸引引流，周围皮肤涂以氧化锌软膏保护。

（2）胆瘘：多发生于术后5～10天，表现为发热、腹痛和腹膜炎症状，T管引流量突然减少，但可见沿腹腔引流管或腹壁切口溢出胆汁样液体。术后应保持T管引流通畅，每日做好观察与记录。皮肤保护与胰瘘相同。

（3）出血：术后早期1～2天内出血可因凝血机制障碍，创面广泛渗血或结扎线脱落等引起；术后1～2周出血可因胰液、胆汁腐蚀或感染所致。表现为呕血、便血、腹痛，以及出汗、脉速、血压下降等。应据情况给予止血剂、输血或手术止血等处理。

（4）胆道感染：多为逆行感染，若胃肠吻合口离胆道吻合口较近，进食后平卧则易发生。表现为腹痛、发热，严重者可出现脓毒症。故进食后宜坐15～30分钟，以利于胃肠内容物排空。治疗为抗感染、利胆、通便等。

九、护理评价

1. 患者疼痛是否缓解或消失。

2. 患者体液是否恢复平衡。

3. 患者体温是否恢复正常。

4. 患者机体是否维持正常需要量。

5. 患者是否发生并发症，或并发症是否及时发现及处理。

十、健康教育

1. 减少诱因 及时治疗胆道疾病，戒酒，预防感染，正确用药。

2. 休息与活动 保持良好心情，劳逸结合，避免过度劳累和情绪激动。

3. 饮食指导 避免暴饮暴食，少食多餐，低脂饮食。

4. 控制血糖和血脂 定期检查血糖和血脂，必要时药物控制。

5. 出院指导 出院后若出现腹胀、腹痛，及时就诊。

（周 瑛）

扫一扫
测一测

复习思考题

1. 急性胰腺炎患者腹腔引流管如何护理?

2. 患者,男,1天前因进食油腻晚餐后出现上腹部疼痛,呈持续性疼痛,逐渐加重,并向腰背部放射,伴频繁呕吐,呕吐物为胃内容物,呕吐后腹痛无缓解。患者既往有胆石症。查体:体温39℃,脉搏120次/分,血压90/60mmHg,急性痛苦病容,皮肤巩膜无黄染。腹部稍膨隆,明显腹胀,上腹部压痛伴轻度肌紧张,肠鸣音减弱。血常规$20×10^9$/L。请问:

(1) 患者目前考虑什么疾病?

(2) 患者目前有哪些护理诊断?

(3) 护士接诊后,针对患者情况应采取哪些护理措施?

第十章

急性阑尾炎患者的护理

学习要点

1. 急性阑尾炎的病因、病理类型和临床表现。

2. 急性阑尾炎的处理原则和护理措施。

3. 特殊类型阑尾炎的临床表现和处理原则。

急性阑尾炎是外科最常见的急腹症,任何年龄均可发生,以20～30岁青壮年多见,男性比女性发病率高。随着现代医疗技术的进步,绝大多数患者能够早期就诊,早期诊断,早期手术,取得良好的治疗效果。

一、病因

1. 阑尾腔梗阻　是发病的主要原因。由于阑尾本身解剖具有盲管性、管腔细、开口小、系膜短致阑尾弯曲的特点。在此基础上,阑尾淋巴滤泡增生,粪石、异物、炎症、食物残渣、寄生虫等易阻塞阑尾管腔,导致腔内压力升高,阑尾血运发生障碍,使得阑尾炎症加重。

2. 细菌入侵　阑尾管腔堵塞后,肠道内细菌生长繁殖,分泌毒素,损伤阑尾黏膜上皮细胞并形成小溃疡,细菌经溃疡进入阑尾肌层,局部形成小脓肿。阑尾壁间质压力增高,引起动脉血运障碍,造成阑尾缺血、坏死。致病菌多为肠道内各种革兰阴性杆菌和厌氧菌。

二、病理类型

根据阑尾炎临床过程和病理解剖变化,可分为以下四种类型。

1. 急性单纯性阑尾炎　病变早期,也称为轻型阑尾炎。病变局限于黏膜层和黏膜下层。阑尾外观轻度肿胀,浆膜充血,表面可有少量纤维素性渗出物。镜下,阑尾各层均水肿,中性粒细胞浸润,黏膜表面有小溃疡和出血点。临床症状和体征均较轻。

2. 急性化脓性阑尾炎　也称为急性蜂窝织炎性阑尾炎。阑尾明显肿胀,浆膜高度充血,表面有脓性纤维素性渗出物附着,阑尾腔积脓,周围腹腔也有脓性渗出物,形成局限性腹膜炎。镜下,阑尾黏膜溃疡加大加深,深达肌层和浆膜层,管壁各层有小脓肿形成。临床症状和体征典型。

3．坏疽性或穿孔性阑尾炎　属于重型阑尾炎。阑尾壁部分（全部）缺血坏死，呈紫色或黑色。2/3 的患者可发生穿孔，若未被包裹，可形成急性弥漫性腹膜炎。穿孔部位多在阑尾尖端或根部。

4．阑尾周围脓肿　阑尾化脓坏疽或穿孔时，大网膜下移至右下腹，及时将炎症区域包裹，形成炎性肿块或阑尾周围脓肿。

急性阑尾炎的结局：①炎症消退：单纯性阑尾炎若及时给予药物治疗，炎症被控制后消退。绝大多数患者转变为慢性阑尾炎，反复发作。②炎症局限：化脓性、坏疽性或穿孔性阑尾炎及时被大网膜包裹，炎症局限，形成阑尾周围肿胀。③炎症扩散：病情重，进展快，未及时被大网膜包裹或手术治疗，炎症扩散，引起急性弥漫性腹膜炎。若带菌脓栓经阑尾静脉上行致门静脉，可引起门静脉炎、肝脓肿或脓毒症，甚至感染性休克，诱发死亡。

三、临床表现

（一）症状

1．转移性右下腹疼痛　急性阑尾炎的典型症状。70%～80% 患者腹痛多始于上腹部，逐渐转移至脐周，6～8 小时后转移并局限在右下腹部。少数患者腹痛开始即出现在右下腹部。不同病理类型阑尾炎腹痛也有所不同。如单纯性阑尾炎为轻度隐痛；化脓性阑尾炎为持续性剧痛；穿孔性阑尾炎，穿孔后阑尾管腔内压力减轻，腹痛缓解，后期引起腹膜炎，腹痛加重范围扩大。阑尾位置不同腹痛也有所区别。如盆位阑尾炎在耻骨上区疼痛，肝下阑尾炎在右上腹疼痛，盲肠后位阑尾炎在右侧腰部疼痛。

2．胃肠道症状　早期可有轻度恶心、呕吐，或腹泻等胃肠道表现。弥漫性腹膜炎时，可出现麻痹性肠梗阻症状。盆位阑尾炎，可引起里急后重、尿频等直肠刺激征或膀胱刺激征。

3．全身症状　早期出现乏力。阑尾炎症较重时，可出现体温升高、脉率增快、发热等全身中毒症状。如发生门静脉炎时，可出现寒战、高热和轻度黄疸。

4．特殊类型阑尾炎　由于年龄、抵抗力及阑尾位置的变化，易使炎症局限困难或造成误诊。

（1）小儿急性阑尾炎：因大网膜发育不全，难以有效将炎症局限，常引起弥漫性腹膜炎。小儿阑尾炎发展快，病情重，早期可出现高热、呕吐等症状，但右下腹体征不明显、不典型，穿孔率较高。因此，小儿阑尾炎应早期手术治疗。

（2）老年急性阑尾炎：老年人感觉迟钝，防御功能减退，因此老年人主诉不强烈，体征不典型，体温和白细胞计数升高不明显。患者临床症状轻，但病理改变重。老年人多伴有动脉硬化，阑尾动脉也有相应变化，容易导致使阑尾坏疽、穿孔。一旦诊断明确，尽早手术治疗。

（3）妊娠期急性阑尾炎：较常见。女性妊娠期阑尾随子宫增大而向上、向外、向后移位，炎症不易局限。同时炎症刺激子宫，易致流产或早产，危及母子安全。妊娠期阑尾炎经早期手术治疗，围手术期家用黄体酮，尽量不适用腹腔引流。

（二）体征

1．右下腹固定的压痛　最常见的重要体征，压痛部位常在麦氏（McBurney）点

（图 2-10-1），即右髂前上棘与脐连线中外 1/3 交界处。压痛点可随阑尾的位置变异而改变，但压痛点始终固定在一个位置上。压痛程度与病变程度有关。炎症加重，压痛范围扩大。若阑尾穿孔，压痛范围也随之扩大，但仍以阑尾部位压痛最显著。老年人对压痛反应较轻。

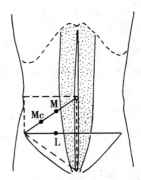

图 2-10-1　阑尾炎压痛点

M: Morris 点　Mc: McBurney 点　L: Lenz 点
点线围成四边形为 app 压痛区

2. 腹膜刺激征　是壁层腹膜受炎性刺激出现的防御性反应，主要表现为反跳痛、腹肌紧张。阑尾坏疽（穿孔）或炎性渗出较多，腹膜刺激征范围扩大。但老人，小儿，肥胖、虚弱或盲肠后位者，腹膜刺激征可不明显。

3. 右下腹肿块　右下腹触及边界不清，较为固定，压痛性包块时，提示阑尾周围脓肿形成。

4. 其他体征　临床上常结合以下试验作为诊断阑尾炎的辅助依据。

（1）结肠充气试验（Rovsing 征）：患者仰卧，检查者用右手压迫患者左下腹，再用左手挤压近端结肠，当结肠内气体传到有炎症的阑尾时，即引起右下腹疼痛，为阳性。

（2）腰大肌试验（psoas 征）：患者取左侧卧位，检查者将患者右大腿后伸，引起右下腹疼痛，为阳性。说明阑尾位于腰大肌前方、盲肠后位或腹膜后位。

（3）闭孔内肌试验（obturator 征）：患者取仰卧位，右髋和右大腿屈曲，检查者将患者右大腿向内旋转，引起右下腹疼痛为阳性。说明阑尾靠近闭孔内肌。

（4）直肠指诊：盆位阑尾炎时，直肠右前方触痛；阑尾穿孔，直肠前壁饱满、触痛广泛；阑尾周围脓肿形成，有时可触及痛性包块。

四、辅助检查

1. 实验室检查　大多数患者可出现白细胞计数增高，中性粒细胞比例升高。但单纯性阑尾炎或老年性阑尾炎，白细胞计数可无明显增高。尿液检查一般无阳性，若炎症累及输尿管，尿检可见少量红细胞和白细胞。

2. 腹部 X 线平片　可见盲肠扩张和液平面，偶见钙化的粪石和异物影。

3. B 超检查　有时可发现肿大的阑尾或阑尾周围脓肿。阑尾周围脓肿形成后，腹部 B 超检查可了解脓腔大小及范围，并引导穿刺抽脓或置管引流。

4. 腹部 CT　有助于诊断和鉴别诊断。

五、治疗原则

（一）手术治疗

急性阑尾炎一旦诊断明确，应尽早行阑尾切除术。术前也应使用抗生素，有助于防止术后感染的发生。目前阑尾切除方法主要有开腹阑尾切除术和腹腔镜阑尾切除术。若阑尾周围脓肿形成，可采取手术引流。

（二）非手术治疗

仅适用于单纯性阑尾炎和早期急性阑尾炎，患者不接受手术，全身情况差不能耐受手术者,或伴有其他严重器质性疾病有手术禁忌者。主要治疗措施是选择有效抗生素治疗,同时给予半卧位、禁食、输液、中医中药等治疗措施。

六、护理诊断

1. 疼痛　与炎症刺激和手术创伤有关。
2. 体温过高　与炎症有关。
3. 体液不足　与禁食、呕吐、腹膜炎有关。
4. 潜在并发症　急性腹膜炎、腹腔脓肿、门静脉炎、肝脓肿等有关。

七、预期目标

1. 患者疼痛缓解或消失。
2. 患者体温恢复正常。
3. 患者水、电解质、酸碱平衡维持平衡,能满足机体需要量。
4. 患者未发生并发症,或及时发现并发症给予积极处理。

八、护理措施

（一）非手术治疗的护理 / 手术前护理

1. 病情观察　定时观察患者精神状态,生命体征和腹部症状、体征的变化。在观察期间,禁止使用吗啡类强效镇痛药,避免掩盖病情。若在非手术治疗期间,患者短时间内出现体温升高,右下腹疼痛加重且范围扩大,脉搏、呼吸加快,白细胞计数及中性粒细胞计数持续增高,说明病情恶化,应做好急诊手术准备。

2. 体位　病情稳定者,给予半卧位。

3. 禁食　非手术治疗期间禁食,减少肠蠕动,有利于缓解疼痛和促进炎症局限。同时给予静脉营养支持,但禁忌服用泻药和灌肠,避免肠内压力增高导致阑尾穿孔。

4. 控制感染　遵医嘱给予合理有效的抗生素。阑尾周围脓肿形成后,给予穿刺抽脓或引流,根据脓液行细菌培养及药物敏感试验结果选择敏感抗生素。

5. 缓解疼痛　诊断明确或已决定手术治疗的患者,剧烈疼痛时遵医嘱给予患者解痉剂或镇痛剂,缓解疼痛。

6. 并发症的观察及护理

（1）腹腔脓肿:阑尾炎未给予有效治疗的结果。其中阑尾周围脓肿最常见。临床上主要表现为局部压痛性包块、麻痹性肠梗阻所致腹胀、直肠或膀胱刺激征、全身感染中毒症状等。腹部 B 超及 CT 可帮助定位,也可在 B 超引导下行穿刺抽脓、冲洗及置管引流。必要时做好急诊手术的术前准备。

（2）门静脉炎:少见。多因急性阑尾炎时细菌栓子脱落进入阑尾静脉,经肠系膜上静脉进入门静脉,引起继发性感染所致。临床上表现为寒战、高热、轻度黄疸、肝大、剑突下压痛等。若未及时控制感染,进一步加重可引起全身性感染,也可发展为细菌性肝脓肿。门静脉炎一旦发现,除应用大剂量抗生素治疗外,还应做好急诊手术准备。

7. 急诊术前准备　做好备皮、输液等准备。

（二）术后护理

1. 观察病情 定时监测患者生命体征，并做好记录。询问患者症状，观察患者腹部体征变化，发现异常，及时报告医生。

2. 体位 全麻术后、硬膜外麻醉术后6小时内去枕平卧，头偏向一侧，防止误吸引起呼吸道堵塞。全麻清醒后或硬膜外麻醉术后6小时后，血压平稳者，改为半卧位。

3. 饮食 肠蠕动未恢复前禁食，给予静脉营养支持。肠蠕动恢复后，逐步恢复经口饮食。

4. 活动 术后鼓励患者早期活动，如床上勤翻身、活动四肢等，病情平稳后鼓励下床活动，促进肠蠕动恢复，减少肠粘连发生。

5. 抗生素应用 术后继续给予有效抗生素控制感染，防止并发症发生。

6. 腹腔引流管的护理 严重感染、穿孔或坏疽性阑尾炎、阑尾周围脓肿、或阑尾残端包面不满意及处理困难者，给予留置腹腔引流管，引流脓液。一般留置1周左右。期间引流管需妥善固定，防止折叠、扭曲、受压，保持引流通畅。经常挤压引流管，防止血块或脓液堵塞。注意观察和记录引流液的量、颜色和性状。

7. 术后并发症的观察和护理

（1）内出血：常发生在术后24小时内。表现为面色苍白、脉速、血压下降等，或从腹腔引流管流出血液。应立即将患者平卧，静脉快速输液输血，报告医生并做好手术止血的准备。

（2）切口感染：是最常见的术后并发症。表现为术后3～5天体温升高，切口疼痛且局部红肿、压痛或波动感。应给予配合进行应用抗生素、理疗等护理，若已化脓应拆线引流。

（3）腹腔脓肿：表现为术后5～7天体温升高，或下降后又上升，并有腹痛、腹胀、腹部包块或排便排尿改变等，应及时和医生联系进行处理。

（4）肠瘘：表现为发热、腹痛、少量粪性肠内容物从腹壁切口流出。经全身支持疗法，有效抗生素应用，局部引流等处理，大多数患者能愈合。

九、护理评价

1. 患者疼痛是否缓解或消失。

2. 患者体温恢复是否正常。

3. 患者体液平衡是否维持正常。

4. 患者是否发生并发症，并发症是否及时发现，给予积极处理。

十、健康教育

1. 饮食指导 肛门排气后，患者可进食清洁、清单、易消化饮食，但1周内应禁止服用豆制品及牛奶等产气食品。改变不良生活习惯，注意饮食卫生。

2. 疾病知识指导 积极治疗和控制慢性结肠炎、消化性溃疡等疾病。同时向患者提供阑尾炎的护理和治疗知识。告知患者术前准备和术后康复的相关知识和配合要点。

3. 出院指导 出院后患者若出现腹胀、腹痛等不适，及时就诊。阑尾周围脓肿未手术切除者，嘱咐患者3～6月后回院行阑尾切除术。

（周 瑛）

复习思考题

　　患者，女，35 岁，诉转移性右下腹疼痛 5 小时。5 小时前，患者无明显诱因出现上腹部及脐周隐痛，后逐渐转移至右下腹并固定于右下腹，并出现全腹持续性疼痛。查体：体温 40℃，脉搏 120 次 / 分，血压 110/90mmHg，右下腹压痛、反跳痛、肌紧张。肠鸣音消失。闭孔内肌试验阳性，白细胞计数 $12×10^9$/L，中性粒细胞百分比 0.9。腹部 X 线平片提示盲肠扩张及气液平，急诊给予手术治疗后，术后第 3 天，患者体温 38℃，切口红肿、压痛。请问：

　　1. 患者目前发生什么情况？

　　2. 患者的护理诊断是什么？

　　3. 患者目前给予护理措施是什么？

第十一章

细菌性肝脓肿患者的护理

 学习要点

1. 细菌性肝脓肿的概念。
2. 细菌性肝脓肿的病因、临床表现和治疗原则。
3. 细菌性肝脓肿的护理措施。

细菌性肝脓肿是化脓性致病菌侵入肝脏后,引起肝内化脓性感染。男性多见。

一、病因病理

全身细菌性感染,尤其是腹腔内感染时,若患者抵抗力弱,细菌可侵入肝内诱发肝脓肿。最常见的致病菌为大肠埃希菌和金黄色葡萄球菌,其次是链球菌、类杆菌等。细菌可经胆道系统和血液系统入侵肝脏,其中细菌沿胆道上行是引起细菌性肝脓肿最主要的原因。

单个性肝脓肿体积可以很大,多个性肝脓肿直径可达数毫米至数厘米,也可融合成一个大脓肿。

二、临床表现

(一)症状

细菌性肝脓肿的症状主要有全身表现、肝区表现和消化道表现三个方面。

1. 全身表现　寒战、高热为最常见的早期症状,反复发作,常为稽留热或弛张热。伴有头痛、乏力、全身不适等表现。

2. 肝区表现　多数患者出现右季肋区持续性胀痛或钝痛,可伴有右肩部牵涉痛。

3. 消化道表现　患者出现食欲减退、恶心、呕吐。少数患者可出现腹泻、腹胀、难以止住的呃逆等症状。

(二)体征

患者呈现急性病容。常见体征为肝区压痛、肝大、右胸部和肝区叩击痛。若肝脓肿位于肝前下缘表浅部位时,扪及右上腹肌紧张和局部明显触痛。巨大肝脓肿使右季肋部饱满,有时可见局限性隆起,局部皮肤科出现凹陷性水肿。并发胆道梗阻,可出现黄疸。病程长者,可出现贫血、消瘦等恶病质表现。

（三）并发症

细菌性肝脓肿可向周围脏器穿透引起严重并发症:①脓肿破溃,脓液进入腹腔,刺激腹膜,引起急性弥漫性化脓性腹膜炎;②脓肿向上破溃可形成膈下脓胸,穿透膈肌,进入右侧胸腔,引起脓胸;③左肝脓肿破溃穿透心包,可引起化脓性心包炎,严重者可导致心包填塞;④少数脓肿可穿破血管壁引起上消化道出血。

三、辅助检查

1. 实验室检查　白细胞计数增高,中性粒细胞明显增高,可高达 90% 以上,同时有核左移现象和中毒颗粒;部分患者血细胞比容下降。

2. 影像学检查

（1）B 超检查:首选检查。能分辨肝内直径 2cm 内的液性病灶,并能明确其部位和大小。

（2）X 线检查:提示肝阴影增大,右膈肌抬高和活动受限。部分患者出现胸腔积液;X 线钡餐检查提示胃小弯受压和推移。

（3）CT、MRI 检查:能更清楚的显示病灶大小、部位以及与邻近器官的关系。

3. 诊断性肝穿刺　抽出脓液即可证实肝脓肿。

四、治疗原则

早期诊断,及时治疗,其中包括治疗原发病,防治并发症。

（一）非手术治疗

适用于急性肝局限性炎症,脓肿尚未形成及多发性小脓肿、较大脓肿的基础治疗。

1. 全身支持治疗　给予充分营养支持,补液,纠正水、电解质及酸碱平衡失调。必要时少量多次输血和血浆,纠正低蛋白血症,增强机体抵抗力等。

2. 抗生素应用　较大剂量、联合应用抗生素。在未确定致病菌以前,由于致病菌多以大肠埃希菌、金黄色葡萄球菌和厌氧菌多见,因此首选对此类细菌有效的抗生素,如青霉素、氨苄西林及氨基糖苷类抗生素、或头孢类、甲硝唑等药物。再根据细菌培养及药物敏感实验结果选择有效抗生素。

3. 处理原发病灶　尽早治疗胆道结石(感染),腹腔感染等疾病。

4. 经皮肝穿刺脓肿置管引流　适用于较大的脓肿。在 B 超引导下穿刺置管,经管注入生理盐水缓慢冲洗和注入抗菌药物。待冲洗液变清澈,B 超提示脓腔直径小于 2cm,可拔管。

（二）手术治疗

1. 脓肿切开引流　适用于较大的脓肿,预计脓肿有破溃可能性,或已穿破胸腔或腹腔;肝左叶肝脓肿;胆源性肝脓肿;慢性肝脓肿。手术常用方法有经腹腔、前侧腹膜外和后侧腹膜外脓肿切开引流术。术中脓腔内安置多孔橡胶管引流,便于引流及术后冲洗。

2. 肝叶切除术　适用于病程长的慢性局限性厚壁脓肿。

知识链接

细菌性肝脓肿与阿米巴性肝脓肿的鉴别

	细菌性肝脓肿	阿米巴性肝脓肿
病史	继发于胆道感染或其他化脓性感染	继发于阿米巴痢疾后
症状	病情急骤严重,全身中毒症状明显,寒战、高热	起病较缓慢,病程较长,可有高热,或不规则发热、盗汗
血液化验	白细胞计数及中性粒细胞明显增加,血细菌培养阳性	白细胞数增加,无继发细菌感染,血细菌培养阴性。血清学阿米巴抗体检测阳性
粪便检查	无特殊	部分患者可找到阿米巴滋养体或包囊
脓液	黄白色,涂片和培养可见细菌	棕褐色,无臭味,镜检见阿米巴滋养体
诊断性治疗	抗阿米巴药物治疗无效	抗阿米巴药物治疗好转
脓肿	较小,常为多发性	较大,多为单发,多见于肝右叶

五、护理诊断

1. 体温过高　与脓肿及细菌产生毒素吸收有关。
2. 营养失调:低于机体需要量　与摄入量少,高消耗有关。
3. 体液不足　与大汗、摄入量少有关。
4. 潜在并发症　腹膜炎、膈下脓肿、脓胸等。

六、预期目标

1. 患者体温恢复正常。
2. 患者营养摄入充足,满足机体需要量。
3. 患者水、电解质和酸碱平衡恢复正常。
4. 患者未发生并发症或并发症得到及时发现和处理。

七、护理措施

(一)非手术治疗护理/术前护理

1. 高热护理

(1)监测病情变化:动态监测患者体温变化,尤其是患者发生寒战后或体温高于39℃时,每2小时监测体温1次,并抽血培养。注意患者有无高热惊厥或大汗后虚脱等。

(2)保证摄入量;高热患者注意补液,口服不足者,给予静脉补液,维持水、电解质和酸碱平衡。

(3)保持病房温度和湿度适宜:病房通风,保持空气新鲜,室内温度维持在18~22℃,湿度在50%~70%。

(4)保持舒适:患者衣被合适,及时更换被汗水浸湿的衣裤、床单和被套。高热时,给予物理降温,无效者遵医嘱给予药物降温。降温期间注意保暖,观察患者出汗情况。

2. 营养支持　鼓励患者多饮水,进食高蛋白、高热量、富含维生素、易消化饮食。进食差、营养不足者,给予肠内或肠外营养支持。必要时输血或白蛋白纠正贫血及低蛋白血症。

3. 用药护理　遵医嘱使用抗菌药物,使用过程中注意观察药物不良反应。长期使用抗菌药物者,注意有无继发真菌感染等情况。

4. 警惕并发症　注意观察患者生命体征、腹部及胸部症状和体征,警惕有无脓肿破溃引起腹膜炎、膈下脓肿、脓胸、心包填塞等并发症。若发现异常,及时报告医生,协助抢救治疗。

5. 经皮肝穿刺抽脓或置管引流术的护理

(1)穿刺后护理:监测生命体征、腹痛及腹部体征,注意有无脓液流入腹腔内或内出血等表现;位置高的脓肿,穿刺后注意呼吸、胸痛及胸部体征变化,注意有无气胸、脓胸等并发症出现;观察患者寒战、发热、肝区疼痛变化,了解穿刺后治疗效果;定期复查B超,了解脓腔恢复情况。

(2)引流管护理:妥善固定,防止意外脱落;保持引流通畅,防止折叠、受压、扭曲;定时挤压引流管,防止脓液或血凝块堵塞;严格无菌操作,每日用生理盐水或甲硝唑冲洗引流管;注意观察和记录引流液的量、颜色、性状;当脓腔引流量每日小于10ml,可逐步退出并拔出引流管,换药,直到脓腔闭合。

(二)术后护理

1. 观察病情　脓肿切开引流或肝叶切除术后,注意观察患者生命体征、腹部、胸部症状及体征变化,了解有无腹腔内创面出血、胆汁漏、气胸等并发症发生。

2. 抗菌药物应用　术后继续使用抗菌药物预防感染。

3. 维持体温　高热者,给予物理或药物降温。

4. 营养支持　维持体液平衡。禁食期间,给予静脉营养支持;胃肠功能恢复后逐步恢复经口饮食。必要时给予输血或白蛋白纠正贫血和低蛋白血症。

5. 引流管护理　妥善固定;引流通畅;观察引流液量、颜色、性状;注意拔管。

6. 伤口护理　保持伤口清洁、干燥,及时更换敷料,注意有无伤口继发感染表现。

八、护理评价

1. 患者体温是否恢复正常。

2. 患者营养摄入量是否充足,满足机体需要。

3. 患者体液是否失调。

4. 患者有无并发症发生或并发症是否得到及时发现和处理。

九、健康教育

1. 饮食指导　出院后进食高蛋白、高热量、富含维生素饮食,多饮水。

2. 活动指导　适当活动,避免过度劳累和熬夜等不良生活习惯。

3. 遵医嘱继续服药治疗,不得擅自改变药物剂量或停药。

4. 若出现高热、肝区疼痛,及时就诊。

(周　瑛)

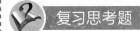 复习思考题

　　患者，男，50 岁。因右季肋部疼痛伴高热 3 天入院。曾有胆管结石病史。查体：T 39℃，P 100 次 / 分，R 25 次 / 分，BP 100/60mmHg。右季肋部饱满，有压痛和叩击痛。请问：

　　1. 该患者发生了什么情况？

　　2. 需要做哪些检查？

　　3. 患者目前护理诊断是什么？针对患者目前情况，给予什么护理措施？

第十二章

直肠肛管周围脓肿患者的护理

 学习要点

1. 肛周脓肿的病因、临床表现。
2. 肛周脓肿的治疗原则和护理措施。

直肠肛管周围脓肿是指发生在直肠肛管周围软组织或其周围间隙的急性化脓性感染，并形成脓肿。多数脓肿穿破皮肤或在手术切开后可形成肛瘘。多见于青壮年。

一、病因与病理

多数由肛腺感染引起，也可继发于肛周皮肤感染、肛裂、内痔、药物注射等。肛腺开口于肛窦底部，肛窦开口向上，呈袋状，粪便存留可诱发肛窦炎，进而累及肛腺。肛腺感染后可引起肛门括约肌间感染，感染沿肛腺体的管状分支或联合纵肌纤维向上、下、外三处扩散到周围间隙。由于直肠肛管周围间隙为疏松脂肪结缔组织，感染极易蔓延、扩散，形成不同部位的脓肿（图2-12-1）。在直肠肛管周围炎症病理过程中，急性期表现为脓肿，慢性期表现为肛瘘。

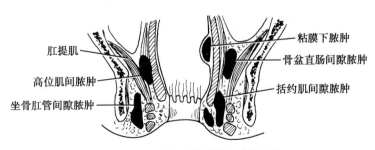

图 2-12-1　直肠肛管周围脓肿的位置

139

知识链接

肛周脓肿

以提肛肌为界,可将肛周脓肿可分为:提肛肌上部脓肿和提肛肌下部脓肿。提肛肌上部脓肿包括:骨盆直肠间隙脓肿、直肠后间隙脓肿和高位肌间脓肿。提肛肌下部患者包括:肛门周围脓肿、坐骨直肠间隙脓肿。

二、临床表现

不同部位的脓肿,临床表现各具有不同特点。

1. 肛门周围脓肿　最常见。多见于肛门后方或侧方皮下,一般不大,位置浅。以局部症状为主,全身感染症状不明显。主要表现为肛周持续性跳动性疼痛,肛周皮肤明显红肿,发硬,压痛明显,边界不清;脓肿形成后出现波动感,穿刺可抽出脓液。

2. 坐骨肛门窝脓肿(坐骨肛管间隙脓肿)　较常见,由于坐骨直肠间隙较大,形成的脓肿亦较大而深。多因肛腺感染向外扩散或肛周脓肿扩散引起。病初时患侧出现持续性胀痛,逐渐加重为持续性跳痛,炎症刺激直肠、膀胱引起里急后重或排尿困难。全身症状较重,早期出现发热、寒战、乏力、食欲减退等症状。早期局部体征不明显,以后出现患侧肛周红肿,局部触诊或直肠指诊患侧有深压痛,较大脓肿形成后有波动感,并向下穿出形成肛瘘。

3. 骨盆直肠间隙脓肿(骨盆直肠窝脓肿)　较少见。多由肛腺脓肿或坐骨直肠间隙脓肿向上扩散引起,也可由直肠炎、直肠溃疡或外伤等引起。因此间隙位置较深、较大,引起的感染全身症状严重而无典型局部表现。早期可出现发热、寒战、头痛、疲倦等全身表现。局部表现为直肠坠胀感、排便不尽感等,可伴排尿困难。直肠指诊在直肠壁上可触及肿块隆起,有压痛和波动感。经直肠手指定位后,从肛周皮肤进针穿刺抽出脓液,可确诊。

三、辅助检查

1. 实验室检查　血常规检查提示白细胞计数和中细粒细胞比例增高。
2. 影像学检查　肛管超声或 CT 检查,可帮助诊断提肛肌上部脓肿。
3. 局部穿刺检查　若抽出脓液即可确定诊断。

四、治疗原则

脓肿未形成时,可应用抗生素,控制感染。同时辅助温水坐浴、理疗,口服缓泻剂促进排便,减轻排便时疼痛。一旦脓肿形成,即应切开引流,主要采用脓肿切开引流和(或)挂线术,临床治疗效果良好。

五、护理诊断

1. 急性疼痛　与炎症及术后创伤有关。
2. 便秘　与肛周疼痛惧怕解便有关。

3. 体温过高　与患者肛周感染有关。

4. 潜在并发症　肛瘘。

六、预期目标

1. 患者疼痛得到缓解或控制。

2. 患者保持大便通畅。

3. 患者体温恢复正常。

4. 患者未发生并发症或并发症得到及时发现和处理。

七、护理措施

（一）非手术治疗患者的护理/术前护理

1. 保持大便通畅　鼓励多饮水、多食新鲜蔬菜、水果；少食刺激性食物，避免饮酒；养成每日定时排便的习惯，避免排便时间过长；适当参加体育锻炼，必要时进行腹部按摩，以促进肠蠕动；习惯性便秘者可每日服用适量蜂蜜或石蜡油等，必要时用肥皂水灌肠或开塞露通便。

2. 病情观察　应注意观察患者体温变化；肛门周围局部症状和体征变化等。

3. 抗生素应用　遵医嘱全身使用抗生素控制感染。有条件者给予脓肿穿刺，抽出脓液，行细菌培养及药物敏感实验，根据结果选择合适的抗生素治疗。

4. 肛门坐浴和外用药物　坐浴是清洁肛门、改善局部血液循环、促进炎症吸收的有效方法，并有缓解括约肌痉挛、减轻疼痛的作用。指导患者睡前和便后坐浴，水温43～46℃，每日2～3次，每次20～30分钟，必要时坐浴后用栓剂等塞肛缓解疼痛。

5. 对症护理　高热者，给予物理或药物降温。肛周皮肤瘙痒时，不要搔抓，可遵医嘱外用消炎止痒药膏等；疼痛严重时，给予口服止痛药物。

（二）术后护理

1. 病情观察　定时观察体温、脉搏、血压及伤口敷料外观等情况，脓肿切开者注意引流液的量、颜色和性状变化。

2. 疼痛护理　肛周末梢神经丰富，痛觉非常敏感，术后1～2天可适当给予止痛剂。术后如无出血危险，可用温水坐浴、局部热敷或使用消炎止痛软膏。

3. 饮食和排便　术后1～2日内进流质饮食，然后改为无渣或少渣饮食，逐渐过渡到普食。一般术后3日尽量避免排便，保持伤口清洁促进愈合。术后48小时内可口服阿片酊减少肠蠕动，之后应保持大便通畅，在术后首次排便前给予开塞露帮助通便，避免大便干硬造成排便困难或伤口出血等。如术后便秘者，可口服石蜡油或其他缓泻剂帮助通便，但禁忌灌肠。

4. 肛门坐浴　最主要的辅助治疗措施之一。要求患者每次排便后或更换敷料前用温水坐浴，促进伤口愈合。

5. 伤口护理　脓肿切开引流者，注意保持伤口清洁、干燥，若敷料被脓血浸湿，及时更换。每天换药，注意观察脓肿大小及肉芽组织生长清洁，可用甲硝唑或中成药液等定时冲洗脓腔。若放置有引流管，注意妥善固定，保持引流管通畅，定时观察并记录引流液的量、颜色和性状。当脓腔缩小，脓液变稀薄，每天引流量小于50ml时，可考虑拔出引流管。

八、护理评价

1. 患者的疼痛不适是否减轻。
2. 患者是否排便通畅。
3. 患者体温是否恢复正常。
4. 患者的并发症是否得到预防、及时发现和处理。

九、健康指导

1. 养成良好饮食习惯 多饮水,多食蔬菜水果,避免辛辣食物,不饮酒。如有便秘者,多食粗纤维食物或服用适量蜂蜜,促进肠蠕动,防止便秘发生。
2. 保持大便通畅 养成每日定时排便习惯,出现便秘情况及时处理。
3. 适当运动 每天坚持适量的运动,尤其对于长时间久站或久坐工作者,应加强肛门括约肌收缩舒张运动,以促进肠蠕动和肛门括约肌功能。
4. 保持肛周皮肤的清洁 养成每日或便后清洗肛门的习惯,常作肛门坐浴,有利于直肠、肛管疾病彻底治疗与预防疾病。

(周　瑛)

复习思考题

1. 肛周脓肿患者术后的护理措施有哪些?

第十三章

肛瘘、肛裂患者的护理

学习要点

1. 肛瘘、肛裂的病因、分类和临床表现。
2. 肛瘘、肛裂的治疗原则。
3. 肛瘘、肛裂的护理措施。

第一节 肛瘘患者的护理

肛瘘是肛管或直肠下部与肛周皮肤相通的肉芽肿性管道,由内口、瘘管、外口三部分组成,是常见的直肠肛管疾病之一,多见于青壮年男性。

一、病因和病理

肛瘘多由直肠肛管周围脓肿引起,也可由结核、溃疡性结肠炎,克罗恩病、恶性肿瘤、肛管外伤感染等原因引起。直肠肛管周围脓肿自行溃破或经切开引流后,内口未愈,脓腔逐渐缩小,周围肉芽组织和纤维组织增生形成管道。但外口生长较快,导致假性愈合。致病菌不断经内口进入,加上瘘管迂曲、引流不畅,导致脓肿反复发作溃破、切开引流,可形成多个瘘管和外口,成为复杂性肛瘘。

二、分类

1. **按瘘管位置高低分类** ①低位肛瘘:瘘管位于肛门外括约肌深部以下。②高位肛瘘:瘘管位于肛门外括约肌深部以上。

2. **按瘘管数目分类** ①单纯性肛瘘:仅有一个外口、一个内口和一个管道;②复杂性肛瘘:一个内口,多个外口和瘘管。

3. **按瘘管与括约肌的关系分类** ①肛管括约肌间型:多见。多由肛管周围脓肿引起。瘘管位于肛门内外括约肌之间,内口在齿状线附近,外口在肛门边缘,属于低位肛瘘。②经肛管括约肌型:多由坐骨肛管间隙脓肿引起。瘘管穿过外括约肌、坐骨直肠间隙,开口于肛周皮肤。既有低位肛瘘,也有高位肛瘘。③肛管括约肌上型:少见,瘘管在括约肌间上行,越过耻骨直肠肌,再向下经坐骨直肠间隙穿透皮肤。属于高危肛瘘。④肛管括约肌外型：最少见。多由骨盆直肠间隙脓肿合并坐骨直肠间隙脓肿引起。内口在齿状线附近或直肠，瘘管向上经坐骨直肠间隙和提肛肌，穿入盆腔或直肠（图 2-13-1）。

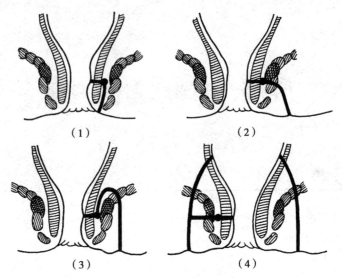

图 2-13-1　肛瘘的解剖类型
(1)肛管括约肌间型　(2)经肛管括约肌型
(3)肛管括约肌上型　(4)肛管括约肌外型

三、临床表现

1. 症状　主要症状是肛瘘外口流出脓性、血性、黏液性分泌物，污染内裤；刺激肛周皮肤引起潮湿、瘙痒，甚至湿疹。较大的高位肛瘘常有粪便或气体从外口溢出。当外口阻塞或假性愈合时，瘘管中脓肿形成，可伴有明显疼痛，自行溃破或切开引流后，症状缓解。上述症状反复发作是肛瘘的临床特点。

2. 体征　肛周皮肤可见单个或多个外口，呈红色乳头状或肉芽组织突起，有压痛，挤压时少量脓液或脓血性分泌物排出。直肠指检可触及硬结样内口及条索状瘘管。

四、辅助检查

1. 肛门镜检查　有时可发现内口。自外口注入亚甲蓝溶液 1～2ml，肛门镜下观察填入肛管及直肠下段白色纱布条蓝染部位可判断内口位置。

2. 实验室检查　血常规提示白细胞计数和中细粒细胞比例增高。

3. 影像学检查　经外口注入碘油行瘘管造影，可以明确瘘管的部位和走向。术前 MRI 检查可清晰显示瘘管的数目、位置和与肛门括约肌之间的关系。

五、治疗原则

肛瘘一旦形成，不能自愈，常反复形成脓肿。目前治疗肛瘘有堵塞法和手术两种治疗方法。手术治疗是最主要的治疗方法。手术治疗的原则是切开或切除瘘管形成敞开的创面，术中减少肛门括约肌的损伤，以防肛门失禁，同时避免复发。手术方式：肛瘘切开术，肛瘘切除术和挂线疗法。

六、护理诊断

1. 急性疼痛　与炎症及术后创伤有关。
2. 皮肤完整性受损　与皮肤破溃、手术治疗有关。
3. 潜在并发症　肛门狭窄、肛门松弛等。

七、预期目标

1. 患者疼痛得到缓解或控制。
2. 患者皮肤保持完整。
3. 患者未发生并发症或并发症得到及时发现和处理。

八、护理措施

（一）非手术治疗患者的护理/术前护理

1. 保持大便通畅　鼓励多饮水、多食新鲜蔬菜、水果；少食刺激性食物，避免饮酒；养成每日定时排便的习惯，避免排便时间过长；适当参加体育锻炼，必要时进行腹部按摩，以促进肠蠕动；习惯性便秘者可每日服用适量蜂蜜或石蜡油等，必要时用肥皂水灌肠或开塞露通便。

2. 病情观察　应注意观察患者体温变化；肛门和直肠局部症状和体征变化等。

3. 肛门坐浴　指导患者睡前和便后坐浴，水温43～46℃，每日2～3次，每次20～30分钟，必要时坐浴后用栓剂等塞肛，缓解疼痛。

4. 对症护理　肛周皮肤瘙痒时不要搔抓，可遵医嘱外用消炎止痒药膏等；疼痛严重时，给予口服止痛药物。

（二）术后护理

1. 病情观察　定时观察体温、脉搏、血压及伤口敷料外观情况，注意伤口引流情况。

2. 疼痛护理　术后1～2天可适当给予止痛剂。术后无出血危险，用温水坐浴、局部热敷或使用消炎止痛软膏。

3. 饮食和排便　术后1～2日内进流质饮食，然后改为无渣或少渣饮食，逐渐过渡到普食。一般术后3日尽量避免排便，以保持伤口清洁促进愈合。术后保持大便通畅，术后首次排便前可给予开塞露帮助通便，避免大便干结造成排便困难或伤口出血等。如术后有便秘，可口服石蜡油或其他缓泻剂通便。

4. 肛门坐浴　术后最主要的辅助治疗措施之一。术后第2天开始，早晚、便后或更换敷料前坐浴，用1∶5000高锰酸钾或中药溶液坐浴，促进伤口愈合，缓解疼痛，促进炎症消退和吸收。

5. 皮肤护理　保守肛门周围皮肤清洁、干燥，嘱患者禁忌搔抓肛周皮肤，避免皮肤继发感染。瘙痒者可遵医嘱外用消炎止痒药膏。

九、护理评价

1. 患者的疼痛不适是否减轻。
2. 患者皮肤是完整，无破损。

3.患者的并发症是否得到预防、及时发现和处理。

十、健康指导

1.**养成良好饮食习惯**　多饮水，多食蔬菜水果，避免辛辣食物，不饮酒。如有便秘者，多食粗纤维食物或服用适量蜂蜜，促进肠蠕动，防止便秘发生。

2.**保持大便通畅**　养成每日定时排便习惯，出现便秘情况及时处理。

3.**适当运动**　每天坚持适量的运动，尤其对于长时间久站或久坐工作者，应加强肛门括约肌收缩舒张运动，以促进肠蠕动和肛门括约肌功能。

4.**保持肛周皮肤的清洁**　养成每日或便后清洗肛门的习惯，常作肛门坐浴，有利于直肠、肛管疾病彻底治疗与预防疾病。

5.**收紧肛门挂线**　嘱患者每5～7日至门诊收紧肛门挂线，直到挂线脱落。挂线脱落后，伤口涂擦生肌散或抗生素软膏，促进愈合。

第二节　肛裂患者的护理

肛裂是齿状线以下肛管皮肤全层裂伤后形成的小溃疡。多见于青中年人，好发于肛管后正中线。

一、病因和病理

病因尚不清楚，可能与多种因素有关。长期便秘，粪便干结引起机械性创伤是肛裂形成的直接原因。肛管外括约肌浅部在肛管后方形成的肛尾韧带伸缩性差，较坚硬，血供差；排便时，肛管后壁承受压力最大，容易导致后正中线损伤。急性肛裂边缘整齐，底浅，红色有弹性，未形成瘢痕。慢性肛裂因反复发作、感染导致底深、边缘不整齐，基底及边缘纤维化增厚，质硬，灰白色。裂口上端的肛瓣和肛乳头水肿，形成肥大乳头；下端肛缘皮肤炎性反应、水肿，形成袋状皮垂突出于肛门外，称为前哨痔。肛裂、前哨痔、肥大乳头常同时存在，称肛裂"三联征"（图2-13-2）。

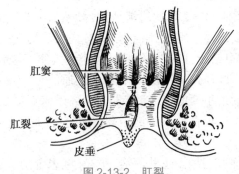

图2-13-2　肛裂

二、临床表现

患者多有长期便秘史，典型的临床表现为疼痛、便秘和出血。

1.**疼痛**　为主要症状。较剧烈，有典型的周期性。排便时，肛裂或溃疡面被撑开、粪块刺激神经末梢，立刻感肛管烧灼样或刀割样疼痛，称为排便时疼痛。便后数分钟可缓解，称为间歇期；随后因肛门括约肌痉挛，再次出现剧痛，可持续半至数小时，称为括约肌挛缩痛；直至括约肌疲劳、松弛，疼痛缓解。以上称为肛裂疼痛周期；当再次排便时又发生疼痛。

2．便秘　肛裂形成后，因惧怕疼痛不愿排便形成便秘，使原有便秘加重；而干燥的粪便在排出时刺激肛门，又使肛裂加重，从而导致恶性循环。

3．出血　排便时肛管裂伤、创面出血，可见粪便表面带有鲜血、排便过程中滴血或便纸上染血。

三、辅助检查

肛门检查可发现后正中线有一单发的纵行的梭形裂口或溃疡。已确诊为肛裂者，直肠指诊或肛门镜检查常引起剧烈疼痛，需在局麻下进行。

四、治疗原则

急性或初发肛裂可采用坐浴和润肠通便的方法治疗，慢性肛裂可采用坐浴、润肠通便和扩肛的肛管治疗，对于经久不愈、非手术治疗无效、且症状较重者采用手术治疗。

1．非手术治疗　原则是解除括约肌痉挛、止痛、帮助排便、促进愈合。剧痛方法有：①保持大便通畅：口服石蜡或缓泻剂；②坐浴：便后用温水或1∶5000高锰酸钾温水坐浴；③扩肛疗法：局部麻醉下，先用示指扩张肛门括约肌，逐渐伸入中指，持续扩张5分钟。扩张后可解除括约肌痉挛，扩大创面，促进溃疡愈合。

2．手术疗法　手术方式：①肛裂切除术；②肛门内括约肌切断术：治愈率高，但有导致肛门失禁的可能。

五、护理诊断

1．急性疼痛　与肛管裂伤及术后创伤有关。
2．便秘　与不良饮食、排便习惯、肛周疼痛惧怕解便有关。
3．潜在并发症　肛门狭窄、肛瘘。

六、预期目标

1．患者疼痛得到缓解或控制。
2．患者保持大便通畅。
3．患者未发生并发症或并发症得到及时发现和处理。

七、护理措施

（一）非手术治疗患者的护理\术前护理

1．保持大便通畅　鼓励多饮水、多食新鲜蔬菜、水果；少食刺激性食物，避免饮酒；养成每日定时排便的习惯，避免排便时间过长；适当参加体育锻炼，必要时进行腹部按摩，以促进肠蠕动；习惯性便秘者可每日服用适量蜂蜜或石蜡油等，必要时用肥皂水灌肠或开塞露通便。

2. 病情观察　应注意观察患者疼痛的情况等。

3. 肛门坐浴和外用药物　坐浴是清洁肛门、改善局部血液循环、促进炎症吸收的有效方法，并有缓解括约肌痉挛、减轻疼痛的作用。指导患者睡前和便后坐浴，用1∶5000 高锰酸钾溶液 3000ml 坐浴，水温 43～46℃，每日 2～3 次，每次 20～30 分钟，必要时坐浴后用洗必泰痔疮栓等塞肛。

4. 对症护理　疼痛严重时，给予口服止痛药物。

（二）术后护理

1. 病情观察　定时观察体温、脉搏、血压及伤口敷料外观情况，注意伤口有无渗血，尤其在结扎线脱落期，警惕内出血。

2. 疼痛护理　术后 1～2 天可适当给予止痛剂。

3. 饮食和排便　术后 1～2 日内进流质饮食，然后改为无渣或少渣饮食，逐渐过渡到普食。一般术后 3 日尽量避免排便，以保持伤口清洁促进愈合。术后首次排便前给予开塞露帮助通便，术后有便秘者，可口服石蜡油或其他缓泻剂通便，但忌灌肠。

4. 肛门坐浴　最主要的辅助治疗措施之一。患者每次排便后或更换敷料前用1∶5000 高锰酸钾温水坐浴，促进伤口愈合。

5. 并发症的观察和护理

（1）术后出血：是最常见的并发症，由于肛管直肠部位的静脉丛丰富，术后容易因止血不彻底、用力排便等导致出血。通常术后 7 日内，粪便表面会有少量出血，如患者表现为肛管内有血液排出、肛门下坠和急迫排便感，严重者出现面色苍白、冷汗、脉速等失血性休克表现；一旦发现应立即通知医生行相应处理，必要时做好手术止血准备。

（2）尿潴留：麻醉作用、切口疼痛及肛管内敷料填塞等可造成尿潴留，若术后 8 小时仍未排尿，且有下腹部胀痛、隆起，可通过热敷、诱导排尿、针刺或导尿等方法处理。

（3）肛门狭窄：为术后瘢痕挛缩所致，应观察有无排便困难、大便变细等现象，为防止肛门狭窄，术后 5～10 日可用示指扩肛，每日 1 次，并鼓励患者有便意即排便。

（4）肛门失禁：多因术中不慎切断肛管直肠环所致。一旦出现肛门失禁现象，应指导患者术后 3 日开始进行提肛和肛门括约肌舒缩运动，并做好臀部和肛门皮肤护理，保持局部皮肤清洁、干燥，防止粪便刺激引起肛门周围皮肤炎症。

八、护理评价

1. 患者的疼痛不适是否减轻。

2. 患者是否排便通畅。

3. 患者的并发症是否得到预防、及时发现和处理。

九、健康教育

1. 养成良好饮食习惯　多饮水，多食蔬菜水果，避免辛辣食物，不饮酒。如有便秘者，多食粗纤维食物或服用适量蜂蜜，促进肠蠕动，防止便秘发生。

2. 保持大便通畅　养成每日定时排便习惯，出现便秘情况及时处理。

3. 适当运动　每天坚持适量的运动，尤其对于长时间久站或久坐工作者，应加强肛门括约肌收缩舒张运动，以促进肠蠕动和肛门括约肌功能。

4. 保持肛周皮肤的清洁　养成每日或便后清洗肛门的习惯，常作肛门坐浴，有利于直肠、肛管疾病彻底治疗与预防疾病。

（周　瑛）

 复习思考题

患者，女性，长期便秘，半个月来，排便时及排便后肛门剧烈疼痛，大便表面带血，查体见肛门后正中线皮肤全层裂开，形成慢性溃疡。请问：

1. 患者目前考虑什么疾病？

2. 患者目前护理诊断有哪些？

3. 根据患者目前情况，应给予哪些护理措施？

课件

14章PPT

扫一扫
知重点

第十四章

胆道蛔虫病患者的护理

蛔虫是人体肠道内常见的寄生虫，当饥饿、胃酸减低或驱虫不当时，蛔虫可钻入胆道，引起一系列临床症状，称为胆道蛔虫病。但随着人们饮食习惯的改变及环境卫生的改善，肠道蛔虫病逐渐减少，因此胆道蛔虫病也逐渐减少。本病主要见于农村及卫生条件较差的地区，多见于青少年和儿童。

一、病因与病理

肠道蛔虫有钻孔习性，喜碱性环境。在有肠道蛔虫感染的前提下，发生寄生环境发生改变，如发热、饥饿、驱虫不当或肠道功能紊乱等，蛔虫离开寄生部位（小肠中下段）上窜至十二指肠，钻入十二指肠乳头，引起胆道蛔虫病。

蛔虫钻入胆道时，机械刺激引起 Oddi 括约肌痉挛诱发胆绞痛；引起胰液排出受阻，诱发急性胰腺炎；将肠道细菌带入胆道，引起胆道感染，严重者可引起急性化脓性胆管炎或肝脓肿；经胆囊管钻入胆囊，可引起胆囊穿孔。蛔虫在胆管内死亡，其尸骸或虫卵不能及时排出，日后将成为结石的核心。

二、临床表现

本病特点是剧烈的腹部绞痛与轻微的腹部体征不对称，即症状与体征不相称。

1. **症状**　突发性剑突下钻顶样剧烈绞痛，阵发性加重，常向右肩或背部放射。发作时，患者辗转不安、呻吟不止、大汗淋漓，可伴有恶心、呕吐或呕吐蛔虫。疼痛可突然停止，间歇期全无症状。疼痛反复发作，持续时间不一。若合并胆道感染时，出现胆管炎症状。严重者，有剧烈上腹部绞痛、寒战高热、黄疸、甚至发生休克和意识改变的典型急性梗阻性化脓性胆管炎的表现。

2. **体征**　腹部柔软，仅有剑突下或上腹偏右深压痛。

三、辅助检查

1. 实验室检查　白细胞计数轻度升高,嗜酸性粒细胞计数增加。胃十二指肠液和粪便中可查到蛔虫卵。

2. B超检查　首选检查方法。可显示胆道内平行线状阴影或双管征。

3. 上消化道钡餐或碘油造影检查　可见十二指肠乳头有蛔虫影。

4. ERCP　可在十二指肠乳头部见蛔虫,也可在镜下钳夹取出。

四、治疗原则

主要采取非手术治疗,方法包括解痉止痛、利胆驱虫、控制感染等。必要时也可用十二指肠镜取虫。经非手术治疗无缓解,或合并胆道结石、或急性重症胆管炎、肝脓肿、重症胰腺炎等,才考虑手术治疗,目的是取出蛔虫和胆道引流。

五、护理诊断

1. 急性疼痛　与蛔虫机械性刺激括约肌引起痉挛有关。

2. 知识缺乏　与缺乏饮食卫生保健知识有关。

六、预期目标

1. 患者疼痛缓解或消失。

2. 患者掌握饮食卫生保健相关治疗。

七、护理措施

（一）非手术治疗护理

1. 病情观察　注意患者生命体征、腹部症状及体征、皮肤、巩膜黄染变化,警惕并发症发生。

2. 缓解疼痛　疼痛发作时,给予患者注射阿托品、山莨菪碱等,必要时可家用哌替啶。

3. 利胆驱虫　酸性环境不利于蛔虫活动,可服用食醋、酸梅汤使虫静止,缓解疼痛;经胃管注入氧气也可驱虫和镇痛。疼痛缓解后给予药物驱虫,如驱虫净、左旋咪唑等。驱虫后继续服用利胆药物,有利于虫体尸骸排出。

4. 抗生素应用　遵医嘱选用抗生素预防和控制感染。

5. 营养支持　维持体液平衡,给予患者清淡饮食。

（二）术后护理

1. 病情观察　观察患者生命体征、腹部症状和体征变化,注意有无穿孔、出血等术后并发症发生。

2. 营养支持　禁食期间,给予患者肠外营养支持;胃肠功能恢复后,给予患者清淡饮食。

3. 引流管护理　妥善固定,避免意外意外脱落;保持引流通畅,防止折叠、受压、扭曲;定时挤压引流管,防止脓液或血凝块堵塞;严格无菌操作,每日用生理盐水或甲硝唑冲洗引流管;注意观察和记录引流液的量、颜色、性状;注意拔管指征。

4. 抗生素应用　术后继续给予抗感染治疗,预防感染。

八、护理评价

1. 患者疼痛是否缓解或消失。
2. 患者是否掌握饮食卫生保健相关治疗。

九、健康教育

1. 养成良好卫生饮食习惯　不喝生水,蔬菜洗净煮熟,饭前后洗手等。
2. 正确服用驱虫药　驱虫药应在清晨空腹或夜间睡前服用,服用后注意观察大便有无蛔虫排出。

(周　瑛)

复习思考题

某女,15 岁,家住农村。上腹部突发性钻顶样疼痛 4 小时。腹痛呈阵发性剧痛,辗转不安,呻吟不止,间歇期如常。呕吐 1 次,呕吐蛔虫 1 条。查体:神志清楚,生命体征正常。心肺无异常。腹部平软,无压痛和反跳痛,肝脾未触及,肠鸣音正常。试问:

1. 该患者可能患什么疾病?
2. 该患者的治疗原则是什么?

第十五章

骨和关节化脓性感染患者的护理

 学习要点

1. 化脓性骨髓炎的感染途径、临床表现和处理原则；
2. 化脓性关节炎的临床表现和处理原则。

一、急性血源性骨髓炎

急性血源性骨髓炎是指身体其他部位的化脓性病灶中的细菌经血液循环播散至骨骼，引起骨髓、骨质、骨膜的急性化脓性感染。常见于儿童，好发部位是胫骨、股骨、肱骨等长骨的干骺端。最常见的致病菌是金黄色葡萄球菌，其次为乙型溶血性链球菌，还有大肠杆菌、流感嗜血杆菌和肺炎双球菌等。

（一）病因病理

1. 病因　身体其他部位的感染病灶，一般位于皮肤或黏膜处，如疖、痈、扁桃体炎等，当原发病灶处理不当或机体抵抗力降低时，细菌进入血液循环发生菌血症或诱发脓毒症。

2. 病理　病理变化主要表现为骨质破坏与死骨形成，后期有新生骨，成为骨性包壳。细菌进入骨营养动脉后，常易受阻于长骨干骺端的毛细血管内，因长骨的干骺端血流缓慢，易使细菌停滞，尤其是儿童期，干骺端有许多更为弯曲的微小终末动脉与毛细血管形成血管襻，使该处血流丰富而流动缓慢，细菌更易沉积。沉积的菌栓阻塞小血管，迅速发生骨坏死，并有充血、渗出和白细胞浸润。白细胞释放的蛋白溶解酶破坏了细菌、坏死的骨组织和邻近的骨髓组织，形成小型脓肿，随后逐渐扩大，向不同方向蔓延。

（二）临床表现

儿童多见，以胫骨上段和股骨下端最多见，其次是肱骨和髂骨，肋骨和颅骨少见。

1. 全身症状　最典型的表现为：恶寒、高热、呕吐，呈脓毒症样发作。患者起病急骤，早期出现寒战、继而出现高热至39℃以上，有明显脓毒症症状，重者可出现昏迷或感染性休克。

2. 局部症状　早期患区剧痛，患肢半屈曲状，周围肌痉挛。局部皮温增高，有局限性压痛，肿胀不明显。数天后，局部出现明显的红、肿、热、痛或有波动感，说明该处已形成骨膜下脓肿。破入软组织成为深部脓肿后,疼痛可减轻,但局部红肿热痛更明显。脓肿穿破皮肤时,体温可随之下降,但局部经久不愈形成窦道。病变邻近关节,可出现反应性关节积液。发病1~2周后,由于脓液沿髓腔播散,整个骨干都存在骨破坏,易发生病理性骨折。延误诊治或机体抵抗力低下时,病变即转入慢性阶段。

（三）辅助检查

1. 实验室检查 白细胞计数增高,一般在 $10×10^9$/L 以上,中性粒细胞比例在90%以上,核左移。血沉加快。C 反应蛋白增高,比血沉更有价值、更敏感。血培养可获致病菌。

2. 局部脓肿分层穿刺 在压痛最明显的干骺端刺入穿刺针,边深入边抽吸,抽出浑浊液体或血性液可做涂片检查或细菌培养。若涂片发现大量脓细胞或细菌,即可确诊。任何性质穿刺液都应做细菌培养和药敏实验,以便选用有效的抗菌药物。

3. 影像学检查 早期 X 线表现为层状骨膜反应与干骺端骨质稀疏,当有大的脓肿形成时,可出现骨膜增厚、密质变薄、骨质破坏、死骨形成等。少数病例有病理性骨折。CT 检查可提前发现骨膜下脓肿。MRI 检查可早期发现局限于骨内的炎性病灶,有早期诊断价值。

（四）治疗原则

尽早控制感染,防止扩散,及时切开减压引流脓液,防止死骨形成及转变为慢性骨髓炎。若发展形成为慢性骨髓炎则以手术治疗为主。

1. 非手术治疗

（1）支持疗法:增加能量和蛋白质摄入,必要时可经静脉途径补充,提高机体抵抗力。

（2）抗生素治疗:根据细菌培养和药敏试验结果,早期联合使用足量有效抗生素。

（3）患肢制动:用石膏绷带或皮牵引固定患肢于功能位,可减轻疼痛,防止关节挛缩畸形和发生病理性骨折。

2. 手术治疗 抗生素治疗后48~72小时仍不能控制局部症状时,应考虑手术治疗。手术的目的在于引流脓液,减轻毒血症症状,阻止急性骨髓炎转变为慢性骨髓炎。手术方式有钻孔引流术和开窗减压术。

二、慢性血源性骨髓炎

急性化脓性骨髓炎未能彻底控制,反复发作,遗留死骨、无效腔和窦道,形成骨包壳,演变为慢性血源性化脓性骨髓炎。

（一）病因病理

大多数继发于急性血源性骨髓炎。其基本病理改变为病灶内有死骨、无效腔、骨性包壳和窦道。致病菌多为金黄色葡萄球菌,多数为混合性感染。骨质因感染而破坏、吸收,局部形成无效腔,腔内有死骨、脓液、坏死组织和炎性肉芽组织,外周骨膜不断形成新骨而成为骨壳。骨壳常有多个孔道,经孔道排除脓液和死骨至体表。死骨排尽后,窦道口暂时闭合,当患者抵抗力下降时,残留在腔隙内的致病菌再次激发感染。

（二）临床表现

1. 症状 病变静止期可无症状,急性期可有疼痛和发热。

2．体征 病程长者，患肢局部肿胀，表面粗糙，肢体变粗及变形。局部可见经久不愈的瘢痕和窦道。在急性发作时，患肢皮肤红、肿、热、压痛，体温可升高1～2℃。炎症反复发作，多出现多处窦道可引起肌肉萎缩。若发生病理性骨折，可由肢体缩短或成角畸形，关节挛缩或僵硬。

（三）辅助检查

X线平片可见虫蚀样骨质破坏和骨质稀疏，骨质边缘不规则，完全孤立的死骨和大量致密的新骨形成。骨膜反应为层状。CT可显示脓腔和小型死骨。

（四）治疗原则

慢性血源性骨髓炎以手术治疗为主，以清除死骨、炎性肉芽组织和消灭无效腔为原则。

三、化脓性关节炎

儿童多见，特别是营养不良者，男性多于女性。好发于髋关节和膝关节，常见致病菌是金黄色葡萄球菌，约占85%左右，其次为白色葡萄球菌、淋病奈瑟菌、肺炎球菌、肠道杆菌等。

（一）病因病理

与骨髓炎相似，细菌可经以下途径进入关节内：①血行播散：身体其他部位的化脓性病灶内细菌通过血液循环传播至关节腔内；②关节附近的化脓性病灶直接蔓延至关节腔内；③关节的开放性损伤发生感染；④医源性：关节手术或关节内注射药物后发生感染。其中血源性感染较常见。

化脓性关节炎的病理过程可分三个阶段：

1．浆液性渗出期 细菌进入关节腔后，滑膜充血、水肿，有大量的白细胞和浆液性渗出物。此期关节软骨未破坏，如治疗及时，渗出物可完全被吸收而不留任何关节功能障碍。本期为可逆性改变。

2．浆液纤维素性渗出期 随着病变发展，纤维蛋白性渗出物增多，渗出液变浑浊，大量纤维蛋白沉积在软骨上，与白细胞释放的溶酶体共同对软骨基质进行破坏，出现不同程度的关节软骨断裂、塌陷等损害。即使病变在此期得到控制，也会遗留有不同程度的关节粘连与功能障碍。

3．脓性渗出期 渗出物转为明显脓性，炎症已侵犯至软骨下骨质，滑膜和关节软骨都已破坏，关节周围亦有蜂窝织炎。修复后关节重度粘连甚至纤维性或骨性强直，遗留有重度关节功能障碍。

（二）临床表现

1．全身症状 起病急，有寒战、高热，体温可达39℃以上，甚至惊厥，小儿多见。

2．局部症状 病变关节疼痛，功能障碍，浅表关节（如膝、肘、踝关节）局部红、肿、热、痛明显，为减轻疼痛，关节常处于半屈曲位；深部的关节（如髋关节）局部红、肿、热不明显，疼痛较重，关节往往处于屈曲、外旋、外展位，以扩大关节腔间隙，减轻疼痛。膝关节化脓性感染时，因关节腔内积液，浮髌试验可为阳性。当深部脓肿穿破皮肤后形成瘘管时，全身、局部炎症表现缓解，病变转为慢性。

（三）辅助检查

1．实验室检查 可见周围血中白细胞计数增多，中性粒细胞超过90%，血沉加快。

2. 影像学检查　X线检查呈现虫蚀样改变,严重者可有骨性强直。

3. 关节腔穿刺　抽出液外观可呈浆液性(清晰)、纤维蛋白性(浑浊)或脓性(黄白色),镜检可见大量脓细胞,寒战期细菌培养可检出病原菌。关节液检查对早期诊断很有价值。

（四）治疗原则

化脓性关节炎应早期诊断,早期治疗。非手术治疗早期应用有效抗生素,可行关节腔内注射抗生素;其次就是进行关节腔持续灌洗。手术治疗主要进行关节切开引流和关节矫形术。

四、护理诊断

1. 体温过高　与化脓性感染有关。

2. 急性疼痛　与化脓性感染及手术有关。

3. 组织完整性受损　与化脓性感染和骨质破坏有关。

4. 营养失调:低于机体需要量　与疾病长期消耗有关。

5. 躯体活动障碍　与关节变形、活动受限有关。

6. 焦虑　与炎症反复发作、迁延不愈有关。

五、护理措施

（一）术前护理

1. 维持正常体温

(1) 休息:患者卧床休息,注意保护患肢和减少消耗。

(2) 降温:高热者,给予温水、酒精擦浴,放置冰袋,冷水灌肠等物理降温。无效者,遵医嘱给予药物降温。

(3) 控制感染:及时抽血培养,配合医生行局部脓肿穿刺抽脓送培养。遵医嘱使用合理抗生素,控制感染和发热。

2. 缓解疼痛

(1) 患肢制动:抬高患肢,促进静脉回流。适当限制患肢活动,维持患肢于功能位,有利于缓解疼痛和病灶恢复,防止患肢关节畸形和病理性骨折。

(2) 转移注意力:通过交谈、听音乐等方式,转移患肢注意力,以缓解疼痛。

(3) 镇痛药:遵医嘱使用止痛药缓解疼痛。

3. 局部护理　患肢注意保暖,皮肤清洁干燥。若局部有窦道,脓液外溢者,及时更换敷料,周围皮肤科涂擦氧化锌软膏保护。局部皮肤红肿明显者,可给予热敷、红外线、超短波等理疗,促进炎症消退和局限。禁忌局部搔抓。

4. 避免意外　密切观察患者生命体征、神志等变化,若患者出现高热、惊厥、谵妄、昏迷等症状,应适当约束保护,必要时给予镇静药物。

（二）术后护理

1. 病情观察　术后监测患者生命体征、伤口的大小、形状,伤口边缘颜色,肉芽组织生长情况等。注意观察引流液的量、颜色、形状。

2. 营养支持　鼓励患者进食高蛋白、高热量、高维生素、易消化饮食,必要时给予肠内或肠外营养支持,改善营养状况。

3．休息　术后患者卧床休息，注意病房、病床的卫生，协助患者翻身或变换体位，预防褥疮发生。

4．功能锻炼　术后鼓励患者进行力所能及的功能锻炼，防止肌肉萎缩和关节僵硬。

5．抗生素应用　术后继续使用抗生素，控制感染。

6．特殊护理

（1）骨髓腔灌洗护理：急性血源性骨髓炎患者行骨髓腔灌洗时，注意引流装置妥善固定，各接头拧紧防止松动脱落。警惕患者自行拔出引流管。引流管与负压吸引装置紧密连接，负压吸引，保持引流通畅。冲洗瓶高于伤口 60～70cm，引流袋低于伤口 50cm，有利于充分引流。注意观察冲洗液的量、颜色和性状，保持出入量平衡，并根据冲洗液的颜色和清亮程度调节灌洗速度。一般钻孔和开窗引流术后 24 小时内持续性灌洗，以后每 2 小时冲洗一次。若冲洗液滴入不畅，或引流液突然减少，应考虑有管道堵塞，及时处理，保持引流通畅。

（2）关节腔灌洗护理：适用于表浅大关节。每日注入含抗生素的冲洗液 2000～3000ml，直到引流液清澈，细菌培养阴性停止灌洗。再引流数日至无引流液吸出、局部症状和体征消退，可拔管。

六、护理评价

1．患者体温是否恢复正常。

2．患者疼痛是否减轻或消失。

3．患者感染是否被控制，创面愈合。

4．患者热量是否能满足机体需要量。

5．患者活动是否恢复正常。

6．患者情绪稳定，焦虑减轻。

七、健康教育

1．饮食指导　加强营养，增强机体抵抗力。

2．适当活动　指导患者在家行患肢肌肉等长舒缩练习和关节被动、主动活动，避免患肢功能障碍。教会患者使用辅助器材，如助行器、拐杖等，以减轻患肢负重，避免病理性骨折。

3．引流通畅　向患者及家属说明伤口冲洗和引流通畅的重要性。

4．继续用药　出院后继续遵医嘱联合、足量使用抗生素，期间注意观察患者药物毒副反应，一旦出现不良反应，及时就诊。

5．定期复查　出院后注意自我监测，定期回院复查。

（周　瑛）

复习思考题

患儿，6 岁，因突发恶寒、高热 4 周入院。查体：左小腿肿胀，膝关节活动障碍，左小腿弥漫性红肿，广泛压痛，左膝关节积液，浮髌试验阳性，左膝关节穿刺抽出浆液性渗出，X 线显示左胫骨上端骨质散在虫蚀样破坏，骨膜反应明显。血常规提示白细胞计数 $20 \times 10^9/L$，分层穿刺见软组织和骨膜下有大量积脓，切开引流后体温下降，症状缓解。试问：

1. 患儿发生什么情况？
2. 该患儿的护理诊断有哪些？
3. 目前该患儿的护理应采取哪些措施？

第十六章

泌尿系结核患者的护理

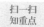

 学习要点

1. 泌尿系结核的病理机制。
2. 泌尿系结核的临床表现。
3. 泌尿系结核的治疗原则和护理措施。

泌尿系结核是全身结核病的一部分，其中最主要的是肾结核。在泌尿系结核中肾结核最常见、最先发生，以后由肾脏蔓延至整个泌尿系统（图 2-16-1）。因此肾结核实际上具有代表着泌尿系结核的意义。

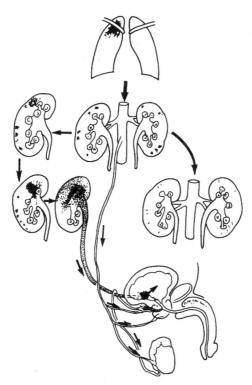

图 2-16-1　泌尿系结核发病原理

一、病因病理

肾结核是结核分枝杆菌引起的慢性、进行性、破坏性病变,少数来自骨关节结核或消化道结核。结核分枝杆菌自原发病灶经血行播散至双侧肾皮质的肾小球周围毛细血管丛内,形成多发性微小结核病灶。若患者抵抗力强,细菌数量少、毒力弱,可自愈,临床上无症状,称为病理肾结核。若患者抵抗力低下,细菌数量大或毒力强,肾皮质内病灶逐渐扩大,结核分枝杆菌经肾小管到达肾髓质内发展为肾髓质结核。病情进一步发展,病灶穿破深乳头到达肾盏、肾盂,引起结核性肾盂肾炎。此时,患者出现临床症状和影像学改变,称为临床肾结核。绝大多数患者为单侧病变。

肾结核早期病变表现为肾皮质内多发性结核性结节,病灶中央为干酪样坏死。病变发展,病灶逐渐扩大,侵入髓质后病变不能自愈,进行性发展,病灶相互融合,形成干酪样脓肿,经肾乳头破溃进入肾盏肾盂形成空洞性溃疡,病变逐渐扩散至全肾。

肾盏颈因纤维化发生狭窄形成闭合性脓肿,肾盂出口因纤维化发生狭窄形成结核性脓肾。少数患者全肾广泛钙化后,肾功能完全丧失,输尿管完全闭塞,含结核分枝杆菌的尿液不能流入膀胱,膀胱继发性结核病变逐渐好转,膀胱刺激征逐渐缓解,甚至消失,尿液检查逐渐恢复正常,这种情况称为"肾自截"。

输尿管结核常为多发性,位于黏膜和黏膜下层,表现为结核结节、溃疡、肉芽肿和纤维化。病变愈合后,管壁因纤维化增粗变硬,管腔狭窄,使尿下行受阻引起肾积水,加速肾功能损害,甚至发展为结核性脓肾,使肾功能完全丧失。输尿管结核多见于输尿管与膀胱连接部。

膀胱结核常从患侧输尿管口周围开始,逐渐扩散至其他部位。表现为膀胱黏膜充血、水肿,散在结核结节。后期结核结节逐渐融合形成溃疡、肉芽肿,并向肌层扩散。若病变累及全膀胱使得膀胱壁广泛纤维化和瘢痕收缩,膀胱壁失去伸张能力,膀胱容量显著减少,造成膀胱挛缩。结核病变及膀胱挛缩导致健侧输尿管口狭窄或闭合不全,引起肾盂尿液梗阻或膀胱尿液反流,造成对侧肾积水。膀胱壁结核向深层浸润,穿透膀胱壁,可形成结核性膀胱阴道瘘或膀胱直肠瘘。

尿道结核常为前列腺、精囊结核形成空洞破坏后尿道引起。结核性溃疡、纤维化引起尿道狭窄,排尿困难,加重肾功能损害。

二、临床表现

肾结核多见于20~40岁男性青壮年,多为单侧性。肾结核症状取决于病变范围和输尿管、膀胱继发病变严重程度。早期无症状和影像学改变,仅在尿液中发现少量红细胞、白细胞和蛋白,尿液呈酸性,可见结核分枝杆菌。后期可出现典型症状。

1. **膀胱刺激征** 尿频、尿急、尿痛是肾结核的最重要、最主要的症状。尿频是出现最早的症状。当发生结核性膀胱炎时,尿频症状加剧,同时有尿急和尿痛。膀胱挛缩发生后可引起尿失禁。

2. **血尿** 是肾结核的重要症状,多数为终末血尿,多由存在结核性膀胱炎和溃疡的膀胱在排尿终末收缩出血引起。少数肾结核病变侵及血管可引起全程肉眼血尿。出血严重者,血凝块通过输尿管可引起肾绞痛。血尿常在膀胱刺激征后出现。

3．脓尿　常见症状。由于肾脏和膀胱的结核性炎症，造成组织破坏，尿液中可出现大量脓细胞。多为镜下脓尿，严重者尿液如同淘米水样，内含干酪样碎屑或絮状物。

4．腰痛和肿块　一般无明显腰痛。当肾脏结核病变严重者可引起结核性脓肾或继发性肾周感染，或输尿管堵塞时，可引起腰部钝痛或肾绞痛。较大的肾积脓或巨大肾积水时，腰部可扪及肿块。

5．全身症状　常不明显。晚期肾结核或合并其他脏器有活动性结核时，可出现食欲减退、消瘦、乏力、盗汗、低热和血沉快等典型结核症状。严重双肾结核或肾结核对侧积水时，可出现贫血、水肿、少尿等慢性肾功能不全的症状，甚至突发无尿。

知识链接

男性生殖系统结核

1．附睾结核　多见于20～40岁青壮年，为最常见的男性生殖系统结核，约1/3为单侧。主要病理改变为肉芽肿、干酪样变和纤维化等。多从尾部开始，逐渐向体、头部扩散，甚至整个附睾。患者起病缓慢，自觉阴囊肿胀不适或下坠感，附睾尾或整个附睾硬结、疼痛不明显。附睾结核可形成寒性脓肿，引起附睾与阴囊壁粘连。脓肿向阴囊皮肤破溃后，可形成经久不愈的窦道。患侧输精管变粗硬，呈串珠样小结节，双侧病变可失去生育能力。

2．前列腺、精囊结核　一般同时存在。病变早期位于前列腺和精囊的血管和射精管附近，再向附近其他部位扩展。病理改变同其他器官结核类似，但纤维化较重。前列腺结核可形成寒性脓肿及不同程度的钙化，病变可向会阴部破溃形成窦道。病轻者一般症状不明显，偶有直肠内和会阴不适。病变重者，可出现精液减少、脓血精、性功能障碍、不育等。直肠指检扪及前列腺、精囊硬结，无压痛。尿道造影可见前列腺部变形或扩大，严重者空洞破坏。

三、辅助检查

1．尿液常规检查　呈酸性，含少量蛋白，在大多数患者显微镜下可见到有少量或中等量的红细胞和白细胞。尿沉淀物抗酸染色查结核分枝杆菌阳性率可达50%～70%，但是反复多次检查，以清晨第一次尿液阳性率最高。尿结核分枝杆菌培养，需1～2个月才能得到结果，其阳性率可高达90%，对肾结核的诊断有决定作用。

2．影像学检查

（1）超声检查：简单易行，中晚期病变可初步确定病变部位，也可发现对策肾积水及膀胱有无挛缩。

（2）尿量平片（KUB）：可见肾局灶或斑点状钙化影，甚至全肾广泛钙化。静脉尿路造影（IVU）可了解分侧肾功能、病变程度和范围。早期主要表现为肾盏边缘不光滑如虫蛀状，病变进展，肾盏失去杯形，不规则扩大或模糊变形。当肾盏颈纤维化狭窄或完全闭塞时，可见空洞充盈不全或完全不显影。肾广泛破坏至肾功能丧失时，可表现为病肾"无功能"，不能显示典型的结核破坏性病变。逆行肾盂造影可显示病变肾脏空洞性破坏、输尿管僵硬，管腔节段性狭窄，并且边缘不整齐。

（3）CT和MRI：CT对中晚期肾结核能清楚显示扩大的肾盂肾盏、皮质空洞和钙化灶，三维成像可显示输尿管全长病变。MRI水成像对肾结核对侧积水诊断有独到之处。在 IVU 显影不良时，CT 和 MRI 可帮助诊断。

3. 膀胱镜检查　膀胱镜检是肾结核的重要诊断手段。可见膀胱黏膜充血、水肿、淡黄色结核结节，结核性溃疡、肉芽肿和瘢痕等病变，以膀胱三角和患者输尿管口周围最明显。若鉴别不清，可取活组织病理学检查明确诊断。若膀胱结核严重、膀胱挛缩、容量小于 50ml 时，不宜进行此项检查。

四、治疗原则

肾结核是全身结核病的一部分，在治疗上必须既重视全身治疗，又注意局部治疗才能取得满意的效果。全身治疗包括抗结核药物、营养、休息、环境和避免劳累等。肾结核根据患者全身及病肾情况，选择药物或手术治疗。

1. 药物治疗　抗结核药物治疗原则是早期、适量、联合、规律和全程。为抗结核药物治疗适用于早期肾结核。目前常用的抗结核药物有很多，首选吡嗪酰胺、利福平、异烟肼和链霉素等。药物治疗最好选用三种药物联合服用，疗程要足够长，早期患者用药 6~9 个月，有治愈可能。

2. 手术治疗　药物治疗 6~9 月无效，肾结核破坏严重者，应在药物治疗配合下性手术治疗，术前抗结核治疗不应少于 2 周。

（1）肾切除术：肾结核破坏严重，对侧肾正常，应切除患侧肾脏。肾结核对侧积水，若积水侧肾功能代偿不良，应先肾积水引流，保护肾功，待肾功好转后再手术切除无功能的患肾。双肾结核，一侧广泛破坏"无功能"，另一侧病变较轻，应抗结核药物治疗一段时间后，择期手术切除病变严重的一侧患肾。

（2）保留肾组织的肾结核手术：肾部分切除术，适用于病灶局限在肾的一极。结核病灶清除术，适用于肾实质表面闭合性结核性脓肿，与肾集合系统不相通。

（3）解除输尿管狭窄的手术：适用于输尿管结核病变使管腔狭窄引起肾积水。肾结核病变较轻，肾功能良好，输尿管狭窄较局限，位于中上段，可以切除狭窄段，行输尿管对端吻合。狭窄靠近膀胱，切除狭窄段后，行输尿管膀胱吻合，放置双 J 形输尿管支架引流管。

（4）挛缩膀胱手术治疗：肾切除及抗结核治疗 3~6 月，膀胱结核完全愈合，对侧肾正常、无结核性尿道狭窄者，可行肠膀胱扩大术。有后尿道狭窄者，可行输尿管皮肤造口、回肠膀胱或肾造口等尿流改道术。

五、护理诊断

1. 焦虑/恐惧　与病程长、病肾切除、担心预后等有关。
2. 排尿障碍　与结核性膀胱炎、膀胱挛缩有关。
3. 潜在并发症　出血、感染、尿瘘、肾衰竭等。

六、预期目标

1. 患者情绪稳定，恐惧焦虑减轻。
2. 患者维持正常排尿状态。
3. 患者未发生并发症，或并发症及时发现和处理。

七、护理措施

（一）抗结核治疗护理 / 术前护理

1. 心理护理　告知患者结核病的临床特点和规范化抗结核治疗的意义，解释各项检查和手术的方法、治疗效果，解除患者恐惧、焦虑情绪，增强患者战胜疾病的信心，取得良好配合治疗的效果。

2. 用药护理　指导患者按时、足量、足疗程服药。药物有肝损害等毒副反应，应定期复查肝功能，注意保护肝功能。链霉素有前庭神经损害，影响患者听力，一旦出现，立即报告医生并停药。异烟肼可出现多发性神经炎，同时服用维生素 B_6 可治疗和预防。勿用和慎用对肾有毒性的药物，如氨基糖苷类、磺胺类药物等。

3. 休息　卧床休息为主，避免过度劳累。

4. 营养支持　嘱患者进食高蛋白、高热量、富含维生素、易消化饮食，必要时给予静脉营养支持，改善营养状态。多饮水。

5. 完善术前准备　完善尿培养、尿涂片、IVU 等检查。术前 1 天备皮、配血、术前晚清洁灌肠。肾结石患者，做好引流管及皮肤护理。

（二）术后护理

1. 休息与活动　生命体征平稳者，协助患者翻身，健侧卧位，肩部及髋部下垫软枕。避免过早下床活动，肾切除术后一般卧床休息 3～5 天，部分肾切除患者卧床休息 1～2 周。

2. 预防感染　监测患者生命体征、血常规、手术切口及敷料等情况，遵医嘱合理使用抗生素，保持伤口清洁、干燥，预防感染。

3. 管道护理　妥善固定各种管道，保持引流管通畅，注意观察并记录引流液的颜色、量和性状。

4. 预防肾衰竭　术后准确记录 24 小时尿量，若术后 6 小时无尿或 24 小时少尿者，有发生肾衰竭的可能性，及时报告医生，并协助处理。

5. 尿瘘的护理　保持肾窝引流管，双"J"管和导尿管引流通畅，嘱患者避免憋尿和减少腹部用力。若出现肾窝引流管和导尿管引流尿液减少，切口疼痛、渗尿、皮下波动感等，有尿瘘发生的可能，及时报告医生，并协助处理。

八、护理评价

1. 患者的恐惧，焦虑心理是否减轻，情绪是否稳定。
2. 患者排尿是否能自行控制。
3. 患者是否发生潜在并发症，或潜在并发症是否及时发现并得到有效处理。

九、健康教育

1. 用药指导　宣传长期坚持抗结核治疗的重要性和必要性。术后抗结核治疗6 个月以上，防止复发。遵医嘱服药，不可随意间断服药、减量服药或停药，避免产生耐药影响治疗效果。若出现耳鸣、手足颤抖等不适，及时就诊。

2. 康复指导　加强营养、注意休息、适当活动，避免过度劳累，增强机体抵抗力，促进康复。

3. **定期复查** 每月复查尿常规和尿结核分枝杆菌,必要时行静脉尿路造影。若连续半年尿液中未见结核分枝杆菌为稳定转阴。5年不复发被认为治愈。若明显膀胱结核或伴有其他器官结核,随诊时间应延长至10~20年,甚至更长。

(周 瑛)

复习思考题

患者,男,28岁,尿频、尿急、尿痛1年,经一般抗炎治疗不好转,偶有低热无力。尿液检查提示白细胞数20~30/HP,红细胞数5~8/HP。CT提示左肾积水。IVU提示右肾功能严重受损。试问:

1. 该患者的初步诊断是什么?
2. 该患者的最佳治疗方案是什么?
3. 该患者的主要护理诊断有哪些?
4. 该患者应做好哪些术前准备?

扫一扫
测一测

第三篇

外科损伤患者的护理

第一章

损 伤 概 述

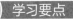 **学习要点**

1. 损伤的病因与分类。

2. 损伤的病理生理。

3. 损伤的修复。

损伤（injury）是指机体受到外界各种致伤因素作用所引起的组织结构破坏或功能障碍及其所引起的局部和全身反应。随着社会的不断进步和发展，在我国城市，由于工伤事故、交通意外造成的皮肤、软组织破损、出血、内脏破裂、骨折、关节脱位等损伤日益增多，由此引发的并发症对人类的生存和健康已构成了巨大的威胁。

一、病因与分类

根据损伤的病因，临床可分为下列几类：

1. 机械性损伤 又称创伤。由于锐器切割、钝器撞击、重物挤压、摔跤、火器等因素造成，临床上最常见。

2. 物理性损伤 由高温、冷冻、电流、激光、放射等因素所造成。

3. 化学性损伤 由强酸、强碱、毒气等因素造成。

4. 生物性损伤 由于遭受动物，如毒蛇、犬、猫、昆虫等咬、抓、螫伤所引起。除造成局部创伤外，还可经伤口带入毒素和致病微生物。

根据受伤部位的不同，损伤又可以分为：颅脑、颌面部、胸（背）部、腹部、骨盆、脊柱脊髓和四肢损伤。

二、病理生理

机体在致伤因素作用下迅速产生局部炎症反应和全身防御反应。

1. 局部反应 主要表现为局部创伤性炎症反应。由于受伤部位组织细胞遭破坏、变性坏死、微循环障碍，或病原微生物入侵及异物存留所致。损伤后，各种炎性介质释放引起局部血管通透性增加、血浆成分外渗，白细胞等趋化因子聚集于伤处吞噬和清除致病菌或异物，其基本病理过程与一般炎症相同。多在48～72小时达到高峰，

3～5 天后趋于消退。损伤性炎症反应是非特异性防御反应,有利于清除坏死组织、杀灭细菌及组织修复。

2．全身反应 即全身性应激反应,是致伤因素作用于机体后引起的一系列神经内分泌活动增强并引发的各种功能和代谢改变的过程,与损伤性质、程度、机体状态和治疗等因素有关。在疼痛、精神紧张、有效血容量不足等因素刺激下,交感神经兴奋,脑垂体、肾上腺皮质激素、醛固酮系统被激活,用以调节全身各器官功能和代谢,动员机体代偿能力,以对抗致伤因素的损害作用,保证重要器官的灌注。机体能量代谢、蛋白质和脂肪分解代谢均明显增加,出现负氮平衡,血糖升高,糖异生作用加强。大量炎性介质释放后作用于下丘脑体温调节中枢引起机体发热。同时机体免疫能力减弱,对感染的易感性增加。

三、损伤的修复

修复的基本方式是由伤后增生的细胞和细胞间质充填、连接或代替缺损的组织。理想的损伤修复是组织缺损完全由原来性质的细胞来修复,恢复原有的结构和功能。然而,人体各种组织细胞固有的增生能力有所不同,如表皮、黏膜、血管、内膜等的细胞增生能力强,而心肌、骨骼肌等的增生能力弱。因此,各种组织损伤后修复情况不一。

（一）组织修复过程

1．纤维蛋白充填 受伤后伤口先为血凝块所充填,继而发生炎症时继续有纤维蛋白附加其间。其功用首先是止血和封闭创面,可减轻损伤。

2．细胞增生 损伤性炎症出现不久,即可有新生的成纤维细胞在局部出现,约24～48 小时有内皮细胞出现,而后逐渐形成新生的毛细血管,三者共同构成肉芽组织充填组织裂隙。而原有的血凝块、坏死组织等,可被酶分解、巨噬细胞吞噬、吸收或从伤口排出。成纤维细胞能合成前胶原和氨基多糖,肉芽组织内的胶原纤维逐渐增多,其硬度与张力强度随之增加。肉芽组织最终变为纤维组织(瘢痕组织),架接于断裂的组织之间。同时,还有上皮细胞从创缘向内增生,肌成纤维细胞可使创缘周径收缩(伤口收缩),于是伤口趋向愈合。除了成纤维细胞、内皮细胞和上皮细胞的增生,伤后还有成软骨细胞、成骨细胞、间叶细胞等增生。

3．组织塑形 经过细胞增生和基质沉积,伤处组织可以初步修复。然而所形成的新组织如纤维(瘢痕)组织、骨痂等,在数量和质量方面并不一定都适宜于生理功能需要。随着机体状态好转和活动恢复,新生的组织可以变化调整。最终使受伤部位外观和功能得以改善。

（二）愈合类型

1．一期愈合或原发愈合 组织修复以本来细胞为主,如上皮细胞修复皮肤和黏膜、成骨细胞修复骨骼、内皮细胞修复血管等,修复处仅含少量纤维组织。愈后功能良好。

2．二期愈合或瘢痕愈合 组织修复以纤维组织为主。愈后功能不良,不仅缺少原有的生理功能,而且可能有瘢痕挛缩或增生,引起畸形、管道狭窄、骨不连等。显然治疗损伤应争取一期愈合。

（三）影响愈合的因素

1．局部因素 ①感染:是影响组织修复的最常见因素。金黄色葡萄球菌、溶血性链球菌、大肠埃希菌、铜绿假单胞菌等致病菌，都可损害细胞和基质，使局部成为化脓性病灶。②异物存留或失活组织过多：伤处组织裂隙被此类物质充填，阻隔新生的细胞和基质连接，成为组织修复的不利因素。③血液循环障碍：休克使组织（包括伤处组织）处于低灌流，各种细胞受到不同程度损害，伤后组织修复势将延迟。伤口包扎或缝合过紧，使局部缺血。止血带使用时间过久，也可使远侧组织缺血难以恢复。伤前原有闭塞性脉管病、静脉曲张或淋巴管性水肿的肢体，伤后组织修复迟缓。④局部制动不够：因组织修复需要局部稳定，否则新生的组织受到继续损伤。

　　2. 全身性因素　①营养不良：如蛋白、维生素 C、铁、铜、锌等微量元素的缺乏，使细胞增生和基质形成缓慢或质量欠佳。②药物或放射：使用皮质激素、吲哚美辛、细胞毒药物及放射线照射等，创伤性炎症和细胞增生可受抑制。③免疫功能低下的疾病：如糖尿病、肝硬化、尿毒症、艾滋病等，使中性粒细胞、单核 - 巨噬细胞、淋巴细胞的功能降低，影响组织修复。

（阳海华）

 复习思考题

　　1. 简述伤口愈合的过程。

第二章

- - - - - - -

机械性损伤患者的护理

 学习要点

1. 机械性损伤的分类、临床表现。

2. 机械性损伤的治疗。

3. 机械性损伤的护理。

机械性损伤又称创伤，多见于工伤、交通事故、自然灾害和战伤等，是临床上最常见的损伤。

一、分类

（一）按皮肤完整性分类

根据皮肤、黏膜是否完整分为开放性创伤和闭合性创伤两大类。

1. 常见的闭合性创伤

（1）挫伤：较常见的创伤，是由钝物打击造成皮肤、皮下组织的损害。重者可伤及肌肉、筋膜。局部主要表现为肿胀、淤斑、血肿等。

（2）扭伤：由于人体姿势及动力失衡，外力作用于关节，使关节的活动范围超过生理极限，引起关节周围肌肉、韧带的撕裂。关节部位有肿胀、淤斑、疼痛。

（3）挤压伤：巨大的压力或暴力对人体肌肉丰富的部位长时间的挤压或捻挫造成广泛的皮下组织、肌肉的损伤。可导致休克、急性肾衰竭而危及生命。

（4）震荡伤：由爆炸力极强的冲击波形成的高压、高速气流引起的胸腔、腹腔、耳鼓膜等的损害。

（5）关节脱位和半脱位。

（6）闭合性骨折及闭合性内脏伤等。

2. 常见的开放性损伤

（1）擦伤：由粗糙的物体引起表皮或皮肤全层的破损。有血浆样液体渗出，伤口表浅而不整齐，有血痂。

（2）刺伤：由尖锐的物器穿入组织所致。伤口的特点小而深，可由厌氧菌感染导致破伤风、气性坏疽等。

（3）撕裂伤：由特殊动力牵拉所致。损伤组织呈片状的撕裂或撕脱，多见于头部。

（4）切割伤：为常见的创伤，多由刀具，机械刃器所致。特点是伤缘整齐，常因切断血管、神经、韧带等导致失血性休克及肢体残废。

（5）火器伤：由子弹、弹片、爆炸、意外事故所致。伤口形状不整齐，沾染重、有异物存留。

（二）按致伤原因分类

锐器可致刺伤、切割伤、穿透伤等；钝性暴力可致挫伤、挤压伤等；切线动力可致擦伤、裂伤、撕裂伤等；枪弹可致火器伤等。

知识链接

挤压综合征

挤压综合征是指肢体受到重物长时间挤压致局部肌缺血、缺氧改变，继而引起肌红蛋白血症、肌红蛋白尿、高血钾和急性肾衰竭为特点的全身性改变。

（三）按受伤程度分类

一般分为轻、中、重伤。轻伤主要伤及局部软组织；中等伤主要是广泛软组织、肢体开放性骨折、创伤性截肢及一般的腹腔脏器伤等，需手术，一般无生命危险；重伤指危及生命或预后留有严重残疾者。

二、临床表现

（一）局部症状

1．疼痛　伤处活动时疼痛加重，制动后减轻。严重创伤或重度休克时患者常不能主诉疼痛。一般2～3日后疼痛缓解，持续或加重提示可能感染。诊断不明时慎用麻醉止痛剂，以免漏诊或误诊。

2．肿胀　局部组织出血、炎性渗出所致。受伤肿胀处可有触痛、发红、青紫或波动感。肢体严重肿胀者，组织内张力增高阻碍远侧肢体的血液循环。

3．功能障碍　主要由受伤局部组织结构破坏引起；局部肿胀、疼痛也可引起一定程度的功能障碍。

4．伤口　为开放性创伤所特有。按伤口的清洁程度可分为三种：

（1）清洁伤口：通常指无菌手术的切口，也包括经清创处理的无明显污染的创伤伤口，可以直接缝合，获得一期愈合；

（2）污染伤口：指有细菌污染，但暂未感染的伤口，多指伤后8小时之内经处理的伤口，适用于清创术；

（3）感染伤口：伤口有渗出液、脓液及坏死组织等，周围皮肤常红肿，多需换药治疗，以获二期愈合。

（二）全身症状

轻度损伤一般无全身表现。严重损伤可有发热、血压一过性升高或下降、脉搏加快、呼吸急促等表现。

三、实验室及其他检查

1. 实验室检查 血常规和血细胞比容可提示有无感染或失血情况。尿常规可提示泌尿系统损伤。肝肾功能等检查有利于了解内脏功能。血电解质、血气分析有助于判断体液失衡和血氧状况。

2. 影像学检查 X 线用于检查骨折、胸腹伤或异物存留等。CT 用于检查颅脑损伤和腹部实质脏器及腹膜后的损伤。B 型超声检查用于发现体腔内的积血积液、肝脾的包膜内破裂等。选择性血管造影用于确定有无血管损伤或外伤性动脉瘤、动静脉瘘等。

3. 诊断性穿刺 常用于闭合性损伤的诊断。一般胸腔穿刺可明确有无气胸或血胸;腹腔穿刺可判断有无内脏器官损伤;心包穿刺可证实有无心包积液或积血。

四、治疗要点

1. 全身治疗 包括严密观察病情,保持呼吸道通畅,应用支持疗法积极抗休克,保护重要器官功能,使用抗生素防治感染,镇静止痛等。

2. 局部治疗 闭合性损伤若无内脏损伤,通过局部制动,配合理疗,大多可自行恢复,不需特殊处理。若伴内脏损伤则需手术治疗。开放性损伤根据创口情况,采取清创、换药等处理。

五、护理评估

(一)健康史

1. 一般情况 患者的性别、年龄、职业、文化、婚姻、女患者月经史等。

2. 受伤史 了解受伤的时间、地点、部位、受伤类型及现场情况等。评估有无危及生命的损伤,现场采取的急救措施及其效果,运送途中的用药情况等。

3. 既往史 患者有无慢性疾病、是否长期服用药物治疗、有无药物过敏史等。

(二)身体状况

1. 局部情况 受伤部位有无伤口,大小、深度及污染情况;是否存在异物;有无出血,出血量;有无其他部位的合并伤等。

2. 全身情况 患者意识是否清醒,生命体征是否平稳,有无血容量不足的表现,有无全身感染征象等。

(三)辅助检查

了解血常规和红细胞比容是否降低或升高,尿常规及血气分析结果是否正常,影像学检查有无异常等。

六、护理诊断

1. 疼痛 与局部受伤及创伤性炎症反应有关。

2. 组织完整性受损 与组织器官受损伤、结构破坏有关。

3. 体液不足 与失血、失液、血液浓缩,血容量减少有关。

4. 潜在并发症 休克、感染、挤压综合征等。

七、预期目标

1. 患者自述疼痛逐渐缓解。
2. 患者的伤口得以妥善处理,受损组织逐渐修复。
3. 患者有效循环血量恢复,生命体征稳定。
4. 患者无并发症发生或并发症能被及时发现和处理。

八、护理措施

(一)现场急救的护理

要求急救人员能迅速准确地评估伤情,采取紧急措施,以抢救生命为首要任务。首先处理呼吸、心搏骤停;其次处理窒息、大出血;再次抗休克、处理开放性气胸、张力性气胸、脱出的内脏等。

1. 心肺复苏 抢救生命。
2. 保持呼吸道通畅,改善换气 防治窒息,及时处理气胸和反常呼吸。
3. 控制出血 防治休克
4. 包扎伤口 防治污染和感染。
5. 固定骨折 防止进一步损伤和移位。
6. 转送 安全转运,平稳、镇痛、保暖、补液等。

(二)体位与制动

血压不稳者应平卧或根据受伤部位选择合适的体位。一般情况下,患者的体位应利于呼吸和促进伤处静脉回流,如半卧位时膈肌下降便于呼吸运动,患肢抬高 15°～30° 可促进静脉回流,减轻肿胀。严重软组织损伤和骨、关节、神经、肌腱等创伤,可用绷带、夹板、石膏、支架等进行局部固定。

(三)缓解疼痛

根据疼痛强度,遵医嘱合理使用镇静、止痛药物,同时注意观察病情变化和药物的不良反应。骨与关节损伤时加以固定和制动可减轻疼痛刺激。疼痛原因不明时慎用止痛剂,以免掩盖病情。

(四)闭合性创伤的护理

1. 局部处理 软组织闭合性损伤早期,常有微血管破裂出血,如伤后 12 小时内给予冷敷,可促进局部血管收缩和止血,有利于控制局部水肿、淤血;12 小时后改为热敷,或红外线理疗,可促进血肿和炎症的吸收。

2. 观察病情变化 头、颈、胸、腹部等闭合性创伤,有发生深部组织或器官损伤的可能,需注意患者的一般情况及生命体征变化,如胸部损伤的患者呼吸急促,应警惕是否发生气胸;腹部损伤患者出现血压不稳,应注意是否有腹腔内出血。大面积挤压伤者注意观察尿量尿色,有血压下降和红色尿(肌红蛋白尿)液出现者,应及时通知医生,警惕挤压综合征发生,并及时扩容,碱化尿液。其他闭合伤患者注意观察局部有无感染及肿胀、疼痛的演变情况。

(五)开放性创伤的护理

开放性创伤的主要特点是存在伤口及细菌污染。其主要处理措施是根据伤口情况采取不同处理措施,如清创缝合、止血包扎、换药等,护士主要协助医师做好相关准备。

1．做好术前准备 根据手术需要，做好备皮、配血、输液、导尿等工作，注意维持呼吸道通畅，病情严重者，给予吸氧、心电监护。

2．协助处理伤口 彻底清洗、消毒伤口，实施清创术，尽量使污染伤口变为清洁伤口；对伤口进行缝合或延期缝合，对不能缝合的伤口进行换药，必要时放置引流，促进愈合。

3．预防感染 除少数小的浅表开放性损伤外，多数开放性损伤应预防使用破伤风抗毒素或破伤风免疫球蛋白。对污染重或并发感染、伤口深、组织破坏严重的损伤应遵医嘱，使用抗生素。

4．支持疗法 手术后按医嘱给予输液、输血，对严重创伤、循环稳定的患者，提供高热量、高蛋白、高维生素、易消化饮食，必要时经静脉补充营养，纠正负氮平衡；同时注意补充维生素和微量元素，促进创伤愈合。

5．术后伤口护理 抬高创伤肢体，并适当固定。保持敷料干燥、清洁，如伤口内放置橡皮引流片，应于手术后24～48小时拔出。感染伤口如渗出较多，应及时更换敷料，保持引流通畅。

6．心理护理 安慰患者，稳定情绪，尤其是对容貌受损或致残的患者，要与其加强沟通，多给予心理疏导，帮助其面对压力，配合治疗。

九、健康教育

1．宣传安全知识，遵守交通法则，加强安全防患意识。

2．伤后应及时到医院就诊，开放性损伤时尽早接受清创术并注射破伤风抗毒素。

3．指导患者进行功能锻炼，防止肌肉萎缩与关节僵硬等并发症。

（阳海华）

 复习思考题

1．机械性损伤患者的主要护理措施有哪些？

第三章

烧伤、冷伤患者的护理

 学习要点

1. 烧伤、冷伤患者的病理生理、临床表现。
2. 烧伤、冷伤患者的治疗。
3. 烧伤、冷伤患者的护理。

第一节　烧伤患者的护理

　　烧伤泛指各种热力、光源、化学腐蚀剂、放射线等因素所致由表及里的一种损伤。狭义的烧伤,是指由各种热力,包括热液、蒸汽、火焰、高温等,所引起的组织损害,临床最常见,约占各类烧伤原因中的85%～90%。

　　热力烧伤的严重性与热源温度、受热时间和个体条件等因素有关。

一、病理生理

　　1. **急性体液渗出期**　由于组织间毛细血管通透性增加,血浆样渗出液聚集在细胞间隙或皮肤各层间,形成水肿、水疱或丢失于体表,导致体液减少、体液平衡失调、血液浓缩。烧伤早期的休克基本属于低血容量性休克,临床又称为休克期,其体液渗出多自伤后2～3小时开始,6～8小时最快,48小时达高峰。此后,渗出在组织间的液体和电解质开始回吸收,水肿逐渐消退,血压趋于稳定,尿液逐渐增多。

　　2. **感染期**　指烧伤后发生的局部或全身急性感染。随着创面及组织中的毒素和坏死组织分解产物吸收入血,引起中毒症状。加之烧伤使皮肤失去防御功能,污染创面的细菌易在坏死组织中生长繁殖并产生毒素。烧伤越深、面积越大,感染机会越多、越严重。

　　3. **修复期**　烧伤早期出现炎症反应的同时,组织修复随即开始。浅度烧伤多能自行修复。深Ⅱ°烧伤靠残存的上皮融合或植皮修复。Ⅲ°烧伤只能靠皮肤移植修复。

　　4. **康复期**　深Ⅱ°和Ⅲ°烧伤愈合后,创面常有瘙痒、疼痛、水疱甚至并发感染,形成残余创面,其恢复需要较长时间。严重大面积深度烧伤愈合后,由于汗腺大部分已损伤,使机体调节体温的能力下降,长需2～3年调整和适应。

二、临床表现

（一）烧伤面积估计

烧伤面积是指烧伤区域占全身体表面积的百分数。我国常用的计算方法有新九分法和手掌法。

1. 新九分法　将人体体表总面积划分为 11 个 9% 和 1 个 1%，构成 100%。适用于较大面积烧伤的评估（表 3-3-1）。简记的数字口诀为：3、3、3，5、6、7，13、13、1，5、21，13、7（图 3-3-1）。

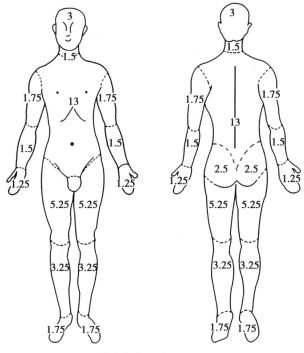

图 3-3-1　成人各部位体表面积（%）的估计

表 3-3-1　中国新九分法

部位		占成人体表（%）		占儿童体表（%）
头颈	发部	3		
	面部	3	1×9＝9	9＋(12－年龄)
	颈部	3		
双上肢	双手	5		
	双前臂	6	2×9＝18	9×2＝18
	双上臂	7		
躯干	躯干前	13		
	躯干后	13	3×9＝27	9×3＝27
	会阴部	1		
双下肢	双臀	5		
	双大腿	21	5×9＋1＝46	9×5＋1－(12－年龄)
	双小腿	13		
	双足	7		

儿童头较大,下肢相对较小,因此头颈部面积约为 9+(12－年龄),双下肢面积约为 46－(12－年龄)(图 3-3-2)。

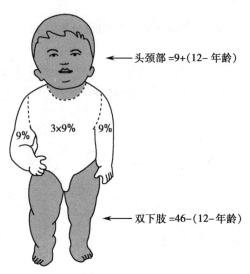

头颈部 =9+(12－年龄)

双下肢 =46－(12－年龄)

图 3-3-2 小儿体表面积估计法

2. 手掌法 不论性别、年龄,伤者本人五指并拢的手掌面积约占体表面积的 1%;五指自然分开的手掌约占 1.25%。此法较简易,用于小面积烧伤的估计或作为新九分法的补充(图 3-3-3)。

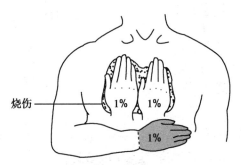

烧伤

图 3-3-3 手掌估计法

(二)烧伤深度估计

采用三度四分法。即分为Ⅰ°、浅Ⅱ°、深Ⅱ°、Ⅲ°。Ⅰ°、浅Ⅱ°烧伤属浅度烧伤;深Ⅱ°、Ⅲ°属深度烧伤。组织损伤层次(图 3-3-4)。

Ⅰ°烧伤:又称红斑烧伤,损伤表皮浅层。皮肤红斑、干燥、灼痛、无水疱,2～3 天红斑消失,3～7 天脱屑痊愈,短期内有色素沉着,不留痕迹。

浅Ⅱ°烧伤:伤及表皮全层和真皮浅层。局部红肿明显,疼痛剧烈;有大小不一的水疱,疱壁较薄,内含淡黄色澄清液体,基底潮红湿润。1～2 周愈合,有色素沉着,无瘢痕。

深Ⅱ°烧伤:伤达真皮深层,有皮肤附件残留。水疱较小,壁厚,基底红白相间、稍湿,痛觉较迟钝,有拔毛痛。约 3～4 周痊愈,常有瘢痕形成及色素沉着。

Ⅲ°烧伤：伤达皮肤全层甚至皮下、肌肉、骨骼。创面无水疱，呈蜡白或焦黄甚至炭化，痛觉消失。触之如皮革样，失去弹性，痂下可见树枝状栓塞的血管。3～4周后焦痂脱落，范围大者须植皮，愈后留有瘢痕或畸形。

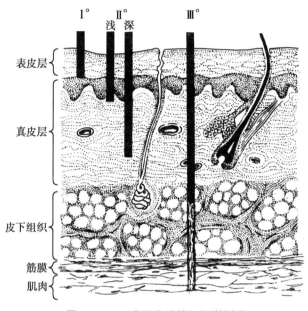

图 3-3-4 三度四分法的组织学划分

（三）烧伤严重程度估计

主要依据烧伤面积和烧伤深度进行综合性评估。目前多采用1970年全国烧伤会议拟定的分类标准。

1．轻度烧伤 Ⅱ°烧伤面积不足9%。

2．中度烧伤 Ⅱ°烧伤面积为10%～29%；或Ⅲ°烧伤面积不足10%。

3．重度烧伤 烧伤总面积达30%～49%；或Ⅲ°烧伤面积达10%～19%；或Ⅱ°、Ⅲ°烧伤面积虽不到上述百分比，但已发生休克、吸入性烧伤或有较重的复合伤。

4．特重度烧伤 烧伤总面积50%以上；或Ⅲ°烧伤20%以上；或已有严重并发症者。

三、治疗要点

（一）现场急救

1．迅速脱离热源 火焰及热烧伤者应迅速灭火。电击伤者应迅速切断电源，并扑灭着火衣物。化学烧伤者立即脱去化学物质沾染或浸渍的衣物，用大量清水冲洗，时间不得少于15～20分钟。生石灰烧伤，应在除去生石灰颗粒后再行冲洗，防止生石灰遇水生热，加重损伤。磷烧伤时则应将创面浸于水中，尽量去除磷粒，或以多层湿纱布覆盖，以防止磷在空气中继续燃烧，加重损伤。

2．抢救生命 配合医生优先处理危及生命的情况，如窒息、心搏骤停、大出血、开放性气胸等。合并吸入性损伤者，应保持呼吸道通畅，给予吸氧，必要时作气管切开。

3．预防休克 由于急救现场可能不具备输液条件，若成人烧伤面积＜30%、小儿

<10% 的轻、中度烧伤，且无休克表现和胃肠功能障碍者，可口服烧伤饮料（每 100ml 饮用水中加入食盐 0.3g，碳酸氢钠 0.15g，糖 1g）；或含盐饮料，如加盐的热茶、米汤、豆浆等。但不宜单纯大量饮用白开水，以免导致细胞外液渗透压降低和水中毒。口服补液采取少量多次的方法，成人每次不宜超过 200ml，小儿不超过 50ml，以免引起呕吐、腹胀，甚至急性胃扩张。

4. 保护创面　应避免创面再污染或再损伤。可用干净敷料或布类保护，或简单包扎后送医院处理。避免涂抹有色药物，以免干扰对烧伤深度的判断。

5. 转运　常用的运送工具为汽车，患者宜取横放位置，即与汽车纵轴相垂直，或采取足向车头、头向车尾方向的位置，可避免患者头部急剧缺血。途中应尽可能避免颠簸，有医护人员陪同，保证持续输液、供氧等，做好出入液体记录。

（二）防治休克

防治烧伤休克的主要措施是尽快施行液体疗法，力争在伤后半小时内建立补液通道，以防休克发生，并减轻其严重程度。

1. 早期补液方案　国内多采用下述补液方案。

（1）Ⅱ°、Ⅲ°烧伤后第一个 24 小时补液总量 =1.5ml（小儿为 1.8ml，婴儿为 2.0ml）×体重（kg）×烧伤面积（%）+2000ml，即每 1% 烧伤面积（Ⅱ°、Ⅲ°烧伤）每公斤体重应补液（包括晶体液和胶体液）1.5ml（小儿为 1.8ml，婴儿为 2.0ml），另加生理需水量 2000ml（小儿按年龄和体重计算）。其中晶体液和胶体液的比例为 2:1。广泛深度烧伤其比例可改为 1:1。值得强调的是Ⅰ°烧伤无体液渗出，因此不计算其面积。

（2）伤后第二个 24 小时，胶体液和晶体液补给量为第一个 24 小时实际输入量的一半，水分仍补充 2000ml，即Ⅱ°、Ⅲ°烧伤后第二个 24 小时补液总量 =0.5×1.5ml（小儿为 1.8ml，婴儿为 2.0ml）×体重（kg）×烧伤面积（%）+2000ml。

（3）伤后第三个 24 小时补液量，根据患者病情变化而定。

2. 液体的选择和安排　晶体液首选平衡盐溶液（乳酸钠林格液），其次是等渗盐水。胶体液首选同型血浆，也可用血浆代用品或全血。紧急抢救无法获得血浆时，可以使用低分子的血浆代用品，但用量不宜超过 1000ml，并尽快以血浆取代。Ⅲ°烧伤患者应输全血。生理需水量常选用 5% 或 10% 的葡萄糖溶液，通常成人每天补充 2000ml 左右，若气温、体温过高、气管切开、腹泻等，则应适当增加水分补充量。广泛深度烧伤患者，常伴有严重的酸中毒和血红蛋白尿，在输液成分中可增配 1.25% 碳酸氢钠。晶体液、胶体液和水分宜交替输入。补液总量的一半应于烧伤后 8 小时内输入，另一半于后 16 小时内输入。

（三）创面处理

1. 创面的早期处理　清创宜安排在血容量得到适当补充并在继续输液，休克已得到纠正后，在麻醉和无菌条件下进行。清创后根据病情选择暴露或包扎疗法。清创务必轻柔，整个过程中应有专人观察输液及患者情况。清创前可适当使用镇痛剂。

2. 包扎疗法　用灭菌厚敷料包扎，以保护创面，减轻痛苦。创面渗液被厚敷料吸收，引流较充分，使创面保持湿润，利于创面修复。适用于小面积烧伤、四肢烧伤、浅Ⅱ°烧伤或天气较冷、病房条件差等情况。方法是清创后先用一层油纱布紧贴创面，外加多层脱脂纱布，均匀加压包扎。包扎范围一般超出创缘 5cm，早期包扎的厚度应达到 3～5cm，以防敷料湿透发生感染。禁用不透气材料，致使创面浸渍、感染。

3. 暴露疗法　烧伤创面暴露于干热空气中，不用敷料覆盖，使创面渗液及坏死组织干燥、结痂，暂时保护创面。暴露疗法要求环境清洁、干燥，室温 30~32℃，相对湿度 40%，接触创面的用品均应灭菌。适用于深Ⅱ°、Ⅲ°大面积烧伤、特殊部位（头、面、颈、会阴）烧伤、或严重污染的创面、特殊感染（铜绿假单胞菌、真菌）创面等。用单层抗生素等纱布湿敷创面称为半暴露疗法。

4. 去痂、植皮　深度烧伤创面愈合缓慢，或不能自愈，且瘢痕增生可造成畸形，因此，必须尽早去除焦痂，植皮覆盖，可减少全身性感染的发生率，使创面早日愈合。切痂植皮是将深度烧伤皮肤连同皮下组织、坏死肌肉、肌腱一并切除植皮，以达到早期消除创面的目的。削痂植皮是在烧伤早期用取皮刀，将深度烧伤的坏死组织削除，然后用皮片覆盖或敷料包扎，达到封闭创面的目的。此法出血较多，术前应充分备血。植皮的方式有自体植皮，如游离皮片移植、皮瓣移植、自体微粒植皮等；异体植皮，如大张异体皮开洞嵌植自体皮等。

5. 感染创面的处理　创面感染的主要来源为伤后的污染，包括环境、接触和患者呼吸道、消化道细菌的污染等。其中接触性污染较多，其次是残存在毛囊和皮脂腺中的细菌。局部应用抗菌药液及收敛性强的中草药制剂，保持结痂干燥完整。选用湿敷、半暴露、局部浸泡或全身浸浴等方法充分引流脓性分泌物，去除坏死组织，待感染基本控制，肉芽组织生长良好，及时植皮促使创面愈合。

（四）防治感染

全身性感染常是大面积烧伤患者死亡的主要原因。感染的防治包括密切观察病情变化、正确处理创面、积极抗休克、正确选用抗生素和营养支持等。

四、护理诊断

1. 体液不足　与伤后大量体液丢失有关。
2. 皮肤完整性受损　与烧伤导致组织破坏有关。
3. 焦虑或恐惧　与疼痛和对预后的担忧有关。
4. 自我形象紊乱　与烧好毁容、肢体残障及功能障碍有关。
5. 潜在并发症　窒息、休克、局部或全身感染、急性肾衰竭、瘢痕和畸形。

五、预期目标

1. 患者生命体征平稳，安全度过休克期。
2. 患者烧伤创面逐渐愈合。
3. 患者情绪稳定，焦虑恐惧得到缓解。
4. 患者情绪稳定，能积极配治疗和护理，敢于直面伤后的自我形象。
5. 患者无并发症发生或并发症能被及时发现和处理。

六、护理措施

烧伤的主要护理措施是协助医生防治休克、做好创面护理和防治感染，同时做好烧伤病房的管理。

（一）维持有效的呼吸

及时清除口鼻腔分泌物，防止窒息。鼓励有效咳嗽、深呼吸，帮助患者翻身、拍背、改变体位等,促进分泌物排出。气管内痰液过多时,可行气管内吸痰。中重度呼吸道烧伤患者多有不同程度缺氧,一般用鼻导管或面罩给氧,氧浓度 40% 左右,氧流量 4～5L/min,合并一氧化碳中毒者可经鼻导管给高浓度氧或纯氧吸入,有条件的可采用高压氧治疗。

(二)休克期护理

保持输液通畅,实现快速补液,迅速恢复有效循环血量的目的。做好补液效果观察、保暖、镇静、保持呼吸道通畅和创面护理等。

1. 迅速建立 2～3 条有效静脉输液通道,保证各种液体能及时输入。

2. 合理安排,遵循"先盐后糖、先晶后胶、先快后慢、尿畅补钾"的原则,成人一般输液速度为 40～60 滴/分,儿童、老年人、心血管疾病者适当减慢输液速度。

3. 观察补液效果 ①尿量:常规留置导尿管。成人要求维持在 30ml/小时以上,有血红蛋白尿者,应维持在 50ml/小时以上。但小儿、老人、心血管疾患和吸入性损伤者,应降低标准。②患者安静,无烦躁不安。③成人脉搏在 120 次/分(小儿 140 次/分)以下,心音有力。④肢端温暖,收缩压在 12kPa 以上。⑤中心静脉压在正常范围。

(三)创面护理

1. 协助医生早期清创 休克基本控制后,在良好镇痛和无菌条件下尽早清创。顺序:头部—四肢—胸腹部—背部—会阴。步骤:①清洗周围皮肤;②碘伏或 0.1% 新洁尔灭消毒周围皮肤和创面;③去除异物、剪除污染严重的疱皮、糜烂表皮;④包扎或暴露治疗。

2. 包扎疗法护理 ①抬高患肢,置于功能位,观察肢端循环(如颜色、温度、感觉、肿胀)。②保持外层敷料清洁,掌握换药时机:敷料要求超过创缘 4～5cm,须绷带固定者应从远心端向近心端包扎。无感染的浅度烧伤创面 1 周换药。期间若敷料浸湿,可更换外层敷料或在表面再加盖新敷料,以避免污染创面致感染;深度创面伤后 3～4 天换药;感染创面每日或隔日;如敷料污染(如大小便、脓液渗出)或感染征象(如高热、疼痛、脓液外渗、恶臭等)及时更换。

3. 暴露疗法的护理 基本要求是促进创面干燥和结痂、保持痂皮或焦痂完整。①防止受压,定时变换体位。②早期随时用无菌敷料吸附创面渗液,外涂磺胺嘧啶银等。③痂下感染积脓,立即去痂引流。④创面有真菌斑时,涂 2% 碘酊或 3%～5% 克霉唑溶液。⑤接触创面应无菌操作,每日更换无菌垫单,防止交叉感染。

4. 浸浴疗法护理 将身体浸泡在热水中或一定浓度的药液中,以清除创面的脓液,促进愈合,可局部浸泡或全身浸泡。①选用无菌澡盆、面盆或塑料浴袋;倒入 40℃ 0.9% 的盐水。②将局部或全身创面浸泡其中,每次 30 分钟。③用无菌纱布清洗创面的渗出物和污物,剪除坏死组织。④全身浸浴时应注意观察患者的反应,浸浴后立即擦干,并用烤灯或热风机吹烤创面。⑤一般在伤后 2 周左右开始使用,次数和间隔依病情而定;严重心肺疾患者禁用。

5. 切痂植皮前后护理 Ⅲ°烧伤多早期切痂植皮,在新鲜创面行自体皮肤或自体与异体皮肤相间移植,以尽早消灭创面,减少体液和蛋白质的消耗,防止创面感染和败血症。

6. 特殊部位烧伤的护理

(1)头面部烧伤:常用暴露疗法,半卧位,经常擦除分泌物;眼部用盐水冲洗,点抗生素眼药水，角膜烧伤时应用油纱布遮盖防止异物落入。鼻腔应保持清洁、通畅，清除鼻痂。耳郭应保持干燥、清洁、避免长期受压。口唇和口腔黏膜应定时用生理盐水棉球湿润，饭后做好口腔护理。

（2）呼吸道烧伤：保持呼吸道通畅，床边常规准备气管切开包，必要时气管切开。伤后3～5天气管壁坏死组织发生溶解或出血易造成窒息，应严密观察并及时吸引。

（3）会阴部烧伤：将大腿外展，使创面充分暴露，防止大小便污染；接触创面的便器应消毒，每次便后清洁肛周；附近创面以0.1%苯扎溴铵消毒，会阴部每晚清洁1次。

（四）烧伤感染的护理

1. 观察病情　①全身表现：突然寒战和高热，或低体温；呼吸浅快、甚至出现呼吸困难；意识改变、烦躁、幻视、反应迟钝、四肢震颤；不明原因的腹胀、腹泻、黄疸、出血倾向等都是败血症的征象。如体温低于36℃，而脉搏超过140次/分，应警惕革兰阴性杆菌败血症。②创面变化：水肿、渗出增多、糜烂化脓、色泽灰暗、出血点等。黑色出血性坏死斑块，多见于铜绿假单胞菌败血症。

2. 处理　在感染期，应观察全身或创面变化，一旦发生感染征象及时汇报医师；入院后即应做创面细菌培养和药敏试验，必要时做血液细菌培养；出现败血症征象、切痂植皮手术前后，均应使用抗生素。应了解药理作用、配伍禁忌，观察副作用；口服、鼻饲或静脉营养支持，必要时多次少量输血。采取措施预防压疮，呼吸道和泌尿道感染。给予心理支持。

（五）烧伤病房的管理

1. 保持清洁，创造良好的消毒隔离条件　①按病情轻重安排病室，并随时进行调整。②严重烧伤应采取隔离措施：安置单人房间，有专人护理；严禁探视，进入病室穿戴专用的口罩、帽子、隔离衣、鞋等；接触患者戴无菌手套，接触创面用品无菌处理；每日擦拭地板1～2次，紫外线空气消毒；出院、换病室或死亡后，病室内一切物品、空气均应彻底消毒。

2. 保持舒适，维持恒定的温湿度　早期，尤其暴露疗法，因创面水分蒸发，大量热量丧失，可有畏寒反应。病室温度应在30～32℃，相对湿度50%～60%左右。

3. 便于护理、治疗和抢救　将患者按不同的病期（感染期、恢复期）分别集中安排；留出1～2间病室，终末消毒后备收新患者，病室内配备必要的抢救设施。

七、健康教育

1. 指导或协助功能锻炼　早期肢体置于功能位置，并坚持做各种主动或被动运动，纠正挛缩，预防肢体畸形，逐渐恢复功能。配合使用超短波、音频和超声波等物理疗法。

2. 心理指导　鼓励患者克服心理障碍，积极参与家庭和社会活动，树立工作和生活信心。

3. 避免烧伤部位的刺激　烧伤部位在一年内避免太阳暴晒，以免加剧对皮肤的损害。愈合过程中，可能出现皮肤干燥、瘙痒等，应避免搔抓。避免使用刺激性肥皂或温度较高的水清洗初愈创面。

4. 教育全社会，加强劳动防护、消除烧伤隐患，加强火灾的自救教育。

第二节　冷伤患者的护理

冷伤（cold injury）是机体遭受低温寒冷侵袭所引起的损伤。常发生在手、足、耳郭、鼻尖、面颊等四肢末端和外露的部位。分为非冻结性冷伤和冻结性冷伤两类。

非冻结性冷伤是由10℃以下至冰点以上的低温、潮湿条件造成的，如冻疮；冻结性冷伤是由冰点以下的低温造成的，又称冻伤。

一、病因

1. 气候因素　空气的湿度、流速和天气突变等。
2. 局部因素　衣着太单薄、潮湿或束缚过紧，长时间不动，绑扎止血带等。
3. 全身因素　全身抵抗力降低，如疲劳、饥饿、失血、休克、营养不良等。

二、病理生理

（一）非冻结性冷伤

最常见的是冻疮，好发部位是肢体末端和暴露部位，如耳郭、面部、手背、足趾等处。因冷刺激导致血管长时间痉挛或收缩，引起血管功能障碍；继而发生血管持续扩张，血液瘀滞，体液渗出，形成水疱或皮肤坏死。

（二）冻结性冷伤

全身受低温侵袭时，引起外周血管收缩和寒战反应，体温逐渐降低，心、脑、肾、血管等脏器功能受到损伤。局部接触冰点以下的低温时，最初形成冻伤，随即是复温后的再灌注损伤。组织温度降至 −2℃时，细胞外冰晶形成。随着冰晶加大，间质液渗透压增高，导致细胞内脱水、功能障碍。复温冻融后局部血管扩张，微循环中形成血栓并释放大量介质，进一步加剧毛细血管与组织损伤。

三、临床表现

（一）非冻结性冷伤

主要表现为紫红色斑、发凉、肿胀，可出现结节。局部灼热、痒感或胀痛。随病情进展，可出现水疱、糜烂或溃疡，如无继发感染可自愈，易复发。

（二）冻结性冷伤

1. 局部表现　局部冻伤后皮肤发凉、麻木，不易区分其深度。复温冻融后按其损伤的程度可分为四度。

（1）Ⅰ°：又称红斑性冻伤，伤及表皮层。局部红肿，有热、痒、刺痛的感觉。数日后，表皮脱落，水肿消退，不留瘢痕。

（2）Ⅱ°：又称水疱性冻伤，伤及真皮层。局部明显充血、水肿，形成水疱，疱液呈血清样。如无感染，可在2～3周后脱痂愈合，一般少有瘢痕。如继发感染，常形成溃疡，经久不愈。

（3）Ⅲ°：又称腐蚀性冻伤，伤及皮肤全层或皮下组织。创面由苍白变为黑褐色，感觉消失，其周围红肿、疼痛并有水疱形成。若无感染，坏死组织干燥成痂，4～6周后脱落，愈合慢且留有瘢痕。

（4）Ⅳ°：损伤深达肌肉、骨骼或整个肢体，局部表现类似Ⅲ°冻伤，血栓形成与血管闭塞。坏死组织通常呈干性坏死，也可并发感染而成湿性坏疽。治愈后多留有功能障碍或致残。

2．全身表现　初起时，由于肌肉和周围血管收缩，出现寒战、四肢发凉、发白或发绀。当体温逐步降低时，患者感觉麻木、四肢无力、疲乏、嗜睡等。继之，神志模糊、反应迟钝、幻觉幻视或进入昏迷。严重者，可出现心律失常、休克、心搏骤停以致死亡。

四、治疗要点

治疗原则是采取综合治疗方法，防止或减少伤残，最大限度地保留有活力的组织或患肢功能。

1．急救　迅速脱离寒冷环境，快速复温。要使受冻局部在20分钟内，全身在30分钟内复温。体温恢复10分钟后神志可转为清醒，若患者疼痛可使用止痛剂。对呼吸、心搏骤停者要施行胸外心脏按压和人工呼吸等急救措施。

2．局部冻伤　Ⅰ°冻伤保持创面干燥清洁，数日后可自愈。Ⅱ°冻伤复温后，应正确处理水疱，预防感染，保护创面。Ⅲ°、Ⅳ°冻伤应切除坏死组织、植皮，严重者则需截肢。由于发病早期很难区分冷伤组织的破坏程度，手术宜在较晚时间进行。

3．全身冻伤　在复温后，注意防治休克和维持呼吸功能，防治感染，给予支持治疗。主要是急救、复温及创面护理。

五、护理诊断

1．体温过低　与低温侵袭有关。

2．组织完整性受损　与低温所致组织坏死有关。

3．疼痛　与组织冻伤有关。

4．潜在并发症　休克、多器官功能衰竭。

六、预期目标

1．患者体温恢复正常。

2．患者创面逐渐愈合。

3．患者疼痛得到缓解。

4．患者无并发症发生或并发症及时被发现和处理。

七、护理措施

（一）急救与复温

1．帮助患者脱除潮湿、冰冻的衣物。

2．若衣物连同肢体冻结者，不可勉强脱除，应用40℃左右的温水使冰冻融化后再脱下或剪开。然后立即施行局部或全身的快速复温（30分钟内），切勿用火炉烘烤。控制室温在15～30℃左右，将伤肢或冻僵的全身浸于40～42℃温水中，保持水温恒定。在急救现场若无温水，可将患者伤肢置于医护人员怀中或腋下复温。复温以肢体红润、循环恢复良好、皮温达到36℃左右为宜。

（二）局部治疗的护理

清洁复温后冻伤的皮肤并维持干燥,抬高伤处以减轻水肿。

1．Ⅰ°冻伤　数日后即可自愈。

2．Ⅱ°冻伤　若创面干燥未感染,可用软干纱布包扎,避免擦破皮肤或受压;若有较大水疱,则应将水疱内液体吸尽,再用无菌纱布包扎;若创面感染,则先用浸有抗菌药物的湿纱布外敷,再使用冻伤膏,采用包扎或半暴露疗法。

3．Ⅲ°、Ⅳ°冻伤　多用暴露疗法,保持创面清洁,每天在药液中清洗受冻部位1～2次。切除坏死组织后,做好植皮术前后的护理。若并发湿性坏疽或脓毒症并对清创、抗生素治疗无效时,则配合医师实施截肢。

（三）全身治疗的护理

1．复温、保温　胃管内热灌洗或温液灌肠有助复温。复温后通过控制室温或加盖被保暖,用护架支撑盖被,以免患肢受压影响血液循环。

2．施行心电图监护　注意纠正心律异常,必要时采取除颤复苏措施。

3．防治并发症　维持呼吸道通畅,吸氧,必要时给予辅助呼吸。扩充血容量防治休克。静脉输注的葡萄糖盐液应加温至38℃;酸中毒时给予5% $NaHCO_3$溶液纠正。遵医嘱使用低分子右旋糖酐等药物,改善微循环,减轻血栓形成与组织损伤。有肾功能不全、脑水肿时,可使用利尿剂并采取相应的治疗措施。

4．营养支持　给予高热量、高蛋白、富含维生素饮食。

5．Ⅲ°以上冻伤　肌内注射破伤风抗毒素1500～3000U,遵医嘱全身应用抗生素预防感染。炎症消退后,患肢应及早开始活动,尤其是手指,以免关节强直。

八、健康教育

1．平时锻炼身体,加强耐寒能力,补充营养,提高机体抵抗力。

2．若发生冻伤,先脱离危险环境,积极采取复温措施,避免冻伤进一步加重。

3．宣传预防冻伤的知识,在寒冷环境中注意防寒、防湿,避免长时间坐站不动。

（阳海华）

复习思考题

1．如何对患者进行烧伤分度?

2．男性,26岁,体重50kg,在实验室内因酒精燃烧、不慎烧伤头面部和双上肢,患者出现声音嘶哑,呼吸急促、哮鸣音、鼻毛烧伤,口鼻有黑色分泌物。双上肢出现水疱、疱壁较小且疱壁较厚、痛觉迟钝,但有拔毛痛等症状。请分析:

（1）应考虑该患者为何种诊断?

（2）现场急救措施包括哪些?

（3）该患者现可能发生哪些护理诊断/问题?

第四章

毒蛇咬伤患者的护理

 学习要点

1. 毒蛇咬伤的病理生理。
2. 毒蛇咬伤患者的临床表现、治疗。
3. 毒蛇咬伤患者的护理。

　　蛇分为毒蛇和无毒蛇,我国大约有50多种毒蛇。蛇咬伤多发生于南方,夏、秋季节多见。无毒蛇咬伤后只在局部皮肤留下两排对称的细小齿痕,轻度刺痛,无生命危险。若被毒蛇咬伤,可能导致严重后果。

一、病理生理

　　蛇毒含有多种毒性蛋白质、多肽和酶类,按其对人体的作用可归纳为三类:

　　1. 神经毒素　对中枢神经和神经肌肉节点有选择性毒性作用,引起肌肉麻痹和呼吸麻痹,常见于金环蛇、银环蛇咬伤。

　　2. 血液毒素　对血细胞、血管内皮细胞及组织有破坏作用,可使伤处肿痛,并向近心侧蔓延,邻近淋巴结也有肿痛;并引起恶寒发热、心率和心律失常、烦躁不安或谵妄,还有皮肤紫斑、血尿和尿少、黄染等:最后可导致心、肾、脑衰竭。常见于竹叶青、五步蛇咬伤。

　　3. 混合毒素　兼有神经毒和血液毒的特点,如眼镜蛇、蝮蛇的毒素,对神经和血液循环的作用各有偏重。

二、临床表现

　　毒蛇咬伤后,伤处疼痛,并出现淤斑、肿胀,发展迅速,淋巴结肿大,伤口有出血倾向或出现血清样渗出液,同时伴全身中毒症状:全身虚弱、口周感觉异常、四肢酸痛、胸闷气急、烦躁不安、恶心呕吐等,逐渐出现肢体软瘫、呼吸抑制,最后导致呼吸循环衰竭。部分患者有皮肤黏膜、伤口出血和血尿及肾衰竭。

三、治疗原则

（一）急救

1. 在现场立即用条带绑紧肢体咬伤处的近心端，如足部咬伤者在踝部和小腿绑扎两道，松紧以阻止静脉血和淋巴回流为度。将伤处浸入凉水中，逆行推挤使部分毒液排出。也可吸吮伤口（有黏膜破损的抢救人员禁用），随吸随漱口或采用拔火罐的方法吸出蛇毒。在运送途中，仍用凉水湿敷伤口，绑扎应每 15～30 分钟松开 2～3 分钟（以免肢端淤血时间过长）。

2. 到达医院后，先用 0.05% 高锰酸钾液或 3% 过氧化氢冲洗伤口；拔出残留的毒蛇牙；伤口较深者切开真皮层少许，或在肿胀处以三棱针平刺皮肤层，接着用拔罐法或吸乳器抽吸，促使部分毒液排出。胰蛋白酶有直接解蛇毒作用，可取 2000～6000U 加于 0.05% 普鲁卡因或注射用水 10～20ml，封闭伤口外周或近侧，需要时隔 12～24 小时重复使用。

（二）治疗

1. 利用解蛇毒中成药，如南通蛇药、上海蛇药、广州蛇药等口服或敷贴局部。此外还有一部分新鲜草药也对毒蛇咬伤有疗效，如七叶一枝花、八角莲、半边莲、田薹黄、白花蛇舌草等。

2. 使用抗蛇毒血清。抗蛇毒血清有单价和多价两种，单价抗毒血清对已知的蛇类咬伤有较好的效果。用前须作过敏试验，结果阳性应用脱敏注射法。

3. 应用破伤风抗毒素和抗菌药物防治感染。

4. 静脉快速大量输液或应用利尿剂，加快蛇毒排出，减轻中毒症状。

5. 对各种器官功能不全或休克，必须采取相应的治疗措施。

四、护理诊断

1. 组织完整性受损　与毒蛇咬伤、组织结构破坏有关。

2. 焦虑/恐惧　与毒蛇咬伤、知识缺乏、生命受到威胁和担心预后有关。

3. 潜在并发症　感染、多脏器功能障碍。

五、预期目标

1. 患者创面逐渐愈合。

2. 患者焦虑恐惧得到缓解，情绪稳定。

3. 患者无并发症发生或并发症及时被发现和处理。

六、护理措施

1. 防止毒液扩散和吸收　被毒蛇咬伤后，不要惊慌失措，奔跑走动，这样会促使毒液快速向全身扩散。伤者应立即坐下或卧下，自行或呼唤别人来帮助，迅速用可以找到的鞋带、裤带之类的绳子绑扎伤口的近心端。绑扎的目的仅在于阻断毒液经静脉和淋巴回流入心，而不妨碍动脉血的供应，与止血的目的不同。故绑扎无需过紧，它的松紧度掌握在能够使被绑扎的下部肢体动脉搏动稍微减弱为宜。

2. 迅速排出毒液　用刀将毒牙痕处皮肤切开，拔出残留的毒蛇牙，用手在伤口两侧挤压,促使毒液排出,如能利用吸奶器、拔火罐等负压吸吮排毒效果更好。

3．冷敷　可将冰袋置于伤处,或将伤肢浸入冷水中,降低毒素中酶的活力和局部代谢,减缓毒素吸收速度,减轻疼痛。

4．实施液体疗法,促进毒物排泄。

5．加强伤口护理,及时清除伤口变性、坏死组织。应用药物封闭伤口外周或近侧。

6．监测病情变化,注意患者感觉、意识和肢体运动情况,及早发现可能存在的凝血障碍、心肾功能不全情况并及时处理。

七、健康指导

1．普及识别毒蛇咬伤后的急救知识。

2．野外作业时,做好自我防护,穿长靴、长袜,戴帽子;随身携带蛇药片,以备急用。

3．一旦被蛇咬伤,首先坐下或卧下,尽量减少运动,避免血液循环加速。

4．学会辨认蛇的类型。勿轻易尝试抓蛇或玩蛇。若确认被毒蛇咬伤,尽早切开伤口,排出毒液。

5．露营时选择空旷干燥地面,晚上可在营帐周围点燃火焰以驱赶毒蛇。

(阳海华)

 复习思考题

1．如何对蛇咬伤患者进行现场急救?

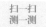
扫一扫
测一测

第五章

- - - - - - -

颅脑损伤患者的护理

 学习要点

1. 颅脑损伤的部位。
2. 颅脑损伤患者的临床表现、治疗。
3. 颅脑损伤患者的护理。

　　颅脑损伤（craniocerebral trauma，head injury）是指头皮、颅骨、脑组织、脑膜、脑血管及神经的损伤。多见于交通和工矿事故、自然灾害、爆炸、火器伤、坠落、跌倒以及各种锐器、钝器对头部的伤害；常与身体其他部位的损伤复合存在。颅脑损伤可分为头皮损伤（scalp injury）、颅骨损伤（skull injury）与脑损伤（brain injury），三者皆可单独或合并发生。

一、头皮损伤

　　头皮是头部的表层（图3-5-1）。头皮损伤较多见，损伤严重程度差别较大，可为单纯损伤，也可能合并颅骨或脑损伤。头皮损伤可分为头皮血肿、头皮裂伤、头皮撕脱伤三种情况。

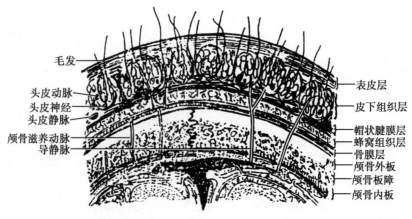

图 3-5-1　头皮分层

（一）头皮血肿

【病因与分类】

头皮血肿（scalp hematoma）多由钝器伤所致，按血肿出现于头皮的不同层次分为皮下血肿（subcutaneous hematoma）、帽状腱膜下血肿（subgaleal hematoma）和骨膜下血肿（subperiosteal hematoma）。皮下血肿常见于产伤或碰伤，血肿位于皮肤表层与帽状腱膜之间；帽状腱膜下血肿是由于头部受到斜向暴力，头皮发生剧烈滑动，撕裂该层间的小血管所致；骨膜下血肿常由颅骨骨折引起或产伤所致。

【临床表现】

1. 皮下血肿　血肿体积小、张力高、压痛明显，有时周围组织肿胀隆起，中央反而凹陷，稍软，易被误为颅骨凹陷性骨折。

2. 帽状腱膜下血肿　因该处组织疏松，出血较易扩散，严重者血肿边界可与帽状腱膜附着缘一致，覆盖整个穹隆部，似戴一顶波动的帽子。

3. 骨膜下血肿　血肿多局限于某一颅骨范围内，以骨缝为界，血肿张力较高，可有波动感。

【辅助检查】

头颅 X 线摄片检查，可了解是否合并颅骨骨折。

【治疗原则】

头皮血肿小者无须处理，可在 1～2 周内自行吸收，无需特殊处理。若血肿较大，可在无菌操作下，分次行血肿穿刺，抽出积血再加压包扎，如已有感染，切开引流。

【主要护理诊断与预期目标】

1. 疼痛　与头皮血肿有关。

预期目标：患者疼痛逐渐缓解。

2. 潜在并发症　感染、出血性休克。

预期目标：患者未发生并发症或并发症得到及时发现和处理。

【护理措施】

1. 减轻头痛　24 小时内冷敷，以减少出血和疼痛；24～48 小时后改用热敷，以促进血肿吸收。

2. 预防并发症　嘱患者不要用力揉搓，以免增加出血。注意观察患者的生命体征和意识、瞳孔等是否改变。

（二）头皮裂伤

【病因】

头皮裂伤（scalp laceration）是常见的开放性头皮损伤，可由锐器或钝器伤所致。

【临床表现】

由于头皮血管丰富，出血较多，可引起失血性休克。若帽状腱膜未破时，伤口呈线状；若帽状腱膜已破，头皮伤口将全部裂开。

【治疗原则】

现场急救可局部加压、止血，争取 24 小时内清创缝合。常规应用抗生素和破伤风抗毒素（TAT）。注意观察有无合并颅骨和脑损伤。

【主要护理诊断与预期目标】

1. 疼痛　与头皮裂伤有关。

预期目标：患者疼痛逐渐缓解。

2. 潜在并发症　感染、出血性休克。

预期目标：患者未发生并发症或并发症得到及时发现和处理。

【护理措施】

注意创面有无渗血和感染，保持敷料清洁干燥；遵医嘱应用抗菌药物预防感染，缓解疼痛。注意观察患者的生命体征和意识、瞳孔等是否改变。

（三）头皮撕脱伤

【病因】

头皮撕脱伤（scalp avulsion）是最严重的头皮损伤，多因沿头颅切线方向而来的横向切割力或妇女长发被卷入转动的机器所致。

【临床表现】

常因剧烈疼痛和大量出血而发生休克，较少合并颅骨和脑损伤。

【治疗原则】

加压包扎止血、抗休克，及早清创和预防感染，必要时行植皮术。急救过程中，用无菌敷料或干净布包裹撕脱头皮，避免污染。隔水放置于有冰块的容器内，随患者送至医院，争取清创后缝合。

【主要护理诊断与预期目标】

1. 疼痛　与头皮撕脱伤有关。

预期目标：患者疼痛逐渐缓解。

2. 潜在并发症　感染、出血性休克。

预期目标：患者未发生并发症或并发症得到及时发现和处理。

【护理措施】

注意创面有无渗血，皮瓣有无坏死和感染。为保证植皮存活，植皮区避免受压；遵医嘱应用镇痛剂缓解疼痛，应用抗菌药预防感染。对于出现休克的患者，在送往医院途中应保持平卧位，注意观察患者的生命体征和意识、瞳孔等是否改变。

二、颅骨骨折

颅骨骨折（skull fracture）指颅骨受暴力作用所致颅骨结构的改变。其严重性不在于骨折本身，而在于骨折所引起的脑膜、脑、血管和神经损伤，可合并脑脊液漏、颅内血肿及颅内感染等而危及生命。

【分类】

颅骨骨折按骨折部位分为颅盖骨折（fracture of skull vault）和颅底骨折（fracture of skull base）；按骨折形态分线性骨折（linear fracture）和凹陷性骨折（depressed fracture）；按骨折部位是否与外界相通分为开放性骨折（open fracture）和闭合性骨折（closed fracture）。

【临床表现】

1. 颅盖骨折　线性骨折，发生率最高，局部压痛、肿胀，常伴发局部骨膜下血肿、头皮裂伤、出血；凹陷性骨折，好发于额、顶部，多为全层凹陷，局部可扪及下陷区，成人多为粉碎性骨折，造成致命性出血。严重时骨折片损伤脑膜、血管和脑组织，可出现偏瘫、失语、癫痫等神经系统定位体征。

2. 颅底骨折　多因强烈的间接暴力作用于颅底所致，常为线性骨折。颅底部的硬脑膜与颅骨贴附紧密,故颅底骨折时易撕裂硬脑膜,产生脑脊液外漏而成为开放性骨折。颅底骨折常因出现脑脊液漏而确诊。依骨折的部位不同可分为颅前窝、颅中窝和颅后窝骨折,临床表现各异(表3-5-1)。

表3-5-1 颅底骨折的临床表现

骨折部位	脑脊液漏	淤斑部位	可能累及的脑神经
颅前窝	鼻漏	眶周、球结膜下("熊猫眼"征)	嗅神经、视神经
颅中窝	鼻漏和耳漏	乳突区(Battle征)	面神经、听神经
颅后窝	无	乳突部、枕下部、咽后壁	少见

【辅助检查】

1. X线检查 颅盖骨折主要靠颅骨X线摄片确诊。凹陷性骨折X线摄片可显示骨折片陷入颅内的深度。

2. CT检查 有助于了解骨折情况及有无合并脑损伤。

【治疗原则】

1. 颅盖骨折 单纯线性骨折一般无需特殊处理,可用止疼、镇静药等对症治疗。关键是处理因骨折引起的脑损伤或大面积骨折片陷入颅腔导致颅内压升高有脑疝可能者、骨折片压迫脑重要部位引起神经功能障碍者、开放性粉碎性凹陷骨折者,则需要手术整复或摘除陷入的骨片。

2. 颅底骨折 重点是预防感染以及对骨折引起的伴发症和后遗症进行治疗。出现脑脊液漏时属于开放性损伤,应使用TAT及抗菌药预防感染。大部分脑脊液漏在伤后1~2周自愈,若4周以上仍未停止,可考虑行硬脑膜修补术。如骨折片压迫视神经,应尽早手术减压。

【主要护理诊断与预期目标】

1. 有感染的危险 与脑脊液外漏有关。

预期目标:患者未发生感染。

2. 潜在并发症 颅内压增高、颅内出血、颅内低压综合征。

预期目标:患者未发生并发症或并发症得到及时发现和处理。

【护理措施】

(一)预防颅内感染,促进漏口闭合

1. 体位 嘱患者采取半坐位,头偏向患侧,借重力作用使脑组织移至颅底硬脑膜裂缝处,促使局部粘连而封闭漏口。待脑脊液停止漏液后3~5日,可改为平卧位。

2. 保持局部清洁 每日2~3次清洁、消毒外耳道、鼻腔或口腔,注意消毒棉球不可过湿,以免液体逆流入颅内。嘱患者勿挖鼻、抠耳。

3. 避免颅内压骤升 嘱患者勿用力屏气排便、咳嗽、擤鼻涕或打喷嚏等,以免颅内压骤升导致气颅或脑脊液逆流。

4. 预防颅内逆行感染 脑脊液漏者严禁从鼻腔吸痰或放置鼻胃管,禁止耳、鼻滴药、冲洗和堵塞,禁忌作腰穿。

(二)病情观察 及时发现和处理并发症

1. 鉴别脑脊液漏 明确脑脊液与血液及脑脊液与鼻腔分泌物,可将血性液滴于白色滤纸上，若血迹外周有月晕样淡血色浸渍圈，则为脑脊液漏；可根据脑脊液中含糖而鼻腔分泌物中不含糖的原理，用尿糖试纸测定或葡萄糖定量检测以鉴别是否存在脑脊液漏。有时颅底骨折虽伤及颞骨岩部，且骨膜及脑膜均已破裂但鼓膜尚完整时，脑脊液可经耳咽管流至咽部进而被患者咽下，故应观察并询问患者是否经常有腥味液体流至咽部。

2．准确估计脑脊液外漏量　在鼻前庭或外耳道口松松地放置干棉球，随湿随换，记录24小时浸湿的棉球数，以估计脑脊液外漏量。

3．颅内低压综合征　若脑脊液外漏多，可使颅内压过低而导致颅内血管扩张，出现剧烈头痛、眩晕、呕吐、厌食、反应迟钝、脉搏细弱、血压偏低。头痛在立位时加重，卧位时缓解。若患者出现颅内压过低表现时应遵医嘱补充大量水分以缓解症状。

三、脑损伤

脑损伤是指脑膜、脑组织、脑血管以及脑神经在受到外力作用后所发生的损伤。

【病因与分类】

1．根据脑损伤病理改变的先后　分为原发性脑损伤（primary brain injury）和继发性脑损伤（secondary brain injury）。原发性脑损伤是指暴力作用于头部后立即发生的脑损伤，主要有脑震荡（cerebral concussion）、脑挫裂伤（cerebral contusion and laceration）等。继发性脑损伤是指头部受伤一段时间后出现的脑受损病变，主要有脑水肿（brain edema）和颅内出血（intracranial hematoma）。

2．根据受伤后脑组织是否与外界相通　分为开放性脑损伤（open brain injury）和闭合性脑损伤（closed brain injury）。开放性脑损伤多由锐器或火器直接造成，常伴有头皮裂伤、颅骨骨折和硬脑膜破裂，有脑脊液漏；闭合性脑损伤为头部接触钝性物体或间接暴力所致，脑膜完整，脑组织与外界不相通，无脑脊液漏，或仅有头皮损伤。

（一）脑震荡

脑震荡是最常见的轻度原发性脑损伤，指头部受伤后出现的一过性脑功能障碍，无肉眼可见的神经病理改变，但在显微镜下可见神经组织结构紊乱。

【临床表现】

患者在伤后立即出现短暂的意识障碍，持续数秒或数分钟，一般不超过30分钟。同时出现皮肤苍白、出汗、血压下降、心动徐缓、呼吸微弱、肌张力减低、各种生理反射迟钝或消失等自主神经和脑干功能紊乱的表现。清醒后大多不能回忆受伤前及当时的情况，称为逆行性遗忘（retrograde amnesia），常有头痛、头昏、恶心、呕吐等症状。神经系统检查无阳性体征。

【辅助检查】

检查脑脊液中无红细胞，CT检查颅内亦无阳性发现。

【治疗原则】

一般卧床休息1～2周，可完全恢复。少数患者长时间存在头痛，头晕等症状，可适当给予止痛、镇静药物。注意病情变化，及时发现和处理颅内压增高等并发症。

【主要护理诊断与预期目标】

1．焦虑或恐惧　与缺乏脑震荡相关知识、担心疾病预后或手术预后有关。

预期目标：患者了解疾病知识，保持平和的心态，积极地配合治疗。

2．头痛　与脑震荡有关。

预期目标：患者疼痛逐渐缓解。

3．潜在并发症　脑震荡后遗症。

预期目标：患者未发生并发症或并发症得到及时发现和处理。

【护理措施】

1．心理护理　耐心倾听患者诉说，帮助患者及家属面对现实。指导患者掌握配合治疗的注意事项，帮助家属掌握对患者的特殊照料方法和技巧。

2．镇痛、镇静　遵医嘱适当给予止痛药物，注意休息。

3．病情观察　注意观察患者的生命体征和意识、瞳孔等是否改变，是否出现颅内继发性病变或其他并发症。

（二）脑挫裂伤

脑挫裂伤是常见的原发性脑损伤，包括脑挫伤及脑裂伤，前者指脑组织遭受破坏较轻，软脑膜完整；后者指软脑膜、血管和脑组织同时有破裂，伴有外伤性蛛网膜下腔出血（traumatic subarachnoid hemorrhage）。由于两者常同时存在，合称为脑挫裂伤。脑挫裂伤可单发，也可多发，好发于额极、颞极及其基底。脑挫裂伤后早期的脑水肿多属血管源性，多在伤后3～7日内发展到高峰，此期间易发生颅内压增高，甚至脑疝。

【临床表现】

1．意识障碍　是脑挫裂伤最突出的临床表现。一般伤后立即出现昏迷，其严重程度和持续时间与损伤程度、范围直接相关。多数患者超过半小时，严重者可长期持续昏迷。

2．局灶症状和体征　依损伤的部位和程度而不同。若伤及脑皮质功能区，受伤立即出现与伤灶区功能相应的神经功能障碍或体征，如语言中枢损伤出现失语，运动区损伤出现锥体束征、肢体抽搐、偏瘫等。若仅伤及额、颞叶前端等"哑区"，可无神经系统受损的表现。

3．头痛、呕吐　与颅内压增高、自主神经功能紊乱或外伤性蛛网膜下腔出血有关。后者可引起脑膜刺激征，脑脊液检查有红细胞。

4．颅内压增高和脑疝　因继发颅内出血或脑水肿所致。可使患者早期的意识障碍或偏瘫程度加重，或意识障碍好转后又加重。

原发性脑干损伤是脑挫裂伤中最严重的特殊类型，常与弥散性脑损伤并存。受伤当时立即昏迷，程度深、时间长。伤后早期常出现严重的生命体征紊乱，表现为呼吸节律紊乱，心率及血压波动明显；双侧瞳孔时大时小，眼球位置歪斜或同向凝视；亦可四肢肌张力增高，伴单侧或双侧锥体束征等；常出现高热、消化道出血。若累及延髓，则出现严重的呼吸循环功能障碍。

【辅助检查】

CT检查可明确脑挫裂伤的部位、范围及脑水肿的程度，还可了解脑室受压及中线结构移位等情况。MRI检查有助于明确诊断。

【治疗原则】

以非手术治疗为主，防止脑水肿，减轻脑损伤后的病理生理反应，预防并发症。非手术治疗无效或重度脑挫裂伤颅内压明显增高，严重者出现脑疝迹象时，应作脑减压术或局部病灶清除术。

【护理评估】

1. 健康史 了解受伤过程以及患者有无意识障碍，有无逆行性遗忘，有无口鼻、外耳道出血或脑脊液漏发生，初步判断是颅伤、脑伤或是复合伤，了解现场急救情况等。

2. 身体状况 了解患者有无颅内压增高和脑疝的症状；了解患者头部有无破损、出血，呼吸道是否通畅；及时观察患者的病情变化；了解患者的营养状况。

3. 辅助检查 了解 X 线、CT 及 MRI 的检查结果；了解病变的部位、性质及严重程度。

4. 心理和社会支持状况 了解患者及家属的心理反应，了解家属对患者的支持能力和程度。

【主要护理诊断与预期目标】

1. 清理呼吸道无效 与脑损伤后意识障碍有关。

预期目标：患者呼吸道保持通畅，呼吸平稳，未发生误吸。

2. 营养失调：低于机体需要量 与脑损伤后高代谢、呕吐、高热等有关。

预期目标：患者营养状态维持良好。

3. 有废用综合征的危险 与脑损伤后意识和肢体功能障碍及长期卧床有关。

预期目标：患者未出现因活动受限引起的功能障碍。

4. 潜在并发症 压疮、泌尿系感染、暴露性角膜炎、肺部感染。

预期目标：患者未发生并发症或并发症得到及时发现和处理。

【护理措施】

1. 保持呼吸道通畅 可持续或间断吸氧。

（1）及时清除呼吸道分泌物及其他血污。

（2）开放气道：深昏迷患者应抬起下颌或放置口咽通气管，以免舌根后坠阻碍呼吸。短期不能清醒者，必要时行气管插管或气管切开，或使用呼吸机辅助呼吸。

（3）加强气管插管、气管切开患者的护理：保持室内适宜的温度和湿度，湿化气道，避免呼吸道分泌物黏稠、不易排出。

（4）预防感染：使用抗菌药物。

2. 营养支持 神志清醒者给予普通饮食，但要限制钠盐摄入量。昏迷患者须禁食，早期应采用胃肠外营养。患者意识好转出现吞咽反射时，逐渐转为肠内营养支持。可耐心地经口试喂，开始时以蒸蛋、藕粉等食物为宜。

3. 病情观察 及时发现颅内压增高，严密观察患者意识状态、生命体征、瞳孔、神经系统病症等变化。

4. 常见并发症的预防及护理

（1）压疮：保持皮肤清洁干燥，定时翻身，尤应注意骶尾部、足跟、耳郭等骨隆突部位，不可忽视敷料覆盖部位。消瘦者伤后初期及高热者常需每小时翻身，长期昏迷、一般情况较好者可每 3～4 小时翻身一次。

（2）泌尿系感染：昏迷患者常有排尿功能紊乱等情况。必须导尿时，应严格执行无菌操作。留置尿管过程中，加强会阴部护理；尿管留置时间不宜超过 3～5 日，需长期导尿者，宜行耻骨上膀胱造瘘术，以减少泌尿系感染。

（3）暴露性角膜炎：眼睑闭合不全者，给予眼药膏保护；也可用纱布遮盖上眼睑。

（4）肺部感染：加强呼吸道护理，定期翻身拍背。保持呼吸道通畅，防止呕吐物误吸引起窒息和呼吸道感染。

（5）废用综合征：脑损伤患者因意识不清或肢体功能障碍，可发生关节挛缩和肌萎缩。应保持患者肢体处于功能位，防止足下垂。每日作四肢关节被动活动及按摩2～3次，防止肢体挛缩和畸形。

（三）颅内血肿

颅内血肿是颅脑损伤中最多见、最危险、可逆的继发性病变。由于血肿直接压迫脑组织，常引起局部脑功能障碍以及颅内压增高的病理生理改变，若未及时处理，可导致脑疝而危及生命，早期发现和及时处理可在很大程度上改善预后。

【分类】

颅内血肿根据血肿来源和部位分为硬脑膜外血肿（epidural hematoma，EDH）、硬脑膜下血肿（Subdural hematoma，SDH）、脑内血肿（Intracerebral hematoma，ICH）；根据血肿引起颅内压增高及早期脑疝症状出现时间分为急性型（伤后3天内）、亚急性型（伤后3天～3周）、慢性型（伤后3周以上）。

【病因与病理】

1. 硬脑膜外血肿　与颅骨损伤有密切关系，常因颞部骨折或颅骨的短暂变形撕破硬脑膜中动脉或静脉窦而引起出血，或骨折的板障出血。血液积聚使硬脑膜与颅骨分离过程中也可撕破一些小血管，使血肿增大。由于颅盖部的硬脑膜与颅骨附着较松，易于分离，而颅底部硬脑膜附着紧密，故硬膜外血肿多见于颅盖骨折。

2. 硬脑膜下血肿　颅内血肿中最为常见的类型。急性和亚急性硬脑膜下血肿多见于额颞部，常继发于对冲性脑挫裂伤。出血多来自挫裂的脑实质血管；慢性硬脑膜下血肿好发于老年人，多有轻微头部外伤史，有的患者伴有脑萎缩、血管性或出血性疾病。

3. 脑内血肿　浅部血肿多来自脑挫裂伤灶，部位与颅骨凹陷性骨折或严重的脑挫裂伤一致，常与硬脑膜下血肿并存。深部血肿多见于老年人，由脑受力变形或剪应力作用使深部血管撕裂所致，血肿位于白质深处，脑表面可无明显挫伤。

【临床表现】

1. 硬脑膜外血肿　症状取决于血肿的部位及扩展的速度。进行性意识障碍是颅内血肿的主要症状，可因原发性脑损伤直接所致，也可由血肿导致颅内压增高、脑疝引起。后者常发生于伤后数小时至1～2日。患者的意识障碍有3种类型：典型的意识障碍是伤后昏迷有"中间清醒期"，即因原发性昏迷时间短，在血肿形成前意识清醒或好转，一段时间后颅内血肿形成，颅内压增高或导致脑疝，患者再度出现昏迷，并进行性加重；原发性脑损伤严重或血肿形成较迅速，可不出现中间清醒期。伤后昏迷持续并进行性加重；原发性脑损伤轻，伤后无原发性昏迷，在血肿形成后才出现昏迷。患者有头痛、呕吐等颅内压增高和脑疝的表现。

2. 硬脑膜下血肿　伤后持续昏迷或昏迷进行性加重，少有"中间清醒期"，较早出现颅内压增高和脑疝症状。慢性硬脑膜下血肿临床表现差异很大，主要表现为慢性颅内压增高症状，也可有偏瘫、失语、局限性癫痫等局灶症状，或智力下降、记忆力减退、精神失常等。

3．脑内血肿　以进行性意识障碍加重为主要表现，如重要脑功能区受损，则出现失语、偏瘫等症状。

【辅助检查】

X 线检查明确有无颅骨骨折；CT 检查能清楚显示脑挫裂伤与颅内血肿的部位、范围和程度。MRI 检查有助于诊断。

【治疗原则】

一经确诊，常手术清除血肿，其中以硬脑膜外血肿手术效果最好。

【主要护理诊断与预期目标】

1．意识障碍　与颅内血肿、颅内压增高有关。

预期目标：患者意识障碍减轻。

2．潜在并发症　颅内压增高、脑疝、脑脊液漏、消化道出血等。

预期目标：患者未发生并发症或并发症得到及时发现和处理。

【护理措施】

1．急救护理

（1）紧急救治：首先迅速抢救心搏骤停、窒息、开放性气胸、大出血等危及患者生命的伤情。

（2）保持呼吸道通畅：及时清除口、鼻腔分泌物。禁用吗啡止痛，以防抑制呼吸。

（3）伤口处理：开放性损伤有脑组织从伤口膨出时，在外露的脑组织周围用消毒纱布卷保护，再用纱布架空包扎，避免脑组织受压，并及时使用抗菌药和 TAT。

（4）病情观察：记录受伤经过和检查发现的阳性体征、急救措施和使用的药物，同时警惕脑疝的发生。

2．一般护理

（1）体位：意识清醒者一般取床头抬高 15°～30° 的斜坡位，有利于颅内静脉回流，减轻脑水肿。昏迷患者或吞咽功能障碍者宜取侧卧位或侧俯卧位，以免呕吐物、分泌物误吸。

（2）限制液体入量：不能进食者，成人每天静脉输液量控制 1500～2000ml，以 10% 葡萄糖液为主，等渗盐水不超过 500ml/ 天，保持每日尿量不少于 600ml，并且应控制输液速度，防止短时间内输入大量液体，以加重脑水肿。

（3）高热护理：了解患者发热的原因，如感染、中枢性高热等。若感染等发热可采用物理降温的方法；若为中枢性高热时，则应遵医嘱采用冬眠低温疗法。

（4）安全护理：患者由安静转为躁动，是病情加重的表现。若昏迷患者变得躁动不安，则意味很快要清醒过来。意识模糊的患者出现躁动，可能是因疼痛、尿潴留或身体不适而引起，故护理时，应先查明原因，再考虑给予镇静剂、或加用约束带、或床档等，以防意外，保护患者安全。

3．病情观察　严密观察病情是颅脑疾病患者护理的重点内容，目的是观察治疗效果和及早发现脑疝，不失抢救时机。

（1）意识状态：反映大脑皮质功能和脑干功能状态。如伤后立即昏迷是原发性脑损伤；伤后清醒转为昏迷或意识障碍不断加深，是颅内压增高或脑疝形成的表现；躁动患者突然昏睡应怀疑病情恶化。目前临床对意识障碍程度的分级有多种方法，现介绍 2 种。

1）传统方法：分为清醒、模糊、浅昏迷、昏迷和深昏迷5级（表3-5-2）。

表3-5-2 意识状态的分级

意识状态	语言刺激反应	痛刺激反应	生理反应	大小便能否自理	配合检查
清醒	灵敏	灵敏	正常	能	能
模糊	迟钝	不灵敏	正常	有时不能	尚能
浅昏迷	无	迟钝	正常	不能	不能
昏迷	无	无防御	减弱	不能	不能
深昏迷	无	无	无	不能	不能

2）格拉斯哥昏迷计分法（Glasgow coma scale，GCS）：分别对患者的睁眼、言语、运动三方面的反应进行评分，再累计得分，用量化方法来表示意识障碍的程度，最高分15分，总分低于8分即表示昏迷状态，分数越低表明意识障碍越严重（表3-5-3）。

表3-5-3 格拉斯哥昏迷计分（GCS）

睁眼反应	计分	言语反应	计分	运动反应	计分
自动睁眼	4	回答正确	5	遵嘱活动	6
呼唤睁眼	3	回答错误	4	刺痛定位	5
刺痛睁眼	2	语无伦次	3	刺痛躲避	4
不能睁眼	1	只能发声	2	刺痛肢屈	3
		不能发声	1	刺痛肢伸	2
				刺痛无反应	1

（2）瞳孔变化：对比两侧瞳孔的形状、大小和对光反射。伤后立即出现一侧瞳孔散大，是原发性动眼神经损伤的表现；伤后瞳孔正常，以后一侧瞳孔先缩小，继而进行性散大，对光反射减弱或消失，是小脑幕切迹疝的特征；双侧瞳孔时大时小，变化不定，对光反射消失，伴眼球运动障碍（如眼球分离），常是脑干损伤所致；双侧瞳孔散大，对光反射消失，眼球固定，伴深昏迷或去大脑强直，多为临终前的表现。

（3）眼球运动：注意观察眼球的位置和运动情况。上睑下垂，眼球不能外展多为展神经损伤；双眼同向凝视提示额中、后部脑组织受损；出现粗大、水平性眼球震颤为小脑损伤所致。

（4）生命体征：注意生命体征的各种变化。

1）体温：伤后体温超过40℃，为中枢性高热，提示视丘上下部或脑干损伤。

2）呼吸、脉搏和血压：三者呈综合性改变，可先测呼吸，再测脉搏，最后测血压。注意节律与强弱的变化。当伤后出现呼吸深而慢，脉搏慢而强，血压升高，即"两慢一高"时，提示颅内压增高。若呼吸浅而快，脉搏快而弱，血压下降，即"两快一低"，则表示病情恶化。

（5）肢体活动：了解肌力、肌张力、感觉及病理反射等，对定位有帮助。如伤后立即出现单肢肌力下降，肌张力和腱反射增强，病理反射阳性，多为对侧大脑半球运动区损伤；如伤后一段时间逐渐出现一侧肢体偏瘫，腱反射增强，病理反射阳性，则提示对侧硬膜外血肿。

（6）脑膜刺激征：提示蛛网膜下腔出血或感染。

4. 术前、术后护理

（1）术前护理：术前 2 小时内剃净全部头发，洗净头皮，涂擦 75% 乙醇，用无菌巾包扎。术中需用脱水剂者应留置导尿管。术前注意补充营养，遵医嘱及时安排患者进行全身检查和各项与疾病有关的特殊检查。

（2）术后护理

1）严密观察病情：包括生命体征、意识、瞳孔、肢体活动、切口和引流状况等。注意观察切口敷料有无浸透、脱落，及时更换敷料并保持清洁干燥，避免切口感染。观察有无脑脊液漏，一旦发现异常应及时通知医生。

2）引流管护理：引流管妥善固定与连接，引流管开口应高于侧脑室平面 10～15cm，以维持正常的颅内压；术后早期应适当将引流瓶挂高，以减慢流速，待颅内压平稳后再适当放低。每日引流量以不超过 500ml 为宜；引流管不可受压、扭曲或折叠，患者翻身或活动时，应避免牵拉引流管；观察并记录引流液的颜色、量及性状，正常脑脊液无色透明、无沉淀。若引流液逐渐加深或混浊时，应报告医生处理；严格无菌操作，每日应定时更换引流瓶。换瓶时，应先夹闭引流管，以免引流液逆流入脑室。必要时应作脑脊液检查或细菌培养；一般创腔引流 3～4 天拔除引流管。

（3）术后并发症的观察和护理

1）感染：术后切口感染较常见，颅内感染及肺部感染也有发生。加强基础护理，给予降温，保持呼吸道通畅，遵医嘱给予抗菌药物。

2）上消化道出血：可因手术创伤引起应激性溃疡、呕出咖啡色胃内容物。遵医嘱补充血容量，使用止血药、安置胃肠减压管，及时清除呕吐物。

3）外伤性癫痫：任何部位的脑损伤均可引起癫痫，术后也可发生。遵医嘱定时给药，并防止意外损伤。

4）中枢性高热：多因体温调节中枢功能紊乱造成。多在术后 2 日内发生，常用物理降温，最好给予冬眠低温疗法。

5）出血：多发生在颅脑肿瘤手术后 24～48 小时内，一旦发现患者有颅内出血征象，应及时报告医生，并做好术前准备工作。

6）尿崩症：主要发生于鞍上手术后，如垂体腺瘤等手术累及下丘脑而影响血管升压素分泌所致。患者出现多尿、多饮、口渴，每日尿量大于 4000ml，尿量增多 >200ml/小时，尿比重低于 1.005。在遵医嘱给予垂体后叶素治疗时，应准确记录出入液量，根据尿量的培养和血清电解质含量调节用药剂量。

【健康指导】

1. 知识宣教　告知患者保持情绪稳定，尽量避免导致颅内压骤升的各种因素，如剧烈咳嗽、用力排便等。

2. 饮食指导　多食粗纤维食物，保持大便通畅。

3. 休息与活动指导　注意休息，养成良好的生活习惯，尽可能不单独外出，活动时应遵循循序渐进的原则，逐渐增加活动量和活动范围。

4. 心理指导　颅脑损伤的高致残率给患者及家属带来沉重的负担。患者及家属常对脑损伤的恢复存在一定忧虑，担心能否适应以后工作，生活是否受到影响。应鼓励患者或家属说出心理的焦虑、恐惧，帮助其接受疾病带来的改变，应提高患者的自信心。

5. **特殊注意事项**　有颅骨缺损者,注意避免局部碰撞,外出应戴头盔或安全帽,可在术后半年左右作颅骨成形术;癫痫患者应定期服用抗癫痫药物,遵医嘱减量和停药,不要单独外出,以防意外发生。

6. **康复锻炼**　有语言、运动或智力障碍者,协助其制订康复计划,指导进行康复训练,以提高患者的生活自理能力和社会适应能力。

(刘长红)

 复习思考题

患者,女,35 岁。头痛、呕吐、视物模糊1周入院。近1周来感前额疼痛,晨起剧烈,下午减轻,伴恶心、呕吐。吐后不感舒适,并逐日加重。近日视物模糊。追问病史患者2个月前有头部轻微外伤史。查体:神志清楚,精神欠佳,血压 120/80mmHg,脉搏 64 次/分。四肢肌力对称,右侧 Babinski 征阳性。眼底镜检提示视乳头边界模糊不清。请问:

1. 该患者患何种疾病?需作哪项辅助检查?
2. 如何实施护理措施?

第六章

胸部损伤患者的护理

学习要点

1. 胸部创伤的分类。
2. 胸部创伤患者的临床表现、治疗。
3. 胸部创伤患者的护理。

　　胸部损伤无论平时还是战时，其发生率和危害程度在创伤中均占有重要地位。胸部占人体的比例较大，而且包括许多重要器官，一旦遭受外力极易造成伤害，严重胸部损伤可导致急性呼吸循环衰竭，甚至危及生命。胸部损伤一般依据胸膜腔是否经胸壁创口与外界相通，将其分为闭合性和开放性损伤两大类。闭合性损伤多因挤压、冲撞或钝器打击所致，开放性损伤可由锐器、火器等作用于胸部而引起。损伤轻者可仅有胸壁软组织挫伤或单纯肋骨骨折；损伤重者可伴胸腔内器官或血管损伤；若同时伴有腹腔内组织或器官损伤称为胸腹联合伤。

一、肋骨骨折

　　肋骨骨折是指暴力直接或间接作用于肋骨，使肋骨的完整性和连续性中断，是最常见的胸部损伤。第1～3肋骨粗短，同时有锁骨、肩胛骨保护，不易发生骨折；第4～7肋骨长而固定，最易骨折；第8～10肋骨前端肋软骨形成肋弓与胸骨相连，富有弹性，因而较少发生骨折；第11～12肋前端游离，弹性大，均不易骨折。肋骨骨折根据损伤程度可分为单根单处骨折、单根多处骨折、多根单处骨折和多根多处骨折。

【病理生理】

　　暴力或钝器撞击胸部，可使肋骨向内弯曲折断；胸部挤压的间接暴力，使肋骨向外过度弯曲折断。肋骨骨折时，若尖锐的断端可刺破壁层胸膜、肋间血管或肺组织，引起气胸、血胸、皮下气肿、血痰、咯血等；当相邻的多根多处肋骨骨折时，伤部胸壁因失去了完整肋骨支撑而软化，并出现浮动，称为连枷胸，此时胸壁可出现反常呼吸运动，即吸气时软化的胸壁向内凹陷，呼气时软化的胸壁向外突出（图3-6-1）从而影响肺的通气功能，导致体内缺氧和二氧化碳滞留；较大范围的胸壁软化，可引起呼吸时两侧胸膜腔内压力不均衡，纵隔也随呼吸运动而左右摆动，称为纵隔扑动。反常呼吸和纵隔扑动可致机体严重缺氧和二氧化碳潴留,患者可发生严重的呼吸和循环功能障碍。

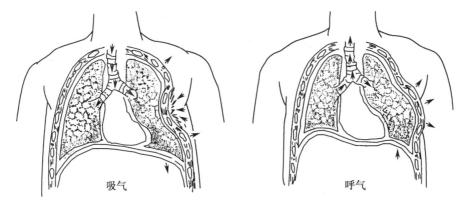

图 3-6-1 胸壁软化区的反常呼吸运动

【临床表现】

1.症状 骨折部位疼痛,且在深呼吸、咳嗽或体位改变时疼痛加剧;肋骨断端刺破肺组织时,可出现咯血;多根多处肋骨骨折,伤处胸壁软化,出现气促、呼吸困难、发绀或休克等。开放性肋骨骨折,可有伤口和出血,甚至合并开放性气胸。

2.体征 伤处胸壁肿胀,可有畸形、青紫、淤斑,局部明显压痛、可触及骨擦感。多根多处肋骨骨折可有反常呼吸运动,部分患者可有皮下气肿。

【辅助检查】

1.实验室检查 有胸腔活动性出血患者,血常规检查示血红蛋白和血细胞比容下降。

2.影像学检查 胸部 X 线片可显示肋骨骨折的部位和断端错位情况,并有助于判断是否合并气胸或血胸。

【治疗原则】

固定胸廓、镇痛、维持呼吸通畅和防止并发症。

(一)闭合性肋骨骨折

1.固定胸廓,控制反常呼吸 可用弹性胸带、多头胸带固定或用胶布行固定胸廓,减少肋骨断端的活动,减轻疼痛;多根多处肋骨骨折出现反常呼吸运动患者,可用牵引固定、用厚棉垫加压包扎,以减轻或制止反常呼吸运动,促进患侧肺复张;近年来也有经电视胸腔镜直视下导入钢丝的方法加以内固定。

2.镇痛 给予布洛芬、可待因、吗啡等镇静镇痛药物,也可用 1% 普鲁卡因作肋间神经阻滞或封闭骨折部位。

3.建立人工气道 对出现连枷胸、咳嗽无力、不能有效排痰或呼吸衰竭的患者,可实施气管插管或切开、呼吸器辅助呼吸。

4.预防感染 适当应用抗生素和 TAT 预防感染。

(二)开放性肋骨骨折

除经上述处理外,还需及时处理伤口。

1.清创与固定 开放性肋骨骨折胸壁伤口需彻底清创,用不锈钢丝对肋骨断端进行内固定。

2. 胸膜腔穿破者,需要进行胸腔闭式引流。

【主要护理诊断与预期目标】

1. 气体交换障碍　与肋骨骨折导致的疼痛、胸廓运动受限、反常呼吸运动有关。

预期目标:患者恢复正常的气体交换功能。

2. 疼痛　与胸部组织损伤有关。

预期目标:患者疼痛逐渐减轻。

3. 潜在并发症　肺部和胸腔感染

预期目标:患者未发生并发症或并发症得到及时发现和处理。

【护理措施】

(一)维持有效气体交换

1. 现场急救　采取紧急措施对危及生命的患者给予急救。对于出现反常呼吸的患者,可用厚棉垫加压包扎以减轻或消除胸壁的反常呼吸运动,促进患侧肺复张。

2. 清理呼吸道分泌物　鼓励并协助患者深呼吸、有效咳嗽和咳痰,每 1～2 小时一次。痰液黏稠难以咳出者,给予化痰剂和雾化吸入,必要时吸痰。对气管插管或切开者,应做好呼吸道护理。

3. 病情观察　观察生命体征、神志、有无气促、发绀等缺氧征象、胸腹部活动和动脉血氧饱和度等情况。若有异常,及时通知医生处理。

(二)减轻疼痛

协助医生用宽胶布或多头胸带进行叠瓦式粘贴,固定胸壁。遵医嘱应用镇痛镇静剂或 1% 普鲁卡因作肋间神经封闭。

(三)预防感染

严格执行无菌操作,遵医嘱应用抗生素。密切观察体温变化,若体温超过 38.5℃,应及时通知医生进行处理。鼓励并协助患者有效咳痰。

二、气胸

胸膜腔内积气即称为气胸。胸膜腔内的气体可来自肺组织或支气管的破裂口,也可来自胸壁的开放性伤口。根据气胸的性质分为三类:闭合性气胸、开放性气胸和张力性气胸。

【病理生理】

(一)闭合性气胸

多为肋骨骨折的并发症,系肋骨断端刺破肺表面,空气漏入胸膜腔造成。空气经肺或胸壁的伤道进入胸膜腔,伤道立即闭合,不再有气体进入,此类气胸抵消胸膜腔内负压,使患侧肺部分萎陷,有效气体交换面积减少,影响肺的通气和交换功能。

(二)开放性气胸

多由于刀刃锐器、弹片或火器伤等引起。胸壁有开放性伤口,胸膜腔经伤道与外界大气相通,空气可随呼吸自由地出入胸膜腔,使胸膜腔内负压消失,患侧肺将萎陷至呼吸功能障碍。由于呼气与吸气时两侧胸膜腔压力不平衡,可出现纵隔扑动(图 3-6-2),影响静脉回流,导致循环功能障碍。此外,患者在吸气时健侧肺扩张,吸入的气体不仅来自气管进入的空气,也来自患侧肺排出的含氧量低的气体;呼气时健侧的气体不仅排出体外,亦排至患侧的支气管及肺内,含氧低的气体在两侧肺内重复交换可造成严重缺氧。

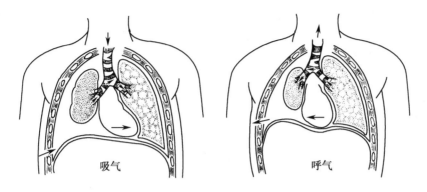

吸气　　　　　　呼气

图 3-6-2　开放性气胸的纵隔扑动

（三）张力性气胸

又称高压性气胸。常见于气管、支气管或肺损伤,其裂口与胸膜腔相通,且形成活瓣,吸气时空气从裂口进入胸膜腔内,呼气时活瓣关闭,空气只能进入而不能出,使胸膜腔内积气不断增多,压力不断升高。胸膜腔内的高压迫使患侧肺逐渐萎缩,并将纵隔推向健侧,挤压健侧肺,引起呼吸和循环功能障碍。此外,胸膜腔内的高压气体可被挤入纵隔并扩散至皮下组织,在颈部、面部、胸部等部位形成皮下气肿(图 3-6-3)。

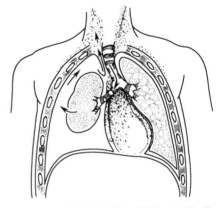

图 3-6-3　张力性气胸与纵隔、皮下气肿

【临床表现】

（一）闭合性气胸

胸膜腔积气量小,肺萎陷在 30% 以下时,多无明显症状。积气量大超过 30% 时,可出现胸闷、气促、胸痛、呼吸困难等症状。患侧胸廓饱满,气管向健侧移位,患侧胸部叩诊呈鼓音,听诊呼吸音减弱或消失。

（二）开放性气胸

常有气促、呼吸困难和口唇发绀,甚至休克。胸壁伤口开放者,呼吸时能听到空气出入胸壁伤口的响声。颈部和胸部皮下可触及捻发音,患侧胸部叩诊呈鼓音,气管、心脏向健侧移位,听诊呼吸音减弱或消失。

（三）张力性气胸

表现为严重或极度的呼吸困难、烦躁、意识障碍、大汗淋漓、发绀、昏迷、休克甚至窒息。可见气管明显向健侧移位,颈静脉怒张,多有皮下气肿。患侧胸部饱满,叩诊呈鼓音,听诊呼吸音减弱或消失。

【辅助检查】

（一）X 线检查

闭合性气胸显示肺萎陷和胸膜腔内积气;开放性气胸显示肺萎陷、纵隔移向健侧；张力性气胸显示肺完全萎陷，纵隔、气管移位，并有纵隔和皮下气肿征象。此外，还可显示有无肋骨骨折、胸膜腔出血等影像。

（二）诊断性穿刺

胸膜腔穿刺既能明确有无气胸的存在，又可抽出气体降低胸腔内压。张力性气胸可有高压气体向外冲出。

【治疗原则】

以抢救生命为首要原则。治疗包括封闭胸壁开放性伤口，通过胸腔穿刺抽吸或胸腔闭式引流排除胸腔内的积气、积液，防止感染。

（一）局部处理

1. 闭合性气胸　小量气胸不需治疗，超过 30% 者应行胸腔穿刺抽气或胸腔闭式引流。

2. 开放性气胸　应封闭伤口，变开放性伤口为闭合式伤口排除胸腔内积气，再行胸腔闭式引流。

3. 张力性气胸　应迅速排气减压，行胸腔闭式引流，若 1 周后仍有大量气体引出，可考虑手术治疗。

（二）全身治疗

1. 预防感染　使用抗生素预防感染，开放性气胸还需注射 TAT，预防破伤风。

2. 维持呼吸与循环　保持呼吸道通畅、给氧，必要时做气管插管或气管切开，行人工辅助呼吸。根据患者的情况，酌情给予补液，以维持循环功能。

【护理评估】

（一）术前评估

1. 健康史　受伤时间和经过、暴力大小、受伤部位，有无昏迷、呕吐等，接受过何种处理，有无胸部手术史、服药史和过敏史等。

2. 身体状况

（1）局部体征：胸部损伤患者受伤部位与性质，如胸壁有无开放性伤口、有无活动性出血，是否有肋骨骨折、肋间隙饱满或狭窄，有无反常呼吸运动或呼吸运动时空气进出伤口的吸吮样音，气管位置是否偏移，有无颈静脉怒张或皮下气肿，胸膜腔是否有积气或积液。

（2）全身表现：有无发热、咳嗽、咳痰、咯血、呼吸困难及胸痛等；咳痰的量及性状，咯血的量与次数；生命体征是否平稳，是否有休克或意识障碍。

3. 辅助检查　胸部 X 线检查评估胸部气胸的程度、性质以及有无胸内器官损伤等。

4. 心理 - 社会支持状况　患者和亲属对疾病的认知程度，是否了解手术治疗的相关知识；有何不良心理反应；亲属对患者的关心程度、支持力度、家庭经济承受能力。

（二）术后评估

1. 术中情况　了解患者手术、麻醉方式与效果、术中出血、补液、输血情况和术后诊断等。

2. 生命体征　生命体征是否平稳，意识是否清醒，末梢循环、呼吸状态如何，有无胸闷、呼吸浅快、发绀及肺部痰鸣音等。

3. 伤口与引流管情况　伤口敷料是否干燥，有无渗液、渗血；引流管是否通畅、引流量、性质与颜色等；有无出血、感染等并发症。

4．心理 - 社会状况 能否配合进行术后早期下床活动和康复锻炼；是否了解出院后续治疗的相关知识。

【主要护理诊断与预期目标】

1．气体交换障碍 与胸部损伤、胸廓活动受限有关。

预期目标：患者恢复正常的气体交换功能。

2．疼痛 与胸部组织损伤有关。

预期目标：患者疼痛逐渐减轻。

3．潜在并发症 肺部和胸腔感染

预期目标：患者未发生并发症或并发症得到及时发现和处理。

【护理措施】

（一）维持有效气体交换

1．现场急救 胸部损伤患者若出现危及生命的征象时，护士应协助医生进行急救。

2．维持呼吸功能

（1）开放性气胸，立即用敷料（最好是凡士林纱布）封闭胸壁伤口，使之成为闭合性气胸，组织气体继续进入胸腔。

（2）闭合性气胸或张力性气胸积气量多者，应立即行胸膜腔穿刺抽气或闭式引流。

（3）吸氧：及时给予气促、呼吸困难的患者吸氧。

（4）病情观察：注意观察呼吸困难、发绀、胸廓运动情况；切口及切口敷料情况；引流口及周围皮肤情况；闭式引流管情况等。

（二）减轻疼痛和不适

1．患者咳嗽咳痰时，指导患者和家属用双手按压患侧胸壁，以减轻咳嗽时疼痛。

2．遵医嘱给予止痛剂。

（三）预防肺部和胸腔感染

1．密切监测体温，每 4 小时测量 1 次，若有异常，及时通知医生进行处理。

2．严格无菌操作。

3．鼓励患者进行有效咳痰及深呼吸运动。

4．遵医嘱合理使用抗菌药。

5．加强对气管插管或切开的护理。

（四）胸腔闭式引流护理

1．目的与适应证 胸膜腔闭式引流的目的是引流胸膜腔内渗液、血液及气体；重建胸膜腔内负压，维持纵隔的正常位置；促进肺的膨胀。适应用于气胸、血胸、脓胸及开胸手术后的引流等（图 3-6-4）。

2．置管位置 引流积气在患侧锁骨中线第 2 肋间；引流积液一般在患侧腋中线和腋后线之间第 6～8 肋间；引流脓液应在脓液积聚的最低位。

3．引流装置 传统的胸膜腔闭式引流装置种类较多，目前已被各种一次性使用

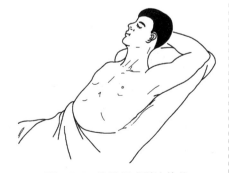

图 3-6-4 胸腔闭式引流体位

的塑料胸膜腔引流装置所取代。

（1）传统式引流装置：①单瓶水封闭式引流，一个无菌橡皮塞广口瓶，使用前瓶内装入生理盐水约 500ml，瓶塞上有两个孔，一个孔插入短玻璃管，作为空气通路，另一个孔插入长玻璃管，其下端插至液面以下 3～4 cm，上端与患者的胸膜腔导管连接；②双瓶水封闭式引流，一个广口瓶作为收集瓶，另一个广口瓶装入生理盐水作为水封瓶；收集瓶介于患者和水封瓶之间，其橡皮塞上插入两根短玻璃管，一根与患者胸膜腔引流管连接，另一根用一短橡皮管连接到水封瓶的长玻璃管上；③三瓶水封闭式引流，即在双瓶的基础上增加一个施加抽吸力的控制瓶（图 3-6-5）。

（2）一次性使用引流装置（图 3-6-6）：结构与传统的单瓶水封闭式引流装置一致，为塑料材质，瓶盖是可旋式，且与长、短管成为一体，使用方便。

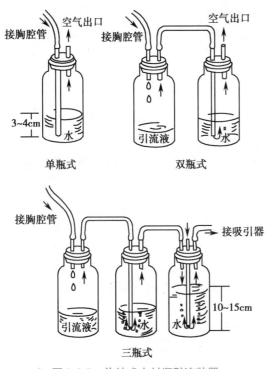

图 3-6-5 传统式水封瓶引流装置

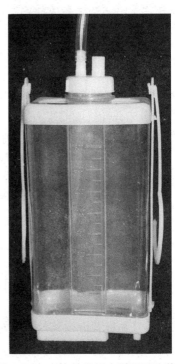

图 3-6-6 一次性使用水封瓶引流装置

4. 护理要点 保持管道密闭是胸腔闭式引流有别于其他外科引流的特殊之处。因此，护理时必须牢牢把握这一原则。

（1）保持管道密闭：随时检查引流装置是否密闭、引流管有无脱落；保持水封瓶内长管应没入液面以下 3～4cm 并直立；搬动患者或更换引流瓶时，需双重夹闭引流管，以防空气进入；若引流管连接处脱开或引流瓶破损，应用双钳夹闭胸壁引流导管，并更换引流装置；若引流管自胸腔脱出，应立即用手捏紧伤口处皮肤，并协助医生做进一步处理。

（2）严格无菌操作，防止逆行感染：定时更换引流管口处的敷料；保持引流瓶低于胸壁引流口平面 60～100cm；按无菌原则定时更换引流装置。

（3）保持引流管通畅：患者取半卧位有助于引流；定时挤捏胸膜腔引流管，防止管道阻塞、扭曲、受压，必要时用生理盐水冲洗；指导患者用力咳嗽、深呼吸及变换体位，以利于胸膜腔内液体和气体的排出，促进肺扩张。

（4）观察和记录引流情况：观察水封瓶长管中水柱波动情况，一般水柱上下波动范围约为4～6cm，若水柱波动过大，提示可能存在肺不张；若无波动则示引流管不畅或肺已完全扩张；但若有胸闷、气促、气管向健侧偏移，应疑为引流管阻塞，可通过捏挤、负压间断抽吸或生理盐水冲洗等促其通畅；观察引流液体的颜色、性质和量，并准确记录。

（5）拔管：一般引流48～72小时后，无气体溢出，24小时引流液小于50ml、脓液小于10ml，患者无呼吸困难，听诊呼吸音恢复，X线检查肺膨胀良好，即可拔管。拔管时嘱患者先深吸一口气后屏气，在吸气末将导管拔出，立即用凡士林纱布和厚敷料封闭并包扎伤口。拔管后需注意有无胸闷、呼吸困难、引流管口漏气、渗液、出血、皮下气肿等，如发现异常应及时通知医师处理。

三、血胸

胸膜腔内积血，称为血胸。若胸膜腔内血液与气体同时存在，称为血气胸。

【病因和病理生理】

多由胸部损伤，如肋骨骨折断端或利器损伤胸部引起。

胸膜腔内积血的来源有：①肺组织裂伤，出血可自行停止；②肋间血管或胸廓内血管损伤，可为进行性血胸；③心脏和大血管损伤，出血速度快，可因失血性休克而死亡。血胸一方面造成血容量减少，另一方面可迫使肺萎陷，并将纵隔推向健侧，因而严重影响呼吸和循环功能。由于心、肺和膈肌的运动有去纤维蛋白作用，故胸膜腔内的积血不易凝固。积血机化后形成纤维组织，束缚肺和胸廓，影响呼吸功能。积血并发感染，可形成脓血胸。

【临床表现】

1．症状　血胸的症状与出血量相关。小量血胸（成人500ml以下），可无明显症状。中量血胸（500～1000ml）和大量血胸（1000ml以上），尤其急性失血时，可出现面色苍白、气促、脉搏增快、血压下降等低血容量性休克症状，心脏、大血管损伤，出血量多而急，如不及早救治，往往于短时间内因失血性休克而死亡。血胸患者多并发感染，可出现高热、寒战等症状。

2．体征　患侧气管向健侧移位、患侧胸部叩诊浊音、肋间隙饱满、呼吸音减弱或消失等。

【辅助检查】

1．血常规检查　红细胞计数、血红蛋白量、血细胞比容降低，继发感染者，白细胞计数和中性粒细胞比例增高。

2．胸部X线检查　小量血胸仅示肋膈角消失，大量血胸显示胸膜腔内大片密度增高阴影；血气胸时可见气液平面。

3．B超检查　可探及胸膜腔积液的位置和量。

4．胸膜腔穿刺　可抽出不凝固血液即可诊断。

【治疗原则】

1．非进行性血胸　小量积血可自行吸收，无需特殊治疗；大量积血应早期即行胸膜腔穿刺抽出积血,必要时放置胸膜腔闭式引流,以促进肺膨胀,改善呼吸功能。

2. 进行性血胸　应立即开胸止血,及时补充血容量,防治低血容量性休克。

3. 凝固性血胸　在出血停止后数日内开胸清除积血和血块,以防感染或机化;对机化血块可在伤情稳定后早期进行血块和纤维组织剥除术;近年来,电视胸腔镜在凝固性血胸与感染性血胸处理中得到广泛应用。

【主要护理诊断与预期目标】

1. 组织灌注量改变　与失血引起的血容量不足有关。

预期目标:患者血容量逐渐补足。

2. 气体交换障碍　与肺组织受压有关。

预期目标:患者恢复正常的气体交换功能。

3. 潜在并发症　感染。

预期目标:患者未发生并发症或并发症得到及时发现和处理。

【护理措施】

(一)维持有效的心排出量和组织灌注量

1. 建立静脉通路并保持其通畅,积极补充血容量和抗休克。

2. 密切监测生命体征,重点观察生命体征和胸腔引流液量、色质和性状,若每小时引流量超过 200ml 并持续 3 小时及以上,引流出的血液很快凝固,胸部 X 线显示胸腔大片阴影,说明有活动性出血的可能,应积极做好开胸手术的术前准备。

(二)促进气体交换,维持呼吸功能

1. 病情观察　密切观察呼吸频率、呼吸音变化和有无反常呼吸运动。

2. 吸氧　根据病情给予鼻导管或面罩吸氧,观察血氧饱和度。

3. 体位　若生命体征平稳,可取半卧位,以利于呼吸。

4. 排痰　指导患者有效咳痰和深呼吸运动,清除呼吸道分泌物。

5. 镇痛　遵医嘱给予镇痛药。

(三)预防感染

1. 遵医嘱应用抗菌药物。

2. 密切观察体温、伤口和全身情况的变化。

3. 保持患者呼吸道通畅。

4. 严格无菌操作,保持胸腔闭式引流管通畅。

(刘长红)

扫一扫
测一测

复习思考题

1. 胸腔闭式引流术的主要护理要点有哪些?

2. 患者,男,26 岁,车祸中被钢棒刺伤其右腋下,出现烦躁不安,呼吸困难,口唇发绀。右腋下胸壁有伤口,呼吸时能听到空气出入伤口的"嘶嘶"声,气管向健侧移位,患侧胸部叩诊呈鼓音。请问:

(1)患者最重要的护理诊断是什么?

(2)该患者的急救措施是什么?

第七章

腹部创伤患者的护理

 学习要点

1. 腹部创伤的分类。
2. 腹部创伤患者的临床表现、治疗。
3. 腹部创伤患者的护理。

腹部创伤是指各种原因所致的腹壁和（或）腹腔内器官损伤，是常见的外科急症之一，多发生于各种交通事故中，且多涉及内脏，所以病情严重，死亡率高。

根据腹壁有无伤口分为开放性和闭合性损伤；开放性损伤又根据有无腹膜破损分穿透伤和非穿透伤；根据损伤器官性质分为实质性器官伤和空腔器官伤。

一般来说，开放性损伤由锐器、火器所致，闭合性损伤常为钝性暴力引起。损伤的范围、程度与暴力的强度、速度、作用部位和方向等因素有关。结构脆弱、位置表浅而固定及空腔器官处于充盈状态时更易损伤。

一、临床表现

腹壁损伤仅表现为受伤部位疼痛、压痛、肿胀、皮下淤斑。腹腔内器官损伤可根据不同器官的性质，临床表现各异。

（一）实质性器官损伤

肝、脾、胰、肾等实质性器官或大血管损伤时，最突出的临床表现为腹腔内（或腹膜后）出血，患者出现面色苍白、头晕、出汗，脉搏细数、血压不稳定，甚至休克；腹痛呈持续性，有腹膜刺激征。肾脏损伤可出现血尿或腹膜后血肿。

（二）空腔性器官损伤

胃肠道、胆道、膀胱等空腔器官破裂时，主要临床表现是腹膜炎，除消化道症状及之后出现的全身感染症状外，腹膜刺激征最为突出，引起剧烈腹痛、腹肌紧张、压痛、反跳痛等典型腹膜炎体征。可有气腹征，随后出现腹胀或感染性休克（表3-7-1）。

表 3-7-1　腹部实质性脏器与空腔性器官损伤的临床特点比较

内容	实质性脏器破裂	空腔脏器破裂
临床特征	以急性内出血为主	以腹膜炎为主
血常规	红细胞计数减少,血红蛋白下降	白细胞计数增多,中性粒细胞增多
X线、B超	腹腔积液及肝脾破裂有关征象	腹腔内积气,膈下游离气体
腹腔穿刺液	不凝固血液	混浊液体,胃肠内容物等

二、辅助检查

1. 实验室检查　腹腔内大量失血时,红细胞、血红蛋白、血细胞比容等数值明显下降;白细胞计数和中性粒细胞比例上升,提示空腔器官破裂;血、尿淀粉酶值升高多为胰腺或胃肠道损伤;血尿提示泌尿系统感染损伤。

2. 影像学检查　B超主要用于对实质性器官损伤的检查;X线可了解有无腹腔游离气体;CT检查能清晰显示实质性器官的损伤及其部位、程度。

3. 诊断性腹腔穿刺和腹腔灌洗术　是诊断腹腔内器官损伤最简单有效的方法。诊断阳性率可达90%左右。除可通过抽得不凝固血液确定实质性器官或大血管损伤外,还可根据抽出液的性质,判断哪类空腔器官损伤。胰腺或十二指肠损伤时,抽出液中淀粉酶含量增高。

4. 其他检查　必要时行选择性血管造影、MRI、腹腔镜检查可协助诊断。

三、治疗要点

(一)现场急救

首先处理威胁生命的因素,如窒息、开放性或张力性气胸、活动性外出血、休克等,立即采用心肺复苏、保持呼吸道通畅、止血、包扎、抗休克等措施。若腹部穿透伤伴有内脏脱出时,勿强行回纳腹腔,应用消毒碗覆盖脱出物,初步包扎后迅速转送,回纳内脏应在手术室麻醉后进行。

(二)非手术治疗

适应于轻度单纯实质性器官损伤或一时不能确定有无内脏损伤而生命体征平稳者。但仍需严密观察病情变化,作好手术前准备、抓住手术治疗的时机。非手术治疗主要有以下几个方面。

1. 不随便搬动伤者,以免加重病情。

2. 禁用镇痛剂,以免掩盖病情。

3. 防治休克,积极补充血容量。

4. 应用抗生素,预防或治疗可能存在的腹腔内感染。

5. 禁食。对疑有空腔器官破裂或腹胀时,进行有效胃肠减压。

(三)手术治疗

1. 手术适应证　已确诊为腹腔器官破裂,或非手术治疗者在观察期间出现以下情况时,应终止观察,及时手术探查:①腹痛和腹膜刺激征进行性加重或范围扩大者;②腹胀明显,肠鸣音消失者;③全身情况有恶化趋势者;④红细胞计数进行性下降者;⑤血压不稳定甚至下降者;⑥胃肠道出血不易控制者;⑦经积极抗休克治疗,病情不见好转反而恶化者。

2.手术原则　剖腹探查手术是治疗腹腔器官损伤的关键,手术包括全面探查、止血、修补、切除、或引流有关病灶及清除腹内残留的液体和异物。

四、护理诊断

1.急性疼痛　与腹部损伤及手术切口有关。

2.体液不足　与损伤性渗出,腹腔内出血有关。

3.潜在并发症　失血性休克,腹腔感染。

五、预期目标

1.患者腹痛缓解。

2.患者体液平衡能得到维持,生命体征平稳。

3.患者未发生并发症或并发症能及时被发现和处理。

六、护理措施

(一)急救护理

腹部损伤合并多发伤或复合伤,抢救时须迅速判断危及生命的情况,如有心跳呼吸骤停、窒息、开放性气胸、大出血等,应首先处理。开放性腹部损伤者,应妥善处理伤口,及时止血、包扎伤口。伴有腹腔内脏脱出情况,可用消毒或清洁的碗覆盖保护后包扎,严禁现场回纳,以免加重腹腔污染。若有大量肠管脱出,肠系膜受牵拉引起或加重休克,应先将其还纳入腹腔,暂行包扎,以免加重休克。

(二)非手术治疗及术前护理

1.体位　患者绝对卧床休息,不能随便搬动,以免加重伤情;待病情稳定后改为半卧位。

2.心理护理　主动关心患者,加强与患者的沟通,向其解释腹部损伤后可能出现的并发症及相关知识,使患者解除焦虑、恐惧心理,情绪稳定,积极配合治疗。

3.禁食、持续胃肠减压　胃肠穿孔或肠麻痹者应禁食、胃肠减压,以减轻腹胀和减少胃肠液外漏。待病情好转,肠蠕动恢复、肛门排气后,可停止胃肠减压,进流质饮食。禁食期间应充分补液,防止水、电解质失衡。

4.用药护理　遵医嘱应用广谱抗生素防止腹腔感染,开放性损伤注射破伤风抗毒素,血容量严重不足的患者必须迅速补充血容量。观察期间禁用吗啡类止痛剂,以免掩盖病情,怀疑胃肠破裂者禁止灌肠,以免加重病情。

5.观察病情　每15～30分钟测定体温、呼吸、脉搏和血压一次,注意有无腹膜炎体征及其程度和范围的变化,了解有无移动性浊音。对疑有腹腔内出血的患者,定时测定红细胞、血红蛋白、红细胞压积、白细胞计数等,动态观察腹腔内有无继续出血及腹腔内感染等情况。密切观察有无内脏损伤,有下列情况之一,考虑有腹腔内脏损伤:①短时间出现明显的失血性休克表现;②腹部有持续性剧烈疼痛,进行性加重伴恶心、呕吐;③腹膜刺激征明显加重;④肝浊音界缩小或消失,有气腹表现;⑤腹部有移动性浊音;⑥有呕血、便血或尿血;⑦直肠指检:盆腔触痛明显,波动感或指套染血。

（三）术后护理

1. **体位**　硬脊膜外麻醉后 6 小时或全麻清醒后，若血压、脉搏平稳，改半卧位，以利腹腔引流，改善患者呼吸功能，减轻患者腹部肌肉张力，有利于切口愈合。

2. **监测生命体征**　定时测量体温、脉搏、呼吸、血压，观察意识、尿量、记录出入水量。发现异常情况，及时告知医生，并积极配合处理。

3. **止痛**　手术后 48 小时内，可给予镇静、止痛剂。

4. **禁饮食、胃肠减压**　一般术后需禁食及胃肠减压 2～3 天，由静脉输液，维持水、电解质平衡和营养；待肠蠕动恢复，肛门排气后，拔出胃管，开始进流质饮食，逐渐过渡到进食高蛋白、高热量、高维生素、易消化的普食。

5. **胃肠减压的护理**　胃管插入长度要合适，妥善固定胃肠减压装置，保持胃管通畅，维持有效负压，每隔 2～4 小时用生理盐水 10～20ml 冲洗胃管一次。同时观察引流液的颜色、量和性质，记录 24 小时引流液总量。胃肠减压期间一般禁饮禁食。观察胃肠减压后肠功能恢复情况，通常术后 48～72 小时肠蠕动逐渐恢复，肠鸣音恢复、肛门正常排气、排便后，可拔除胃管。

6. **腹腔引流管的护理**　妥善固定引流管，每日更换引流袋一次；观察引流液的量、颜色、性状，如引流量较多或怀疑有消化道瘘时，应适当延长引流时间；注意保持引流管通畅。

七、健康教育

1. 加强劳动保护，安全生产，安全行车等知识的宣教，避免意外损伤的发生。

2. 普及急救知识，在意外事故发生后能进行简单的救护或自救。

3. 出院后要适当休息，加强锻炼，增加营养，促进康复。如有腹痛、腹胀、肛门停止排便排气等，应立即就诊。

（阳海华）

复习思考题

　　男性，30 岁，司机。不慎发生交通事故，伤后有一过性神志不清，受伤经过不详，清醒后感右上腹部剧烈疼痛，呈持续性、刀割样，短时间内腹痛逐渐扩到全腹，并出现头晕、心悸、面色苍白、肢端发凉；恶心、呕吐 2 次，呕吐物为咖啡样液体，量不多，被急送到医院。

　　查体：体温 36.5℃，脉搏 110 次 / 分钟，血压 105/75mmHg，呼吸 22 次 / 分钟。腹略胀，腹式呼吸弱；全腹压痛，反跳痛，肌紧张；肝区叩痛阳性，移动性浊音阳性，肠鸣音消失。腹部穿刺抽出不凝固血并混有胆汁。诊断为肝破裂。请分析：

1. 肝破裂引起上腹剧痛的原因什么？

2. 针对患者的剧烈腹痛应紧急采取何种应对措施？

3. 此患者急诊手术止血前应做哪些准备？

第八章

课件
08章PPT

骨折患者的护理

 学习要点

1. 骨折的病因、分类、表现、并发症、愈合、急救与治疗原则。
2. 常见骨折患者的临床表现、治疗。
3. 骨折患者的护理。

扫一扫
知重点

第一节 骨 折 概 述

骨折（fracture）是指骨的完整性或连续性中断。多由暴力或意外损伤引起，如车祸、爆炸、跌伤等，常会伴随周围软组织的损伤。

一、骨折病因

1. **直接暴力** 暴力作用的部位发生骨折，如车祸或撞伤等。
2. **间接暴力** 骨折处远处暴力，通过力的传导、杠杆或旋转引起的骨折，如高空坠落双足着地引起脊椎骨折等。
3. **肌牵拉** 肌肉强烈收缩时拉断附着部位所引起的骨折，如投掷手榴弹用力不当而造成肱骨结节撕脱性骨折。
4. **疲劳性骨折** 骨持续受到长期轻度反复创伤，可累积应力从而导致骨折，如长途行军导致第2、3跖骨骨折。
5. **病理性骨折** 骨质本身的病变，受到轻微外力或肌的拉力而发生的骨折，如骨肿瘤、骨髓炎、骨质疏松等所引起的骨折。

二、骨折分类

可依据骨折的形态、稳定程度及受影响的组织进行分类。

（一）按程度与形态分类

1. **不完全骨折** 骨的完整性或连续性部分中断。按形态分：①裂缝骨折：骨质发生裂隙，无移位。②青枝骨折：骨质与骨膜部分断裂，可有成角畸形，多见于儿童，与青嫩树枝被折相似而得名。

2. 完全骨折　骨的完整性或连续性全部中断，按骨折线的方向及形态可分为：①横断骨折：骨折线与骨纵轴成垂直；②斜形骨折：骨折线与骨纵轴呈一定角度；③螺旋形骨折：骨折线围绕骨纵轴成螺旋状；④粉碎性骨折：骨质碎裂成 3 块以上；⑤嵌入性骨折：骨折片相互嵌插，多见于干骺端骨折；⑥压缩性骨折：骨质因压缩而变形，常见于松质骨，如脊椎骨折；⑦凹陷性骨折：骨折片局部下陷，常见于颅骨；⑧骨骺分离：经过骨骺的骨折。

按骨折端的移位又可分为成角、缩短、分离、侧方和旋转移位五种形态。

（二）按稳定程度分类

1. 稳定性骨折　骨折端不易移位或复位后不易移位者，如青枝骨折、裂缝骨折；

2. 不稳定性骨折　骨折端易移位或复位后再移位，如粉碎性骨折、螺旋形骨折。

（三）按骨折处是否与外界相通分类

1. 开放性骨折　骨折处皮肤黏膜破裂，骨折端与外界相通，感染的可能性比较大；

2. 闭合性骨折　骨折处有软组织覆盖与外界不通。

（四）按骨折后时间分类

1. 新鲜骨折　指时间在 2 周之内的骨折，骨断端尚未形成纤维连接，是手法复位的理想时期。

2. 陈旧骨折　指骨折 2 周后，骨断端血肿机化已形成纤维粘连，复位较难。

三、骨折临床表现

（一）全身表现

1. 休克　若有大量出血可引起失血性休克，剧烈疼痛可引起神经性休克。

2. 发热　骨折后大量出血，血肿的吸收引起低热，但一般不超过 38℃，开放性骨折发热超过 38℃ 应考虑感染的可能性。

（二）局部表现

1. 一般表现　①疼痛、肿胀、淤斑；②功能障碍：局部肿胀与疼痛使患者肢体活动受限。

2. 三大特有体征　①畸形：骨折段移位使患肢外形发生改变，有缩短、成角、旋转等畸形；②异常活动：正常情况下肢体不能活动的部位，骨折后有不正常的活动；③骨擦音或骨擦感：骨折端相互摩擦产生的声音或感觉。

四、辅助检查

1. X 线　可明确骨折的形态及移位情况，也可明确骨折的类型、伴发脱位、撕脱、游离骨片等情况。

2. CT　可更准确地了解骨折移位情况。

3. MRI　尤其对一些细微的改变如骨挫伤、关节内软骨、韧带、半月板、滑膜、滑液囊等病变及骨髓病变有较高诊断价值。

4. 血常规检查　目的是确立诊断，术前常规检查，明确术前、术后预防或早期发现并发症。

五、骨折并发症

（一）早期并发症

1. 休克　创伤性或出血性休克为某些骨折常见的并发症。

2. 感染　开放性骨折发生化脓性感染和厌氧菌感染的可能性较大。

3. 脂肪栓塞　骨折部位的骨髓组织被破坏，脂肪滴进入破裂的静脉窦内，进入血液循环所致。栓塞可能发生在肺部、脑部或周边部位。肺栓塞表现为：呼吸困难、发绀、心率加快和血压下降等。脑栓塞表现为：意识障碍，如烦躁、谵妄、昏迷、抽搐等。

4. 血管损伤　由于骨折的直接伤害或石膏绷带过紧压迫所致。最易发生的血管是肱动脉和腘动脉，如肱骨髁上骨折可能伤及肱动脉，胫骨平台骨折可伤及腘动脉。

5. 神经损伤　由骨折的直接损伤引起或石膏绷带过紧压迫或过牵所致。较多见的有上肢骨折可能损伤桡神经、正中神经和尺神经。腓骨小头和腓骨颈骨折时，可能引起腓总神经损伤。

6. 骨筋膜室综合征　是指由骨、骨间膜、肌间隔和深筋膜所形成的骨筋膜室内的肌肉和神经因急性缺血而产生的一系列早期综合征。最多见于前臂掌侧和小腿，常由血肿、组织水肿使其室内内容物体积增加、包扎过紧或局部压迫使骨筋膜室容积缩小而导致骨筋膜室内压力增高所致。

（二）晚期并发症

1. 坠积性肺炎　主要发生于骨折长期卧床的患者，特别是老年、体弱和伴有慢性病的患者。

2. 压疮　严重骨折，长期卧床，身体骨凸处受压，局部血循环障碍引起。

3. 骨化性肌炎　关节扭伤、脱位或关节附近骨折，骨膜剥离形成骨膜下血肿，处理不当使血肿扩大、机化并在关节附近软组织内骨化，造成严重关节活动功能障碍。

4. 创伤性关节炎　关节内骨折，关节面遭到破坏，又未能解剖复位，骨愈合后使关节面不平整，长期磨损引起，关节活动时出现疼痛。

5. 关节僵硬　患肢长时间固定，静脉和淋巴回流不畅，关节周围组织中浆液纤维性渗出和纤维蛋白沉积，发生纤维粘连，并伴有关节囊和周围肌挛缩，导致关节活动障碍。

6. 急性骨萎缩　是指损伤所致关节附近的痛性骨质疏松，也称反射性交感神经性骨营养不良。好发于手、足骨折后，典型症状是疼痛和血管舒缩紊乱。

7. 缺血性骨坏死　骨折使某一骨折段的血供被破坏，从而发生该骨折段缺血性坏死。常见的有腕舟状骨骨折后近侧骨折段缺血性坏死，股骨颈骨折后股骨头缺血性坏死。

8. 缺血性肌挛缩　是骨筋膜室综合征处理不当的严重后果，也可由骨折和软组织损伤直接所致，更常见于骨折处理不当，特别是外固定过紧。发生后治疗困难，效果极差，可致严重残废，典型的畸形是爪形手和爪形足。

六、骨折愈合过程和影响因素

（一）骨折愈合过程

骨折愈合是一个复杂而连续的过程，从组织学和细胞学的变化通常将其分为三个阶段：

1．血肿炎症机化期　骨折引起骨髓腔、骨膜下和周围组织血管破裂出血，在骨折端及其周围形成血肿，伤后6～8小时，内外凝血系统激活，骨折端血肿凝结成血块。骨折端少量的骨质坏死、软组织损伤坏死引起局部发生炎症反应，从而形成肉芽组织转化为纤维组织，使骨折两端连接起来成为纤维连接。这一过程大约需要2周时间。

2．原始骨痂形成期　骨内、外膜增生、新生血管长入、骨折端附近形成的骨样组织逐渐骨化形成新骨，形成内、外骨痂。断端间和髓腔内由血肿机化而成的纤维组织，逐渐转化为软骨组织，软骨组织增生、钙化，进而骨化，形成环状骨痂和髓腔内骨痂，即为连接骨痂。连接骨痂与内、外骨痂相连形成桥梁骨痂，标志着原始骨痂的形成。这一过程大约需要4～8周时间。

3．骨痂改造塑形期　原始骨痂中新生骨小梁逐渐增粗，排列有序，但不能完全适应生理需要，尚欠牢固。随着肢体的活动和负重，在应力轴线上的骨痂不断得到加强和改造，在应力线以外的骨痂逐渐被清除，使原始骨痂逐渐改为永久骨痂，此为骨性愈合期。此过程需8～12周。

（二）影响骨折愈合的因素

骨折愈合有三个先决条件：即要有充分的接触面积、坚强的固定和良好的血液供应。

1．患者因素　①年龄的影响：年龄越小愈合越快，老年人因骨骼中有机盐的沉积，使骨变得脆弱，愈合较慢；②患者的健康状况：健康状况良好的患者骨折愈合较快。患者患有营养不良、低蛋白血症、钙磷代谢紊乱、糖尿病、恶性肿瘤等疾病时，则骨折愈合延迟。

2．局部因素　①骨折种类：接触面积越大的骨折愈合速度越快，如过度牵引使断端分离或有软组织嵌入则影响愈合；②固定：骨折部位良好的固定可以促进骨痂的形成；③血液供应：骨折部位良好的血液供应能促进骨折的愈合；④感染：开放性骨折如发生感染可导致化脓性骨髓炎，出现软组织坏死和死骨的形成，严重影响骨折的愈合。

3．治疗方法的影响　反复多次的手法复位，复位动作粗暴，手术失误，过早或不恰当的功能锻炼，都不利于骨折愈合，甚至使骨折延迟愈合或不愈合。

（三）骨折临床愈合标准

1．局部无压痛及纵向叩击痛。

2．局部无反常活动。

3．X线片显示骨折线模糊，有连续骨痂通过骨折线。

4．外固定解除后伤肢能满足以下要求：上肢能向前平举1kg重量达1分钟，下肢能不扶在平地连续步行3分钟，且不少于30步。

5．连续观察2周骨折处不变形。

七、骨折的急救

急救是指在受伤现场和运送途中所采取的一系列临时性的应急医疗措施，目的在于抢救生命、保护患肢、防止组织再损伤和再污染，使之能安全而又迅速地到达就近医院，以便获得进一步的妥善治疗。

（一）一般处理

疑有骨折的患者均应按骨折处理，一切动作要谨慎、轻柔、稳妥，如骨折合并有其他组织和器官的损伤，应迅速了解患者的呼吸、循环和意识状态，如发现呼吸困难、窒息、大出血、休克、昏迷等，应立即给予相应的急救措施，不必脱去闭合性骨折患者的衣服、鞋袜等，以免过多搬动患肢，增加疼痛，如肿胀较剧的可剪开衣袖和裤管。

（二）伤口包扎

伤口出血用绷带压迫包扎即可止血。发现伤口可用无菌敷料或当时认为最清洁的布类包扎。大出血时可用止血带，应记录止血带的时间。如果骨折端已外露出伤口，不应当立即回纳，以免污染物带进伤口内导致污染。如果在包扎过程中自行还纳，送患者到医院后必须向主诊医师说明情况。

（三）妥善固定

骨折或可疑骨折的患者可以用夹板、木板、自身肢体等妥善固定受伤的肢体，如条件不允许可就地取材，如树枝、木棍等都适用于作夹板用，固定的目的在于避免运输中过多地损伤组织和器官，缓解疼痛，便于运输。

（四）迅速运输

患者经过上述处理后应迅速送往有治疗条件的医院。运送途中应有医护人员密切观察和陪同。特别要注意脊柱骨折时的搬运方式和姿势。

1. 脊椎外伤伤员的搬运　对脊椎伤伤员应用木板或门板搬运，方法是先使伤员两下肢伸直，两上肢也伸直并放于身旁。注意不要使伤员的躯干扭转，切忌使用搂抱，或一人抬头、一人抬足的方法，同时禁用凉椅、藤椅之类的工具运送伤员。

2. 颈椎外伤伤员的搬运　在搬运颈椎损伤的伤员时，要有专人托扶其头颈部，沿纵轴方向略加牵引，并使头颈部随躯干一同滚动。或由伤员自己双手托住头部后再缓慢搬移。严禁随意强行搬动头部。伤员躺在木板上时应用沙袋或折好的衣物放在其颈部的两侧加以固定。

3. 合并截瘫的伤员搬运　在运送截瘫伤员时，木板上应铺一柔软的褥垫，伤员衣物里的坚硬物件应及时取出以防压伤。禁用热水袋或盐水瓶等进行保暖以免发生烫伤。

八、骨折治疗

骨折治疗的三大原则：即复位、固定、功能锻炼。

（一）复位

是指将移位的骨折段恢复正常或近乎正常的解剖关系，重建骨的支架作用的过程。根据骨折的部位和类型，选用手法复位、牵引复位或手术切开复位，主要用对位（指两骨折端的接触面）和对线（指两骨折端在纵轴上的关系）来衡量。完全恢复到正常解剖学位置称为解剖复位，虽未达到解剖关系的对合，功能无明显影响者称为功能复位。

（二）固定

是指将骨折维持在复位后的位置，使其在良好对位的情况下达到愈合的方法。骨折固定的方法有两类，即外固定和内固定，外固定是用于身体外部的固定，常用的外固定方法有小夹板、石膏绷带、外展架、持续牵引和外固定器等；内固定是用于身体内部的固定，常用的有接骨板、螺丝钉、髓内钉或带锁髓内钉和加压钢板等。

（三）功能锻炼

是指在不影响固定的情况下，尽快地恢复患肢肌肉、肌腱、韧带、关节囊等软组织的舒张活动的过程。功能锻炼是骨折治疗的重要阶段，是防止发生并发症和及早恢复功能的重要保证。必须充分发挥患者的主观能动性，指导患者按一定方式循序渐进地进行功能锻炼。

1. 骨折早期（骨折1～2周内）　此期功能锻炼据骨折的部位和严重程度而异，主要是使固定肢体中的肌作等长舒缩，每次做5～20分钟，每日数次。活动范围是在外固定之外的肢体末端关节，骨折部上下关节暂不活动，而身体其他各部位关节、肢体均应进行功能锻炼。

2. 骨折中期（骨折2周后）　此期时应开始骨折上、下关节活动，根据骨折和稳定程度，其活动强度和范围应缓慢增加，并在医护人员的帮助和指导下进行。

3. 骨折后期（骨折已达临床愈合标准）　此期是康复的关键时期，锻炼的目的是增强肌力、克服挛缩与恢复关节活动度，要在抗阻力下进行锻炼，可借助器械练习，也可辅以物理治疗和外用药物熏洗等措施。

第二节　常见骨折

一、肱骨髁上骨折

（一）病因与分类

肱骨髁上骨折指肱骨干与肱骨内、外髁交界处的骨折，多见于10岁以下儿童。根据暴力来源和移位方向可分为伸直型和屈曲型骨折，以伸直型骨折最常见，即跌倒时手掌着地，间接外力经前臂向上传递所致。

（二）临床表现

局部有骨折的特殊体征及一般表现，可伴有正中、桡、尺神经损伤，表现为手的感觉、运动功能障碍。肱动脉受压或损伤者可因血管痉挛而发生前臂缺血，出现剧痛、发凉、麻木、皮肤苍白、桡动脉搏动消失等（图3-8-1）。

（三）处理原则

治疗常采用手法复位，伸直型将肘关节固定于90°左右，屈曲型肘关节固定于屈曲40°左右。4～5周后X线摄片证实骨折愈合良好，即可拆除外固定。若局部组织损伤严重、肿胀剧烈时，不能立即行手法复位，可抬高患肢或持续骨牵引治疗，一般在3～5天后肿胀消退，即可进行手法复位加外固定。对于手法复位失败、开放骨折或因血循环障碍等需手术探查者，进行手术治疗。

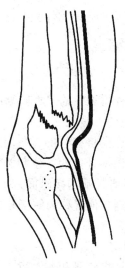

图 3-8-1　肱骨髁上骨折损伤肱动脉

二、桡骨远端骨折

（一）病因与分类

桡骨远端骨折是指距桡骨下端关节面 3cm 以内的骨折，多由间接暴力所致。根据骨折发生原因分伸直型桡骨远端骨折（柯莱斯骨折）、屈曲型骨折（史密斯骨折）和关节面骨折伴腕关节脱位。其中以伸直型常见。

（二）临床表现

伸直型桡骨远端骨折后腕关节肿胀、压痛、功能障碍，局部典型移位，在侧面观呈"餐叉"畸形，在正面观为"枪刺刀"畸形（图 3-8-2）。

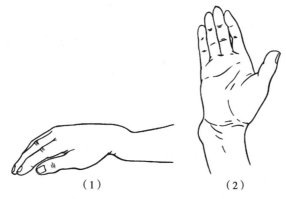

（1）　　　　　　　　　　　　　　　（2）

图 3-8-2　伸直型桡骨远端骨折畸形
（1）"餐叉"畸形　（2）"枪刺样"畸形

（三）处理原则

手法复位后在腕关节轻度尺偏、旋前、屈腕位作小夹板或石膏外固定，肘关节也必须固定，以免发生腕关节旋后或旋前，一般 3～4 周可拆除外固定。若手法复位失败或外固定不能维持复位、骨折后局部破坏严重者等可考虑切开复位内固定。

三、股骨干骨折

（一）病因与分类

股骨干骨折是指股骨大转子下、股骨髁上的骨折，常由强大的直接暴力或间接暴力所致。根据骨折部位可分为股骨上 1/3 骨折、中 1/3 骨折和下 1/3 骨折。

（二）临床表现

骨折后局部疼痛剧烈、肿胀，患肢缩短、畸形、远端肢体异常扭曲，髋、膝不能活动。患者失血多，创伤刺激大，可出现休克。

（三）处理原则

大多数患者采用持续牵引，维持 8～12 周，必要时结合手法复位和小夹板辅助固定。3 岁以内儿童一般可采用双下肢垂直悬吊皮牵引，持续 3～4 周，应使臀部悬离床面。合并软组织大范围损伤者可采用外固定器固定。手法复位失败或开放骨折等可行切开复位内固定术。

四、股骨颈骨折

(一) 病因与分类

股骨颈骨折是老年人常见的损伤。老年人由于骨质疏松，轻微的外力即可导致骨折。股骨颈骨折按骨折的部位分为：头下型骨折、经颈型骨折、基底型骨折；依骨折线角度可分为：内收骨折和外展骨折；依骨折移位程度分：不完全骨折和完全骨折。

(二) 临床表现

伤后患髋疼痛，活动障碍，患肢呈缩短、屈曲、内收、外旋等畸形，大转子明显突出。如为嵌插畸形等稳定性骨折，有时仍可勉强行走或骑自行车，因此易漏诊，使无移位的稳定性骨折变成移位的不稳定性骨折。

(三) 处理原则

无明显移位的稳定性骨折、年龄过大、体质较差者，可做持续皮牵引，卧硬板床6~8周，并保持患肢中立位。手术治疗适用于大部分的错位、开放性骨折。并发股骨头坏死或不愈合者，应考虑人工股骨头置换术或其他适当手术。

五、胫腓骨干骨折

(一) 病因

胫腓骨干骨折指胫骨平台以下至踝上部分的骨折，为长骨骨折中最多见的一种，常见于青壮年和儿童。病因多为直接暴力所致，骨折线在同一平面上，呈横断、短斜形和粉碎性骨折。直接暴力常合并有软组织的损伤，形成开放性骨折。间接暴力多由高空坠落、滑倒所致，呈斜形或螺旋形骨折。

(二) 临床表现

局部疼痛、肿胀、功能障碍、出现成角、短缩畸形。查体时局部有压痛、异常活动、骨擦音。开放性骨折有骨端外露。合并胫神经和腓总神经损伤时可出现足下垂畸形。如伴有胫前和胫后动脉损伤时，出现足背动脉和胫后动脉的搏动减弱或消失、趾端苍白、冰凉。如伴有骨筋膜室综合征时，出现肢体远端疼痛、肿胀、苍白和感觉丧失。

(三) 处理原则

无移位的胫腓骨干骨折采用石膏或小夹板固定。有移位的横形或短斜形骨折，采用手法复位后用石膏或小夹板固定。斜形、螺旋形和轻度的粉碎骨折可行跟骨结节牵引。对于手法复位失败、严重开放性骨折或粉碎骨折者行手术切开复位后，用螺丝钉或加压钢板内固定。

六、骨盆骨折

(一) 病因

多由强大暴力或直接撞击造成引起，年轻人多见于车祸、高空坠落等，老年人多由摔倒所致。常伴有腹腔、盆腔脏器损伤、大出血，导致休克。

(二) 临床表现

1. 症状　伤后髋部肿胀、疼痛、皮下淤血，双下肢活动受限。严重骨盆骨折伴大出血时，常合并休克症状。伴有盆腔脏器损伤时，则出现相应症状。

2. 体征

（1）骨盆分离试验和骨盆挤压试验阳性。检查者双手交叉撑开患者的两髂嵴，使两骶髂关节的关节面更紧贴，而骨折的骨盆前环则产生分离，如出现疼痛为骨盆分离试验阳性。双手挤压患者的两髂嵴，伤处仍出现疼痛为骨盆挤压试验阳性。

（2）双下肢长度不对称。

（3）会阴部淤斑。

（三）处理原则

首先处理危及患者生命的合并症，纠正休克。单处骨折骨盆环完整者，卧床休息3～4周即可下床活动；骨盆环破裂、分离等不稳定性骨折，可进行骨盆悬吊牵引、髋人字石膏固定等；骨盆环多处骨折者，行手术切开复位钢板内固定。

七、脊柱骨折

脊柱骨折是临床上较严重、复杂的骨折，其中以胸腰段脊柱骨折最常见，常合并脊髓损伤，导致截瘫，危及患者生命。

（一）病因与分类

脊柱骨折由间接暴力和直接暴力引起。间接暴力多见，如自高处坠落，头、肩、足或臀部着地，暴力传到致脊柱骨折。直接暴力较少，见于战伤、爆炸伤、直接撞击等。

1. 根据损伤的程度和部位 胸、腰椎骨折与脱位，包括椎体单纯压缩骨折、椎体粉碎压缩骨折、椎骨骨折脱位；颈椎骨折与脱位，包括颈椎半脱位，颈椎椎体骨折，颈椎脱位等，常与椎体压缩骨折合并发生。

2. 根据受伤时暴力作用的方向 屈曲型，较常见，多发生于胸腰段交界处的椎骨；伸直型，较少见；屈曲旋转型，可发生椎间小关节脱位；垂直压缩型，可引起胸、腰椎粉碎性压缩骨折。

3. 根据有无神经损伤 单纯脊柱骨折，脊柱骨折合并脊髓损伤。

（二）临床表现

与受伤的部位及程度有关系，主要表现是局部疼痛、肿胀、脊柱活动受限。骨折的棘突处有明显压痛和叩击痛，胸腰段骨折出现后突畸形。合并脊髓损伤后可有神经系统的改变而出现相应症状。若导致脊髓严重损伤，甚至出现截瘫。

（三）处理原则

1. 急救处理 首先应及时处理脊柱骨折伴发的严重多发伤，如颅脑损伤、胸腹部损伤、休克等，以挽救生命。现场急救搬运时应三人滚动或平托法保持脊柱正常生理曲线，以免脊柱扭曲、旋转而引起骨折处移位导致脊髓损伤。

2. 颈椎骨折压缩或移位较轻者，用枕颌吊带卧位牵引，较重者用持续颅骨牵引，重量约3～5kg，X线检查复位良好者即用头颈胸石膏固定3个月。

3. 胸、腰椎单纯压缩性骨折不超过1/3且位置较稳定者，可平卧硬板床，在骨折处垫一软枕，使脊柱过伸，1～2日后逐渐进行腰背肌后伸锻炼，6～8周后戴围腰逐渐下床活动。椎体有明显挤压、脱位者，应在俯卧位时脊柱过度后伸的情况下进行复位，复位后石膏背心固定3个月。复位后不稳定或关节交锁者，可手术治疗，进行植骨或内固定。

第三节　骨折患者的护理

一、护理评估

1. 健康史　了解患者的年龄、受伤经过,既往有无骨骼、关节疾病史。明确外力作用的时间、方式、性质和程度,其次了解患者受伤时的体位和环境,伤后立即发生的功能障碍及其发展情况,急救处理的经过等。

2. 身体状况　了解骨折、脱位的类型、局部体征和患肢功能状况、固定情况、过敏及循环状况,生命体征是否平稳,有无合并其他部位损伤或并发症。开放性骨折失血量的估计、是否伴有感染等。了解麻醉、手术的方式、术中补液、补血情况,术后的愈合及功能情况。了解辅助检查结果。

3. 心理社会状况　了解患者及其家属对疾病的心理反应、认知情况和对康复知识的了解及支持程度。评估患者的生活模式、社会角色等是否受到疾病的影响;了解患者对疾病治疗的态度。

二、护理诊断

1. 疼痛　与外伤、肢体肿胀缺血等有关。
2. 焦虑　与担心肢体功能或残障有关。
3. 有感染的危险　与开放性损伤有关。
4. 皮肤完整性受损的危险　与长期卧床等因素有关。
5. 潜在并发症　包括骨折早期、晚期并发症。
6. 知识缺乏　与对相关知识缺乏了解有关。

三、预期目标

1. 疼痛得到有效控制。
2. 焦虑(恐惧)程度减轻或消失。
3. 感染得到控制或无感染发生。
4. 皮肤完好,无压疮发生。
5. 并发症得到预防或早期发现及时处理。
6. 获得骨折和脱位诊治、预后、护理及术后功能锻炼的必要知识。

四、护理措施

(一) 治疗配合

1. 协助医师尽早复位　做好复位前的身体及心理准备,向患者说明复位的目的和方法,以取得患者的合作;复位前给予适当的麻醉,以减轻疼痛,同时使肌松弛,利于复位。协助医师进行石膏、外固定的操作。

2. 保持有效的固定　复位后将患肢固定于功能位置,并向患者及家属说明复位后固定的目的、方法、重要性及注意事项。固定期间应观察患肢的血液循环,定期检查患肢的感觉和运动,以了解神经、血管损伤的程度和恢复情况。

（二）生活护理

1. 给予高蛋白、高热量、高钙、高铁、高维生素饮食，以供给足够营养。对制动患者适当增加膳食纤维的摄入，多饮水，防止便秘及肾结石的发生。

2. 建立良好的生活习惯，定时进餐，并根据患者的口味适当调整饮食，尽可能在患者喜欢的基础上调整营养结构，保证营养的供给。

3. 给予患者生活上的照顾，协助其生活起居、饮食、卫生等。保持室内环境卫生、清洁，以增加患者舒适感。

（三）病情观察

较重的患者要进行生命体征、神志的观察，做好观察记录，及时执行医嘱，给予补液、输血、补充血容量等。必要时监测中心静脉压及记录 24 小时液体出入量；危重患者应及早送入 ICU 监护。术后注意观察伤口情况，有无红、肿、热、痛及波动感，一旦发生感染，应及时报告并协助医师进行伤口处理。

（四）疼痛护理

查明原因，针对引起疼痛的不同原因对症处理：①受伤 24 小时内局部冷敷，减轻水肿及疼痛；② 24 小时后局部热敷可减轻肌的痉挛及关节、骨骼的疼痛；③受伤肢体应固定，并将患肢抬高，以减轻肿胀引起的疼痛；④对疼痛原因明确者，可根据医嘱使用止痛药。

（五）维持循环功能，减轻肢体水肿

1. 根据患者具体情况选择合适的体位，适当抬高患肢，促进静脉回流。股骨颈骨折者，应保持肢体于外展中立位，防止因髋关节内收、外旋造成髋关节脱位。股骨干骨折者保持患肢外展、抬高位；长期固定及关节内骨折，应保持患肢于功能位。

2. 有出血者及时采取相应措施进行止血，对四肢骨折患者要严密观察肢端有无剧烈疼痛、麻木、青紫和苍白、肢端甲床血液充盈时间延长、脉搏减弱或消失等征象，如有异常应及时通知医生积极对症处理。并严禁局部按摩、热敷、理疗，以免加重组织缺血与损伤。

（六）预防感染

现场急救应注意保护伤口，避免二次污染及细菌进入深层组织，开放性骨折应争取时间，早期实施清创术，遵医嘱正确使用抗生素，加强全身营养支持。

（七）并发症护理

1. 脂肪栓塞　①安排患者采取高坐卧位；②给予高浓度吸氧；③监测生命体征和动脉血气分析；④保持呼吸道通畅，维持体液平衡；⑤遵医嘱使用药物对症治疗。

2. 血管、神经损伤及骨筋膜室综合征　对于石膏、夹板等外固定过紧引起患肢肿胀伴有血液循环障碍者，应及时松解，并观察有无血管、神经的损伤；严重肿胀者，要警惕骨筋膜室综合征的发生，及时通知医师做好相应的处理。

3. 坠积性肺炎和压疮　对长期卧床的患者定时给予翻身拍背，按摩骨隆突处，必要时给予气圈或气垫床，并鼓励患者深呼吸、咳嗽排痰。

4. 髋关节后脱位后有发生股骨头坏死的可能性，因此患肢不能过早地负重，3 个月内要定期作 X 线，经 X 线证实股骨头血液循环良好后方可弃拐步行。

（八）指导功能锻炼

详见第八篇第十章。

（九）术前护理

重点是术前皮肤准备。术前 3 天起每天用肥皂水清洗手术区皮肤，75% 乙醇消毒后用无菌巾包扎；术前 1 天剃净手术区毛发后仍消毒包扎；术晨日重新清洗、消毒包扎。备皮范围以切口为中心上下各 20cm 以上。

（十）心理护理

详见第一篇第六章外科患者的心理护理。

（十一）骨折外固定患者的护理

详见第八篇第七、八、九章

五、健康指导

1. 向患者及家属宣教有关疾病治疗和康复的知识。

2. 教会患者有关外固定护理及功能锻炼的方法，嘱咐患者在工作、运动中应注意安全，加强锻炼。

3. 让患者了解可能发生的并发症及预防措施，遵医嘱定期复诊，评估功能恢复状况。

4. 调整膳食结构，对患者进行饮食指导，保证营养素的供给。

（阳海华）

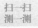

扫一扫
测一测

 复习思考题

男性，30 岁，12 小时前骑自行车不慎摔倒，当即感到右小腿疼痛剧烈，移动肢体时疼痛加重。查体：右小腿肿胀明显，肢体畸形，压痛明显，活动受限。X 线检查显示右胫、腓骨中段骨折。经闭合复位后右小腿管型石膏固定。目前患肢肿胀严重。请分析：

1. 如何对该患者进行病情观察？

2. 石膏固定后常见的并发症有哪些？

3. 石膏拆除前后有哪些注意事项？

第九章

关节脱位患者的护理

 学习要点

1. 关节脱位的病因、分类、病理生理、表现、治疗原则。
2. 肩关节脱位、肘关节脱位、髋关节脱位的临床表现、治疗。
3. 关节脱位患者的护理。

第一节　脱位概述

关节面失去正常的对合关系称为关节脱位，俗称脱臼。部分失去正常对合关系称为半脱位。关节脱位多发生于青壮年、儿童，老人较少发生。

一、病因与分类

（一）按发生的原因

1. 创伤性脱位　外来暴力作用于正常关节引起的脱位。

2. 先天性脱位　内外因素影响胚胎期发育而导致关节先天发育不良，出生后即出现脱位，而且逐渐加重，如髋关节脱位，是由于髋臼或股骨头先天发育不良引起。

3. 病理性脱位　关节结构发生病变，骨端遭受病变破坏，而引起脱位。如关节结核、类风湿关节炎等所引起的脱位。

4. 习惯性脱位　创伤性关节脱位后造成关节囊、韧带松弛或在骨附着处被撕脱，使关节存在不稳定因素，轻微外力可导致再脱位，反复发生，称为习惯性脱位。多见于肩关节脱位。

（二）按脱位后时间

1. 新鲜脱位　脱位时间少于3周者。

2. 陈旧性脱位　脱位时间超过3周者，一般闭合复位困难，而常需切开复位。

（三）按脱位后皮肤是否破损

1. 闭合性脱位　是指皮肤完好无损。

2. 开放性脱位　是指关节软骨面与外界相通。

关节脱位中以肩关节脱位最为多见，其次为踝、肘、髋关节等。

二、病理生理

创伤性关节脱位时除构成关节的骨端有移位外，同时伴有关节囊不同程度撕裂，关节腔内外有积血。3 周左右血肿机化，形成肉芽组织，继而成为纤维组织，形成关节周围粘连。关节脱位的同时可以伴有关节附近的韧带、肌和肌腱的损伤，又可伴有撕脱性骨折及血管、神经等损伤。

三、临床表现

（一）一般症状

关节疼痛、肿胀、淤血斑、局部压痛及关节功能障碍。

（二）特有体征

1. 畸形　脱位的关节处有明显的畸形，如关节变粗大、患肢变短或变长等。

2. 弹性固定　脱位关节周围肌痉挛，关节囊与韧带牵拉，使患肢固定在异常位置，被动运动时感到有弹性阻力。

3. 关节盂空虚　脱位后可在体表摸到关节所在的部位有空虚感。

四、辅助检查

X 线检查可确定脱位的方向、程度、有无合并骨折等。

五、处理原则

依据病史、临床表现、X 线可确诊。其治疗原则为：

（一）复位

包括手法复位和切开复位，以手法复位为主。切开复位指征：有关节内骨折，经手法复位失败者；有软组织嵌入，手法难以复位者；陈旧性脱位手法复位失败者。

（二）固定

复位后将关节固定于稳定位置 2~3 周，使损伤的关节囊、韧带、肌等软组织得以恢复。

（三）功能锻炼

在固定期间要经常进行关节周围肌的伸缩活动和患肢其他关节的主动活动。固定解除后，逐步进行患侧关节的主动功能锻炼，并辅以理疗、中药熏洗等，促进关节功能早日恢复。

第二节　常见关节脱位

一、肩关节脱位

（一）病因与分类

肩关节关节盂小而浅，肱骨头相对大而圆，关节囊与韧带薄弱而松弛，关节结构不稳定，易发生关节脱位。有前脱位、后脱位、盂下脱位、盂上脱位，其中以前脱位常见。

（二）临床表现

肩关节前脱位后表现为局部疼痛，肿胀，关节活动受限，原关节处空虚，肩峰突出，呈"方肩"畸形（图3-9-1）。杜加征（Dugas sign）阳性：被动置患侧手掌于健侧肩部，则患侧肘部不能贴近胸壁，如使肘部贴近胸壁时，则手掌不能触及健肩。少数患者合并腋动脉或臂丛神经损伤。

（三）处理原则

常采用在局部浸润麻醉下行手法复位，如足蹬法、悬垂法。复位后上肢贴近胸壁，腋下垫以棉垫，屈肘90°悬托固定于胸前，一般固定2～3周。避免过早去除外固定，损伤的关节囊修复不良，导致习惯性脱位的发生。

二、肘关节脱位

（一）病因与分类

肘关节的肱骨远端内外宽厚，前后扁薄，侧方有内、外侧副韧带加强，前后关节囊较薄弱，这些解剖特点决定肘关节易发生脱位。按尺桡骨近端移位的方向可有后脱位、外侧方脱位、内侧方脱位、前脱位，以后脱位常见。

图 3-9-1　肩关节前脱位方肩畸形

（二）临床表现

肘关节后脱位后除具有脱位的特征性表现，另外患肢变短，肘后凹陷，鹰嘴后突显著，肘后三点关系（尺骨鹰嘴的顶点与肱骨内、外上髁的关系，屈肘时呈等边三角形）失常。肘关节处于半伸直位，患者常以健手支托患肢前臂，肘窝前方可触及肱骨下端。若有周围神经、血管压迫，可出现相应症状。

（三）处理原则

一般采用局麻下手法复位，复位后随即以长臂石膏托固定肘关节于90°功能位，三角巾悬吊胸前2～3周。

三、髋关节脱位

（一）病因与分类

髋关节是人体最大的关节，结构稳固，不但髋臼深，与股骨头之间具有真空吸引力，周围又有坚强的韧带和丰厚的肌群保护，因此只有强大的暴力才会引起髋关节脱位。按股骨头脱位后的方向可分为前脱位、后脱位、中心脱位三种类型，以后脱位常见。

（二）临床表现

髋关节发生后脱位后，患部疼痛，患肢缩短，关节活动障碍，呈屈曲、内收、内旋畸形（图3-9-2）。

臀部可触及脱出的股骨头，大粗隆明显上移。部分患者有坐骨神经损伤表现，2～3个月后可自行恢复。

（三）处理原则

多在全麻或椎管内麻醉下行手法复位，常用提拉法。最好在24小时内进行，若超过24小时，复位将很

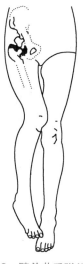

图 3-9-2　髋关节后脱位畸形

困难。复位后将患肢在伸直、外展约 30° 位持续皮牵引固定或穿丁字鞋 2～3 周,不必石膏固定,禁止患者坐起。牵引解除后可逐渐下床扶杖活动,3 个月内避免患肢负重。3 个月后,经 X 线检查确定股骨头血供良好者,可尝试弃拐步行。

第三节　关节脱位患者的护理

一、护理评估

1. 健康史　了解患者的受伤经过,有无关节和骨端的肿瘤及炎症等病变,有无反复脱位的病史等。

2. 身体状况　进行体格检查,全面了解患者临床表现,有无脱位后局部体征及全身并发症。并通过检查了解脱位的类型及有无合并症。

3. 心理社会状况　评估患者对疾病的心理反应,有无焦虑、害怕等;评估患者的生活模式、社会角色等是否受到疾病的影响;了解患者对疾病治疗的态度。

二、护理诊断

1. 疼痛　与关节脱位引起局部组织损伤及神经受压有关。

2. 躯体活动障碍　与关节脱位、疼痛、制动有关。

3. 潜在并发症　血管、神经受损。

4. 有皮肤完整性受损的危险　与外固定压迫局部皮肤有关。

5. 知识缺乏　缺乏本病的治疗与康复知识。

三、预期目标

1. 患者疼痛逐渐减轻直至消失。

2. 患者关节活动能力和舒适度得到改善。

3. 患者未出现血管、神经损伤,若发生能被及时发现和处理。

4. 患者皮肤完整、未出现压疮。

5. 患者能进行正确的功能锻炼。

四、护理措施

（一）疼痛护理

查明原因,给予及时处理。必要时可遵医嘱给予止痛剂。执行护理操作时动作要轻柔,避免引起不必要的痛苦。脱位后 24 小时内局部冷敷,之后局部热敷,减轻肌痉挛牵引起的疼痛。

（二）协助医师尽早复位

做好复位前的身体及心理准备,向患者说明复位的目的和方法,以取得患者的合作;复位前给予适当的麻醉,以减轻疼痛,同时使肌松弛,利于复位。

（三）保持有效的固定

复位后将患肢固定于功能位置 2～3 周,陈旧性脱位手法复位后,固定时间应适当延长。向患者及家属说明复位后固定的目的、方法、重要性及注意事项,防止发生习惯性脱位。固定期间应观察患肢的血液循环,定期检查患肢的感觉和运动,以了解神经、血管损伤的程度和恢复情况。固定时间太长易发生关节僵硬,太短则关节囊达不到修复,容易形成习惯性脱位。

（四）常见并发症的护理

1. 关节脱位伴骨折的患者在治疗和护理时要注意骨折的治疗和愈合。

2. 关节脱位伴神经的牵拉或压迫损伤者,应定期检查患肢的感觉和运动功能,了解神经修复的程度。

3. 在治疗、护理的过程中,应注意改善关节部位及周围组织的血液供应,可采用超声波、电疗、热疗及功能锻炼等措施,防止关节面缺血坏死、创伤性关节炎等潜在并发症的发生。

4. 髋关节后脱位后有发生股骨头坏死的可能性,因此患肢不能过早地负重,3个月内要定期复查,证实股骨头血液循环良好后方可弃拐步行。

（五）指导功能锻炼

向患者及家属说明功能锻炼的重要性和必要性,科学地指导患者功能锻炼,使患者能自觉地按计划进行功能锻炼,防止锻炼不当或过早锻炼引起习惯性脱位。固定期间,应进行关节周围肌肉的舒缩运动和除患肢外其他未固定关节的主动活动。解除固定后,逐渐加大关节的活动范围,同时配合热敷、理疗、中药烫洗这样有利于增加血液循环,消除肿胀,防止关节僵直和废用性萎缩。

（六）心理护理

1. 对患者表示理解和同情,给予安慰和鼓励,耐心做好解释工作,以减轻紧张心理;同时耐心引导患者了解关节脱臼的相关知识,增加患者对疾病的认识,以便积极配合治疗。

2. 合理安排患者周围环境,将日常生活用物放置于患者能自行取用之处,以利于减少由于活动受限带来的心理问题。

3. 鼓励患者尽可能像从前一样参与家庭及其他社会活动。

五、健康教育

1. 向患者及家属宣教有关疾病治疗和康复的知识,尤其是注意保持有效固定和坚持功能锻炼,预防习惯性关节脱位发生。

2. 教会患者有关外固定护理及功能锻炼的方法。

3. 让患者了解可能发生的并发症及其预防措施。

4. 教育患者平时如何注意安全,以减少或避免事故发生。

（阳海华）

 复习思考题

1. 常见的关节脱位临床表现各有何特征性表现?

2. 关节脱位患者的主要护理措施有哪些?

第十章

脊髓损伤患者的护理

学习要点

1. 脊髓损伤的病因、分类、表现、治疗原则。
2. 脊髓损伤的护理。

脊髓损伤是脊柱骨折的严重并发症，由于骨折后椎骨的移位或碎骨片突入椎管内，导致脊髓或马尾神经不同程度的损伤。若损伤的脊髓平面以下出现感觉、运动、反射及括约肌功能部分丧失，称不完全瘫痪；若完全丧失称完全瘫痪。

一、病因与分类

脊髓损伤多由意外交通、工伤事故引起，尤其在战时或震伤中多见，按脊髓损伤的程度和部位分类：

1. **脊髓震荡** 是最轻的脊髓损伤。脊髓受到强烈震荡后，立即发生迟缓性瘫痪，出现暂时性的功能抑制。

2. **脊髓挫伤和出血** 为脊髓的实质性破坏。脊髓外观完整，内部可有出血、水肿、神经细胞破坏和神经传导纤维束的中断。可导致脊髓软化及瘢痕形成，预后差别较大。

3. **脊髓断裂** 脊髓的连续性发生中断，可为完全性和不完全性。不完全性常伴挫伤，又称挫裂伤。脊髓断裂预后恶劣。

4. **脊髓受压** 骨折移位，碎骨片挤入椎管直接压迫脊髓，后方皱褶的黄韧带和血肿也可对脊髓产生压迫，产生一系列病理变化。若治疗及时，脊髓压迫症状被解除，脊髓功能可望部分或完全恢复；受压过久，可因脊髓血液循环障碍而发生软化、萎缩或瘢痕形成，瘫痪难以恢复。

5. **马尾神经损伤** 受伤平面以下出现迟缓性瘫痪。

二、临床表现

1. **脊髓震荡** 损伤平面以下感觉、运动、反射及括约肌功能全部丧失。无组织形态学病理变化，常在数分钟或数小时内逐渐恢复，一般不留后遗症。

2. 脊髓挫伤及出血　表现为单侧或双侧同一水平的感觉、运动、反射及括约肌功能暂时完全丧失或减弱。其预后取决于脊髓挫伤及出血的程度、脊髓受压和解压的时间。

3. 脊髓断裂　损伤平面以下感觉、运动、反射及括约肌功能完全丧失。

4. 马尾神经损伤　马尾神经损伤很少为完全性的。表现为损伤平面以下迟缓性瘫痪，出现感觉、运动及括约肌功能丧失；肌张力降低和腱反射消失。

胸段脊髓损伤表现为截瘫，颈段脊髓损伤常出现四肢瘫痪。

三、处理原则

1. 解除脊髓压迫　尽早解除压迫是避免脊髓损害加重，恢复脊髓功能的首要问题。具体方法有脊柱骨折脱位的复位；取出骨折片；清除血肿等。

2. 稳定脊柱　根据骨折的具体情况选择合适的固定方法，防止骨折的再移位损伤。

3. 减轻脊髓水肿和继发性损害　应用糖皮质激素、脱水剂、神经性营养药、高压氧舱等治疗方法，保护脊髓神经细胞，改善微循环，减少组织坏死，促进脊髓功能恢复。

四、护理诊断

1. 低效性呼吸形态　与呼吸肌、神经损伤及活动受限有关。

2. 自理能力缺陷综合征　与四肢瘫痪后活动或功能受限有关。

3. 潜在并发症　压疮、呼吸道感染、泌尿系感染、下肢深静脉血栓形成。

五、预期目标

1. 患者呼吸道通畅，能够维持正常呼吸功能。

2. 患者恢复正常活动，能进行自我照顾。

3. 患者无并发症发生或并发症能被及时发现和处理。

六、护理措施

（一）心理护理

患者截瘫后，生活自理能力丧失，需要他人照料，也给患者带来心理压力，表现为紧张激动、焦虑恐惧、不愿正视现实，甚至有些患者有轻生之念。所以，作为护士应主动关心患者，做到热情周到的服务，多与患者交谈，解除其思想上的顾虑，培养患者身残志不残的乐观主义精神，使其能主动配合治疗和护理。向患者和家属做好有关治疗、护理和康复的教育，鼓励家属协助患者提高社会适应能力和生活照顾能力，提高生活质量。

（二）改善呼吸功能

1. 观察病情　观察患者的呼吸情况，听诊肺部呼吸音，以了解有无呼吸困难及呼吸道梗阻。患者床旁应备齐各种急救药品和器械。

2. 吸氧　改善患者缺氧状态。

3. 保持呼吸道通畅　鼓励患者定时进行深呼吸及有效咳嗽训练，以利于肺部膨胀和排痰。对于肋间肌麻痹的患者，鼓励用腹式呼吸。指导协助患者每 2 小时翻身1 次，叩击胸背部，便于痰液排出。对于痰液黏稠者，可给予雾化吸入，使痰液稀释。

必要时,用吸引器吸痰,或经气管镜吸痰,以保持呼吸道通畅,防止感染。

4. 辅助呼吸 用呼吸机辅助呼吸的患者,应监测动脉血气分析,以作为调整各项参数的依据。

5. 气管切开 高位颈髓损伤的患者,应早期实行气管切开,减少呼吸道梗阻和防止肺部感染。气管切开的患者应按气管切开术后常规护理。

（三）观察处理并发症

1. 压疮 脊髓损伤的患者,因长期卧床,皮肤感觉减弱或消失、自主神经功能紊乱导致局部缺血,身体的骨隆突处易发生压疮且极难愈合。防治措施如下:①床褥平整柔软,可用气垫床,保持皮肤清洁干燥;②每2～3小时翻身1次,日夜坚持;③对骨隆突部位每天用50%乙醇擦洗,滑石粉按摩;④浅表压疮可以用红外线灯烘烤,但需注意发生继发性灼伤;⑤深度压疮应剪除坏死组织,勤换敷料;⑥炎症控制,肉芽新鲜时,做转移皮瓣缝合;⑦采用正确的翻身方法:颈椎骨折受伤者早期需3个人协助翻身,胸腰椎骨折早期需2个人协助翻身,伤后4周,局部骨折已趋于稳定,只需1名护士帮助其翻身。

2. 泌尿系感染 脊髓损伤的患者因膀胱功能障碍、尿潴留、长期留置尿管,或液体摄入不足等,易发生泌尿系感染。防治措施:①保持会阴部清洁;②尿潴留和排尿失禁的患者,应留置尿管,插导尿管时,需严格无菌操作;③注意观察尿管有无受压、扭曲、阻塞等,应及时调整,保持尿管引流通畅;④损伤早期,留置尿管应持续开放,使膀胱排空,减少感染发生的机会;2～3周后,应夹闭导尿管,每4～6小时开放1次,使膀胱充盈,以训练自主膀胱,避免膀胱萎缩;⑤长期留置尿管者,一般每5～7天更换导尿管1次,防止导尿管发生阻塞或引流不畅,导致逆行感染,硅胶导尿管可适当延长更换时间;⑥膀胱冲洗,长期留置导尿管的患者,应按常规进行膀胱冲洗,以冲出膀胱内积存的沉渣;⑦体外按摩膀胱排尿,根据情况,某些患者可采取手法按摩,刺激膀胱排尿,指导患者每2小时在腹部由外向内均匀按摩膀胱,压出尿液;⑧鼓励患者多饮水,每天争取饮水3000ml,使尿量每天在1500ml以上,以利于尿液的稀释,避免结石形成。

3. 肺部感染 鼓励患者定时进行深呼吸及有效咳嗽训练,定时翻身,拍背,以利于痰液排出。痰液黏稠时,给予超声雾化吸入,雾化液中加入庆大霉素、α-糜蛋白酶、地塞米松等,以达到抗感染、稀释痰液的目的。每天2～3次,每次15～20分钟。对于年龄较大,分泌物多,且不易排出者,应早期行气管切开术,以防肺部感染。注意保暖,避免因受凉而诱发上呼吸道感染。

（四）加强功能锻炼

1. 根据患者病情,制定合理的功能锻炼计划。

2. 指导和协助患者进行未瘫痪肢体的主动锻炼。按脊柱骨折的训练方法做颈部活动、上肢各关节活动、深呼吸运动、腰背肌功能锻炼等。

3. 指导患者利用床上拉手,定期引体上升,以锻炼上肢及腰背肌力量。

4. 对瘫痪肢体,应指导患者及家属做关节的被动活动和肌肉按摩。每天2～3次,每次30～60分钟。

5. 注意适度锻炼,活动度从小到大,手法轻柔,力度适中,不可过急过猛以加重损伤。锻炼时间及次数应以患者不感到疲惫为宜。

七、健康教育

1. 加强急救知识的教育　脊柱骨折或脊髓损伤的患者，应放在硬板床或硬板担架上进行搬运，对颈部有外伤者，头颈部要予以制动，以防前屈或转动，搬运时保持脊柱的正常轴线，不可前屈或后伸。

2. 加强安全防护　应特别对家属强调，截瘫患者因皮肤感觉丧失，加上行动不便，在家中不仅防止烫伤、冻伤、跌伤、碰伤等意外伤害，而且要预防自伤、自杀等情况。不可长时间无人陪伴，若暂时无人陪伴，各种用具应方便患者拿取，物品放置应牢靠，告诉患者应加强自我保护意识，调整心理情绪。

3. 功能锻炼的指导　截瘫患者由于损伤平面以下的躯体运动功能丧失，易发生肌肉萎缩、关节强直或屈曲挛缩等。家属应帮助患者经常进行肢体被动运动，保持关节的功能位置，防止足下垂畸形。应根据康复的要求及患者的情况、兴趣，逐渐增加训练强度，增加肌肉力量和神经系统的协调训练。

4. 饮食指导　截瘫患者由于长期卧床，导致肠蠕动减慢，易发生便秘。患者应多吃水果、蔬菜等易消化食物，不要依赖缓泻剂或肛门栓剂，截瘫患者由于肛门括约肌功能丧失，可导致排便失禁，可因饮食不当导致腹泻，而腹泻对截瘫患者会造成诸多不便。

（阳海华）

 复习思考题

1. 脊髓损伤患者常见并发症及其护理有哪些？

扫一扫
测一测

课件
11章PPT

扫一扫
知重点

第十一章

泌尿系损伤患者的护理

 学习要点

1. 肾损伤的病因、分类、表现、治疗原则。
2. 膀胱损伤的病因、分类、表现、治疗原则。
3. 尿道损伤的病因、分类、表现、治疗原则。
4. 泌尿系损伤患者的护理。

泌尿系统损伤常是胸、腹、腰部或骨盆严重损伤的合并伤,以男性尿道损伤最多见,肾和膀胱损伤次之,输尿管损伤最少见。主要表现为出血和尿外渗。

一、肾损伤

肾深藏于肾窝,受到肋骨、腰肌、脊椎和前面的腹壁、腹腔内脏器、膈肌的保护,加之本身有一定的活动度,故不易受伤。但肾实质脆弱,包膜薄,受暴力打击也可引起肾损伤。

(一)病因

1. 开放性损伤 因刀刃、弹片、枪弹等锐器损伤,局部伤口深达肾脏者,常伴有胸、腹部损伤,伤情复杂而严重。

2. 闭合性损伤 凡腰部受到直接暴力撞击、挤压或间接的剧烈震荡所致。

根据肾损伤的程度,可分为四种类型(图3-11-1):①肾挫伤:损伤仅局限于部分肾实质,形成肾淤斑和包膜下血肿,肾包膜和肾盂黏膜完整。大多数患者属于此类;②肾部分裂伤:肾实质部分裂伤伴肾包膜破裂,可致肾周围血肿。如肾盂肾盏黏膜破裂,可有明显血尿;③肾全层裂伤:肾实质深度裂伤,外及肾包膜,内达肾盂肾盏黏膜,此时可引起广泛肾周血肿,血尿和尿外渗;肾横断或破裂时,可引起部分肾组织缺血;④肾蒂损伤:比较少,肾蒂血管部分或全部撕裂时可引起严重大出血,休克,常来不及诊治即已死亡。

(二)临床表现

1. 休克 一般不易发生休克,肾裂伤严重,肾蒂裂伤或合并其他脏器损伤时,出血明显可发生失血性休克,甚至危及生命。

234

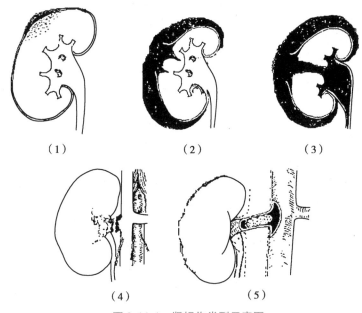

图 3-11-1 肾损伤类型示意图

（1）肾瘀斑及包膜下血肿 （2）肾皮质裂伤及血肿 （3）肾实质全层裂伤及血肿
（4）肾蒂血管断裂 （5）肾动脉内幕断裂及血栓形成

2．血尿 多为肉眼血尿,肾实质裂伤时血尿更明显。但血尿的程度与损伤程度可不一致,血块阻塞输尿管、肾盂或输尿管断裂、肾蒂血管断裂、肾动脉血栓形成时,血尿可不明显,甚至无血尿。

3．疼痛 一般有腰部疼痛和腰部软组织肿胀,并有尿痛,当血凝块堵塞输尿管可致肾绞痛。当腹膜后有广泛的积血和尿外渗时,可引起腹痛或腹膜刺激征。

4．腰腹部肿块 肾周围血肿和尿外渗使局部形成肿块,有明显触痛。

5．发热 尿外渗易并发感染形成肾周脓肿,出现全身中毒症状。

（三）辅助检查

1．实验室检查 尿常规检查可见多量红细胞。血常规检查时,血红蛋白和血细胞比容持续降低提示有活动性出血,白细胞升高提示有感染。

2．影像学检查

（1）B超检查能提示肾损害程度,包膜下和肾周血肿及尿外渗情况。

（2）CT可清晰显示肾皮质裂伤、尿外渗和血肿范围,显示无活力的肾组织,并可了解与周围组织和腹腔内其他脏器的关系,为首选检查。

（3）IVP可评价肾损伤的范围、程度及对侧肾功能。

（四）治疗要点

1．紧急处理 如有大出血伴休克者,需迅速给予抢救措施,如输血、复苏,并快速判断有无合并其他脏器损伤,作好手术探查准备。

2．非手术治疗 适用于肾挫伤、轻型肾裂伤及无其他脏器合并损伤的患者,主要措施包括绝对卧床休息;应用抗生素,补充血容量,给予输液、输血;镇静、止血、止痛等治疗。

3．手术治疗 严重肾裂伤、肾破裂、肾蒂损伤及肾开放性损伤时,应尽早施行手术。在非手术治疗期间，如出现以下情况，须施行手术治疗：①经抗休克生命体征未见改善；②血尿逐渐加重，血红蛋白和血细胞比容持续降低；③腰、腹部肿块明显增大；④有腹腔内脏器损伤可能。

二、膀胱损伤

膀胱空虚时位于骨盆深处，不易受损，膀胱充盈延伸至下腹部，且壁薄，在外力作用下可发生膀胱损伤。

（一）病因及发病机制

1. 开放性损伤　由弹片、子弹或其锐器贯通所致，易合并有其他脏器损伤，如直肠、阴道损伤，形成腹壁尿瘘、膀胱直肠瘘或膀胱阴道瘘。

2. 闭合性挫伤　膀胱充盈时，腹部受撞击、挤压、骨盆骨折片刺破膀胱壁，经尿道作膀胱器械检查或治疗，下腹部手术等可引起医源性膀胱损伤。

根据损伤程度可将膀胱损伤分为两大病理类型：

1. 膀胱挫伤　仅伤及黏膜或肌层，膀胱壁未穿破、局部出血或形成血肿，可出现血尿。

2. 膀胱破裂　分腹膜内型与腹膜外型（图3-11-2）：①腹膜内型：膀胱壁破裂伴腹膜破裂，与腹腔相通，尿液流入腹腔，引起腹膜炎，多见于膀胱后壁和顶部损伤；②腹膜外型：膀胱壁破裂，但所覆盖的腹膜完整。尿液外渗到膀胱周围组织及耻骨后间隙，沿骨盆筋膜到盆底，引起腹膜外盆腔炎或脓肿。

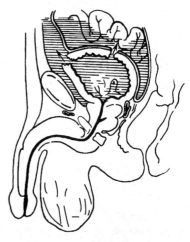

图 3-11-2　膀胱损伤示意图

（二）临床表现

1. 腹痛　腹膜外型破裂时，尿外渗及血肿引起下腹部疼痛、尿痛及肌紧张，直肠指诊可触及肿物和触痛。腹膜内型破裂时，引起急性腹膜炎症状，并有移动性浊音。

2. 血尿和排尿困难　膀胱壁轻度挫伤仅有少量血尿。膀胱全层破裂时有尿意，但不能排尿或仅排出少量血尿。

3. 休克　骨盆骨折所致剧痛、大出血、膀胱破裂引起尿外渗及腹膜炎，伤势严重，常发生休克。

4. 尿瘘　开放性损伤，可引起伤口漏尿，如与直肠、阴道相通，则经肛门、阴道漏尿。闭合性损伤在尿外渗感染后破溃，可形成尿瘘。

（三）辅助检查

1. 导尿试验　经导尿管注入生理盐水200ml，5分钟后吸出，如液体进出量差异很大，提示膀胱破裂。

2. X线检查　腹部平片可发现骨盆或其他骨折。膀胱造影自导尿管注入造影剂300ml摄片，如造影剂有外漏，则为膀胱破裂。

（四）治疗要点

1. 紧急处理　对严重损伤、出血导致休克者，积极抗休克治疗如输血、输液、镇静、止痛、止血,尽早应用抗生素预防感染。

2.非手术治疗 膀胱挫伤或早期较小的膀胱破裂,膀胱造影仅有少量造影剂外漏,可留置导尿7～10日,破口可自愈。

3.手术治疗 较重的膀胱破裂,需尽早手术清除外渗尿液,修补膀胱裂口,在腹膜外作耻骨上膀胱造瘘,充分引流膀胱内尿液。

三、尿道损伤

泌尿系统最常见的损伤部位就是尿道,主要发生在男性。男性尿道较长,以尿生殖膈为界,分为前后两部分,前尿道包括球部和阴茎部,后尿道包括前列腺部和膜部。

（一）病因及发病机制

1.开放性损伤 因子弹、弹片、锐器伤所致,常伴有阴茎、阴囊、会阴部贯通伤。

2.闭合性损伤 会阴部骑跨伤,将尿道挤向耻骨联合下方,引起尿道球部损伤。骨盆骨折可引起尿生殖膈移位,产生剪力,使膜部尿道撕裂或撕断。经尿道器械操作不当可引起球部膜部交界处尿道损伤。

根据损伤程度病理可分为下列三种类型:①尿道挫伤:尿道内层损伤,阴茎筋膜完整,仅有水肿和出血,可以自愈;②尿道裂伤:尿道壁部分全层断裂,引起尿道周围血肿和尿外渗,愈合后可引起尿道狭窄;③尿道断裂:尿道完全断裂时,断部退缩、分离,血肿和尿外渗明显,可发生尿潴留。尿外渗的范围以尿生殖膈为分界。前尿道损伤时,尿外渗范围在阴茎、会阴和下腹壁阴囊的皮下(图 3-11-3)。后尿道前列腺部损伤时,尿外渗主要在前列腺和膀胱周围,外阴部不明显(图 3-11-4)。

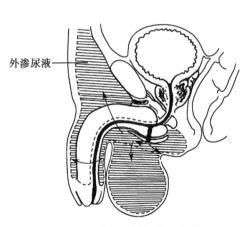

图 3-11-3 前尿道损伤尿外渗范围

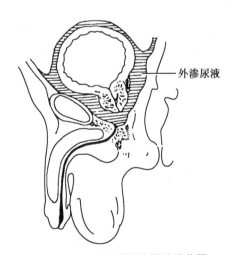

图 3-11-4 后尿道损伤尿外渗范围

（二）临床表现

1.疼痛 尿道球部损伤时会阴部肿胀,疼痛,排尿时加重。后尿道损伤时,下腹部疼痛,局部压痛,肌紧张,伴骨盆骨折者,移动时疼痛加剧。

2.尿道出血 尿道口少量血液流出或无流血。

3.排尿困难 尿道挫伤时因局部水肿或疼痛性括约肌痉挛,出现排尿困难。尿道断裂时,不能排尿,发生急性尿潴留。

4. 休克　骨盆骨折所致尿道损伤,一般较严重,常因合并大出血,引起创伤性、失血性休克。

5. 尿外渗及血肿　尿生殖膈撕裂时,会阴、阴囊部出现血肿及尿外渗,并发感染时则出现全身中毒症状。

（三）辅助检查

1. 导尿　轻缓插入导尿管,检查尿道是否连续、完整,如顺利进入膀胱,说明尿道是连续而完整。若一次插入困难,不应勉强反复试插,以免加重损伤及感染,尿道损伤并骨盆骨折时一般不易插入导尿管。

2. X线检查　可显示骨盆骨折情况,必要时从尿道注入造影剂 20ml,确定尿道损伤部位及造影剂有无外渗,了解尿液外渗情况。

（四）治疗要点

1. 紧急处理　损伤严重伴失血性休克者,积极抗休克治疗,尽早施行手术。潴留不宜导尿或未能立即手术者,可行耻骨上膀胱穿刺,吸出膀胱内尿液。

2. 非手术治疗　使用抗生素预防感染。尿道挫伤及轻度损伤,症状较轻、尿道连续性存在而无排尿困难者,无需特殊处理。排尿困难或不能排尿、插入导尿管成功者,留置尿管1~2周。

3. 手术治疗　①前尿道裂伤导尿失败或尿道断裂:行经会阴尿道修补或断端吻合术,并留置导尿管2~3周;病情严重、会阴或阴囊形成大血肿及尿外渗者,施行耻骨上膀胱穿刺造瘘术,3个月后再修补尿道,并在尿外渗区作多个皮肤切口,深达浅筋膜下,以引流外渗尿液;②骨盆骨折致后尿道损伤:病情稳定后,作耻骨上高位膀胱造瘘术。一般在3周内能恢复排尿,如不能恢复排尿,则留置造瘘管3个月,二期施行解除尿道狭窄的手术;③并发症处理:为预防尿道狭窄,待患者拔除导尿管后,需定期作尿道扩张术。对于晚期发生的尿道狭窄,可用腔内技术行经尿道切开或切除狭窄部的瘢痕组织,或于伤后3个月经会阴部切口切除瘢痕组织,作尿道端端吻合术。后尿道合并肠损伤,应立即修补,并作暂时性结肠造瘘。如并发尿道直肠瘘,应待3~6个月后再施行修补手术。

四、护理诊断

1. 疼痛　与损伤引起炎症、平滑肌痉挛、尿外渗手术以及导管刺激有关。

2. 组织灌注量改变　与创伤后引起大出血,尿外渗或腹膜炎、恶心、呕吐和手术失血过多有关。

3. 排尿异常　与尿道损伤、尿路感染、泌尿系梗阻、手术刺激有关。

4. 潜在并发症　出血、肾功能不全、尿道狭窄等。

五、预期目标

1. 患者疼痛减轻。

2. 患者能维持足够的血容量,无失血性休克发生,体液量维持平衡状态。

3. 患者排尿正常。

4. 未发生潜在并发症。

六、护理措施

（一）病情观察

1. 全身情况观察　①生命体征：每隔 1～2 小时测量血压、脉搏、呼吸 1 次。②意识状态。③面色变化。④尿液颜色的改变。

2. 腰腹部情况观察　①腰腹部体征：包括腰腹肿块、腹膜刺激征等。②切口情况：包括切口敷料、切口、引流口及周围皮肤等。

3. 引流管观察　包括引流是否通畅，引流液的量、颜色、性状等。

4. 动态辅助检查　①实验室动态检查项目：主要包括血常规、尿常规、血电解质、肾功能测定。②其他辅助检查项目：B 超、X 线及 CT 检查等。

5. 并发症观察　①切口并发症：有出血、感染、裂开等。②术后并发症：主要包括尿道狭窄、腰腹腔炎症、出血。③全身并发症：主要是休克、脓毒症及重要器官功能障碍等。

（二）非手术及术前护理

1. 体位　肾损伤患者需绝对卧床休息 2～4 周，待病情稳定、血尿消失后方可离床活动。

2. 防治休克　对于大出血的患者应迅速建立两条静脉通路，遵医嘱快速输液、输血等，防治休克，还应给氧、保暖，给予止痛、止血药物等。

3. 预防感染　遵医嘱给予抗菌药物，开放性肾损伤者注射 TAT。

4. 导尿管护理　膀胱挫伤者，遵医嘱插导尿管，并做好导尿管、尿道口和会阴部护理，一般引流 7～10 天即可拔除。对尿道挫伤者，需留置导尿管 1～2 周。

5. 尿潴留处理　对尿潴留不宜导尿或不能立即手术者，应准备耻骨上膀胱穿刺包、无菌手套、消毒用品、局麻药物等，配合医生做耻骨上膀胱穿刺造瘘。穿刺期间应陪同患者，并给予安慰和鼓励。

6. 心理护理　针对产生焦虑、恐惧、情绪不稳定等心理反应的原因，正确引导和及时纠正异常的心理变化，增强患者的信心，减轻恐惧及焦虑，安心接受治疗和护理。

（三）术后护理

1. 卧床休息　肾切除术后卧床休息 2～3 天；肾修补或部分切除术后需卧床休息 2～4 周；合并骨盆骨折者卧床休息时间延长至 6～8 周。卧床期间注意定时变换体位，以防发生压疮。

2. 观察病情　观察生命体征是否平稳，尤其注意有无发热、切口红肿或热痛等感染征象。观察尿量，注意肾功能情况。

3. 预防感染　遵医嘱继续使用抗菌药物。

4. 引流管护理　肾周和膀胱周围引流管应妥善固定，观察引流液的性质和量，保持引流通畅，及时更换引流管口处敷料，当引流液明显减少，无发热及血白细胞计数增高等感染征象时，即可拔管。膀胱造瘘管一般留置 10 天左右即可拔除，拔管前先夹闭管道，观察患者排尿情况，若无异常再拔管。拔管后用凡士林纱条填塞腹壁瘘口，并观察有无尿液外渗，一般 2～3 天即可愈合。尿道修补或尿道吻合术后，需留置导尿管 2～3 周，尿道会师复位术后需留置 3～4 周，应按常规做好导尿管护理。

5. 观察和处理术后并发症　①保持引流通畅和局部清洁，防止交叉感染和尿性皮炎,加强营养,适当锻炼,以增强抵抗力,促使瘘口愈;②尿道狭窄:尿道损伤拔除导尿管后,需适时,定期扩张尿道。

七、健康教育

1. 康复指导 非手术治疗患者,出院后3个月内避免从事体力劳动或竞技运动;肾切除术后患者,应注意保护对侧肾脏,防止外伤,避免使用对肾脏有损害的药物。尿道狭窄者应定期接受尿道扩张,开始每周1次,1个月后逐渐延长间隔时间。晚期尿道狭窄、膀胱或尿道直肠瘘者,应在3~6个月后施行手术治疗。

2. 膀胱造瘘或留置尿管在拔出前要夹闭导尿管,以使膀胱扩张到一定的容量,达到训练膀胱功能的目的后再拔出导管。

3. 指导自我护理 长期带引流管是为了保证受伤部位有足够恢复时间,应妥善保护,防止拽出,引流袋要置于低位,不要超过引流管出口水平,以防引流管内液体倒流引起感染,还应按照医嘱定期更换引流袋。

(阳海华)

复习思考题

某患者,左腰部被撞伤1小时,因左腰痛、尿色红来院就诊。血压16/9kPa(120/70mmHg),心率78次/分,呼吸平稳,左腰部稍肿伴明显压痛,腹软无压痛。请分析:

1. 患者最可能的医疗诊断是什么?

2. 首先应做的检查是什么?

3. 患者最主要的护理诊断是什么?该如何进行护理?

第四篇

外科肿瘤患者的护理

第一章

外科肿瘤患者的护理

学习要点

1. 肿瘤的概念，良性肿瘤、恶性肿瘤、交界性肿瘤的特点。
2. 恶性肿瘤的病因、分类和转移方式、临床分期。
3. 恶性肿瘤的临床表现、处理原则。
4. 能根据肿瘤常见病因对患者及周围人群进行防癌宣教。
5. 能根据肿瘤临床表现对肿瘤患者及周围人群提供有关辅助检查及治疗方面建议。
6. 能运用护理程序为肿瘤手术治疗、化疗、放疗的患者提供身心护理和健康教育。

第一节　肿　瘤　概　述

　　肿瘤是机体正常细胞在不同的始动与促进因素长期作用下，产生过度增生与异常分化所形成的新生物。这种新生物一旦形成，不因病因消除而停止生长。它不受机体的生理调节，而且破坏周围正常组织与器官，甚至发生转移。根据肿瘤对人体影响，可分为良性肿瘤、临界性肿瘤和恶性肿瘤。目前恶性肿瘤已成为人类死亡的常见原因之一，占男性死因的第二位，女性死因的第三位。

　　恶性肿瘤的病因迄今尚未完全明了。大量流行病学调查、实验研究及临床观察发现，恶性肿瘤的发病率存在着地区、人群、性别及种族差异；恶性肿瘤发生的部位，在各地区也有所不同，说明肿瘤发病因素存在多样性和复杂性，但所有各种因素不外乎致癌与促癌两大类因素。个体是否发生癌症还与致癌因素对人体作用的持续时间和人体的反应性、保护性等密切相关。致癌过程是人体在内、外因素联合作用下导致的机体细胞基因改变并累积的结果。

一、病因

（一）致癌因素（外源性）

　　1. **物理因素**　如电离辐射可致皮肤癌、白血病；紫外线亦可引起皮肤癌。

　　2. **化学因素**　如烷化剂（有机农药、硫芥等）可致肺癌及造血器官肿瘤；多环芳香烃类化合物（3,4-苯并芘）与皮肤癌、肺癌有关；氨基偶氮类染料易诱发膀胱癌、肝癌；

亚硝胺类与食管癌、胃癌和肝癌的发生有关；黄曲霉素污染粮食而致肝癌、胃癌等。

3. 不良生活方式　不良饮食习惯及大量饮酒与消化系统肿瘤有关，吸烟与肺癌、膀胱癌有关。

知识链接

EB病毒

EB病毒又称人类疱疹病毒。主要通过唾液传播，也可经输血传染。EB病毒在口咽部上皮细胞内增殖，然后感染B淋巴细胞，这些细胞大量进入血液循环而造成全身性感染。并可长期潜伏在人体淋巴组织中，当机体免疫功能低下时，潜伏的EB病毒活化形成复发感染。

4. 生物因素　主要有病毒因素，如EB病毒与鼻咽癌相关；单纯疱疹病毒反复感染与宫颈癌有关，乙型肝炎病毒与肝癌有关；寄生虫因素，如华支睾吸虫与肝癌有关，日本血吸虫与大肠癌的发生有关。

5. 癌前疾病史　经久不愈的窦道和溃疡可因长期局部刺激而发生癌变，如慢性胃溃疡有5%发生恶性变；皮肤慢性溃疡可恶变成为皮肤鳞癌；慢性溃疡性结肠炎发生大肠癌的机会比正常人高5~10倍。

（二）促癌因素（内源性）

1. 遗传因素　癌症具有遗传倾向，相当数量的恶性肿瘤病人有家族史，如食管癌、肝癌、胃癌、乳腺癌或鼻咽癌。具有遗传易感性者在外界因素作用下易发生恶性肿瘤。

2. 内分泌因素　某些激素与肿瘤发生有关，较明确的是雌激素和催乳素与乳腺癌的发生有关，长期服用雌激素可能引起子宫内膜癌，生长激素可以刺激癌肿的发展。

3. 免疫因素　先天或后天免疫缺陷者易发生恶性肿瘤，如艾滋病（AIDS，获得性免疫缺陷综合征）病人易患恶性肿瘤，器官移植后长期使用免疫抑制剂者，肿瘤的发生率比正常人群高50~100倍。

4. 营养因素　缺乏蛋白质和新鲜蔬菜，食用霉变、烟熏、油炸食品以及高脂肪、低纤维、低维生素C等易致癌症。

5. 心理、社会因素　人的性格、情绪、精神刺激、工作压力及环境变化等，可通过影响人体内分泌、免疫功能等而易诱发肿瘤。流行病学调查发现，经历重大精神刺激、剧烈情绪波动或抑郁者较之其他人群易患恶性肿瘤。

二、病理生理

1. 癌的发生发展　包括癌前期、原位癌及浸润癌三个阶段。

（1）癌前期：表现为上皮增生明显，伴有不典型增生，经10年左右恶变为原位癌。

（2）原位癌：通常指癌变细胞限于上皮层内、未突破基底膜的早期癌，可历时3~5年，在促癌因素作用下发展成浸润癌。

（3）浸润癌：指原位癌突破基底膜向周围组织浸润、发展，破坏周围组织的正常结构，病程一般1年左右。

2. 肿瘤细胞的分化　良性肿瘤，细胞形态近似正常细胞。恶性肿瘤，在细胞学上可见到未分化或不典型增生。恶性肿瘤细胞的分化程度可分为高分化、中分化和低分化(或未分化)三类,或称Ⅰ、Ⅱ、Ⅲ级。高分化者(Ⅰ级)细胞形态接近正常,恶性程度低;未分化者(Ⅲ级)细胞核分裂较多,高度恶性,预后差;中分化者(Ⅱ级)的恶性程度界于两者之间。

3. 生长方式　良性肿瘤多为膨胀性生长,推开周围组织,形成包膜样纤维包绕,容易干净切除,少有复发。恶性肿瘤主要呈浸润性生长,肿瘤沿组织间隙、神经纤维间隙或毛细血管扩展,边界不清,实际扩展范围远较肉眼所见为广,不易干净切除,极易复发。

4. 生长速度　良性肿瘤多生长缓慢,病程长;恶性肿瘤生长快、发展迅速,病程较短。但若良性肿瘤恶变时亦可短期内明显增大。

5. 转移　癌细胞从肿瘤原发部位扩散到身体远端的器官,称为转移。恶性肿瘤易发生转移,转移方式有4种:

(1) 直接浸润:肿瘤细胞向与原发灶相毗邻的组织扩散生长。

(2) 淋巴转移:是癌细胞扩散最常见的途径,可有多种表现,多数为邻近区域淋巴结转移,也可出现"跳跃式"越级转移,此外,还可发生皮肤淋巴管转移,有些可形成卫星结节。

(3) 血行转移:肿瘤细胞侵入血管,随血流转移至其他部位。

(4) 种植性转移:肿瘤细胞脱落后在体腔或空腔脏器内生长,最多见的如胃癌种植转移至盆腔。

三、分类与分期

1. 分类　根据肿瘤的形态学和生物学行为,肿瘤分为良性肿瘤、恶性肿瘤和临界性肿瘤。①良性肿瘤:一般将良性肿瘤称为"瘤",如脂肪瘤、纤维瘤;良性肿瘤呈膨胀性生长,生长缓慢,细胞分化成熟,与正常细胞相似,接近相应的正常组织;不发生转移;对人体影响不大,危害小,但长在重要部位也可威胁生命。部分良性肿瘤可恶性变。②恶性肿瘤:来源于上皮组织者称为"癌",如肺癌、结肠癌、乳癌等;来源于间叶组织者称为"肉瘤",如骨肉瘤;胚胎性肿瘤称为母细胞瘤,如神经母细胞瘤、肾母细胞瘤。但某些恶性肿瘤仍沿用传统名称"瘤"或"病",如恶性淋巴瘤、白血病、霍奇金病等。恶性肿瘤细胞分化不成熟,生长较快,浸润周围正常组织或器官,破坏器官功能,并发生转移危及生命。③交界性肿瘤:临床还有少数肿瘤在形态学上属良性,但常浸润性生长,切除后易复发,甚至可转移,生物学行为界于良性与恶性之间的类型,称之为交界性肿瘤,如唾液腺混合瘤。

2. 分期　恶性肿瘤的临床分期有助于制定合理的治疗方案、正确评价治疗效果、判断预后。目前临床较常用的是国际抗癌联盟组织提出的TNM分期法。T指原发肿瘤(Tumor),N指淋巴结(node),M指远处转移(metastasis)。T、N、M后面可分别跟数字或小写字母,来表达有无原发肿瘤,肿块大小,淋巴结转移情况及有无远处转移。如T_{1-4},1表示肿瘤小,4表示肿瘤大,T_X表示无法判断有无原发肿瘤;N_0表示无淋巴结转移,N_1表示距原发病灶3cm以内淋巴结转移。M_0代表无远处转移,M_1代表有远处转移。根据TNM的不同组合,临床将之分为Ⅰ、Ⅱ、Ⅲ、Ⅳ期。各种肿瘤的TNM分期具体标准由各专业会议确定。

四、临床表现

（一）局部表现

1. **肿块** 是体表和浅处肿瘤最常见的首要症状，也是患者就诊的常见原因之一。因肿瘤的性质不同，肿块可具有不同的硬度、活动度及有无包膜等性状。良性肿块多呈圆形或椭圆形，表面光滑，边界清楚，触之活动度大，一般生长缓慢；恶性肿块呈不规则形，表面凹凸不平，与基底组织粘连而不易推移，生长较快。位于深部或内脏的肿块则不易触及，但可出现周围组织受压或空腔脏器梗阻等症状。

2. **疼痛** 肿块的膨胀性生长、破溃或感染等可使末梢神经或神经干受到压迫或刺激，出现局部刺痛、跳痛、隐痛、烧灼痛或放射痛，尤其是夜间，疼痛更明显；空腔脏器肿瘤引起梗阻时可致痉挛、产生绞痛。晚期肿瘤的疼痛常难以忍受。

3. **出血** 恶性肿瘤发生破溃或侵及血管，使之破裂可致出血。在上消化道者可表现为呕血或黑便；发生于下消化道者可有血便或黏液血便；肝癌破裂可致腹腔内出血；肺癌可发生咯血或血痰；子宫颈癌可有血性白带或阴道出血。

4. **溃疡** 体表或空腔脏器的恶性肿瘤因生长迅速、血供不足而出现继发性坏死，或因感染而溃烂，可有恶臭及血性分泌物。

5. **梗阻** 空腔脏器或邻近器官的肿瘤，随之生长可致空腔脏器梗阻而出现不同的临床表现，如胃癌伴幽门梗阻可致呕吐，大肠癌伴肠梗阻可致腹痛、腹胀，胰头癌可压迫胆总管而出现黄疸。

6. **浸润与转移症状** 表现为区域淋巴结肿大、局部静脉曲张、肢体水肿。若发生骨转移可有疼痛、硬结、病理性骨折；肝转移可出现黄疸。

（二）全身表现

良性肿瘤及恶性肿瘤早期均无明显的全身症状，中晚期恶性肿瘤可伴有消瘦、乏力、体重下降、低热、贫血等全身症状；至肿瘤晚期，病人出现全身衰竭时呈现恶病质。尤其消化道肿瘤病人可较早出现恶病质。某些部位的肿瘤还可呈现相应器官的功能亢进或低下，继而引发全身表现，如肾上腺嗜铬细胞瘤可引起高血压，颅内肿瘤引起颅内压增高和脑组织受压的定位症状和体征等。

五、辅助检查

（一）实验室检查

血、尿及粪便的阳性检查结果并非恶性肿瘤的特异标志，但常可提供诊断线索。血清学检查，如某些酶、激素等由于特异性不强，多用于辅助诊断。具有特异性与灵敏性的免疫学检测技术对于恶性肿瘤的筛查、诊断、预后判断均有重要意义，应用最广泛的有癌胚抗原（CEA）、胚胎抗原（AFP）、肿瘤相关抗原等。

（二）影像学检查

常用方法有 X 线、超声波、各种造影、放射性核素、电子计算机断层扫描（CT）、磁共振（MRI）等，可明确有无肿块及其部位、形态、大小等，对肿瘤及其性质的分析判断有很大帮助。

（三）内镜检查

应用内镜可直接观察空腔脏器、胸、腹腔等部位的病变，同时可取细胞或活体组织作病理学检查，对于肿瘤的诊断具有重要价值，并能对小的病变如息肉做摘除治疗。常用的有食管镜、胃镜、结肠镜、直肠镜、气管镜、腹腔镜、膀胱镜等。

（四）病理学检查

是目前确定肿瘤性质的可靠依据，包括细胞学与组织学两种检查。常用细胞学检查有胸水、腹水、尿液沉渣、痰液检查；食管拉网脱落细胞、胃黏膜洗脱液、宫颈刮片及内镜下肿瘤表面刷脱细胞检查；细针穿刺抽取肿瘤细胞进行涂片染色检查。病理组织学检查则根据肿瘤所在部位、大小、性质等采取不同的方法取材，钳取活检，经手术完整切除肿瘤，然后进行石蜡切片或术中冷冻切片检查。活组织检查有可能促使恶性肿瘤扩散，所以应在术前短期内或术中进行。

六、治疗原则

良性肿瘤完整手术切除，临界性肿瘤必须彻底切除，以免复发或恶性变。恶性肿瘤因存在转移与扩散，所以必须考虑局部与整体相结合的综合治疗方案。包括手术、放射线治疗、化学药物治疗、生物治疗（免疫与基因治疗）、内分泌治疗、中医药治疗等。恶性肿瘤 I 期以手术治疗为主；II 期以局部治疗为主，如原发肿瘤切除或放疗，必须包括转移灶的治疗，辅以有效的全身化疗；III 期采取手术前、后及术中放疗或化疗等综合治疗；IV 期以全身治疗为主，辅以局部对症治疗。

1. 手术治疗　根据手术目的分为以下几种：①预防性手术，早期切除癌前病变以预防发展成恶性肿瘤，如大肠肿瘤性息肉、黏膜白斑等。②诊断性手术，包括切除（窃取）活检术或探查术，获取肿瘤组织标本并经病理学检查，以明确诊断后再进行相应的治疗。③根治性手术，是常用的手术方式，包括原发癌所在器官的部分或全部，连同周围正常组织和区域淋巴结整块切除。在根治范围基础上进一步扩大手术范围，适当切除附近器官及区域淋巴结，称为扩大根治术。④姑息性手术，以解除或缓解症状，减轻病人痛苦，改善生存质量而实施手术，如晚期大肠癌伴肠梗阻时行肠造口术。适应于有远处转移或肿块无法切除的晚期癌症患者。⑤复发或转移灶的手术治疗：对术后出现的肝、肺、脑的单个转移灶作切除治疗，仍可保持 5 年生存率。⑥减瘤手术，仅适应于原发灶大部切除后，残余肿瘤能用其他治疗方法有效控制者。⑦其他，激光手术切割、激光气化、超声手术切割、液氮冷冻、肿瘤血管栓塞等。

2. 化学药物治疗（化疗）　化疗配合手术及放疗，可防止肿瘤复发和转移。一般通过静脉滴注或注射、肌内注射、口服等途径给药，为提高肿瘤局部的药物浓度，有时可作肿瘤注射、腔内注射、动脉内灌注等。目前单独通过化疗治愈的有绒毛膜上皮癌、睾丸精原细胞瘤和急性淋巴细胞白血病等。一般根据肿瘤特性、病理类型选用敏感药物并制定联合化疗方案。传统的抗癌药物根据其化学结构、来源及作用机制分为六类：①烷化剂类，属细胞毒素，可破坏 DNA，干扰细胞增殖，如氮芥、环磷酰胺、马利兰等。②抗代谢类，可封闭某些重要酶系，阻断 DNA 和蛋白质合成，如氨甲蝶呤、5- 氟尿嘧啶、阿糖胞苷等。③抗生素类，通过干扰细胞代谢，来抑制或破坏肿瘤细胞，如阿霉素、丝裂霉素、更生霉素等。④生物碱类，有效成分为生物碱，可抑制细胞有丝分裂。如长春新碱、喜树碱、高三尖杉酯碱等。⑤激素类，如三苯氧胺、雌二醇、甲地孕酮等。化疗禁忌证：①年老、体衰、营养状况差、恶病质者。②白细胞低于 3×10^9/L，血小板低于 30×10^9/L 或有出血倾向者。③肝功能障碍或严重心肾疾病者。

④骨髓转移的病人。⑤贫血及血浆蛋白低下者。

3．**放射治疗（放疗）** 是利用各种放射线的电离辐射作用抑制或杀灭肿瘤细胞，从而达到治疗的一种方法。是肿瘤治疗主要手段之一。放射治疗有外照射与内照射两种方法。各种肿瘤细胞对放射线的敏感性不一，分化程度越低、代谢越旺盛的癌细胞对放射线越敏感，治疗效果越好；反之，则治疗效果差，不宜选用。主要副作用是骨髓抑制、皮肤黏膜损伤、胃肠道反应、脱发、疲劳等。

4．**生物治疗** 是应用生物学方法改善个体对肿瘤的应答反应及直接效应的治疗，包括免疫治疗与基因治疗。免疫疗法是通过刺激宿主的免疫机制，促使肿瘤消散。如接种卡介苗、注射干扰素、接种自体或异体瘤苗等。基因疗法是通过改变基因结构和功能等方法赋予靶细胞新的功能特性来治疗疾病。目前大部分仍处于临床及实验研究阶段。

5．**中医中药治疗** 应用中医扶正祛邪、化瘀散结、清热解毒、通经活络等原理，补益气血、调理脏腑，提高机体抗病能力，促进肿瘤病人的康复。

6．**内分泌治疗** 某些肿瘤的发生和发展与体内激素水平密切相关，可进行内分泌治疗，如增添激素或内分泌去势治疗等。

七、预防

由于肿瘤是多因素长期相互作用而引发的疾病，与营养、饮食、生活方式、遗传、环境、病毒感染、职业接触等因素相关。因此，在人群中广泛开展健康教育，加强避免或减少致瘤因素的知识教育，是可以预防肿瘤的发生，改善肿瘤病人的预后。癌症预防可分为三级：

1．**一级预防** 为病因预防，消除或减少可能致癌的因素，降低发病率。实现一级预防的措施在于保护环境，控制大气、水源、土壤等污染；改变不良的饮食习惯、生活方式，如戒烟、酒，多食新鲜蔬菜水果，忌食高盐、霉变食物；减少职业性暴露于致癌物，如石棉、苯、甲醛等；接种疫苗等。

2．**二级预防** 是指早期发现，早期诊断，早期治疗，以提高生存率，降低死亡率。二级预防的主要手段是对无症状的自然人群中进行以早期发现癌症为目的的普查工作。一般以某种肿瘤的高发区及高危人群为对象进行选择性筛查，可改善检出肿瘤的预后。

3．**三级预防** 即诊断和治疗后的康复，包括提高生存质量，减轻痛苦，延长生命。三级预防重在对症性治疗。世界卫生组织（WHO）提出了癌症三级止痛阶梯治疗方案，能有效改善晚期肿瘤病人的生存质量。

第二节 肿瘤患者外科治疗的护理

一、护理评估

（一）健康史及相关因素

1．**一般情况** 包括年龄、性别、婚姻和职业，女病人月经史、生育史、哺乳史等。

2．**病因和诱因** 有无吸烟、饮酒嗜好，有无不良饮食习惯、有无与职业因素有关的接触史,家族中有无肿瘤病人。

3. 发病情况 有无肿块及肿块发展速度,是否伴有疼痛、出血症状。

4. 既往史 有无其他部位肿瘤病史或手术治疗史,有无其他系统疾病,有无用药史、过敏史。

（二）身体状况

1. 局部 肿块的部位、大小、形状、质地、界限、活动度,有无疼痛、坏死、溃疡、出血及空腔器官梗阻等症状。

2. 全身 有无周围淋巴结肿大,有无肿瘤引起的相应脏器功能改变和全身性表现,如消瘦、乏力、体重下降、低热、贫血、恶病质等症状。

3. 辅助检查 包括各脏器功能与肿瘤诊断的特异性检查结果。

4. 手术治疗 了解手术方式、肿瘤的临床分期及预后,术后康复及心理变化等情况。

5. 化疗 评估和判断病人是否出现化疗药物的毒副反应。

6. 放疗 评估有无放疗毒副反应等。

（三）辅助检查

了解各项检查结果,以助判断病情和制定护理计划。

（四）心理-社会状况

1. 患者及家属对疾病相关知识的认知 包括对疾病诱因、常见症状、拟采取的手术方式、手术可能导致的并发症、化疗、放疗、介入治疗、疾病预后及康复知识的了解和配合程度。

2. 社会支持系统 患者家人的情感支持、对治疗期望值及经济承受能力等。

3. 患者心理反应 肿瘤患者因各自的文化背景、心理特质、肿瘤性质及对疾病的认知程度不同,会产生不同的心理反应。

（1）震惊和否认期:患者初悉病情后,多表现为震惊、否认,不相信事实,怀疑诊断的可靠性,或极力否认,甚至辗转多家医院就诊、咨询,企图否定诊断。这是患者面对疾病应激所产生的保护性心理反应,可缓解其恐惧和焦虑的程度,但持续时间过长,延误治疗。

（2）愤怒期:当患者接受疾病现实后,随之表现出恐慌、哭泣、愤怒、悲哀、烦躁、不满、怨天尤人,部分患者为了发泄内心的痛苦迁怒于家人和医务人员,甚至出现冲动性行为。此虽属适应性心理反应,但若长期存在,必将导致心理障碍。

（3）磋商期:患者经过一段时间痛苦宣泄后,慢慢接受现实,此期的患者,常心存幻想、遍访名医、寻求秘方、偏方,希望奇迹出现。此期患者易接受他人的劝告,有良好遵医行为。

（4）抑郁期:患者进入抑郁期,通常对周围的人、事、物漠不关心,但对自己的病情及治疗效果非常敏感。当治疗效果不佳、症状加重或癌肿复发,患者会感到无助、绝望,意志消沉,表现为沉默寡言、黯然哭泣、拒绝进食、不愿见人、不听劝告、拒绝治疗。此期有自杀倾向。

（5）接受期:患者经过激烈的内心挣扎,能正确认识生命终点的到来,心境变得平和,通常不愿多说话。此期患者关心自己后事安排。

由于患者心理素质差异,会产生不同心理反应。以上心理变化分期可同时发生或反复出现，会存在很大个体差异，各期持续时间、出现顺序也不尽相同，护理时应因人而异。

二、护理诊断

1. 焦虑/恐惧 与担忧手术效果和疾病预后、家庭和社会地位以及经济状况改变有关。

2. 营养失调：低于机体需要量 与肿瘤所致高代谢状态及机体摄入减少、吸收障碍、消耗增加有关。

3. 疼痛 与肿瘤生长侵及神经、肿瘤压迫、及手术创伤有关。

4. 潜在并发症 感染、出血、皮肤和黏膜受损、静脉炎、静脉栓塞、脏器功能障碍。

三、预期目标

1. 病人的焦虑、恐惧程度减轻。

2. 病人的营养失调有所预防或改善，营养状况得以维持。

3. 病人的舒适程度有所改善，疼痛得到有效控制。

4. 病人对检查、治疗、手术、康复、化疗、放疗等方面的知识（包括目的、方法、程序和注意事项等）能复述或演示。

四、护理措施

（一）心理护理

1. 震惊、否认期 根据患者的心理，此期最好的护理是非语言陪伴，满足患者需要，并鼓励家属给予患者情感上的支持、生活上的关心，使之有安全感。然后根据病人的性格、文化背景和反应，选择合适时机和用语与患者沟通，使其接受病情真相。

2. 愤怒期 护理愤怒期的患者时，护士要重视倾听，尽量鼓励患者表达自身的感受和想法，然后进行个性化的语音引导，帮助和引导患者正视现实，使其配合治疗和护理。

3. 磋商期 此期应把握患者急切寻求帮助的心理，抓紧时机向病人及家属介绍治疗进展，分析患者病情，解释治疗过程、效果以及治疗的副作用，列举治疗成功案例，以增强患者对治疗的信心，有助于治疗顺利进行。同时可避免患者盲目投医，延误治疗。

4. 抑郁期 对抑郁期患者，应给予更多的关心和抚慰，鼓励患者说出内心的痛苦、发泄心中的不满，鼓励家人陪伴患者、满足其各种需求，防止意外事件的发生。

5. 接受期 对接受期患者，护士应尊重患者意愿，提供相应的治疗和护理，必要时协调处理患者的后事需求。

（二）营养支持

恶性肿瘤患者多伴有消瘦、食欲不振、营养不良或贫血等，影响组织修复，故须重视手术前的营养支持，以提高对手术的耐受性。鼓励患者进食高蛋白、高糖、高维生素，清淡易消化食物。接受化疗、放疗患者常有食欲减退、恶心、呕吐等消化道反应，可餐前适当应用药物控制症状。口腔黏膜溃疡严重者进温凉、无刺激的流质或软食。咀嚼、吞咽困难者给予流质饮食。鼓励病人多饮水，以促进毒素排泄。注意食物色、香、味及温度,避免粗糙、辛辣食物,确保患者营养摄入。对经口服摄入营养不足者,可通过肠内、肠外营养支持改善患者营养状况。

（三）疼痛护理

术前疼痛多系肿瘤迅速生长、浸润神经或压迫邻近脏器所致。护理人员除观察疼痛的部位、性质、持续时间外,还应为患者提供一个安静舒适的环境,鼓励患者适当参与娱乐活动以分散注意力,并指导患者使用不同方法控制疼痛,如松弛疗法、音乐疗法等。在护理过程中应鼓励家属关心、参与止痛计划。

晚期难以控制的疼痛对患者威胁很大,可按世界卫生组织（WHO）提出的三阶梯止痛方案遵医嘱进行处理,有效改善癌症晚期患者的生存质量。一级止痛法:用于疼痛较轻者,可用阿司匹林等阿片类解热消炎镇痛药。二级止痛法:适用于中度持续性疼痛者,当上述药物效果不显著时,改用可待因等弱阿片类药物。三级止痛法:疼痛进一步加剧、上述药物无效者,改用强阿片类药物,如吗啡、哌替啶等。癌性疼痛的给药要点:口服、按时（非按需）、按阶梯、个体化给药。用药原则:小剂量口服为主,无效时再直肠给药,最后注射给药。

（四）手术治疗患者的护理

执行相关恶性肿瘤的术前准备与术后护理,详细内容见相关疾病。

（五）化学疗法的护理

1. 化疗前评估　当患者存在下列情况时,应禁忌化疗:①年老、体弱、营养状况差、恶病质;②白细胞低于 $3×10^9/L$,血小板低于 $80×10^9/L$ 或有出血倾向者。③肝功能障碍或严重心肾疾病者。④骨髓转移的病人。⑤贫血及低蛋白血症。

2. 化疗实施　给患者讲解化疗的基本知识,使其配合治疗。如果静脉给药,应将药物用适当溶媒稀释至规定的浓度;两臂交替,由远及近选择静脉,确保静脉穿刺成功,方可注射或点滴药物;输注过程中,妥善固定穿刺针,以防止针头脱出血管导致药液外渗,引起皮下组织坏死。一旦药物外溢时,应立即停止注射,先回抽血液 $3～5ml$,并用细针头抽取皮下水疱,局部应用拮抗药物（如硫代硫酸钠用于氮芥、丝裂霉素及更生霉素的解毒,碳酸氢钠用于阿霉素和长春新碱的解毒）和肾上腺糖皮质激素,拔掉针头后在外漏部位施以冷敷或热敷。经处理后,仍出现炎症反应及皮肤坏死,应给予清创处理。

3. 化疗反应的护理

（1）骨髓抑制:是最严重的化疗反应。由于骨髓功能受抑制,化疗患者会出现血小板、白细胞减少,应观察患者有无贫血、皮肤、黏膜出血及感染征象,每周查血常规 1～2 次。红细胞降低时,应给予必要的支持治疗,如补充清蛋白、氨基酸、新鲜血浆等。血小板低于 $80×10^9/L$ 时,应避免肌内注射,并指导患者做好自身防护,使用软毛牙刷刷牙,预防牙龈出血,注意安全、避免受伤。白细胞低于 $3.5×10^9/L$,应用升白细胞类药,并做好病室空气消毒,每日 2 次紫外线空气消毒,限制人员探视,医护人员严格遵守无菌技术,对患者实施保护性隔离措施,预防感染。

（2）胃肠道反应:化疗药物引起的胃肠道反应是恶心、呕吐,食欲减退。患者遭受癌症折磨的同时又要忍受化疗的痛苦,心理上承受巨大压力,产生悲观、抑郁的情绪。护理人员应解释化疗的目的、方法、可能出现的副作用,使患者了解相关知识,配合治疗。护士应了解患者是初次化疗还是再次化疗,化疗后胃肠道反应情况,恶心呕吐发生的频率、持续时间、严重程度，用过何种止吐药。对接受过化疗，有呕吐经历的患者，护士要强调化疗的重要性。

（3）脱发：化疗时用冰帽局部降温、预防脱发；协助脱发病人选购合适的发套，纠正因外观改变所致的不良情绪。告诉患者停止化疗后头发可再生。

（4）化疗性静脉炎护理：化疗药物刺激血管内壁，静脉局部红肿、疼痛、水肿，重者局部静脉条索状、甚至出现硬结的炎性改变。预防措施：交替使用上下肢血管，输入化疗药物时选用健侧上肢较粗、较直的静脉，化疗间歇期输入普通药物时选用双下肢血管；选择合适输液器具，输入化疗药物时，选用精密过滤输液器及留置针；输入普通药物时，选用普通输液器及其头皮针；输液前用温水热敷输液部位，使局部血管充盈易于穿刺，提高穿刺成功率；化疗后冲洗血管，每次输入化疗药物后用100ml生理盐水冲洗血管，避免化疗药物在血管壁存留；化疗过程的责任制监护，输液时责任护士监护，10～15分钟巡视一次患者，做到早发现、早处理；拔除针后局部按压时间至少3分钟，以减少拔针后的皮下淤血。处理措施：冰敷，静脉炎发生24～48小时内，用毛巾包裹冰袋，冰敷穿刺点处，忌持续冰敷，防止冻伤；硫酸镁湿热敷，50%硫酸镁敷在静脉炎处，每天2次，每次30分钟。

（5）肾毒性反应护理：癌细胞崩解易致高尿酸血症，严重者可形成尿酸结晶，甚至导致肾衰竭。化疗期间应鼓励患者多饮水，准确记录出入水量，对入量足而尿少者，及时报告医生，遵医嘱给予处理。

（6）皮肤反应护理：出现皮肤反应时，应防止皮肤受损。甲氨蝶呤、6-硫基嘌呤常引起皮肤干燥，全身瘙痒，可用炉甘石洗剂止痒，严重者出现剥脱性皮炎，用无菌单保护局部皮肤，并做对症处理。

（7）护士的自我防护：多数抗癌药物对皮肤黏膜、眼睛有直接刺激作用，直接接触细胞毒性药物可发生局部毒性反应或过敏反应，也可致癌或致畸。因此护士在接触化疗药物时，应注意自我防护。护士在配药时应穿专用长袖防护衣，戴好帽子、口罩、护目镜、手套。有条件医院应使用特制防毒层流柜配药，防止药物微粒弥散到空气中，引起空气污染。长期从事化疗工作的护理人员应定期体格检查，必要时应调换岗位。

（六）放射疗法的护理

1. 放疗前评估　患者存在下列情况时，应禁忌放疗：①晚期肿瘤，伴严重贫血、恶病质；②白细胞低于$3×10^9/L$，血小板低于$80×10^9/L$；③伴有严重心、肺、肾疾病；④接受过放疗的组织器官已有放射性损伤。

2. 放疗的实施　放疗是在放疗科由专门人员通过专门设备来实施的，应给患者讲解放疗的基本知识，使其配合治疗。

3. 放疗反应的护理

（1）骨髓抑制、胃肠道反应、脱发：同化疗反应的护理。

（2）皮肤反应护理：照射部位皮肤反应，根据损害程度分为三度。

一度：皮肤红斑，有痒和烧灼感，照射局部皮肤由鲜红转为暗红，此为干反应。

二度：皮肤充血、水肿、渗出、溃烂为湿反应。

三度：局部坏死，形成经久不愈的深溃疡。放疗过程中要加强皮肤、黏膜护理，防止损伤。

具体措施：选择柔软、宽松、吸湿性强的内衣。保持照射区皮肤清洁干燥，尤其皮肤皱褶部，如腋下、腹股沟、会阴部等，可用温水、软毛巾轻轻沾洗，避免冷热刺激和粘贴胶布，禁用肥皂、热水；禁忌摩擦、搔抓及涂碘伏、乙醇等刺激性药物。放疗前摘除金属饰品以免增加射线吸收。外出时要戴帽子，避免阳光直接暴晒。督促病人在放疗期间加强局部黏膜清洁，如口腔含漱、阴道冲洗、鼻腔用抗生素及润滑剂滴鼻等。

（3）放射性器官炎症：肿瘤所在器官或照射野内的正常组织受放射线影响可发生一系列反应，如膀胱照射后出现血尿、胸部照射后出现放射性肺纤维化、胃肠道受损出血、溃疡、放射性肠炎等，因此放疗期间应加强对照射器官功能状态的观察，对症护理，有严重副反应时暂停放疗。

4. 休息与活动　指导病人放疗前后静卧30分钟，评估病人的活动耐力，循序渐进增加日常活动量，一旦活动时有气促、心慌、出冷汗等不适时，应立即停止活动，保证放疗期间有充足的休息与睡眠。

五、健康指导

（一）保持心情舒畅

各种精神刺激，情绪波动，可促进肿瘤的发生和发展。故对肿瘤病人而言，应保持良好的心态，避免不必要的情绪刺激和波动。

（二）营养

术后、放疗、化疗及康复期患者均应高热量、高蛋白、高维生素饮食。饮食宜清淡，易消化，忌辛辣、刺激性、烟熏、霉变的食物及饮浓茶、烈性酒等。

（三）运动和功能锻炼

适量、适时的运动，可改善病人的精神面貌，有利于调整机体内在功能，增强抗病能力，减少各类并发症。对于术后器官、肢体残缺而引起生活不便者，应早期协助和鼓励病人进行功能锻炼，如截肢术后义肢锻炼，全喉切除术后的食管发音训练等。使其具备基本的自理能力和必要的劳动能力，减少对他人的依赖。

（四）加强随访

肿瘤病人的随访应沿袭终身。在手术治疗后最初3年内至少每3个月随访一次，继之每半年复查一次，5年后每年复查一次。随访可减少其对癌症的恐惧，早期发现复发或转移征象。各类肿瘤的恶性程度不一，通常用3年、5年、10年的生存率表示其病种的治疗效果。

（五）继续治疗

肿瘤治疗以手术为主，并辅以放疗、化疗等综合手段。加强出院指导，督促病人按时随访、用药和接受各项后续治疗，有利于缓解临床症状、减少并发症、降低复发率。

（六）动员社会支持系统

家庭支持是社会支持系统中最基本的形式。鼓励病人亲属提供病人更多的关心和照顾，增强其自尊感和被爱感，提高其生活质量。

（李广霞）

复习思考题

扫一扫
测一测

　　患者,男,58岁,上腹隐痛、纳差、乏力近2个月入院。既往有"胃溃疡"病史。发病以来体重减轻,夜间睡眠差。查体:贫血貌,腹部平坦,无胃型及蠕动波,肝、脾均未触及,未扪及包块,腹部无肌紧张及反跳痛,移动性浊音阴性,肠鸣音不亢进。辅助检查:胃镜提示胃恶性肿瘤。CT示胃窦及胃体下部见胃壁增厚,表面见溃疡形成,胃小弯侧见多个可疑小淋巴结。肝右叶见多个异常低密度灶。后腹膜见肿大淋巴结转移。腹腔内无积液。CT印象:胃窦及胃体下部恶性肿瘤,伴肝转移,小弯侧及腹膜后淋巴结转移。X线:两肺未见实质性占位。请问:

　　1.该病人的诊断是什么?诊断依据有哪些?

　　2.肿瘤的转移途径有哪些?

　　3.该病人拟行手术治疗,此时存在哪些主要护理诊断/问题?

第二章

食管癌患者的护理

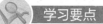 学习要点

1. 食管癌病因与病理类型。
2. 食管癌临床表现及治疗要点。
3. 食管癌护理。

食管癌（esophageal carcinoma）是一种常见的消化道肿瘤。全世界每年约有 30 余万人死于食管癌，我国国民占 15 余万人。我国是世界上食管癌高发地区之一，以河南省林县为最高，此外江苏、山西、河北、福建、陕西、安徽、湖北、山东、广东等省均为高发区。男多于女，发病年龄多在 40 岁以上。

一、病因

病因目前尚未明确，据流行病学可能与下列因素有关：

1. 慢性刺激　长期饮酒，吸烟，进食过快、食物过热、过硬等因素致食管黏膜的损伤，增加了对致癌物的敏感性。

2. 缺乏某些维生素和微量元素　饮食缺乏蔬菜、水果，引起维生素 A、维生素 B_2、维生素 C 等缺乏；食物和饮用水中的微量元素如钼、铁、锌、硒等含量低。

3. 化学因素　亚硝胺是公认的致癌物质，高发区食物、腌制菜、泡菜、唾液中监测到亚硝胺含量高于低发区。

4. 生物因素　有些真菌本身有致癌性，有些真菌促使亚硝胺及前体的形成。高发区粮食中、消化道中、切除标本中分离出多种真菌，其中某些真菌有致癌性，某些真菌与亚硝胺有密切关系，可以促使亚硝胺前体形成，促使癌肿发生。

5. 慢性食管病史　如慢性食管炎、食管白斑病、食管瘢痕狭窄、食管憩室、贲门失弛缓症等病变，可发生癌变。

6. 遗传因素　食管癌的发病常有家族聚集性等。

二、病理生理

食管按解剖部位分为颈、胸、腹三段，临床上将食管分为颈、胸两段。颈段：自食

管入口到胸廓入口处。胸段：自胸廓入口至胃食管交界处；胸段又分为上、中、下三段；胸上段自胸廓入口至气管分叉平面；胸中段自气管分叉平面至胃食管交界处全长的上 1/2，胸下段自气管分叉平面至胃食管交界处全长的下 1/2。食管癌好发于胸中段，下段次之，上段较少。90% 以上食管癌为鳞癌，其次是腺癌。

（一）按病理形态，食管癌可分为四型。

1．髓质型　最常见。向食管壁全层浸润，呈管状肥厚。早期局限在食管黏膜层，中晚期浸润食管全层，穿透食管向腔内外扩展。癌瘤的上下缘呈坡状隆起，切面呈灰白色，恶性程度高。

2．蕈伞型　瘤体呈蘑菇状向腔内生长。

3．溃疡型　瘤体的黏膜面呈深陷且边缘隆起的溃疡，溃疡大小、形状不一，可深入食管肌层。

4．缩窄型　癌肿向食管壁环形浸润生长，形成明显的环形狭窄，累及食管周径，较早出现梗阻症状。

（二）转移途径

1．直接扩散　自黏膜下向食管全层及上、下扩散，也可向肌层浸润，由于食管外缺乏浆膜层，因此极易侵入邻近组织和器官，如纵隔、心包、气管、主动脉。

2．淋巴转移　是食管癌的主要转移途径。一般颈段转移到喉部、颈深、锁骨上淋巴结；胸段转移到食管旁淋巴结后侵及纵隔淋巴结，向下转移到贲门、胃周淋巴结；胸中、下段转移至腹主动脉旁淋巴结和腹腔淋巴结。

3．血行转移　较少见，主要见于晚期病例，最常见的转移部位是肺脏、肝脏、肾和骨骼等。

三、临床表现

食管癌早期无典型症状和体征，部分病人可有进食时胸骨后针刺样疼痛、哽噎感，烧灼感，食管内异物感。症状时轻时重，进展缓慢。

中晚期典型症状是进行性吞咽困难，先是难咽下干硬的食物，继而半流食，最后流质饮食也难以下咽。病人逐渐消瘦及脱水。

晚期病人明显体重减轻、贫血、乏力、低蛋白血症等，最后呈现恶病质状态。癌肿侵犯喉返神经可出现声音嘶哑；侵犯肋间神经，引起持续性胸背部痛；侵入主动脉破裂时，可引起大量呕血；侵入气管可形成食管气管瘘；食管严重梗阻者，食管内分泌物或食物可流入气管，引起呛咳及肺内感染。此外，还可出现锁骨上淋巴结肿大，肝肿大，有胸、腹水等远处转移体征。

四、辅助检查

（一）食管吞钡造影

早期食管癌表现为局限性黏膜皱襞增粗、断裂，管壁僵硬，小的龛影或溃疡；中、晚期可见充盈缺损、管腔狭窄和梗阻等。

（二）纤维食管镜检查

对临床已有症状或怀疑而又未能明确诊断者，应早做纤维食管镜检查。可直观癌肿的部位、大小、形态及钳取活组织进行病理检查。

（三）食管拉网脱落细胞学检查

我国首创的检查，其方法是将带有丝网罩的气囊导管，经口腔插入胃内，然后注气膨胀，缓慢拉出。将黏附于丝网上的黏液或血性液体涂片，查找癌细胞。早期病变阳性率可达 90%～95%，常用于食管癌普查或早期诊断。

（四）CT 和 EUS（超声内镜检查）

可用于判断食管癌的浸润层次、向腔外扩展深度以及有无纵隔、腹腔内脏器或淋巴结转移等。

五、治疗原则

（一）手术治疗

早、中期食管癌首选手术治疗。常用的方法有：根治性切除术适于早期病例，可彻底切除肿瘤，以胃、结肠或空肠作食管重建术，适用于全身情况和心肺功能储备良好、无明显远处转移征象的病人；对较大的鳞癌估计切除可能性不大而病人全身情况良好者，可先术前放疗，待瘤体缩小后再手术；对晚期食管癌不能根治、进食困难者，可作姑息性减状手术，如食管腔内置管术或胃造瘘术等，以达到改善营养、延长生命的目的。

（二）放射治疗

单纯放疗多用于颈段、胸上段食管癌，也可用于有手术禁忌证，尚能耐受放疗者；与手术治疗综合应用于术前放疗，使癌肿缩小，可增加手术切除率，提高远期生存率；以及术后辅助治疗。

（三）化学治疗

主要用于术后辅助治疗，可缓解晚期病情进展。

（四）其他

中医中药及免疫治疗也有一定疗效。

六、护理评估

1. 健康史及相关因素　了解病人的年龄、性别、婚姻、职业、生活地区及饮水，是否有食管炎、食管息肉、瘢痕性食管狭窄等癌前病变；有无喜食过热、过硬食物的习惯；有无长期吸烟和酗酒史；家族中有无肿瘤病人等。

2. 身体状况　评估病人有无吞咽困难、呕吐；能否正常进食，进食的种类等；病人有无疼痛，疼痛的部位和性质，是否因疼痛而影响睡眠；有无体重减轻；有无消瘦、贫血、脱水或乏力；有无触及锁骨上淋巴结和肝肿块等。

3. 辅助检查　了解食管吞钡 X 线双重对比造影、脱落细胞学检查、纤维食管镜检查、CT、EUS 等结果，以判断肿瘤的位置、性质、有无扩散或转移。

4. 心理 - 社会状况　评估病人对食管癌的认知程度，因开胸手术风险比较大，手术能否彻底切除干净，病人是否存在焦虑、精神紧张或恐惧失眠，甚至绝望等；家属对病人的支持程度、关心程度、家庭经济承受能力等。

七、护理诊断

1. 营养失调：低于机体需要量　与进食减少或不能进食和癌肿消耗有关。

2. 体液不足 与水分摄入不足、吞咽困难有关。

3. 清理呼吸道无效 与伤口疼痛,不能有效咳嗽有关。

4. 焦虑/恐惧 与对癌肿的预后、手术结果及术后是否能正常进食有关。

5. 潜在并发症 出血、肺部感染、肺不张、吻合口瘘、乳糜胸等。

八、护理目标

1. 病人营养状况改善。

2. 病人的水、电解质维持平衡。

3. 病人情绪稳定,能应对术前准备和手术治疗。

4. 病人可以有效咳嗽,清除呼吸道分泌物。

5. 病人术后并发症得到及时发现和处理。

九、护理措施

（一）术前护理

1. 口腔护理 ①向患者讲解刷牙及口腔清洁重要性;②不能进食的病人每日用淡盐水漱口;③餐后或呕吐后,给予漱口。避免因口腔内细菌随食物或唾液进入食管,造成局部感染,影响术后吻合口愈合

2. 营养支持 保证病人的营养摄入,维持水、电解质平衡。指导病人进食高热量、高蛋白、高维生素的流质或半流质饮食。对营养状况差患者,可提供肠内或肠外营养。

3. 呼吸道护理 对吸烟者,术前2周戒烟;对于有慢性肺疾病史的病人,应做好对症处理;指导并训练病人进行有效咳痰和腹式深呼吸,以减少术后呼吸道分泌物,利于保持呼吸道通畅,预防肺部并发症。

4. 术前胃肠道准备 ①术前3天改为流质饮食,术前1天禁食,对梗阻明显有食物滞留者可给予冲洗食管或胃,用抗生素加生理盐水100ml经鼻胃管冲洗,以减轻局部充血水肿,减少术中污染,防止吻合口瘘。②结肠代食管手术病人,术前3～5天口服新霉素、庆大霉素或甲硝唑,术前2天进无渣流食,术前晚进行清洁灌肠。③术前放置胃管,如果通过梗阻部位困难时,不能强行置入,以免戳穿食管。可将胃管留在梗阻上方食管内,待手术中再放入胃内。

（二）术后护理

1. 胃管的护理 保持胃肠减压管通畅;观察引流液量、性状、气味并准确记录;术后6～12小时内可从胃管内引出血性或咖啡色液体,若引流出大量鲜血或血性液体,病人出现烦躁、脉搏增快、血压下降、尿量减少等,应考虑吻合口出血,需立即通知医师并配合处理;胃管脱出不应盲目再插入,以免戳穿吻合口,造成吻合口瘘。

2. 饮食护理 ①食管缺乏浆膜层,故吻合口愈合较慢,术后3～4天吻合口处于充血水肿期,应严格禁食、禁饮。②禁食期间,每日由静脉补充营养。③术后3～4天肠功能恢复、肛门排气可拔除胃管,停止胃肠减压24小时后,观察病人无吻合口瘘症状,可经口进食;先试饮少量温水,若无异常,可给流质食物,少量多餐,逐渐过渡到普食;一般术后3周,病人可进食普通饮食,但仍要遵循少量多餐,进食不宜过多、过快,避免坚硬、生冷食物。④留置十二指肠营养管患者,经营养管注入营养液,严格

遵循肠内营养常规护理。⑤用胃代替食管重建的术后患者，可能会出现进食后胸闷、气短；告知患者胃拉入胸腔，进食后胃体积增大，肺受压暂不能适应引起，建议患者少食多餐，逐步适应，1～2月后症状多可缓解。⑥食管癌术后可出现胃液反流，患者出现呕吐、反酸等症状，嘱患者餐后不能平卧，睡眠时应枕头垫高。

3. 结肠代食管（食管重建）术后护理　保持置于结肠袢内的减压管通畅；注意观察腹部体征，发现异常及时通知医师处理；若从减压管内吸出大量血性液体或呕吐大量的咖啡样液体伴全身中毒症状，应考虑代食管的结肠袢坏死，应立即通知医师并配合抢救；结肠代食管后，因结肠逆蠕动，病人常会嗅到粪臭味，需向病人解释原因，并指导其注意口腔卫生，一般此情况于半年后能逐步缓解。

4. 并发症护理

（1）吻合口出血：严密观察胃管引流液的量、颜色和性状并准确记录。若引流出大量鲜血或血性液，病人出现脉搏增快，血压下降、口渴等低血容量表现，应考虑有活动性出血，及时报告医师，并做好再次开胸的准备。

（2）吻合口瘘：多发生在术后 5～10 天，是食管癌病人术后最严重的并发症。表现为病人进食后胸痛、呼吸困难、胸腔积液或积气、寒战、高热，严重时发生休克，一旦出现上述症状，立即通知医生。其护理措施有：病人应立即禁食，直至吻合口瘘愈合；禁食期间，指导患者尽量不要咽唾液，以免造成感染；能进食后应少量多餐，温度适宜，避免生、硬食物。保证胃管通畅，避免胃排空不畅增加吻合口张力；发生吻合口瘘后，行胸腔闭式引流，抗感染治疗及营养支持疗法。

（3）乳糜胸：常发生在术后 2～10 天，是食管癌术后比较严重的并发症，多因伤及胸导管所致。术后早期由于禁食，乳糜液含脂肪很少，胸腔闭式引流液可为淡血性或淡黄色液，量较多；恢复进食后，乳糜液漏出增多，大量积聚在胸腔内，可压迫肺及纵隔。由于乳糜液中95%以上是水，并含有大量脂肪、蛋白质、胆固醇、酶、抗体和电解质等，若未及时治疗，可在短时间内造成全身消耗、衰竭而死亡，须积极预防和及时处理。故需密切观察病情，如有胸闷、气短、心悸和血压下降，要迅速处理，必要时置胸腔闭式引流，使肺膨胀；给予充分的肠外营养支持治疗。

（4）肺不张、肺部感染：参见肺癌患者护理。

5. 心理护理　加强与病人及家属的联系和沟通，必要时进行心理疏导，鼓励并安慰病人，使其树立治疗信心，配合治疗和护理。讲解手术和各种操作的意义、方法、大致过程与注意事项，尽可能减轻其不良心理反应。了解病人家属对病人的关心程度、支持程度、家庭经济承受能力等。晚期病人参与治疗和护理方案的确定。

（三）胃造瘘病人的护理

对于食管癌晚期，食管完全阻塞，而又不能手术切除癌肿的患者，实施胃造瘘术是解决患者营养的简单、有效方法。胃造瘘术是从腹部切口，进入腹腔后切开胃前壁，置入一根橡胶管。手术 72 小时后，胃与腹壁的腹膜开始粘连，即可由导管小心灌食。灌食的方法和注意事项如下：

1. 饮食准备　病人及家属应学会选择合适的食物及配制方法；通常一天需要2000～2500ml 流质饮食，每 3～4 小时灌一次，每次 300～500ml，可灌入牛奶、果汁、蛋花、肉沫汤、米汤等；备用的食物存放在冰箱内，灌食前取出，加热到与体温相同的温度。

2. 用物准备及灌食的环境　治疗盘上放置灌食物品，包括灌食器、温水、导管、纱布、橡皮筋；病人取半坐卧位，如果病人不能适应这种摄食方式，可用屏风遮挡；灌食前依据病人的肠蠕动状况，决定灌入量。

3. 灌食操作　将导管一端与瘘口内的管子连接，另一端连接灌食器；将食物放入灌食器，借重力作用使食物缓慢流入胃内，灌食过程中要防止气体进入胃内；借助灌食器的高度或卡压管子来调节进食速度，勿过快过多；灌完后用 20～30ml 温水冲洗导管以免残留的食物凝固阻塞，并能保持管道内清洁，减少细菌滋生；取下灌食器，将瘘口内的管子折曲，纱布包裹，用橡皮筋绑紧，再适当地固定在腹壁上。

4. 胃造瘘口周围皮肤护理　每次灌食后用温水擦净皮肤，必要时在瘘口周围涂氧化锌软膏，以防皮肤糜烂。

5. 胃造瘘管处理　灌食初期胃造瘘管可数天更换一次，保持管子清洁；几个星期后也可拔去管子，在灌食前插入导管即可。

十、健康教育

1. 注意饮食调节　做到进食适当：少食多餐，由稀到干，逐渐增加食量，并注意进食后的反应；避免过硬、过热及刺激性的食物，以免导致吻合口瘘。

2. 合理安排体位与活动　病人餐后取半卧位，以防止进食后反流、呕吐，同时有利于肺膨胀和引流。注意劳逸结合，逐渐增加活动量。

3. 定期复查，坚持后续治疗。

（李广霞）

 复习思考题

扫一扫
测一测

　　患者，男，66 岁，河南林州人，农民，有吸烟和饮酒史 30 年。平时爱吃咸菜和玉米面糊，吃蔬菜水果较少。父亲因食管癌去世。近半年来病人在进食粗硬食物时有轻微的哽噎感，吞咽时食管内有烧灼样疼痛，食物通过缓慢，并有停滞感，但通过饮水哽噎感和停滞感通常缓解而消失，胸骨后有胀闷不适感。病人症状时轻时重。用带网气囊食管细胞采集器作食管拉网脱落细胞学检查结果为阳性。请问：

　　1. 该患者的初步诊断是什么？

　　2. 该患者现存的护理诊断 / 医护合作性问题有哪些？

　　3. 术后病人什么时间可以拔除胃肠减压管？

第三章

胃癌患者的护理

学习要点

1. 胃癌病因与病理类型。
2. 胃癌临床表现及治疗要点。
3. 胃癌患者护理。

胃癌是消化道最常见的恶性肿瘤,发病年龄以 40～60 岁多见,男女之比约为 3：1。胃癌起病隐匿,临床表现缺乏特异性,故早期诊断较困难。

一、病因

胃癌的病因虽未完全清楚,但一般认为与下列因素有关。

(一)癌前病变

1. **萎缩性胃炎** 胃黏膜常伴有肠上皮化生,并可出现非典型增生。约 10% 的萎缩性胃炎最后恶变为胃癌,因此,有人把萎缩性胃炎称为"癌前病变"。

2. **胃溃疡** 慢性胃溃疡恶变率约为 5%。内镜观察显示胃癌并非来自溃疡部位的上皮增生,而是来自溃疡周围反复出现炎症和糜烂的区域。

3. **胃息肉** 胃腺瘤性息肉的恶变率大约为 10%,尤其是直径超过 2cm 者,同样被视为"癌前病变"。

(二)胃幽门螺杆菌

近年来的研究表明,胃幽门螺杆菌(HP)是发生胃癌的重要因素之一。感染的人群中,胃癌的发生率是 HP 感染阴性者的 3～6 倍。可能因为感染后产生的氨中和胃酸以后,有利于细菌生长,并促使硝酸盐降解为亚硝胺,亚硝胺有明显的致癌作用。HP 的代谢产物,包括一些酶和毒素也有可能直接损害胃黏膜细胞的 DNA 而产生基因突变,从而导致癌的发生。

(三)环境、饮食及遗传因素

从胃癌病人的区域分布看,环境和饮食因素与胃癌的发生有明显的相关性。此外,有调查发现 A 型血的人,其胃癌发病率较其他血型者高;胃癌还常见于近亲者中,说明遗传因素在胃癌的发生过程中起了一定作用。

二、病理

胃癌好发于胃窦部,其次为贲门部,发生在胃体部较少见。

(一)大体分型

1. 早期胃癌 是指病变仅侵及黏膜和黏膜下层。直径在6~10mm的癌灶为小胃癌,直径≤5mm的癌灶为微小胃癌;早期胃癌有三个基本形态。①隆起型:癌块突出约5mm以上;②浅表型:癌块隆起或低陷在5mm以内;③凹陷型:深度超过5mm。

2. 进展期胃癌 是指病变已侵及肌层、浆膜层或浆膜层外的组织,又称中、晚期胃癌。根据其形态类型又分为四型。Ⅰ型,又称肿块型,肿瘤呈息肉状隆起向胃腔内生长,此型最少见;Ⅱ型,又称无浸润溃疡型,单个或多个溃疡,边缘明显隆起,境界清晰,较常见;Ⅲ型,又称浸润溃疡型,隆起而有结节状的边缘向周围浸润,与正常组织界线不清,此型最常见;Ⅳ型,又称弥漫浸润型,癌细胞弥漫浸润,伴纤维组织增生,可导致胃壁增厚,即皮革状胃,恶性程度最高,发生淋巴转移早。

(二)组织学分型

腺癌(包括乳头状癌、管状癌、黏液癌和印戒细胞癌);腺鳞癌;鳞状细胞癌;未分化癌;未分化类癌等;其中绝大多数为腺癌。

(三)转移途径

直接蔓延;淋巴转移;血行转移;腹腔种植;其中淋巴转移为最主要的转移方式。

三、临床表现

(一)早期胃癌

临床症状多不明显,缺乏典型特征,可出现上腹不适或隐痛、嗳气、反酸、食欲减退、轻度贫血等类似于胃十二指肠溃疡或慢性胃炎的症状。

(二)进展期胃癌

症状逐渐加重,可出现上腹疼痛、食欲不振、消瘦、体重减轻等症状。胃窦部癌引起幽门梗阻时发生呕吐,呕吐物多为宿食和胃液。癌肿破溃或侵袭血管后,可导致大便隐血或黑便,严重者可突发上消化道大出血,也可能发生急性穿孔。晚期出现上腹肿块或其他转移症状,如肝大、腹腔积液、锁骨上淋巴结肿大等,并伴有消瘦、严重贫血或恶病质。查体时晚期上腹部有明显肿块,多为结节状、质硬、略有压痛,发生直肠前窝转移时,直肠指诊可摸到肿块。胃液检查游离酸缺乏或减少,大便隐血试验持续阳性。X线钡餐检查可见充盈缺损或癌性龛影,并可见胃壁僵硬及胃蠕动功能异常。纤维胃镜检查可直接观察病变,并可做活检确诊,是一种安全、有效、痛苦少的检查方法。此外,还可用一般冲洗法或采用纤维胃镜直接冲洗法,收集洗液查找癌细胞。

四、辅助检查

1. X线钡餐检查 X线气钡双重对比检查可发现较小而表浅的病变。息肉型胃癌表现为突向腔内的充盈缺损;溃疡型胃癌表现为龛影位于胃轮廓之内,边缘不整齐,周围黏膜僵直,蠕动消失,并见皱裂中断现象;浸润型胃癌可见胃壁僵直,蠕动消失,胃腔狭窄。

2. 纤维胃镜检查 该种方法可直视病变的部位和性质,并可取黏膜做活组织检查,是早期胃癌的有效诊断方法。早期胃癌在镜下可呈现一片变色黏膜,或局部粗糙不平呈颗粒状;进展期胃癌可见到表面有污秽、凹凸不平的肿块,或不规则大溃疡,常见渗血及溃烂。

3. CT　有助于胃癌的诊断和确定治疗方案。

4. 胃酸测定　溃疡病患者做迷走神经切断术前、术后测定胃酸,对评估迷走神经切断是否完整有帮助,胃酸测定前必须停服抗酸药物。

五、治疗原则

早期发现、早期诊断和早期治疗是提高胃癌疗效的关键。目前胃癌的治疗仍采取以手术治疗为主的综合治疗方法。

（一）手术治疗

1. 根治性手术　按癌肿位置完整地切除全胃或胃的大部,全部大、小网膜和局部淋巴结,并重建胃肠道,是胃癌特别是早期胃癌的有效治疗方法。

2. 姑息性切除　适用于癌肿远处转移,无根治可能,但原发肿瘤尚可切除者,可行包括原发肿瘤在内的胃远端部分切除。

（二）化疗

化疗是最主要的辅助治疗方法,以联合用药为主。常用药物有 5- 氟尿嘧啶、丝裂霉素、阿霉素、呋喃氟尿嘧啶等。

六、护理评估

1. 健康史及相关因素　了解患者的年龄、职业、饮食习惯,询问家族中有无胃癌或其他肿瘤患者,既往有无长期溃疡、慢性萎缩性胃炎、胃息肉等胃癌前期疾病。特殊的检查结果以便了解疾病的性质和病理分期。

2. 身体状况　了解患者有无上腹部不适、隐痛、嗳气、反酸等;是否有渐进性上腹部疼痛、恶心、呕吐、进食时胸骨下梗阻感等;腹部有无压痛或性肿块,肿块大小、质地等;有无腹胀、腹水;患者有无消瘦、贫血、营养不良,甚至恶病质。

3. 辅助检查　了解各项检查结果,以判断病情和制定护理计划。

4. 心理 - 社会状况　评估患者及家属对疾病认知程度,家人的情感支持和经济承受能力。

七、护理诊断

1. 焦虑、恐惧或绝望　与对疾病的发展及预后缺乏了解、对治疗缺乏信心等因素有关。

2. 营养失调:低于机体需要量　与胃功能降低,导致营养摄入不足;肿瘤生长过快,消耗营养;消化道对化疗的反应等因素有关。

3. 疼痛　与疾病和手术有关。

4. 潜在并发症　出血、吻合口瘘、吻合口梗阻等。

八、预期目标

1. 患者的焦虑、恐惧程度减轻,能配合治疗和护理。

2. 营养状况得到改善或维持。

3. 疼痛程度减轻或感觉舒适。

4. 术后并发症能得到有效预防或已发生的并发症得到及时发现和处理。

九、护理措施

胃癌病人的手术护理与胃溃疡胃大部切除术的护理基本相同外,还应重视肿瘤患者的心理护理、营养补充以及术后化疗的护理。

十、健康教育

1. 宣教胃癌的相关因素,指导病人饮食、烹饪、食物贮存的方法;提醒病人及家属注意防治与胃癌有关的疾病。

2. 讲解化疗的必要性及化疗副作用的预防,定期检查血象、肝功能等,并注意预防感染。讲解术后饮食方法及应注意的问题;同时讲解术后并发症的表现及预防措施。

3. 定期复诊,发现问题,及早诊治。

(李广霞)

复习思考题

患者,男性,45 岁,一个月前觉上腹不适,疼痛,食欲减退,并有反酸、嗳气,服抗酸药未见好转,3 天前出现黑便。近 1 个月来体重下降明显。请问:

1. 为尽快明确诊断,首选哪项检查?

2. 若发生血行转移,最常见的转移部位是何处?

3. 术后最严重的并发症是什么?

扫一扫
测一测

课件

04章PPT

第四章

原发性肝癌患者的护理

扫一扫
知重点

> ### 学习要点
>
> 1. 原发性肝癌患者的病因、分类和转移途径。
> 2. 原发性肝癌的临床表现、诊断方法和治疗原则。
> 3. 原发性肝癌患者护理问题、护理措施。

原发性肝癌是指肝细胞或肝内胆管细胞发生的癌肿，是我国常见的恶性肿瘤之一，尤以东南沿海地区多见，我国肝癌死亡率占肿瘤死亡率的第三位。发病年龄多在40～50岁，男性多于女性，男女之比为（2～3）∶1。继发性肝癌是由其他部位恶性肿瘤转移而来。

一、病因

原发性肝癌的病因和发病机制迄今未明，流行病学调查和临床研究表明可能与肝硬化、病毒性肝炎、黄曲霉素、饮用水污染等因素有关。此外，亚硝胺、烟酒、肥胖、遗传因素与肝癌的发病也有一定的关系。

二、病理

(一)大体分型

原发性肝癌大体分型可分为结节型、巨块型和弥漫型，以结节型多见。结节型常为单个或多个大小不等结节散布于肝内，多伴有肝硬化；巨块型常为单发，也可由多个结节融合而成，癌块直径较大，易出血、坏死，肝硬化程度轻微；弥漫型癌结节大小差异不大，呈灰白色密布于全肝，肉眼难以与肝硬化相区分，病情发展迅速，预后极差。

小肝癌是指肿块直径>2cm，而≤5cm；微小肝癌是指肿块直径≤2cm；大肝癌是指肿块直径>5cm，而≤10cm。巨大肝癌是指肿块直径在10cm以上。

(二)组织学类型

分为肝细胞型、胆管细胞型和混合型，我国以肝细胞型为主。

(三)转移途径

1. **肝内血行转移** 原发性肝癌肝内血行转移发生最早，也最常见，癌栓经门静脉系统导致肝内播散，甚至阻塞门静脉主干引起门静脉高压症。

2. 肝外血行转移 原发性肝癌肝外血行转移多见于肺，其次为骨和脑等。肝静脉中癌栓经下腔静脉到右心，而后通过肺动脉在肺内形成转移灶。

3. 淋巴转移 淋巴转移以至肝门淋巴结最多，其次是胰周、腹膜后、主动脉旁和锁骨上淋巴结。

4. 直接浸润与种植转移 病变向横膈及附近器官直接蔓延浸润；癌细胞脱落植入腹腔。

三、临床表现

1. 肝区疼痛和肝大 肝区疼痛为最常见和最主要症状，半数以上患者以肝区疼痛为首发症状；表现为持续性钝痛、刺痛或胀痛，夜间或劳累后加重。肝大为中、晚期肝癌的主要体征，肝质地较硬，表面高低不平，触之有结节感或可触及肿块。

2. 消化道症状 常表现为食欲减退、腹胀、恶心、呕吐或腹泻等。

3. 全身症状 晚期可表现为低热、体重明显减轻、贫血、出血、黄疸、腹水、水肿等，甚至出现恶病质。

4. 转移症状 若发生肺、骨、脑等肝外转移，可表现出相应的症状和体征。

5. 并发症 主要有肝性脑病、上消化道出血、癌结节破裂出血、继发感染等。

四、辅助检查

（一）实验室检查

1. 血清甲胎蛋白（AFP）检测 定性首选。AFP 呈持续阳性，或 AFP≥400μg/L 持续 4 周，或 AFP≥200μg/L 持续 8 周，并能排除妊娠、活动性肝病、生殖腺胚胎性肿瘤，应高度怀疑为肝细胞癌。有助于发现无症状的早期患者，可用于普查。

2. 血清酶学测定 为辅助指标，常测定血清碱性磷酸酶、γ- 谷氨酰转肽酶等，多种酶的联合检测可提高诊断价值。

（二）影像学检查

1. B 超 定位首选。可显示肿瘤的大小、形态，所在部位及肝静脉或门静脉内有无癌栓等。

2. CT 和 MRI 能显示肿瘤的位置、数目、大小及其与周围器官和重要血管的关系，有助于确定手术方案。

3. 肝动脉造影 此方法诊断肝癌准确率最高，可达 95% 左右，可发现 1~2cm 大小的肝癌及其血供情况。有创性检查，仅在上述检查不能确诊，可考虑采用。

五、治疗原则

早期诊断，早期治疗，根据患者的全身情况、肝硬化程度、肿瘤大小和部位、肝功能损害程度等进行综合治疗，是提高疗效的关键。

1. 手术治疗 肝部分切除、肝段、肝叶切除。有条件的可考虑全肝切除后的肝移植手术。

2. 非手术治疗 较多采用在 B 超引导下经皮穿刺肿瘤内注射无水酒精、微波加热、射频消融等局部治疗；肝动脉栓塞化疗（TACE）是不能手术切除肝癌患者的首选治疗方法。

肝动脉栓塞化疗(TACE)，是一种介入治疗，经股动脉穿刺置管，超选择性肝动脉插管，经导管注入栓塞剂和化疗药物，栓塞剂为吸收性明胶海绵和碘油，化疗药物为氟尿嘧啶、丝裂霉素、阿霉素等，阻断肿瘤供血动脉，局部应用化疗药，是一种区域性化疗。原则上不主张全身化疗。

六、护理评估

1. 健康史及相关因素　了解患者是否生活在肝癌高发区；有无长期进食霉变食品或含有亚硝胺类致癌物等；有无病毒性肝炎、肝硬化或其他肝病史；家族中有无肝癌或其他肿瘤病史。

2. 身体状况　了解有无近期体重减轻、乏力、食欲减退、发热、疼痛、腹部肿块等症状。检查有无皮肤黏膜黄染、肝大、贫血、水肿等体征；有无癌结节破裂出血、肝性脑病、上消化道出血、感染等并发症的症状和体征。

3. 辅助检查　了解 AFP 测定、血清酶谱、B 超、CT、MRI、肝动脉造影等检查结果，以助判断病情和制定护理计划。

4. 心理 - 社会状况　了解患者及其家属对手术治疗、疾病预后、术后康复等认知程度，观察有无焦虑、恐惧等心理反应，了解患者家庭的经济状况和医疗保障系统支持程度，以判断其心理承受能力、经济承受能力及家庭应对能力等。

七、护理诊断

1. 预感性悲哀　与担忧疾病预后和生存期限有关。
2. 疼痛　与肿瘤迅速生长导致肝包膜张力增加或放疗、化疗后的不适等有关。
3. 营养失调：低于机体需要量　与食欲减退、出血及肿瘤导致的代谢异常和消耗等有关。
4. 潜在并发症　肝性脑病、癌结节破裂出血等。

八、护理目标

1. 患者愿意表达自己的心情，能正确面对疾病，并参与治疗和护理计划。
2. 疼痛减轻或缓解。
3. 营养状况得到较好的维持或改善。
4. 潜在并发症能被及时发现，并得到有效处理。

九、护理措施

(一)术前护理

1. 心理护理　鼓励患者说出内心的感受和最关心的问题，针对具体情况采用疏导、鼓励、教育、解释、安慰等护理语言，帮助患者减轻焦虑和恐惧，树立战胜疾病的信心，在最佳心态下接受治疗和护理。

2. 控制疼痛　遵医嘱按三级镇痛原则给予镇痛药物，用药期间应观察疗效和不良反应，如解热镇痛药能引起胃肠道不适，吗啡类镇痛药可引起呼吸抑制、尿潴留、便秘等，一旦发现上述情况，及时协助处理。

3．**改善肝功能和营养状况**　术前注意信息，常规使用葡醛内酯、肌酐等保肝药；避免使用巴比妥类、红霉素类等对肝脏有损害的药物；术前可输新鲜血、血浆或清蛋白等，补充维生素 K，预防术中、术后出血。给予低脂、高热量、高维生素饮食，对合并肝硬化有肝功能损害者，应适当限制蛋白质的摄入，必要时给予肠内或肠外营养支持。

4．**肠道准备**　术前 3 日口服新霉素或卡那霉素，手术前晚清洁灌肠，以抑制肠道细菌，减少氨的来源，消除术后可能发生肝性脑病的因素。

（二）术后护理

1．**卧位与活动**　麻醉清醒，血压稳定后，取半卧位。肝脏手术后卧床 1 周。避免剧烈咳嗽和过早活动，以防止肝断面出血。

2．**病情观察**　术后动态观察生命体征变化并记录；观察切口有无渗血，肝旁引流管是否通畅，引流量及性状，一般术后当日引流量为 100～300ml，呈血性；若血性液体过多，应警惕腹腔内出血。观察患者有无肝性脑病的早期症状，如出现性格行为变化，如欣快感、表情淡漠或扑翼样震颤等前驱症状时，应及时通知医生。膈下积液及脓肿多发生在术后 1 周左右，若患者体温正常后再度升高，或术后体温持续不降，同时伴有上腹部或右季肋部胀痛、呃逆、脉快等表现时，应及时处理。

3．**肝动脉栓塞化疗（TACE）患者的护理**

（1）常规准备：向患者说明插管的目的、方法及治疗的重要性，消除患者恐惧心理。做好穿刺处皮肤准备、术前禁食 4 小时、备好穿刺置管所需的物品和药品。注意出凝血时间、血常规、肝肾功能、心电图等检查结果，判断有无禁忌证。

（2）导管护理：①妥善固定和维护导管，严格无菌操作，每次注药前消毒导管，注药后用无菌纱布包扎，防止发生逆行感染；②注药后用肝素稀释液正压封管，以防导管堵塞。

（3）穿刺部位护理：患者术后平卧休息，穿刺处沙袋加压 1 小时，穿刺侧肢体制动 6 小时；注意观察穿刺侧肢端皮肤的颜色、温度及足背动脉搏动情况；穿刺点有无出血征象。拔管后局部压迫 15 分钟，加压包扎，卧床 24 小时，防止局部形成血肿。

（4）栓塞综合征护理：肝动脉栓塞化疗后多数患者可出现发热、肝区疼痛、恶心呕吐、心悸、白细胞下降等，称栓塞综合征，可给予对症处理。

4．**并发症观察与护理**

（1）肝性脑病：见于肝功能失代偿的原发性肝癌患者，应以预防为主。对患者加强观察，若出现性格行为变化，如欣快感、表情淡漠或扑翼样震颤等前驱症状时，及时通知医师。

（2）上消化道出血：是晚期肝癌的并发症。患者以少粗纤维的软食为主，忌浓茶、咖啡、刺激性食物，以免诱发出血；加强肝功能的监测，及时纠正凝血功能异常。一旦发生大出血，在补充血容量的同时，使用双气囊三腔管压迫止血、或经内镜或手术止血。

（3）肝癌结节破裂：是原发性肝癌常见的并发症。应消除患者剧烈咳嗽、用力排便等诱因；若突然出现腹痛且伴腹膜刺激征，应高度怀疑此症，积极配合抢救；少数出血可自行停止，多数需要手术止血；对不能手术的晚期患者，给予输液、输血、应用止血药物、支持治疗、对症处理等。

十、健康教育

　　避免进食霉变食物,积极治疗肝炎、肝硬化。有肝硬化病史者和肝癌高发区的人群应定期做 AFP 监测和 B 超检查,以早发现、早诊断、早治疗。肝癌术后患者应注意保护肝功能,坚持后续治疗,定期复查 AFP、B 超,监测有无复发和转移。

(李广霞)

扫一扫
测一测

复习思考题

　　某患者,男性,50 岁,有慢性肝炎史 20 年,肝区隐痛 3 个月,食欲减退,消瘦乏力。查体:贫血貌,肝右肋下缘可触及,质硬,轻度压痛。实验室检查甲胎蛋白阳性,B 超和 CT 检查发现肝右叶 5cm 占位。请问:

　　1.该病人可能的诊断是什么?

　　2.最有效的治疗方法是什么?

　　3.该病人术前若需灌肠,所用的灌肠液是什么?

　　4.患者术后能否早期活动?

第五章

胰腺癌患者的护理

学习要点

1. 胰腺癌患者的病因、分类和转移途径。

2. 胰腺癌的临床表现、诊断方法和治疗原则。

3. 胰腺癌患者护理问题、护理措施。

胰腺癌恶性程度高,近年来发病率逐年升高。多发生于 40 岁以上,男性多于女性。胰腺癌中以胰头癌最多见,约占 70%～80%,因其症状隐匿,早期诊断困难,手术切除率较低,预后差。

一、病因

尚不清楚。吸烟被认为是胰腺癌的主要危险因素,高蛋白和高脂肪饮食可增加胰腺对致癌物质的敏感性。此外,糖尿病、慢性胰腺炎患者发生胰腺癌的危险性高于一般人群。

二、病理

90% 胰腺癌为导管细胞腺癌,其次为黏液癌和腺鳞癌,囊腺癌和腺泡细胞癌少见。胰腺癌好发于胰头部,胰头癌可经淋巴转移到胰头前后、幽门上下、肝十二指肠韧带、肝动脉、肠系膜根部及腹主动脉旁淋巴结,晚期可转移至左锁骨上淋巴结;癌细胞直接浸润累及胰周围器官和组织,如胃十二指肠、胆总管、腹腔神经丛;少数患者经血行转移至肝、肺、骨骼等处;也可发生腹腔种植转移。

三、临床表现

(一)上腹痛和上腹饱胀不适

是最常见的首发症状。早期由于胰管或胆管部分梗阻,胰管及胆道内压力增高,出现持续性且进行性加重的上腹钝痛、胀痛,可放射至腰背部。晚期癌浸润神经丛,疼痛加重,夜间尤甚,一般止痛药不能缓解。

（二）黄疸

是胰头癌最主要的症状和体征。黄疸一般呈进行性加重，可伴有瘙痒症。大便呈陶土色。

（三）消化道症状

如食欲减退、腹胀、消化不良、腹泻或便秘。部分患者可有恶心、呕吐。晚期癌肿侵及十二指肠或胃，可出现上消化道出血或梗阻。

（四）乏力和消瘦

患病初期即有乏力、消瘦体重下降。是由于饮食减少、消化不良、休息、睡眠不足和癌肿增加消耗等因素所致。

（五）肿块

是胰体癌的主要体征。患者因无黄疸，因此，上腹肿块是其唯一的体征。肿块坚硬，固定，有压痛。

四、辅助检查

（一）实验室检查

1. 血清生化检测　血、尿淀粉酶一过性升高；空腹或餐后血糖升高，糖耐量异常；胆道梗阻或出现肝转移时，血清总胆红素和直接胆红素升高，碱性磷酸酶升高，转氨酶会轻度升高，尿胆红素呈阳性。

2. 免疫学检测　血清癌胚抗原（CEA）、胰胚抗原（POA）、糖类抗原（CA19-9）等血清学标记物水平可升高。其中CA19-9是最常用的辅助诊断和随访项目。

（二）影像学检查

B超检查是本病的首选检查方法。可显示胰腺及壶腹部有增大肿块、胆管与胰管扩张、胆囊肿大等。CT所见与B超相同，对胰腺癌有较高的诊断价值。经皮肝穿刺胆管造影可了解胆总管下端狭窄部位和性质。ERCP可了解十二指肠乳头的改变。

1. B超检查　为本病的首选检查方法，可发现2cm以上的胰腺肿块，胆管、胰管扩张，胆囊增大。

2. CT　能清晰显示癌肿部位及与毗邻器官的关系，对胰腺癌诊断有重要价值。

3. 经镜逆行性胰胆管造影（ERCP）　可以直接观察十二指肠乳头部的病变，造影可以显示胆管和胰管狭窄或扩张，可进行活检，也能收集胰液作细胞学检查，对手术前诊断很有帮助。

五、治疗原则

手术切除仍是治疗胰腺癌的最主要方法。不能切除者行姑息性手术，辅以放疗或化疗。

（一）手术治疗

1. 胰头十二指肠切除术（Whipple手术）　适用于无远处转移的壶腹周围癌。切除范围包括胰头、远端胃、十二指肠、胆总管及部分空肠，同时清除周围淋巴结，再将胰、胆管和胃与空肠吻合，重建消化道。

2. 保留幽门的胰头十二指肠切除术（PPPD）　适用于幽门上下淋巴结无转移、十二指肠切缘无癌细胞残留的壶腹周围癌。其保留了胃的正常容量和生理功能，有利于改善术后营养状态。

3.姑息性手术　对不能手术切除或不能耐受手术的病人，可行内引流术，如胃-空肠或胆囊-空肠吻合术，以解除胆道梗阻；伴有十二指肠梗阻者可作胃-空肠吻合，以保证消化道通畅。

（二）辅助治疗

可在术前作区域性介入治疗、放疗，争取手术的机会。术后辅助性治疗有化疗、免疫治疗、中医治疗等。

六、护理评估

1.健康史及相关因素　了解病人的饮食习惯，是否长期高蛋白、高脂肪饮食；有无吸烟史及长期大量饮酒。既往有无其他疾病，如糖尿病、慢性胰腺炎；家族中有无肿瘤及病史。

2.身体状况　评估腹痛的部位、特点及药物镇痛效果；了解有无消瘦、乏力、上腹饱胀、食欲不振、腹泻等症状。观察黄疸的深度，是否伴有茶色尿、陶土色大便；有无体温升高、肝大、胆囊肿大、腹部肿块等体征。

3.辅助检查　了解血生化检查、免疫学检查结果，以判断病情和制定护理计划。

4.心理-社会状况　了解患者及家属对疾病、治疗方法、预后等知晓程度；有无焦虑、紧张等心理反应；了解家庭经济状况及社会支持程度等。

七、护理诊断

1.疼痛　与肿瘤所致胰管或胆总管梗阻、肿瘤侵犯腹腔神经丛等有关。

2.焦虑/恐惧　与担心预后、害怕死亡、疼痛等有关。

3.营养失调：低于机体需要量　与厌食、呕吐、消化不良及肿瘤消耗等有关。

4.潜在并发症　感染、胰瘘、胆瘘、出血、血糖异常等。

八、护理目标

1.患者疼痛缓解。

2.焦虑、恐惧减轻或消失。

3.营养状况得到维持或改善。

4.并发症能被及时发现，并得到有效处理。

九、护理措施

（一）手术前护理

1.心理护理　胰腺癌患者确诊时已处于中晚期，担心手术治疗效果，护士应根据病人对疾病及治疗的认知程度，给予针对性的指导，消除患者的疑虑，帮助患者配合治疗和护理。

2.改善营养　术前给高热量、高蛋白、富含维生素的低脂饮食，必要时给营养支持疗法。有黄疸者，补充维生素K，改善凝血功能。

3.监测血糖　遵医嘱应用胰岛素，控制血糖水平；并随时监测血糖的变化，以免发生低糖血。

4. 疼痛的护理 遵医嘱给予有效镇痛药,减轻疼痛,维持患者舒适状态。

5. 肠道准备 术前3天口服抗菌药抑制肠道细菌,术前2日给予流质饮食,术前晚清洁灌肠,预防吻合口感染。

（二）手术后护理

1. 严密观察腹部症状和体征 密切观察有无腹痛、腹胀、腹膜刺激征;腹部切口及引流管周围有无出血征象。

2. 维持水、电解质和酸碱平衡 胰腺癌手术时间长、范围广、切除器官多、创伤重,术后引流等造成体液丢失严重,易导致脱水、低钾、低钙等。术后准确记录出入量,按医嘱及时补充水、电解质,以维持体液平衡。

3. 饮食护理 术后禁食期间,静脉输注营养,胃管拔出后给予流质饮食,逐步过渡至普通饮食,应少量多餐,限制脂肪的摄入。

4. 引流管护理 妥善固定各引流管,保持引流通畅,观察和记录引流液的颜色、量、性质,为治疗和护理提供信息。

5. 预防感染 胰头十二指肠切除术手术大、范围广,消化道吻合口多,感染机会多,术后应遵医嘱合理应用抗生素,及时更换敷料和引流袋,严格遵循无菌操作原则。

6. 并发症的观察和护理

（1）术后出血:术后1~2天内的早期出血,多属手术创面活动性出血,表现为引流液呈血性,引流量较多;切口渗血;脉搏加快、血压下降等休克表现。术后1~2周发生的出血可因胰液、胆汁腐蚀以及感染所致,表现为呕血、便血、腹痛、腹膜刺激征,甚至休克。术后应严密观察生命体征及腹部体征;监测凝血功能,及时补充维生素K,应用止血药,预防出血倾向。

（2）胰瘘的预防与护理:胰瘘多发生于术后1周左右,表现为突发剧烈腹痛、腹胀、发热、腹腔引流管或腹壁切口流出清亮液体,引流液内淀粉酶增高。应予持续负压引流,保持引流通畅,静脉营养支持,用生长抑素抑制胰腺分泌。引流口周围皮肤涂抹氧化锌软膏予以保护。

（3）胆瘘的预防与护理:密切观察"T"管和腹腔引流管的引流量、颜色和性状。若术后5~10天,出现右上腹痛、发热、"T"管引流量突然减少,腹腔引流管或腹壁切口溢出胆汁样液体,应考虑胆瘘。保持引流通畅,加强营养支持,必要时手术。引流口周围皮肤涂氧化锌软膏予以保护。

十、健康教育

1. 疾病知识教育 戒烟,少量多餐,均衡饮食,忌食生冷、辛辣、油腻等刺激性强的食物。

2. 后续治疗指导 遵医嘱接受规范的放疗或化疗;放、化疗期间应定期复查血常规,防止白细胞过低;术后每3~6个月复查一次,若出现发热、贫血、消瘦、乏力等症状,及时就诊。

（李广霞）

复习思考题

患者，男性，60岁，进行性黄疸3个月，诊断为胰头癌，行胰、十二指肠切除术，术后第6天突然出现发热，全腹部剧烈疼痛，腹胀、腹肌紧张，腹腔引流液淀粉酶值升高，伤口局部流出清亮液体。请问：

1. 该患者最可能病情是什么？

2. 目前最合适的处理方法是什么？

第六章

大肠癌患者的护理

学习要点

1. 大肠癌的病因与病理类型。

2. 大肠癌的临床表现及治疗要点。

3. 大肠癌患者的护理。

大肠癌包括结肠癌和直肠癌,发生在齿状线至直肠与乙状结肠交界处之间的癌肿称直肠癌,发生在盲肠、升结肠、横结肠、降结肠、乙状结肠的癌肿称为结肠癌。好发于40~60岁人群,男性多于女性。在我国大肠癌的发病中,直肠癌为第一位,以手术治疗为主。

一、病因

一般认为与家族性结肠息肉病、结肠腺瘤、慢性溃疡性结肠炎、结肠血吸虫性肉芽肿等有关。高脂肪、高蛋白、低纤维素饮食习惯者发病率增高。

二、病理

(一)大体分型

1. 肿块型　癌肿腔内生长,呈菜花状,表面易溃破出血,感染和坏死。生长较慢,细胞分化较高,浸润性小,好发于右半结肠,尤其是盲肠。

2. 浸润型　癌肿常沿肠壁环状浸润,致肠狭窄或梗阻,细胞分化程度低,恶性程度高,转移较早,好发于左侧结肠。

3. 溃疡型　较多见。肿瘤向肠壁深层生长,并向四周浸润,易出血、感染或穿透肠壁。细胞分化程度低,恶性程度高,转移早,是结肠癌中最常见的类型。

(二)组织学分型

多是腺癌,其次是黏液癌、未分化癌、腺鳞癌。

(三)转移途径

1. 直接浸润　癌肿首先直接向肠管周围及向肠壁深层浸润生长,沿肠壁纵轴浸润发生较晚,估计癌肿浸润肠壁一圈需1~2年。直接浸润可穿透浆膜层侵入邻近脏器,如子宫、膀胱等,下段直肠癌由于缺乏浆膜层的屏障作用,易向四周浸润,侵入附近脏器,如前列腺、精囊腺、阴道、输尿管等。

2.淋巴转移　是主要的扩散途径。淋巴转移途径是决定直肠癌手术方式的依据。直肠癌向上转移至直肠上动脉、肠系膜下动脉及腹主动脉周围淋巴结,向下、向两侧转移至髂内淋巴结或腹股沟淋巴结。

3.血行转移　多见于肝,其次为肺、骨等。

4.种植转移　直肠癌种植转移的机会较小,上段直肠癌偶有种植转移发生。

(四)分期　Dukes 分期。

A 期:癌局限于肠壁,未突破浆膜层,又分为三期。

B 期:穿透肠壁,侵入浆膜或浆膜外组织,无淋巴结转移。

C 期:穿透肠壁,侵入浆膜或浆膜外组织,有淋巴结转移。

D 期:癌肿已远处转移或腹腔转移,或广泛侵及邻近脏器。

三、临床表现

(一)结肠癌

结肠癌由于病理类型和部位不同,临床表现也有区别。右半结肠癌以全身症状、贫血和腹部肿块等为主要表现。左半结肠癌则以肠梗阻、大便性质改变为主。

1.排便习惯及粪便性状的改变　常为最早出现的症状,多表现为排便次数增加、腹泻、便秘、粪便中带脓血或黏液。

2.腹痛　也是早期症状之一,常为持续性疼痛。

3.腹部肿块　较为坚硬,呈结节状,移动性差。

4.肠梗阻症状　一般属晚期症状,表现为腹痛、呕吐、腹胀、便秘等。

5.全身表现　癌症晚期可出现乏力、发热、贫血、体重降低、水肿等。

(二)直肠癌

1.排便习惯改变　患者便意频繁,便前肛门下坠感、里急后重、有排便不尽感,或有腹泻等。

2.排便性状改变　大便表面带血或黏液,严重者可出现脓血便。

3.肠壁狭窄症状　表现为大便变形、变细。随着癌肿增大可出现不全性肠梗阻症状。

4.转移症状　癌肿侵犯膀胱,可出现尿频、尿痛、血尿和排尿困难等;癌肿侵犯骶前神经,出现骶尾部持续性剧烈疼痛;肝转移时,可引起肝大、黄疸、腹水等。

四、辅助检查

1.大便隐血试验　是大肠癌的初筛手段,阳性者应做进一步检查。

2.直肠指诊　主要用于直肠癌检查,是诊断直肠癌最重要且简便易行的方法。也可用于其他癌肿发生腹腔种植转移患者的检查。

3.内镜检查　包括直肠镜、乙状结肠镜或电子结肠镜检查。在直视下观察病变部位及形态,同时可取活体组织进行病理检查。是诊断大肠癌最可靠的方法。

4.影像学检查　包括 X 线、B 超、CT 等检查。

5.血清癌胚抗原(CEA)测定　主要用于预测直肠癌的预后和监测复发。

五、治疗原则

结肠、直肠癌的治疗是以手术为主的综合性治疗。

（一）手术治疗

1. 结肠癌根治术常用术式　右半结肠切除术、左半结肠切除术、横结肠切除术。

2. 直肠癌根治术常用术式　经腹直肠癌切除术（Dixon 手术），主要适用癌肿距齿状线 5cm 以上的患者，经腹切除乙状结肠和直肠大部分，保留正常肛门。经腹会阴联合直肠癌根治术（Miles 手术），适用于癌肿位于齿状线 5cm 以下的患者，切除乙状结肠、全部直肠、肛管及肛门周围 5cm 直径的皮肤和组织，于左下腹部行永久性结肠造口。经腹直肠癌切除，近端造口，远端封闭术（Hartmann 手术），适用于全身情况差，无法耐受 Miles 手术或因急性肠梗阻不宜行 Dixon 手术的患者。

3. 姑息性手术　适用于不能根治的晚期病例，包括短路手术或结肠造瘘术等，以缓解症状，提高生命质量和延长患者生存时间。

（二）化学药物治疗

化学药物治疗作为辅助治疗有一定疗效。常用氟尿嘧啶、丝裂霉素等。也可多种化疗药物联合应用，具有提高疗效，降低毒性，减少或延缓耐药性出现。

（三）其他治疗

中医中药、免疫治疗、靶向治疗、基因治疗、局部治疗等。

六、护理评估

1. 健康史及相关因素　了解病人年龄、性别、饮食习惯，既往是否患过结、直肠慢性炎性疾病，结、直肠腺瘤；以及手术治疗史。有无家族性结肠息肉病，家族中有无患大肠癌或其他恶性肿瘤者。

2. 身体状况　了解疾病的性质、发展程度、重要器官状态及营养状况等。病人是否有大便习惯和粪便形状的改变；是否有大便表面带血及黏液或脓血便；是否有腹痛、腹胀、肠鸣音亢进等症状；腹部是否有肿块等。病人有无贫血、消瘦、乏力、低热、恶病质等症状；有无腹水、肝大、黄疸等肝转移的症状。大便潜血试验、直肠指诊、内镜检查、影像学检查及 CEA 测定等结果是否阳性。术后评估病人实施手术方式、麻醉方式、术中情况、术后恢复情况、并发症及预后的情况。

3. 辅助检查　了解各项检查结果，以助判断病情和制定护理计划。

4. 心理 - 社会状况　病人和家属是否了解疾病和手术治疗的相关知识；病人及家属对有关结肠、直肠癌的健康教育内容了解和掌握程度等。病人和家属是否接受手术及手术可能导致的并发症；了解病人和家属的焦虑和恐惧程度及进一步治疗的经济承受能力。

七、护理诊断

1. 焦虑 / 恐惧　与癌症、手术及担心造口影响生活、工作等有关。
2. 营养失调：低于机体需要量，与癌症消耗有关。
3. 自我形象紊乱　与结肠造口的建立和排便方式改变有关。
4. 潜在并发症　出血、感染、吻合口瘘、造口缺血坏死或狭窄等。

八、护理目标

1. 患者情绪稳定。

2. 营养状况得到改善。

3. 患者能够正视术后造口，对生活建立信心。

4. 术后并发症得到有效预防和处理。

九、护理措施

（一）术前护理

1. 心理护理　应了解病人的心理状况，有计划地向病人介绍手术方案和手术治疗的必要性，介绍结肠造口术的知识。增强病人对治疗的信心，使病人能更好地配合手术治疗和护理，同时也应取得病人家属的配合和支持。

2. 维持足够的营养　术前给高蛋白、高热量、高维生素易消化的少渣饮食。纠正贫血和低蛋白血症，提高病人对手术的耐受力，利于术后康复。

3. 肠道准备　其目的是使肠道内的粪便排空，减少肠道细菌数量，防止腹腔和切口感染。

（1）传统肠道准备法：术前 3 日少渣半流，术前 2 日流质饮食；术前 3 日，番泻叶泡茶饮，每日上午一次，手术前 2 日晚肥皂水灌肠 1 次，手术前 1 日晚肥皂水清洁灌肠；术前 3 日口服肠道不吸收的抗生素，减少肠道细菌，预防吻合口感染。使用肠道杀菌药时，抑制了大肠杆菌的生长，使维生素的合成减少，因此需同时补充维生素 K。

（2）口服甘露醇肠道准备法：术前 1 天午餐后 0.5～2 小时内口服 5%～10% 的甘露醇 1500ml，甘露醇为高渗性，口服后可吸收肠壁水分，可促进肠蠕动，起到有效腹泻、清洁肠道效果。甘露醇在肠道中可被细菌酵解，产生易爆气体，手术中使用电刀时可能引起爆炸，不宜采用甘露醇进行肠道准备；肠梗阻、年老体弱及心肾功能不全者禁用。

（3）全肠道灌洗法：目前临床多主张采用此法，于术前 12～14 小时开始口服 37℃左右等渗平衡电解质液（用氯化钠、碳酸氢钠、氯化钾配制），引起容量性腹泻，以达到彻底清洗肠道的目的，一般灌洗全过程需 3～4 小时，灌洗液量不少于 6000ml。灌洗液中也可加入抗菌药物。年老体弱，心、肾等重要脏器功能障碍和肠梗阻者，不宜选用。

4. 肛门坐浴与阴道冲洗　直肠癌患者术前 2 日晚用 1∶5000 高锰酸钾溶液肛门坐浴；女患者若肿瘤侵犯阴道后壁，术前 3 日每晚需冲洗阴道。

（二）术后护理

1. 病情观察　术后动态观察生命体征并记录，直至血压平稳。观察手术切口有无渗血和感染；观察腹部情况，注意肠梗阻发生。

2. 饮食　禁食，胃肠减压期间，静脉补充水、电解质和维生素。胃肠功能恢复或肠造口开放后进流质，逐步过渡至半流质、软食、普食。应选择高热量、高蛋白、丰富维生素的易消化少渣饮食。

3. 尿管护理　直肠癌根治术易损伤骶部神经或造成膀胱后倾而致尿潴留。故术后均需放置导尿管，遵循留置尿管常规护理。术后 5～7 天开始训练膀胱收缩排尿功能，即夹管 3～4 小时或患者有尿意时开放 1 次。

4．会阴部切口护理　保持会阴部切口敷料清洁干燥，如被污染或血液浸湿，应及时更换；术后4～7天开始用1∶5000高锰酸钾溶液坐浴，每天2次，防止会阴部切口感染，以促进愈合。

5．引流管护理　保持腹腔引流管、骶前引流管通畅，妥善固定，避免扭曲、受压、堵塞或脱落，观察并记录引流液量和性状，及时更换引流管周围敷料，保持清洁、干燥。骶前引流管一般术后5～7天，无引流量，颜色淡，可拔管。

6．结肠造口的护理　结肠造口是将近端结肠管固定于腹壁下，粪便由此排出，故又称人工肛门。护理时应注意以下几方面：

（1）造口开放前护理：肠造口周围用凡士林或生理盐水纱布保护；及时清理肠管分泌物或渗液；观察造口肠黏膜颜色，注意有无感染或坏死；肠造口有无回缩、水肿或狭窄。

（2）保护腹部切口：结肠造口一般于术后2～3日待肠蠕动恢复后开放。造口开放早期，粪便稀薄，次数多，病人应取左侧卧位，并用塑料薄膜将腹部切口与造口隔开，防止粪便污染腹部切口，导致切口感染。

（3）保护肠造口周围皮肤：保持造口周围皮肤清洁、干燥，及时用中性肥皂或0.5%洗必泰棉球清洁造口周围皮肤，并涂以复方氧化锌软膏，防止皮肤受损造成皮炎或皮肤糜烂。

（4）正确使用造口袋：选择袋口合适造口袋，袋囊向下，造口袋内充满三分之一排泄物时，应及时更换造口袋。

（5）饮食指导：告知病人注意饮食卫生，防止腹泻；忌食生冷、产气、辛辣刺激性食物；多吃蔬菜、水果，防止便秘。如进食后3天未排便，或因粪块堵塞发生便秘，可将导尿管自造口插入，一般不超过10cm，用液体石蜡或肥皂水灌肠，压力不能过大，以防肠穿孔。

（6）造口狭窄护理：术后1周开始扩张造口，每周2次，每次5～10分钟，持续3个月。操作时指套上涂抹石蜡油，手指沿肠腔方向逐渐深入，动作宜轻柔，以免损伤造口或肠管。

（7）指导患者及家属参与造口护理，提高患者自护能力。

7．并发症观察及护理

（1）吻合口瘘：术前肠道准备不充分、患者营养状况差、吻合口缝合过紧影响血供等导致吻合口瘘。术后7～10天内不宜灌肠，以免影响吻合口愈合。增加营养，以高蛋白、高热量、富含维生素的易消化食物为主。观察有无腹痛、或腹膜刺激征等吻合口瘘症状和体征，一旦发生，应立即禁食，胃肠减压，应用抗生素，肠外营养支持和盆腔灌洗引流。

（2）切口感染：术后应用抗生素，保持切口周围清洁、干燥、及时更换敷料；会阴部切口可于术后4～7天用1∶5000高锰酸钾溶液温水坐浴，每日2次；观察体温变化及切口有无感染征象，发生感染，及早开放伤口，彻底清创。

十、健康教育

1．社区宣教　警惕癌前病变，多进高纤维、高维生素饮食，减少动物性脂肪摄入量。

2. 饮食调整　注意饮食卫生,防止腹泻,忌食生冷、产气、辛辣刺激性食物,多吃蔬菜、水果,防止便秘。

3. 造口灌洗　指导患者正确进行结肠造口灌洗,训练有规律的肠道蠕动,养成定时排便的习惯。

4. 复查　每3～6个月门诊复查一次。有造口狭窄征象者及时到医院就诊;化疗、放疗者定期检查血常规。

（李广霞）

复习思考题

某患者,女性,56岁,黏液血便3个月,每日排便3～5次,伴肛门坠胀,偶感下腹胀、排气或排便后可缓解,体重减轻约5kg。查体:体形消瘦、贫血貌,腹稍胀,无明显压痛,未扪及包块;肛门指检:肛门口较松弛,距肛缘3cm处触及高低不平硬块,肠腔狭窄,指套染血迹。请问:

1. 病人可能的诊断是什么?

2. 诊断此病的最有效、可靠的方法是什么?

3. 若需手术治疗,何种手术方式最适宜?

第七章

泌尿系肿瘤患者的护理

学习要点

1. 肾癌、膀胱癌的病因、分类和转移途径。
2. 肾癌、膀胱癌的临床表现、辅助检查和治疗原则。
3. 肾癌、膀胱癌患者护理问题、护理措施。

第一节　常见泌尿系肿瘤

一、肾癌

肾癌是最常见的肾实质恶性肿瘤,高发年龄为 50~70 岁,男女之比约为 2:1。起源于肾实质泌尿小管上皮系统的恶性肿瘤,也称为肾细胞癌。

（一）病因

肾癌的发病原因尚不清楚。研究认为通过肾脏排泄的化学致癌物质可诱发肾癌;吸烟、激素、放射线、病毒感染、长期服用镇痛药与肾癌相关;目前认为还与环境污染、职业暴露、染色体畸形、抑癌基因缺失等有关。

（二）病理

肾癌常累及一侧肾,多单发,来源于肾小管上皮细胞。瘤体多数为类圆形的实质性肿瘤,外有假包膜,切面呈黄色,可有出血、坏死和钙化,少数患者为囊状结构。其组织学分型有 3 种基本细胞类型,即透明细胞、颗粒细胞和梭形细胞。临床上以透明细胞癌最多见,约半数以上肾癌同时可见颗粒细胞和梭形细胞,梭形细胞较多的肾癌恶性程度高,预后差。

肾癌生长迅速,癌细胞栓子可在肾静脉、下腔静脉内形成癌栓;经血液和淋巴两条途径转移;最常见的转移部位是肺,其他为肝、脑、骨骼、肾上腺等;淋巴转移最先到肾蒂淋巴结。

（三）临床表现

1. 肾癌三联征　约15%的晚期肾癌患者可同时出现血尿、肿块、疼痛,称为肾癌三联征。①间歇无痛性全程肉眼血尿常是病人就诊的初发症状,表明肿瘤已侵及肾盏、肾盂；②疼痛常为腰部钝痛或隐痛，出血严重时偶可因血块梗阻输尿管引起绞痛；③肿块较大时，可在肋缘下触及包块，质地较硬，表面不平。

2. 肾外表现　常见有发热、高血压、血沉增快、高钙血症、高血糖、红细胞增多、肝功能异常、消瘦、贫血、体重减轻及恶病质等，10%～40% 的肾癌患者可出现肾外表现。

（四）辅助检查

1. B 型超声检查　能检出 1cm 以上的肿瘤，且能分辨是囊性还是实性，简单易行、无创伤性检查，目前已作为一种普查肾肿瘤的方法。

2. X 线检查　泌尿系统平片可见肾外形增大，不规则，偶有钙化影；静脉尿路造影能显示肾盏、肾盂因肿瘤挤压或侵犯，出现变形、移位或充盈缺损，并能了解双肾功能。

3. CT、MRI　可明确肿瘤大小、部位、肾门情况、肿瘤与肾周围组织的关系、局部淋巴结等，有助于肿瘤的分期和手术方式的确定，目前已列为肾癌术前的常规检查。MRI 是继 CT 后的又一新的诊断技术，其准确性与 CT 相仿，但在显示邻近器官有无受侵犯，肾静脉或下腔静脉内有无癌栓，其效果则明显优于 CT。

4. 肾动脉造影　可显示肿瘤新生血管，也可同时进行肾动脉栓塞，能减少术中出血，降低手术难度。

（五）治疗原则

根治性肾切除术是肾癌最主要的治疗方法。手术切除范围包括患肾、肾周筋膜、脂肪及肾门淋巴结。目前肾癌直径小于 3cm 者，可行保留肾组织的局部切除术，手术前后辅以放疗、化疗，免疫治疗等提高疗效。

二、膀胱癌

膀胱癌是泌尿系最常见肿瘤，高发病年龄在 50～70 岁，男女之比约为 4∶1，大多数患者的肿瘤仅局限于膀胱。

（一）病因

病因尚不明确，一般认为与以下因素有关。①吸烟是常见因素，约 1/3 膀胱癌与吸烟有关；②职业接触染料、橡胶、油漆人群，长期接触含苯环类致癌物质；③长期、大量服用镇痛药非那西丁、内源性色氨酸的代谢异常；④膀胱慢性感染及异物刺激等。

（二）病理

1. 组织类型　95% 以上来源于上皮细胞，大多数为移行细胞乳头状癌，鳞状细胞癌和腺癌较少见。近 1/3 的膀胱癌为多发性肿瘤，膀胱肿瘤主要分布于膀胱侧壁和后壁，其次是膀胱三角区和顶部。

2. 分化程度　根据肿瘤大小、形态、核改变和分裂象等将细胞分化程度分为三级，一级为高分化乳头状癌，低度恶性；二级为中分化乳头状癌，中度恶性；三级为低分化乳头状癌，属高度恶性。

3. 生长方式　分为原位癌、乳头状癌和浸润性癌。原位癌局限在黏膜内，无乳头也无浸润基底膜现象。移行细胞癌多为乳头状，低分化者常有浸润。鳞癌和腺癌常有浸润。

4. 浸润深度　多采用 TNM 分期。T_{is} 原位癌；T_a 无浸润的乳头状癌；T_1 浸润黏膜固有层；T_2 浸润肌层，又分为 T_{2a} 浸润浅肌层（肌层内 1/2），T_{2b} 浸润深肌层；T_3 浸润膀胱周围脂肪组织，分为 T_{3a} 显微镜下可见肿瘤侵犯膀胱周围组织，T_{3b} 肉眼发现肿瘤侵犯膀胱周围组织；T_4 浸润前列腺、子宫、阴道及盆壁等邻近器官。临床上常将 T_{is}、T_a、T_1 期肿瘤称为表浅膀胱癌。

5. 转移途径　淋巴转移是最主要的转移途径，主要转移至盆腔淋巴结；血行转移多在晚期，主要转移至肝、肺、骨和皮肤等处。

（三）临床表现

1. 血尿　血尿是膀胱癌最常见和最早出现的症状。表现为间歇性肉眼血尿，常能自行停止或减轻。血尿程度与肿瘤大小、数目、恶性程度可不完全一致。

2. 膀胱刺激症状　尿频、尿急、尿痛，多为膀胱癌的晚期表现。常因肿瘤坏死、溃疡、合并炎症以及形成感染所致。

3. 排尿困难　肿瘤侵及或阻塞膀胱出口可发生排尿困难或尿潴留。

4. 其他表现　膀胱癌晚期，肿瘤侵犯膀胱周围组织或盆腔时，出现下腹部及会阴部疼痛、下腹部肿块，可伴有下肢水肿、消瘦、乏力、发热、贫血、肾积水等表现。

（四）辅助检查

1. 实验室检查　尿常规和尿脱落细胞学检查，可用于血尿患者的初步筛选。

2. 影像学检查　B超可显示 1.5cm 以上的膀胱肿瘤，经尿道超声检查可显示肿瘤侵及范围和深度。CT、MRI 能显示肿瘤的大小、位置，还能观察到肿瘤与膀胱壁的关系。

3. 膀胱镜检查　是诊断膀胱癌最直接、最重要的方法。可直接看到肿瘤生长的部位、大小、数目，并可根据肿瘤表面形态，初步估计其恶性程度，并进行活检以明确诊断。

（五）治疗原则

1. 手术治疗　膀胱肿瘤治疗以手术切除为主。手术方法有经尿道膀胱肿瘤切除术、膀胱部分切除术、根治性膀胱全切术。

2. 辅助治疗　全身化疗多用于有转移的晚期患者，可选用甲氨蝶呤、长春新碱、阿霉素、顺铂及氟尿嘧啶等；保留膀胱的患者，术后经膀胱内灌注卡介苗或丝裂霉素等，对预防肿瘤复发有明显疗效。每周灌注 1 次，8 次后改为每月 1 次，共 1～2 年。放射治疗，其治疗效果尚无定论。

三、前列腺癌

（一）病因

前列腺癌病因尚不明确，可能与以下因素相关。年龄是前列腺癌主要的危险因素，临床统计前列腺癌的发病率随年龄增长而增高，多发生于 50 岁以上的男性。遗传与人种，前列腺癌患者有家族史，前列腺癌在非洲裔美国人中的发病率最高，其次是西班牙人和美国白种人，而非洲黑种人前列腺癌的发生率在世界范围内是最低的。饮食，经常食用高动物脂肪食物的男性也是前列腺癌的易发人群，因为这些食物中含有较多的饱和脂肪酸。性激素，体内雄激素水平高也是前列腺癌的可能诱因之一，雄激素可以促进前列腺癌的生长。

（二）病理

95% 前列腺癌为腺癌，其余 5% 中，90% 是移行细胞癌，10% 为神经内分泌癌和肉瘤。较常见转移途径是淋巴转移和血行转移。

（三）临床表现

早期前列腺癌一般多无明显症状；进展期因肿瘤生长挤压尿道、侵犯膀胱颈部或三角区，患者有下尿路梗阻的症状，如尿频、尿急、尿流缓慢或中断、排尿不尽，严重时导致尿潴留。晚期可出现下肢水肿、淋巴结肿大、贫血、骨骼疼痛、病理性骨折等表现。

（四）辅助检查

1. 实验室检查　①血清前列腺特异性抗原（PSA），正常男性血清前列腺特异性抗原浓度应 PSA < 4.0ng/ml，升高时应考虑前列腺癌。②血清酸性磷酸酶升高与前列腺癌转移有关，但缺乏特异性。

2. 直肠指诊　可触及前列腺结节，质地坚硬。

3. B超检查　B型超声检查能够对前列腺癌进行较可靠的分期，也能观察到前列腺周围的肿瘤浸润情况。

4. 前列腺穿刺活检　超声引导下经直肠或会阴行前列腺穿刺活检，可确诊。

（五）治疗原则

1. 根治性前列腺切除术　T_{1b}、T_2 期（局限在包膜以内）的前列腺癌最佳的治疗方法是根治性前列腺切除。

2. 去势治疗　T_3、T_4 期可行睾丸切除术、配合抗雄激素制剂治疗。

第二节　泌尿系肿瘤患者护理

一、护理评估

1. 健康史及相关因素　了解患者的年龄、性别、职业，有无长期接触致癌物质；有无诱发肿瘤的相关因素；有无其他疾病史。

2. 身体状况　了解患者血尿程度、排尿型态、肿瘤的位置、大小、对周围组织浸润程度、癌细胞分化程度，以及重要器官功能状况和手术耐受性等情况。

3. 辅助检查　了解各项检查的结果，以助判断病情和制定护理计划。

4. 心理 - 社会状况　了解患者及家属对病情、拟采取的手术方式、术后并发症、排尿型态改变的认知程度，心理和家庭经济承受能力。

二、护理诊断

1. 焦虑 / 恐惧　与担心癌症预后等有关。

2. 排尿异常　与肿瘤浸润，血块阻塞、刺激有关。

3. 疼痛　与肿瘤压迫、浸润周围组织有关。

4. 自我形象紊乱　与膀胱全切术后尿流改道有关。

5. 潜在并发症　术后出血、感染。

三、护理目标

1. 患者情绪稳定，能和医护人员积极配合。

2. 排尿功能逐渐恢复。

3. 疼痛消失或明显减轻。

4. 患者对疾病及相关手术认知程度提高,能接受手术治疗后现状。

5. 未发生并发症或得到及时处理。

四、护理措施

(一)术前护理

1. **心理护理** 根据病人对疾病及治疗的认知程度,给予针对性的指导,消除患者的疑虑,其主动配合治疗和护理。

2. **疼痛护理** 按三级镇痛原则给予镇痛药物,观察镇痛效果和不良反应。

3. **病情观察** 观察尿液颜色、性状,血尿程度;记录尿量,观察膀胱刺激征有无缓解,有无排尿困难,并遵医嘱给予处理。

4. **肠道准备** 膀胱癌患者行回肠代膀胱术者,术前进行肠道准备。女患者术前3天冲洗阴道,每天2次。

(二)术后护理

1. **肾癌术后护理**

(1)卧位与休息:患者麻醉清醒,血压平稳后,可取半卧位;肾全切术后一般需卧床3~5天,肾部分切除术后需卧床1~2周,避免过早下床活动引起出血。

(2)病情观察:密切观察生命体征变化,观察尿量,记录24小时出入量,了解肾功能。

(3)术后并发症观察与护理:①术后出血:密切观察生命体征变化,若腹腔引流管引流量多,同时伴有脉搏增快、血压下降等;应立即通知医师,遵医嘱给予止血药物、加快输液速度、输血等处理,必要时积极做好手术止血准备。②防治感染:保持切口敷料清洁、干燥;遵医嘱给予抗生素;观察切口,一旦出现感染征象,报告医师并处理。

2. **膀胱癌术后护理**

(1)回肠代膀胱术后护理:术后持续胃肠减压,观察有无肠梗阻或腹膜炎表现等。标记输尿管支架引流管,回肠代膀胱引流管,腹腔引流管。保持引流通畅,分别记录各管引流液颜色、量和性状,以了解双肾及回肠代膀胱功能,以及有无腹腔出血等。代膀胱内留置的乳胶管一般术后1周拔除;输尿管支架引流管和回肠代膀胱引流管,一般术后2周左右拔管;腹腔引流管一般术后3~4天拔管。注意保护回肠造口周围皮肤,每日消毒一次,并涂抹氧化锌软膏,选用两个合适的造口尿袋交替使用,当患者起床活动时将尿袋固定在大腿上。

(2)膀胱灌注化疗的护理:病情允许,术后早期进行,每周1次,共6次,以后每月1次,持续两年。灌注前4小时禁饮水,排空膀胱;无菌操作下置入导尿管,再将用蒸馏水或等渗盐水稀释的化疗药经导尿管缓慢注入膀胱内,协助患者每15~30分钟变换一次体位,分别取俯、仰、左、右侧卧位,药物保留1~2小时后排出;灌注后嘱患者多饮水,起到生理性膀胱冲洗的作用。

3. **前列腺癌患者的护理** 同良性前列腺增生患者护理。

五、健康教育

(一)疾病知识教育

1. 从事染料、塑料制品、橡胶皮革、油漆及有机化学加工等职业的人员,应做好劳动保护,避免直接接触有害物质。

2. 戒烟、减少咖啡饮用量、慎用镇痛药非那西丁和环磷酰胺等药物。

3. 对尿流改道的患者,教会其护理的方法;

4. 膀胱癌部分切除患者,术后做膀胱内灌注化疗,并告知膀胱癌患者,术后3年内应定期复查。

（二）后续治疗指导

告知患者接受规范的化疗;化疗期间应定期复查血常规,防止白细胞过低,若出现发热、贫血、消瘦、乏力等症状,及时就诊。

（李广霞）

 复习思考题

扫一扫
测一测

男性患者,60岁,20岁以来每天吸烟2包,近两年来出现膀胱刺激征,间断性肉眼血尿,并逐渐加重,抗生素治疗效果不佳,目前每天排尿次数增多,且为终末血尿。请问:

1. 最可能的诊断是什么?

2. 为明确诊断首选什么检查方法?

3. 根据案例资料,患者术前、术后主要护理诊断有哪些?

课件
08章PPT

第八章

骨肉瘤患者的护理

扫一扫
知重点

 学习要点

1. 骨肉瘤的临床表现、辅助检查和治疗原则。
2. 骨肉瘤患者护理问题、护理措施。

骨肉瘤是最常见的原发性恶性骨肿瘤，发病年龄以 20～40 岁年轻人多见。好发于生长活跃的长管状骨的干骺端，股骨远端、胫骨近端是常见发病部位。组织学特点是瘤细胞直接形成骨样组织或未成熟骨，故又称成骨肉瘤。可累及骨膜、骨皮质及骨髓腔，恶性程度高，预后差。

一、临床表现

主要症状为局部疼痛，多为持续性，逐渐加剧，夜间尤重，局部有肿块并伴邻近关节活动受限。局部检查可有病变部位的压痛、皮温升高、浅静脉怒张。溶骨性骨肉瘤因侵蚀骨皮质可导致病理性骨折。肺转移发生率较高。

二、辅助检查

（一）实验室检查

瘤体过大、分化差、有转移者血沉可增快；45%～50% 的病人碱性磷酸酶增高，但无特异性。

（二）影像学检查

1. **X 线检查**　病变部位骨质破坏，呈浸润性，边界不清，病变区可有排列不齐、结构紊乱的肿瘤骨。肿瘤可以使骨膜突起，形成骨膜下三角形新骨，形成的反应骨和肿瘤骨呈日光放射状，即影像学中的"日光射线"现象；肿瘤将骨膜顶起，骨膜下产生新骨，呈现出三角形的骨膜反应阴影。

2. **CT、MRI 检查**　可明确骨肉瘤的部位、病灶范围、邻近结构的关系以及骨骼外转移的情况。

三、治疗原则

以手术为主的综合治疗。治疗措施是术前进行3～8周化疗,然后根据肿瘤浸润范围做根治性瘤段切除、灭活再植或置入假体的保肢手术,无保留价值者行截肢术。术后继续化疗。

四、护理评估

1. **健康史及相关因素** 了解病人的年龄、性别、职业环境,有无放射线接触史;有无外伤、骨折史;既往有无肿瘤病史、手术治疗史;有无其他系统疾病,家族中有无肿瘤患者。

2. **身体状况** ①局部评估:局部有无压痛、皮温增高、浅静脉怒张、肿胀、畸形、关节活动受限;疼痛程度,是否影响休息与活动。②全身评估:有无消瘦、贫血、体重下降、营养不良等恶病质表现。③重要脏器的功能状态,估计病人对手术治疗的耐受力。

3. **辅助检查** 了解实验室检查、影像学检查、各重要器官功能检查结果,以判断病情和制定护理计划。

4. **心理 - 社会状况** 评估病人对疾病的预后、采取的手术、化疗方案及术后康复知识的了解程度;评估病人对手术及其术后并发症、自我形象紊乱等的心理承受能力;评估病人对术后肢体外观改变和缺失能否承受,对术后化疗和功能锻炼是否有足够的心理准备;评估家属对疾病及其治疗方法、预后的认知程度及心理承受能力,家庭对治疗的经济承受能力。

五、护理诊断

1. 焦虑 / 恐惧 与肢体功能丧失和担心手术及预后有关。
2. 疼痛 与肿瘤浸润或压迫周围组织、病理性骨折、手术创伤、术后幻肢痛有关。
3. 躯体移动障碍 与患肢疼痛、肿胀、肢体功能受损及制动等有关。
4. 自我形象紊乱 与截肢和化疗引起的副作用有关。

六、护理目标

1. 患者焦虑、恐惧减轻,情绪稳定,能配合治疗。
2. 患者自述疼痛缓解或减轻。
3. 患者肢体的活动功能得到最大限度的康复。
4. 患者能够适应自我肢体改变。

七、护理措施

(一)术前护理

1. **心理护理** 根据病人对疾病及治疗的认知程度,给予针对性的指导,消除患者的疑虑,帮助患者认识手术治疗的必要性和治疗效果。对于拟行截肢术的患者,应给予精神上的支持,与患者讨论术后可能出现的问题及可能的解决方案,使患者在心理上有一定的准备。

2. **疼痛护理**　按三级镇痛原则给予镇痛药物,观察镇痛效果和不良反应。

(二)术后护理

1. **体位**　术后24~48小时应抬高患肢,预防水肿。下肢截肢者,每3~4小时俯卧20~30分钟,并将残肢以枕头支托,压迫向下;仰卧位时,不可抬高患肢。大腿截肢后应防止髋关节屈曲、外展挛缩;小腿截肢后应要避免膝关节屈曲挛缩。

2. **病情观察**　观察肢体残端切口渗血、引流情况,渗血较多者可用棉垫加弹性绷带加压包扎,如创口出血量大,立即在肢体近侧扎止血带,并报告医师,及时处理。观察患肢颜色、温度、感觉有无异常。术后3~5天观察肢体残端有无水肿、水疱、皮肤坏死、感染征象。

3. **幻肢痛的护理**　截肢患者术后感到已切除的肢体仍然疼痛或有其他异常感觉,称为幻肢痛。疼痛多为持续性,尤以夜间为甚,属精神因素性疼痛。引导病人注视残肢,承认并接受截肢的事实。可对残肢端热敷,加强残肢运动,感到疼痛时,让病人自己轻轻叩击残肢端,从空间和距离的确认中慢慢消除患肢感,从而消除幻肢痛的主观感觉。必要时可使用镇静剂、止痛剂。对长期的顽固性疼痛可行神经阻断术。

4. **残肢功能锻炼**　每日用弹性绷带反复包扎,均匀压迫残端,促进软组织收缩;残端按摩、拍打及蹬踩,增加残端的负重能力。为了增强肌力、保持关节的活动范围,教会患者使用拐杖、助行器、轮椅等协助活动。对术后骨缺损大、人工假体置换术或异体骨植入术后病人,注意保护患肢,功能锻炼要循序渐进,开始站立或练习时应在床旁保护,防止跌倒。

5. **心理护理**　截肢或关节离断术后,患者身体外观发生变化,可出现"创伤性精神病",要理解患者的烦躁、易怒行为,要有专人护理,防止发生意外。鼓励家属多关心病人,给予其心理和精神上的支持。指导病人仪表修饰,积极参加社会活动,逐渐恢复正常生活,最终通过自我调节,正确面对现实,积极融入社会。

八、健康教育

1. **促进身心健康**　指导病人应保持情绪稳定,避免消极心理,积极乐观面对生活,树立战胜疾病的信心。

2. **提高生活质量**　讲解保证营养摄入和增强抵抗力的重要性。消除病人对疼痛的恐惧,引导病人从身体和精神的紧张中解脱出来,合理使用药物镇痛或其他综合镇痛法,以减轻或消除疼痛。

3. **功能锻炼**　根据病人情况制定康复锻炼计划,指导病人进行各种形式的力所能及的功能锻炼,恢复和调节肢体的适应能力。指导病人正确使用各种助行器,最大程度促进和提高病人的生活自理能力。

4. **定期复诊**　规范化疗,定期复诊、发现异常,随时就诊。

(李广霞)

 复习思考题

患者,女性,19岁,右股骨下端疼痛3个月,夜间加重。检查见右股下端偏内侧局限性隆起,皮温略高,皮肤浅静脉怒张,明显压痛,膝关节运动受限。X线片是股骨下端溶骨性破坏，可见 Codman 三角。请问：

    1. 该患者可能的诊断是什么？

    2. 该患者目前主要护理诊断是什么？

第九章

颅内肿瘤患者的护理

 学习要点

1. 颅内肿瘤的分类和常见部位。
2. 颅内肿瘤的临床表现、治疗要点。
3. 颅内肿瘤患者护理诊断与护理措施。

第一节 概 述

颅内肿瘤又称脑瘤,是指颅内占位性新生物。包括原发性和继发性两大类。原发性颅内肿瘤起源于颅内各种组织,继发性颅内肿瘤系身体其他部位恶性肿瘤的转移性病变。颅内肿瘤可发生在任何年龄,以 20～50 岁为多。发病部位以大脑半球最多,其次是鞍区、小脑脑桥角、小脑等部位。颅内肿瘤约半数为恶性肿瘤,无论是良性还是恶性,随着肿瘤增大而破坏或压迫脑组织,并使颅内压增高,甚至造成脑疝而危及病人生命。

一、病因

颅内肿瘤的发病原因至今尚不完全清楚。可能与遗传因素、理化因素以及生物因素有关。

二、分类

(一)神经胶质瘤

来源于神经上皮,是颅内最常见的恶性肿瘤,约占颅内肿瘤的 40%～50%。其中,多形性胶质母细胞瘤恶性程度最高,病情进展快,对放、化疗均不敏感;髓母细胞瘤也为高度恶性,好发于 2～10 岁儿童,多位于后颅窝中线部位,对放射治疗敏感;少突胶质细胞瘤占胶质瘤的 7%,生长较慢,分界较清,可手术切除,但术后往往复发,需放疗及化疗;室管膜瘤约占 12%,术后需放疗和化疗;星形细胞瘤是胶质瘤中最常见的,占 40%,恶性程度较低,生长缓慢,呈实质性者与周围组织分界不清,常不能彻底切除,术后易复发,囊性者常分界清楚,若切除彻底可望根治。

（二）脑膜瘤

约占颅内肿瘤的 20%，良性居多，生长缓慢。多位于大脑半球矢状窦旁，邻近的颅骨有增生或被侵蚀的迹象。彻底切除，可预防复发。

（三）垂体腺瘤

来源于腺垂体的良性肿瘤。手术摘除是首选的治疗方法。

（四）听神经瘤

发生于第Ⅷ脑神经前庭支，位于小脑脑桥角内，约占颅内肿瘤的 10%，良性。治疗以手术切除为主；直径小于 3cm 者可用伽玛刀治疗。

（五）颅咽管瘤

属良性肿瘤，大多为囊性，多位于鞍上区，约占颅内肿瘤的 5%，多见于儿童及青少年。以手术切除为主。

（六）转移性肿瘤

多位于幕上脑组织内，多来自肺、乳、甲状腺、消化道等部位的恶性肿瘤。

三、临床表现

颅内肿瘤因病理性质、类型和所在部位不同，有不同的临床表现，但颅内压增高和局灶症状是其共同的表现。

（一）颅内压增高的症状和体征

约 90% 以上的病人可出现颅内压增高症状和体征，通常呈慢性、进行性加重过程，若未得到及时治疗，重者可引起脑疝，轻者可引发视神经萎缩，约 80% 病人可发生视力减退。

（二）局灶症状与体征

局灶症状是指脑瘤引起的局部神经功能紊乱，是由于肿瘤刺激、压迫或破坏脑组织或脑神经，使其功能受到损害所致。不同部位的脑肿瘤所产生的局灶性症状和体征是不同的。

1. 大脑半球肿瘤　精神症状，癫痫发作，感觉障碍，运动障碍，视野损害，失语症等。

2. 鞍区肿瘤　典型表现为内分泌功能紊乱和视力、视野改变。

3. 松果体肿瘤　易引起脑脊液循环障碍，颅内压增高出现早，发生在儿童期可有性早熟现象。

4. 颅后窝肿瘤　①小脑半球肿瘤，主要表现为患侧肢体协调动作障碍；②小脑蚓部肿瘤，主要表现为躯体性共济失调，肿瘤易阻塞第四脑室，早期出现脑积水和颅内压增高表现；③脑桥小脑角肿瘤，主要表现为眩晕，患侧耳鸣及进行性听力减退。

四、辅助检查

（一）颅脑 CT、MRI

CT 诊断颅内肿瘤主要通过直接征象即肿瘤组织形成的异常密度区及间接征象即脑室脑池的变形移位来判断。CT 对小脑幕上肿瘤的诊断率可达 95% 以上，而对小脑幕下肿瘤的诊断率较低。MRI 能观察到脑深部的肿瘤，有很高的显示率。

（二）头颅 X 线摄片

对垂体腺瘤、颅咽管瘤、听神经瘤等具有一定的辅助诊断价值。除可显示颅内压增高的改变外，还可观察到正常生理性松果体钙化的移位，间接提示有肿瘤的存在，发现病理性钙化能直接明确肿瘤的部位。颅骨内板的增生或破坏，硬脑膜中动脉沟变宽，常为脑膜瘤的特征。

（三）头颅超声波检查

可观察中线波的位置，判断小脑幕上有无肿瘤存在。如发现中线偏移 3mm 以上时便有意义，常显示以颞叶、顶叶肿瘤的偏移为显著。

（四）脑血管造影检查

颈动脉造影主要用于诊断小脑幕上肿瘤，椎动脉造影主要用于诊断颅后窝病变；数字减影脑血管造影可根据脑血管的形态、位置改变来进行定位诊断，对血管性及血管丰富的肿瘤可进行定性诊断。

五、治疗原则

颅内肿瘤的治疗以手术切除为首选，无法全部切除者配合放疗、化疗。

（一）降低颅内压

可缓解症状，争取治疗时机，常采取脱水、脑脊液引流等治疗措施。

（二）手术治疗

手术是治疗颅内肿瘤最直接、最有效的方法。包括肿瘤切除术、内减压术、外减压术、脑脊液分流术。

（三）放疗

对颅内肿瘤不能手术者，放射治疗可抑制肿瘤生长或推迟肿瘤复发，延迟患者生命。包括普通放射治疗、伽马刀放射治疗等。

（四）化疗

化疗是颅内肿瘤综合治疗方法之一。

第二节　颅内肿瘤患者护理

一、护理评估

1. 健康史及相关因素　包括病人的一般情况和病人既往健康状况。

2. 身体状况　有无癫痫发作、意识障碍、进行性运动障碍和感觉障碍，各种脑神经的功能障碍，小脑症状等；评估病人的生命体征，颅内压增高、脑疝、脑脊液漏、尿崩症等；辅助检查：实验室血清内分泌激素的检测。CT、MRI 可以显示小病灶周围严重的脑水肿。

3. 辅助检查　了解各项检查结果，以助判断病情和制定护理计划。

4. 心理 - 社会状况　病人对颅内压增高引起的症状是否感到恐惧；家庭成员能否提供足够的心理支持和经济支持。

二、护理诊断

1. 疼痛　与颅内压增高和手术伤口有关。

2. 焦虑 / 恐惧　与担心预后有关。

3. 清理呼吸道无效　与意识障碍有关。

4. 潜在并发症　脑疝。

三、预期目标

1. 病人的舒适程度有所改善,疼痛得到有效控制。

2. 患者恐惧心理减轻或消除,配合治疗。

3. 患者能有效清除呼吸道分泌物,保持呼吸道通畅。

4. 患者无并发症发生,或发生并发症时得到及时诊治。

四、护理措施

（一）术前护理

1. 密切观察病情　密切观察病人生命体征、意识状态、瞳孔变化、肢体活动等,及时发现脑疝并进行救护,防止因脑疝而危及生命。

2. 体位　一般采用头高斜坡位,有利于静脉回流和降低颅内压,可减轻病人的不适。

3. 保持呼吸道通畅　及时清除呼吸道、口腔内分泌物或呕吐物,保持呼吸道通畅。必要时气管切开,做好气管切开常规护理。

4. 去除诱发颅内压增高因素　嘱患者多吃蔬菜、水果,保持大便通畅,避免因便秘、咳嗽增加颅内压而诱发脑疝。

5. 心理护理　讲解颅内肿瘤的相关知识,说明手术治疗的必要性,介绍手术方法、术后恢复过程及预后情况,使其身心处于配合治疗的最佳状态。

（二）术后护理

1. 体位　术后麻醉未清醒患者取侧卧位,患者清醒,血压稳定后取头高斜坡位;对体积较大颅内肿瘤切除术后24小时内,手术区保持高位;幕上开颅术后取健侧卧位,避免手术部位受压。

2. 病情观察　动态观察意识、瞳孔、生命体征、肢体活动,并做记录,及时报告病情变化。

3. 饮食　一般颅脑手术后24小时,可以进食流质食物,然后逐渐过渡到普食。昏迷患者可鼻饲或静脉供给营养。颅后窝手术或听神经瘤手术患者,应鼻饲供给营养,待吞咽功能恢复后逐渐恢复经口饮食。

4. 控制输液量　颅脑手术后多有脑水肿,应适当控制液体入量,每天2000ml以内为宜;应记录24小时出入量,监测电解质,维持水、电解质及酸碱平衡。

5. 疼痛护理　观察术后头痛部位。切口疼痛多在术后24小时内,遵医嘱给止痛药即可。术后脑水肿高峰期引起头痛多在术后2～4日,应遵医嘱给脱水剂。保持环境安静,解除患者紧张情绪,防止颅内压增高。

6. 并发症护理

（1）颅内出血:是脑手术后最危险并发症,多发生在手术后24～48小时内,表现为意识清醒后又逐渐嗜睡甚至昏迷或意识障碍进行性加重,并有颅内压增高或脑疝征象,一旦出现上述情况,应立即报告医生并做好再次手术准备。

（2）中枢性高热:下丘脑、脑干病变可引起中枢性高热,多出现于术后12～48小时内,体温高达40℃以上,一般物理降温效果差,需采用冬眠低温疗法。

知识链接

冬眠低温疗法

冬眠低温疗法目的是降低脑耗氧量和脑代谢率,增加脑对缺血缺氧的耐受力,减轻脑水肿。先静脉滴注冬眠药物后再给物理降温。降温速度以每小时下降1℃为宜,体温降至肛温31~34℃较为理想。

(3)其他并发症:包括尿崩症、癫痫发作、消化道出血、顽固性呃逆、失明、失语、精神异常等,应注意观察,及时发现并处理。

五、健康教育

1. 鼓励面对现实,积极配合治疗,并教会病人尽快适应社会及身体器官功能和外观的改变,学会自我照顾。

2. 向病人解释放疗、化疗可能出现的副反应,并指导其相应的应对措施。

3. 出现不适及时复诊。

(李广霞)

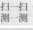
扫一扫
测一测

 复习思考题

患者,女性,32岁,头痛1年半,近2个月头痛加重,伴有喷射样呕吐。烦躁后出现意识障碍,右侧瞳孔先缩小后又散大,光反应迟钝,左侧肢体运动障碍。CT示左顶叶肿瘤。请问:

1. 首先采取的急救措施是什么?

2. 每天液体入量应控制在多少?

3. 术后可能出现并发症有哪些?

第十章

乳房肿瘤患者的护理

 学习要点

1. 乳房良性肿块的常见类型及临床特征。

2. 乳房良性肿块的治疗原则。

3. 乳腺癌的病因与病理类型。

4. 乳腺癌的临床表现及治疗要点。

5. 乳腺癌的护理措施与术后功能锻炼。

第一节　常见乳房肿瘤

一、乳房纤维腺瘤

乳房纤维腺瘤是乳腺小叶内纤维组织和腺上皮的混合性瘤,是女性最常见的乳房良性肿瘤。可发生于青春期后的任何年龄的女性,但以 20~25 岁的青年女性多见。一般认为与雌激素过高有关。

1. 临床表现　以无痛性乳房肿块为主要症状。肿块多见于乳房外上象限,约 75% 为单发,少数为多发。肿块增大缓慢,呈圆形或卵圆形,边界清晰,表面光滑,质似硬橡皮球的弹性感,多无压痛,容易推动。妊娠期肿块可迅速增大。

2. 辅助检查　乳腺钼靶 X 线摄片、活组织病理检查等有助于诊断。

3. 治疗原则　乳房纤维腺瘤有恶性变可能。应尽早手术切除,常规留标本做病理学检查。

二、乳管内乳头状瘤

乳管内乳头状瘤好发于大乳管近乳头的壶腹部,瘤体很小,且有很多壁薄的血管,容易出血。多见于 40~50 岁妇女。

1. 临床表现　乳头血性溢液是最主要的临床表现,溢液为鲜红色、暗棕色或浆液性。瘤体小,不易触及。

2. 辅助检查　乳管内镜检查,自乳头的溢液管口插入,通过内镜成像技术观察乳腺导管内情况；乳腺导管造影检查，可明确乳管内肿瘤的大小和部位。

3．治疗原则　乳管内乳头状瘤有 6%～8% 恶变率，故应尽早手术治疗，行乳腺区段切除并作病理检查，若有恶变应施行根治性手术。

三、乳房囊性增生病

乳房囊性增生多发生于中年女性，是乳腺组织的良性增生和退变失常引起的乳腺结构紊乱。表现为乳腺腺体和间质增生，并伴有大小不等的囊性结构形成。

本病的发生与体内雌、孕激素比例失调有关，黄体素分泌减少，雌激素增多，导致乳腺实质增生过度和复旧不全；乳腺实质中雌激素受体的质与量的异常，可致乳腺各部分发生不同程度的增生。

1．临床表现

（1）乳房胀痛：表现为与月经周期相关的乳房胀痛，月经前期疼痛或疼痛加重，月经后疼痛减轻或消失。

（2）乳房肿块：乳房肿块多位于乳房外上象限，也可分散于整个乳腺；肿块呈颗粒状、结节状或片状，大小不一，质韧而不硬，与周围组织分界不明显。少数患者可出现黄绿色、血性乳头溢液。

2．辅助检查　B超、乳房钼靶X线检查、或活组织病理检查可协助诊断。

3．治疗原则

（1）非手术治疗：主要是观察和药物治疗。症状明显者，可口服小金丹、逍遥散、乳癖消等药物。乳腺增生有无恶性变的可能尚有争议，应定期到医院复诊。

（2）手术治疗：病理检查证实有不典型上皮增生者，应手术治疗。

第二节　乳腺癌患者护理

乳腺癌是女性最常见的恶性肿瘤之一。在我国，占全身各种恶性肿瘤的 7%～10%，仅次于子宫颈癌，但近年乳腺癌的发病率呈上升趋势，部分大城市报告乳腺癌居女性恶性肿瘤之首位。

一、病因

乳癌的发病原因与下列因素有关：①雌酮和雌二醇与乳癌的发生直接相关，45～50 岁发病较多，可能与年长后体内雌酮含量升高有关；②乳癌家族史，一级亲属中有乳癌病史者，发病率是普通人群的 2～3 倍；③月经初潮早、绝经晚、不孕、过于晚育或未哺乳；④部分乳房良性疾病，如乳腺小叶上皮高度增生或不典型增生等；⑤营养过剩、高脂饮食、肥胖可增加乳癌的发病机会；⑥环境因素和生活方式，如北美、北欧地区乳癌的发病率为亚洲地区的 4 倍。

二、病理生理

（一）病理分型

乳癌的病理类型国内目前采用以下几种分型：①非浸润性癌，即原位癌，包括导管内癌、小叶原位癌；②早期浸润性癌，包括早期浸润性导管癌、早期浸润性小叶癌；

③浸润性特殊癌，包括乳头状癌、髓样癌、小管癌、腺样囊性癌、黏液腺癌、鳞状细胞癌等；④浸润性非特殊癌，此型乳腺癌约占80%，包括浸润性小叶癌、浸润性导管癌、硬癌、髓样癌（无大量淋巴细胞浸润）、单纯癌、腺癌等；⑤其他罕见癌，如炎性乳癌、乳头湿疹样癌。

（二）转移途径

1. 局部浸润　癌细胞直接蔓延浸润皮肤、胸肌、胸筋膜等周围组织。

2. 淋巴转移　是最主要的转移途径。转移部位与乳癌原发部位有一定关系。原发癌灶位于乳房外侧者，多先发生同侧腋窝淋巴结转移，再转移至锁骨下、锁骨上淋巴结；原发癌灶位于乳房内侧和中央区者，多先转移至胸骨旁淋巴结，再转移至锁骨上淋巴结。

3. 血运转移　癌细胞可经淋巴途径进入静脉，也可直接侵入血循环而发生远处转移。最常见的远处转移部位依次为肺、骨和肝脏。

（三）临床分期

乳腺癌的临床分期多采用国际抗癌症联盟建议的 T（原发肿瘤）、N（区域淋巴结）、M（远处转移）分期法，将乳腺癌分为 0～Ⅳ。

知识链接

乳癌分期

0 期：$T_{is}N_0M_0$

Ⅰ：$T_1N_0M_0$

Ⅱ：$T_{0-1}N_1M_0$，$T_2N_{0-1}M_0$，$T_3N_0M_0$

Ⅲ：$T_{0-2}N_1M_0$，$T_3N_{1-2}M_0$，T_4 任何 N_0M_0，任何 TN_3M_0

Ⅳ：包括 M_1 的任何 TN。

三、临床表现

1. 乳房肿块　早期为无痛性单发的乳房小肿块，是最早的症状。患者多在无意中发现。肿块发生于乳房外上象限。质地较硬，表面不光滑，与周围组织分界不清，尚可推动。晚期癌肿侵入胸肌筋膜、胸肌，肿块固定而不易推动。癌细胞侵犯大片乳房皮肤时，皮肤表面可出现多个坚硬小结或条索，呈卫星样围绕原发病灶，称为卫星结节；结节彼此融合成片，并可延伸至背部及对侧胸壁，使胸壁紧缩呈铠甲状，呼吸动度受限，称为铠甲胸。若癌肿向浅表生长侵犯皮肤，可使皮肤破溃形成菜花样溃疡，常有恶臭、易出血。

2. 乳房外形改变　①乳房局部隆起；②癌肿侵犯到乳管，使其缩短，可导致乳头凹陷或向一侧偏斜；③癌肿侵及乳房悬韧带（Cooper 韧带），使其缩短致癌肿表面皮肤凹陷，称酒窝征；④癌细胞堵塞皮肤、皮下淋巴管，可导致淋巴回流障碍，出现真皮水肿，乳房皮肤呈橘皮样改变。

3. 转移征象　①淋巴转移以同侧腋窝淋巴结肿大最为多见，早期肿大的淋巴结为散在、质硬、无痛、易推动的结节，后期淋巴结相互粘连、融合成团块；②血运转移。

转移到肺可出现咳嗽、胸痛；转移到骨引起局部疼痛、病理性骨折；转移到肝可有肝大或黄疸。

4. 特殊类型乳癌　①炎性乳癌：多发于年轻女性。患乳明显增大，局部皮肤红、肿、热、硬，犹如急性炎症。癌肿可迅速浸润整个乳房，并常累及对侧乳房。乳房检查没有明显肿块。恶性度高，预后极差，患者常在发病后数月内死亡。②乳头湿疹样乳癌：乳头刺痒、灼痛，乳头和乳晕皮肤发红、粗糙、潮湿、糜烂，可形成溃疡。乳房检查部分患者在乳晕区可扪及肿块。恶性程度低，发展慢，腋窝淋巴结转移较迟。

四、辅助检查

1. X线检查　乳房钼靶X线摄片可作为乳癌的普查方法，是早期发现乳癌最有效方法。显示密度增高的肿块影，边界不规则或呈毛刺征，或见细小钙化点。

2. B超检查　可显示肿瘤的部位、大小，还可探查有无腋窝淋巴结转移。

3. 病理学检查　乳头溢液涂片、细针穿刺细胞学检查、活体组织切片检查等，均能提供诊断依据。

五、治疗要点

乳癌采用以手术治疗为主，辅以放疗、化疗、内分泌治疗等综合性治疗。

1. 手术治疗

（1）乳癌根治术：切除整个乳房、胸大肌、胸小肌及腋窝和锁骨下淋巴结。适用于有腋窝上组淋巴结转移，但无远处转移者。

（2）乳癌扩大根治术：在乳癌根治术的基础上，同时切除胸廓内动、静脉及胸骨旁淋巴结。

（3）乳癌改良根治术：切除整个乳房，保留胸大肌和胸小肌。该术式保留了胸肌，术后对胸部外观影响较小，是目前常用的手术方式。

（4）全乳房切除术：切除包括腋尾部及胸大肌筋膜的整个乳腺。适用于原位癌、微小癌或年老体弱不能耐受根治性切除者。

（5）保留乳房的乳癌切除术：完整切除肿块加腋窝淋巴结清扫。术后必须辅助放疗或化疗。

2. 化学药物治疗　是一种必要的全身性辅助治疗，可提高手术治疗效果和患者生存率。化疗应在术后早期开始，一般主张联合用药，治疗期不宜过长，以半年左右为宜。

3. 放射治疗　是局部治疗的重要手段之一，可减少局部复发率，根据情况可在手术前或手术后进行。

六、护理评估

1. 健康史及相关因素　询问病人的月经、妊娠、生育史，有无乳腺肿瘤手术、长期使用雌激素病史，有无乳癌家族史。

2. 身体状况　评估肿瘤部位、大小、有无腋窝淋巴结转移，患侧胸部皮肤、胸肌及肩关节的活动状况。了解术式、术中情况，观察伤口引流、包扎固定、上肢血液循环状况；了解病人术侧上肢功能锻炼和康复状况。

3. 辅助检查　了解术前各项检查结果，以助判断病情和制定护理计划。

4. 心理 - 社会状况　了解病人对乳腺癌的治疗，特别是对手术的认知程度和情绪变化；了解病人的工作、家庭经济状况和角色关系型态等；了解病人与家属对乳癌手术后康复知识掌握程度和出院前的心理状态。

七、护理诊断

1. 自我形象紊乱　与手术前担心乳房缺失、术后乳房切除影响自我形象与婚姻质量有关。

2. 有组织完整性受损的危险　与留置引流管、患侧上肢淋巴引流不畅等有关。

3. 知识缺乏　缺乏有关术后患肢功能锻炼的知识。

八、护理目标

1. 患者能积极面对自我形象上的改变；

2. 术后创面愈合好，患侧上肢肿胀减轻或消失；

3. 能复述患肢功能锻炼的知识且能正确进行功能锻炼。

九、护理措施

（一）术前护理

1. 心理护理　护理人员应有针对性地进行心理护理，多了解和关心病人，向病人和家属耐心解释手术的必要性和重要性，鼓励病人表述手术创伤对自己今后角色的影响；介绍病人与曾接受过类似手术且已经痊愈的患者联系，通过成功者的现身说法帮助病人度过心理调适期，使之相信一侧乳房切除将不影响正常的家庭生活、工作和社交；告知病人今后行乳房重建的可能，鼓励其树立战胜疾病的信心、以良好的心态面对疾病和治疗；取得其丈夫的理解和支持，鼓励夫妻双方坦诚相待，让配偶认识其手术的必要性和重要性，取得丈夫的理解、关心和支持，并能接受妻子手术后身体形象的改变。

2. 终止妊娠和哺乳　对妊娠期和哺乳期妇女，应终止妊娠和哺乳，以避免因激素作用而加速病情进展。

3. 营养补充　给高热量、高蛋白、高维生素食物，加强营养，为术后创面愈合创造条件。

4. 术前准备　做好术前常规准备。对手术范围大，需要植皮的病人，同时做好供皮区皮肤准备。

（二）术后护理

1. 体位　术后麻醉清醒、血压平稳后取半卧位，以利呼吸和引流。

2. 病情观察　术后根据医嘱测量生命体征，观察切口敷料渗血、渗液情况并记录。行乳癌扩大根治术者，应观察患者呼吸，若有胸闷、呼吸困难等，应及时报告医师，以便早期发现和处理因手术损伤胸膜而引起气胸。

3. 伤口护理　手术部位用弹性绷带或胸带加压包扎，减少皮瓣或植皮片下积液，使皮瓣或植皮片紧贴胸壁，以利于创面愈合。包扎时要松紧度适应，注意观察患侧上肢远端循环情况，如皮肤青紫、皮温降低、脉搏搏动不能扪及，提示腋窝部血管受压，应及时调整绷带的松紧度。

4. 维持有效引流 术后皮瓣下常规放置引流管，并接负压吸引，以便及时吸出手术创腔积液，使皮瓣紧贴胸壁，避免坏死和感染，促进愈合。护理要点：①妥善固定，避免滑脱和扭曲；②保持有效的负压吸引；③观察引流液的颜色、量、性质：术后1～2天每日引流血性液体约50～200ml，以后颜色及量逐渐变淡、减少；④发现局部积液、皮瓣或植皮片不能紧贴胸壁且有波动感，应及时报告医生处理；⑤术后4～5天，创腔无积液，皮肤与创面紧贴，手指按压伤口周围皮肤无空虚感，即可考虑拔管。

5. 预防患侧上肢肿胀 患侧上肢肿胀系患侧腋窝淋巴结切除后，臂部淋巴回流不畅，或头静脉被结扎、腋静脉栓塞、局部积液或感染等因素导致静脉回流障碍所致。护理要点：①禁在患侧上肢测量血压、静脉穿刺等；②预防性抬高患侧上肢，平卧时可在患肢下垫小枕，下床时用吊带托扶患肢；③按摩、热敷患肢或进行握拳、屈、伸肘运动，以促进淋巴回流；④下床活动时，需他人扶持时只能扶健侧，以防腋窝皮瓣滑动而影响愈合；⑤肢体严重肿胀者，可戴弹力袖套促进淋巴、静脉回流。

6. 患侧肢体功能锻炼 手术时切除了胸部肌肉、筋膜和皮肤，可使患肩活动明显受限。随时间推移，可出现肩关节挛缩而致冰冻肩。因此，术后加强肩关节活动可增强肌肉力量、松解和预防粘连，最大限度地恢复肩关节的活动范围。应鼓励和协助病人早期开始患侧上肢功能锻炼，以减少或避免术后残疾。

（1）术后24小时内：活动手指及腕部，可作伸指、握拳、屈腕等锻炼。

（2）术后1～3天：进行上肢肌肉的等长收缩，利用肌肉泵的作用促进血液、淋巴液回流；可用他人或健侧上肢协助患侧上肢进行屈肘、伸臂等锻炼，逐渐过渡为肩关节的小范围前屈后伸运动。

（3）术后4～7天：病人可坐起，鼓励病人用患侧手进食、洗脸、刷牙，可做患侧手触摸对侧肩部及同侧耳朵的锻炼。

（4）术后1～2周：术后1周皮瓣基本愈合后，开始逐渐增加肩关节活动范围，以肩部为中心，做前后摆臂活动。拆线后，指导患者做康复训练，如手指爬墙运动、摇绳运动、拉绳运动、推墙运动等，直至患侧手指能高举过头触摸到对侧耳郭。但要注意术后7日内，患侧上肢不能上举，10日内患侧肩部不能外展。

十、健康教育

1. 乳房自我检查 20岁以上的女性应每月自我检查乳房一次，宜在月经周期的第7～10天进行；绝经后妇女宜在每月固定时间到医院体检。40岁以上妇女和乳癌术后病人需每年行钼靶X线摄片检查，以早期发现乳癌或乳癌复发征象。乳癌病人的姐妹和女儿属发生乳腺癌的高危人群，更要高度警惕。乳房自查方法包括：

（1）视诊：站在镜前以各种姿势（两臂放松垂于身体两侧、向前弯腰或双手上举置于头后），观察双侧乳房的大小和外形是否对称；有无局限性隆起、凹陷或皮肤橘皮样改变；有无乳头回缩或抬高。

（2）触诊：仰卧位，肩下垫软薄枕，被查侧的手臂枕于头下，使乳房完全平铺于胸壁。对侧手指并拢平放于乳房，从乳房外上象限开始检查，依次为外上、外下、内下、内上象限，然后检查乳头、乳晕，最后检查腋窝注意有无肿块，乳头有无溢液。若发现肿块和乳头溢液，应及时到医院作进一步检查。

2．出院后近期避免用患侧上肢搬动、提拉重物。

3．术后5年内避免妊娠，以免促进乳腺癌复发。

4．遵医嘱坚持放疗或化疗，并定期到医院复诊。

（李广霞）

 复习思考题

　　患者，女性，47岁，发现右侧乳房内无痛性肿块2个月。查体：右侧乳房外上象限可扪及直径约为4cm的肿块，表面不甚光滑，边界不清，质地硬；局部乳房皮肤凹陷呈"酒窝征"；同侧腋窝可扪及2个肿大的淋巴结，可被推动。经活组织病理学检查证实，拟行乳癌改良根治术。请问：

　　1．什么是"酒窝征"？

　　2．乳腺癌常见的转移途径有哪些？

　　3．术后如何预防患侧肢体水肿？

第十一章

甲状腺肿瘤患者的护理

 学习要点

1. 甲状腺肿瘤分类。

2. 甲状腺癌分类及治疗要点。

3. 甲状腺癌临床表现与护理措施。

第一节 概 述

一、分类

甲状腺肿瘤分为良性和恶性两类：

1. 甲状腺腺瘤 是最常见的甲状腺良性肿瘤，根据病理形态学表现可分为滤泡状和乳头状囊性腺瘤两种，腺瘤具有完整的包膜。临床以前者为常见。

2. 甲状腺癌 是最常见的甲状腺恶性肿瘤，约占全身恶性肿瘤的1%，其病理类型有乳头状腺癌、滤泡状腺瘤、未分化癌和髓样癌。

（1）乳头状腺癌：约占成人甲状腺癌的60%和儿童甲状腺癌的全部。多见于年轻人，常为女性，低度恶性，生长较缓慢，转移多限于颈部淋巴结，预后较好。

（2）滤泡状腺癌：约占甲状腺癌的20%。多见于中年人，中度恶性，发展较迅速，主要经血液循环转移至肺和骨，预后不如乳头状腺癌。

（3）未分化癌：约占15%。多见于老年人，高度恶性，发展迅速，早期即可发生局部淋巴结转移，并常经血液转移至肺、骨等处，预后很差。

（4）髓样癌：较少见，仅占7%。常有家族史。来源于滤泡旁细胞；分泌大量降钙素。恶性程度中等，较早出现淋巴结转移，且可经血行转移至肺和骨，预后不如乳头状腺癌，但略好于未分化癌。

二、临床表现

1. 甲状腺腺瘤 甲状腺腺瘤是最常见的甲状腺良性肿瘤。以20～40岁女性最常见。初期一般无明显症状，往往是偶然发现颈部包快。肿块呈卵圆形，多数为单发，表面光滑，质地坚韧，边界清，随吞咽上下活动。肿瘤生长缓慢。乳头状囊性腺瘤囊内出血时，肿块迅速增大，伴局部疼痛。少数肿瘤较大，发生压迫症状，颈部淋巴结一般无肿大。

2.甲状腺癌　发病初期多无明显自觉症状，只是在甲状腺组织内出现一质硬而高低不平的结节，晚期常压迫邻近神经、气管、食管而产生相应症状。局部转移常在颈部出现硬而固定的淋巴结。远处转移多见于扁骨和肺。有些患者的甲状腺肿块不明显，而以颈、肺、骨骼的转移癌为突出症状。髓样癌患者可同时有嗜铬细胞瘤和（或）甲状旁腺增生或肿瘤，临床上可出现腹泻、心悸、脸面潮红和血钙降低等症状。

三、辅助检查

1.颈部 B 超　可测定甲状腺大小，探测结节的位置、大小、数目及邻近组织的关系，结节若为实质性并呈不规则反射，则恶性可能大。

2.放射性 ^{131}I 或 ^{99m}Tc 核素扫描　结节的放射性密度较周围正常甲状腺组织的放射性密度高者为热结节，与正常相等者为温结节，较正常减弱者为凉结节，完全缺如者为冷结节。甲状腺腺瘤多为温结节，若伴有囊内出血可为冷结节或凉结节，其边缘较清晰。甲状腺癌为冷结节，边缘一般较模糊。热结节常提示高功能腺瘤，一般不癌变。

知识链接

穿刺细胞学检查

穿刺细胞学检查是用细针以 2～3 个不同方向直接穿刺结节抽吸组织涂片。

3.组织学检查　穿刺细胞学检查。
4.病理切片检查　是甲状腺肿瘤的确诊依据。
5.血清降钙素测定　有助于髓样癌诊断。

四、治疗要点

甲状腺腺瘤可有部分恶变或形成高功能腺瘤，所以应及早手术。甲状腺癌首选手术治疗，其他如内分泌治疗、放射性 ^{131}I 治疗、外部放射治疗、化学治疗和中医治疗等，均为手术治疗前后的辅助治疗。

第二节　甲状腺肿瘤患者护理

一、护理评估

1.健康史及相关因素　病人是否曾患有结节性甲状腺肿或伴有其他部位恶性肿瘤；有无甲状腺疾病的用药或手术史等。

2.身体状况　局部评估：颈部肿块与吞咽运动的关系，肿块的大小、形状、质地、活动度、生长速度，有无肿大的淋巴结。全身评估：病人的生命体征，有无颈部压迫症状,转移症状以及腹泻、心悸、脸面潮红和血清钙降低等症状等。术后评估:呼吸和发音是否正常,有无呼吸困难和窒息、喉返神经、喉上神经损伤、手足抽搐等。

3.辅助检查 了解各项检查结果,以助判断病情和制定护理计划。

4.心理-社会状况 病人对突然发现颈部肿块是否感到恐惧,病人及家属对甲状腺疾病知识的了解程度。

二、护理诊断

1.焦虑/恐惧 与颈部肿块性质不明、担心手术及预后等有关。

2.自我形象紊乱 与突甲状腺肿大有关。

3.潜在并发症 呼吸困难与窒息、喉返神经损伤、喉上神经损伤、甲状旁腺损伤。

三、预期目标

1.情绪稳定、睡眠良好。

2.患者能接受自我形象改变的现实。

3.避免或减少并发症的发生。

四、护理措施

1.术前护理 了解患者对疾病的认知程度,对治疗方法的想法与预期。告知甲状腺疾病的有关知识;说明手术的必要性、手术的方法、术后恢复过程及预后情况。指导患者练习手术时体位,将软枕垫于肩部,保持颈伸仰卧位。必要时,剃除其耳后毛发,以便行颈部淋巴结清扫术。

2.术后护理

(1)体位:病人术后清醒,血压平稳后,改半卧位,便于呼吸和引流。

(2)病情观察:了解病人的发音和吞咽情况,判断有无声音嘶哑或音调降低;适应性饮温水,判断有无误咽呛咳情况;观察创面敷料渗血情况,保持敷料干燥整洁;如有引流,保持引流通畅,观察引流液性质及量;监测生命体征,尤其注意病人的呼吸、脉搏变化;如切口渗血形成血肿压迫气管,立即床边切口拆线,清除血肿,配合抢救。

(3)床旁备气管切开包:颈淋巴结清扫术后,手术创伤较大,病人疼痛不适,可给予镇静止痛剂,利于休息。如癌肿较大,长期压迫气管,造成气管软化,术后应注意患者呼吸情况,床旁备气管切开包,必要时配合医生行气管切开术。

(4)饮食护理:全身麻醉清醒后,适应性饮温水,如无不适,给温良流质食物,逐渐过渡到普食。

3.并发症护理 参见甲亢患者术后护理。

五、健康教育

1.功能锻炼 卧床期间鼓励病人必须在床上活动,促进血液循环和切口愈合。头颈部在制动一段时间后,可开始逐步练习活动,促进颈部的功能恢复。颈淋巴结清扫术者,由于斜方肌不同程度受损,在切口愈合后应开始肩关节和颈部的功能锻炼,随时注意保持患肢高于健侧,以纠正肩下垂的趋势。功能锻炼应至少持续至出院后3个月。

2．帮助病人面对现实　不同病理类型的甲状腺癌的预后有明显差异，指导病人调整心态，配合后续治疗。

3．术后用药　告诉患者术后继续服药治疗意义，如为恶性肿瘤，帮助病人面对现实，调整心态，配合后续治疗。

4．定期复诊　教会病人自行检查颈部，出院后定期复诊，检查颈部、肺部等，若发现结节、肿块，及时治疗。

（李广霞）

复习思考题

扫一扫
测一测

患者，男，45岁，甲状腺大部切除术后，进流食时出现呛咳、发音低沉，但不嘶哑，请问：

1．可能是哪个神经损伤？

2．如果术后出现颈部血肿，影响呼吸，如何急救？

3．如果声音嘶哑，考虑何神经损伤？

课件
12章PPT

扫一扫
知重点

第十二章

支气管肺癌患者护理

 学习要点

1. 支气管肺癌病因与病理类型。
2. 支气管肺癌临床表现及治疗要点。
3. 支气管肺癌护理。

肺癌，多数起源于支气管黏膜上皮，因此也称支气管肺癌。发病年龄大多在40岁以上，以男性多见，男女之比约3～5∶1。但近年来女性肺癌发病率也明显增高。肺癌的分布以右肺多于左肺，上叶多于下叶。起源于主支气管、肺叶支气管的肿瘤，位置靠近肺门者称为中心型肺癌；起源于肺段支气管以下的肺癌，位置在肺的周围者称周围型肺癌。

一、病因

肺癌的病因尚不完全明确，现认为与下列因素有关。

1. **长期吸烟**　长期大量吸烟是肺癌的重要致病因素，烟草中含有苯并芘等多种致癌物质。资料表现每日吸烟达40支以上者，肺鳞癌和小细胞癌的发病率比不吸烟者高4～10倍。

2. **化学和放射性物质**　某些职业接触者，肺癌发病率较高，可能与长期接触石棉、铬、镍、铜、锡、砷、二氯甲醚、氡、芥子体、氯乙烯及放射性致癌物质有关。

3. **大气污染**　烟尘、汽车尾气、居民生活废气等排放，空气污染。城市居民肺癌发病率高于农村，可能与市区的大气污染和粉尘中致癌物质含量较高有关。家庭炊烟的小环境污染也是致癌因素之一。

4. **人体内在因素**　如免疫状态、代谢异常、遗传因素、肺部慢性感染、支气管慢性刺激、结核病史等，也可能对肺癌的发生有一定影响。

二、病理生理

（一）肺癌病理组织学分类

1. **鳞状细胞癌（鳞癌）**　在肺癌中最为常见，约占50%，年龄大多在50岁以上，男性占多数。大多起源于较大的支气管，常为中心型肺癌。鳞癌生长速度较缓慢，病程较长，通常先经淋巴性转移，血行转移发生较晚。

2. 小细胞癌（未分化小细胞癌） 发病率约占 20%，发病年龄较轻，多见于男性。一般起源于较大支气管，大多为中心型肺癌。细胞形态与小淋巴细胞相似，形如燕麦穗粒，因此又称燕麦细胞癌。小细胞癌胞浆内含有神经内分泌颗粒。小细胞癌恶性程度高，生长快，较早出现淋巴和血行广泛转移。对放射和化学疗法虽较敏感。在各型肺癌中预后较差。

3. 腺癌 约占 25%，女性相对多见。多数起源于较小的支气管上皮，多为周围型肺癌，少数则起源于大支气管。早期一般没有明显临床症状，往往在胸部 X 线检查时发现，表现为圆形或椭圆形分叶状肿块。一般生长较慢，但富含血管，故局部浸润和血行转移在早期即可发生，易转移至肝、脑、骨，累及胸膜可引起胸腔积液，淋巴转移则较晚发生。

4. 大细胞癌 此型肺癌甚为少见，约占 1%，约半数起源于大支气管。生长速度快，分化程度低，恶性度较高。常在发生脑转移后才被发现。预后非常差。

（二）转移途径

1. 直接扩散 癌肿沿支气管管壁向支气管腔内生长，可造成支气管腔内部分或全部阻塞；亦可直接扩散侵入邻近肺组织，并穿越肺叶间裂侵入相邻的其他肺叶。还可侵犯胸壁、胸内其他组织和器官。

2. 淋巴转移 是最常见的扩散途径。小细胞癌在较早阶段可经淋巴转移扩散。鳞癌和腺癌也常经淋巴转移。癌细胞经支气管和肺血管周围的淋巴管，先侵入邻近的肺段或肺叶支气管周围的淋巴结，然后到达肺门或气管隆突下淋巴结，最后累及锁骨上前斜角肌淋巴结和颈部淋巴结。纵隔和气管旁以及颈部淋巴结转移一般发生在肺癌同侧，但也可以在对侧，即所谓交叉转移。肺癌侵入胸壁或膈肌后，可自腋下或主动脉旁淋巴结转移。

3. 血行转移 多发生在肺癌的晚期。小细胞癌和腺癌的血行转移较鳞癌更为常见。通常癌细胞直接侵入肺静脉，然后经左心随体循环血流转移到全身各处器官和组织，常见有肝、骨骼、脑、肾上腺等。

三、临床表现

肺癌的临床表现与癌肿部位、大小，有无压迫或侵犯邻近器官及转移等有关。

1. 早期 早期肺癌，特别是周围型多无明显症状。癌肿增大后，可出现以下表现：①咳嗽：刺激性咳嗽或少量黏液痰，抗生素治疗无效。若肿瘤引起较大的支气管狭窄时，咳嗽加重，呈高调金属音。②血痰：多为痰中带血丝、血点或断续少量咯血，在中心型肺癌多见，癌肿侵犯大血管可引起大咯血，但很少见。③胸痛：癌肿侵犯胸膜、胸壁、肋骨及其他组织所致。早期表现为隐痛或钝痛。④其他：若肿瘤引起较大的支气管阻塞时，可有胸闷、局限性哮鸣、气促和发热等症状。

2. 晚期 除有食欲减退、体重减轻、倦怠乏力等全身症状外，可出现邻近器官、组织受侵和远处转移症。①压迫或侵犯膈神经：同侧膈肌麻痹；②压迫或侵犯喉返神经：声带麻痹、声音嘶哑；③压迫上腔静脉：面部、颈部、上肢和上胸部静脉怒张，皮下组织水肿；④侵犯胸膜：胸膜腔积液，常为血性；大量积液可引起气促；⑤癌肿侵犯胸膜及胸壁，有时可引起持续性剧烈胸痛；⑥侵入纵隔，压迫食管，引起吞咽困难；⑦上叶顶部肺癌，亦称 Paneoast 肿瘤：可以侵入纵隔和压迫位于胸廓上口的器官或组织，如第 1 肋间、锁骨下动静脉、臂丛神经、颈交感神经等而产生剧烈胸或肩背部疼痛、上肢静脉怒张、上肢水肿、臂痛和运动障碍，同侧上眼睑下垂、瞳孔缩小、眼球内陷、面部无汗等颈交感神经综合征（Homer 征）。

3. 肺外症状　肺癌组织可产生内分泌物质引起非转移性全身症状，如骨关节综合征（杵状指、骨关节痛、骨膜增生等）、库欣综合征、重症肌无力、男性乳房发育、多发性肌肉神经痛等。

四、辅助检查

（一）影像学检查

肺部 X 线检查是诊断肺癌最重要检查方法。5%～10% 的无症状肺癌在 X 线检查时被发现。肺部可见块状阴影，边缘不清或呈分叶状，周围有毛刺。若有支气管梗阻，可见肺不张；若肿瘤坏死液化可见空洞。CT 可发现早期周围型肺癌，还可显示淋巴转移情况和邻近器官受侵犯程度。

（二）痰细胞学检查

是肺癌普查和诊断的一种简便有效的方法。肺癌表面脱落的细胞可随痰液咳出，故痰中找到癌细胞即可确诊。

（三）纤维支气管镜检查

对中央型肺癌的诊断有重要价值。可直接看到肿瘤大小、部位及范围，并可取或穿刺组织作病理学检查，亦可经支气管取肿瘤表面组织或支气管内分泌物进行细胞学检查。

（四）其他

如放射性核素扫描、经胸壁肺穿刺检查、胸水检查、转移病灶活组织检查、胸腔镜、纵隔镜等也有助于诊断。

知识链接

胸腔镜

电视胸腔镜检查术简称胸腔镜，是一种安全可靠的肺癌诊断方法。目前，其应用不仅用于肺癌分期、纵隔淋巴结活检，而且适用于早期肺癌，尤其是 I 期肺癌的手术治疗。

五、治疗原则

一般采用个体化的综合治疗。非小细胞肺癌以手术治疗为主，辅以化学治疗、放射治疗、中医中药和免疫治疗。小细胞肺癌以化学治疗和放射治疗为主。

1. 手术治疗　彻底切除肺部原发癌肿病灶和局部及纵隔淋巴结，尽可能保留健康的肺组织。

2. 放射治疗　局部消除肺癌病灶的一种手段。用于手术后残留病灶的处理，一般于术后 1 个月左右，病人健康状况改善后开始放射疗法，剂量约 40～60Gy，疗程约

6 周。肺癌晚期病人,采用姑息性放射疗法以减轻症状。为提高肺癌病灶的切除率,部分病例可在手术前进行放射治疗。在各种类型的肺癌中,小细胞肺癌对放射疗法敏感性较高,鳞癌次之,腺癌最差。

3．化学疗法　可单独用于晚期肺癌病人以缓解症状,或与手术、放疗综合应用。以防止癌肿转移复发,提高治愈率。小细胞肺癌,疗效较好。

4．中医中药治疗　可减轻病人接受放疗、化疗的副作用,提高机体抵抗力,增强疗效。

5．免疫治疗　特异性免疫治疗,用经过处理的自体肿瘤细胞或加用佐剂后,皮下注射。非特异性免疫治疗,用卡介苗、转移因子、干扰素、胸腺素等生物制品,以激发和增强人体免疫功能。

六、护理评估

1．健康史及相关因素　年龄、性别、职业、有无吸烟史、吸烟的时间和数量等。

有无肿瘤病史或手术治疗史,有无其他伴随疾病,如糖尿病、冠心病、高血压、慢性支气管炎等。

2．身体状况　病人有无咳嗽、是否为刺激性;有无咳痰,痰量及性状,痰中是否带血;有无胸痛、呼吸困难、发绀、贫血、杵状指;术后有无大出血、肺不张、肺炎、支气管胸膜瘘等并发症。

3．辅助检查　了解肺部 X 线、CT 检查及纤维支气管镜检查结果,以判断病情及确定护理计划。

4．心理 - 社会状况　患者及家属对疾病的认知程度,对手术治疗预期;家属对病人的关心程度、支持程度;家庭的经济承受能力等。

七、护理诊断

1．气体交换受损　与肺组织病变、肺膨胀不全、呼吸道分泌物积聚等因素有关。

2．营养失调:低于机体需要量　与疾病消耗、手术创伤有关。

3．焦虑与恐惧　与担心手术、疼痛、疾病的预后等因素有关。

4．潜在并发症　出血、感染、肺不张、急性肺水肿、心律失常等。

八、护理目标

1．患者恢复正常的气体交换功能。

2．患者营养状况得到改善。

3．患者自诉焦虑、恐惧感减轻,表现为情绪稳定。

4．患者未发生并发症或并发症得到及时发现和处理。

九、护理措施

（一）术前护理

1．呼吸道准备　①患者术前应戒烟 2 周以上,以减少呼吸道分泌物。②注意口腔卫生,若有龋齿、口腔溃疡或口腔感染者,应给予治疗。③有呼吸道感染者,遵医嘱给予抗菌药物,以免手术后并发肺部感染。④痰液黏稠不易咳出者,给糜蛋白酶、地塞米松、氨茶碱等药物超声雾化吸入，湿化痰液，有利于痰液咳出，以保持呼吸道通畅。

2. 手术前指导

（1）指导患者练习腹式呼吸：嘱患者用鼻吸气，吸气时腹部向外膨起，屏气 1～2 秒，以使肺泡张开，呼气时让气体从口中慢慢呼出。开始训练时，护士将双手放在患者腹部肋弓之下，患者吸气时将双手顶起，呼气时双手轻轻施加压力，使膈肌尽可能上升。以后让患者自己练习，并逐渐除去手的辅助作用。术前每日应坚持训练，每天 2～3 次，每次 5～15 分钟。

（2）指导患者有效咳嗽、咳痰：患者尽量坐直，进行深而慢的腹式呼吸，咳嗽时口型呈半开状态，吸气后屏气 3～5 秒后，再用力从肺部深处咳出。

3. 改善营养状况 指导患者进食高蛋白、高糖、高维生素易消化的食物，必要时遵医嘱给予肠内或肠外营养，提高患者对手术的耐受力。

4. 心理护理 指导患者正确认识疾病，即使切除部分肺组织或一侧肺，仍有足够肺组织维持呼吸；给患者提问机会，并认真耐心解答；向患者及其家属介绍手术方案、术前检查意义、配合方法、注意事项等，并介绍手术成功案例；以减轻术前焦虑和恐惧，维持术前最佳身心状态，积极配合治疗。

（二）术后护理

1. 采取合适体位 ①麻醉未清醒时取平卧位，头偏向一侧，以免呕吐物、分泌物吸入而致窒息或并发吸入性肺炎。②血压稳定后，采用半坐卧位。③肺叶切除者，可采取平卧或左右侧卧位。④肺段切除术或楔形切除术者，应避免手术侧卧位，尽量选择健侧卧位，以促进患侧肺组织扩张。⑤全肺切除者，应避免过度侧卧，可采取 1/4 侧卧位，以预防纵隔移位和压迫健侧肺而导致呼吸循环功能障碍。⑥有支气管瘘者，应取患侧卧位。

2. 饮食 患者术后清醒，肠蠕动恢复后，即可高蛋白、高热量、高维生素饮食，由清淡、易消化流质食物，逐步过渡到普食。

3. 病情观察 遵医嘱密切观察生命体征变化并记录。重点观察呼吸频率、节律及深浅度；监测动脉血氧饱和度；有无气促、发绀等缺氧征象；有异常及时通知医师予以处理。

4. 维持呼吸功能

（1）吸氧：肺部手术后会有不同程度缺氧，术后常规给予鼻塞或面罩吸氧。

（2）深呼吸及咳嗽咳痰：患者清醒后鼓励并协助其进行深呼吸和有效咳嗽，每 1～2 小时叩背排痰 1 次，叩背时由下向上，由外向内轻叩振荡，使肺叶、肺段处的分泌物松动流至支气管内并咳出。咳嗽时，固定胸部伤口，以减轻疼痛，术后早期由护士协助完成。患者咳嗽或咳痰时应取坐位或半坐卧位，操作方法为：护士站在患者术侧，一手放在术侧肩膀上并向下压，另一手置于伤口下支托胸部；或护士站在患者健侧，双手紧托伤口部位以固定胸部伤口；指导患者缓慢轻咳几次，再深吸一口气，将呼吸道分泌物用力排出。也可按压刺激胸骨上窝处的颈部气管诱发病人的咳嗽反射。

（3）稀释痰液：若病人呼吸道分泌物黏稠，可用糜蛋白酶、地塞米松、氨茶碱、抗菌药物行超声雾化，以达到稀释痰液、解痉、抗感染的目的。

（4）吸痰：对于咳痰无力患者，应给予吸痰。全肺切除术，因其支气管残端缝合处在隆凸下方,行深部吸痰容易戳破,故操作时吸痰管插入长度以不超过气管的 1/2 为宜。必要时行纤维支气管镜吸痰。术后带气管插管或呼吸机辅助呼吸返回病房者,遵循相应常规护理。

5. 胸膜腔闭式引流的护理　按胸腔闭式引流常规进行护理。密切观察引流液量、颜色和性状,当引流出血性液体(每小时 100～200ml)时,应考虑有活动性出血,需立即通知医师处理。全肺切除术后所置的胸腔引流管一般呈钳闭状态,以保证术后患侧胸腔内有一定的渗液,减轻或纠正明显的纵隔移位。一般酌情放出适量的气体或引流液,维持气管、纵隔于中位。根据气管位置,考虑是否开放引流。每次放液量不宜超过 100ml,速度宜慢,避免快速多量放液引起纵隔突然移位,导致心搏骤停。

6. 疼痛护理　①遵医嘱给镇痛药,并观察镇痛药效果和副作用。②咳嗽时协助固定胸廓。

7. 活动与休息

(1) 鼓励病人早期下床活动:术后第 1 日,生命体征平稳,鼓励及协助病人下床或在床旁站立;术后第 2 日起,可扶病人围绕病床在室内行走 3～5 分钟,以后根据病人情况逐渐增加活动量。严密观察病人病情变化,出现头晕、气促、心动过速、心悸和出汗等症状时,应立即停止活动。术后早期活动可以预防肺不张、肺炎,促使肺复张,改善呼吸功能。

(2) 促进手臂和肩关节的运动:预防术侧胸壁肌肉粘连、肩关节强直及失用性萎缩。病人麻醉清醒后,可协助病人进行臂部、躯干和四肢的活动,每 4 小时一次;术后第 1 日开始作肩、臂的主动运动,如术侧手臂上举、爬墙及肩关节内旋外展运动。

8. 并发症护理

(1) 术后出血:密切观察患者血压、脉搏变化;手术切口及引流管周围有无渗血;胸膜腔引流液的颜色及量,如果连续 3 小时引出血性液体量超过 200ml/h,同时有烦躁不安、血压下降、脉搏细速、尿量减少等表现,提示为活动性出血,需要及时通知医生。加快输液输血速度,遵医嘱给予止血药物,保持引流管通畅,及时排出胸膜腔内的积液,必要时做好开胸探查的准备。

(2) 肺不张与肺部感染:大多发生于手术后 48 小时内,表现为发热、气促、呼吸困难、呼吸道分泌物增多、发绀、脉速等。预防的主要措施是术后鼓励患者深呼吸、有效咳嗽、咳痰及早期活动等。发生肺不张或感染后,患者痰液黏稠不易咳出,应用雾化吸入并协助排痰,或用支气管镜吸痰,同时给予抗生素。

(3) 急性肺水肿:行全肺切除术的患者若发生急性肺水肿,患者表现为发绀、呼吸困难、心动过速、咳粉红色泡沫痰等。护理中应严格掌握输液的量和速度,避免补液过快、过量导致肺水肿。全肺切除术后应控制钠盐摄入量,24 小时补液量宜控制在 2000ml 内,速度以 20～30 滴 / 分为宜。一旦出现急性肺水肿,应立即减慢输液速度,给予 50% 乙醇湿化氧气吸入,利尿、强心等治疗措施。严密心电监护,安抚患者情绪。

(4) 心律失常:多在术后 4 天内出现,与缺氧,出血,水、电解质、酸碱平衡失调有关,术前有糖尿病和心血管疾病者术后发生率较高,全肺切除术后 20% 可出现心律失常。心律失常类型以心动过速、心房颤动、室性或室上性期前收缩多见。术后要密切观察心率、心律、血压、血氧的变化,及时祛除并发心律失常的诱因。遵医嘱使用抗心律失常药物,严格掌握药物剂量、浓度、给药方法、速度,观察药物疗效和不良反应。输液速度和量应严格控制。

(5)支气管胸膜瘘:是肺切除术后的严重并发症之一,主要原因有支气管缝合不严密或缝合处感染、破裂和支气管残端血供不良影响愈合,多发生于手术后7~14天。患者主要表现有胸膜腔引流管大量气体引出、持续高热、患侧胸痛、刺激性咳嗽、痰中带血或咳血性痰、呼吸困难、呼吸音减低等。气体进入胸膜腔后可引起张力性气胸,支气管分泌物流入胸膜腔继发感染可引起脓胸,而胸膜腔内的积液经瘘口吸入支气管后则有引起窒息的危险。可用亚甲蓝注射到胸膜腔内,咳出带亚甲蓝的痰液即可确诊。一旦发生,立即通知医生,并置患者于患侧卧位,使用抗生素预防和控制感染、继续胸膜腔闭式引流,协助医生做好胸膜腔穿刺等。

十、健康教育

告知患者出院后近期内,仍需进行腹式呼吸及有效的咳嗽、咳痰,逐渐增加活动量,半年内不能从事重体力活动。告知患者保持良好的口腔卫生,如有口腔疾患应及时治疗;避免出入公共场所,预防呼吸道感染。告知患者远离工业粉尘、烟雾及化学污染环境。保持良好的营养状况。若有伤口疼痛,剧烈咳嗽及咯血等症状,或有进行性倦怠,应返院复诊。接受化学药物治疗者,在治疗过程中应注意血象的变化,定期返院复查血细胞和肝功能等。

(李广霞)

复习思考题

患者,男,58岁,刺激性干咳,偶有少量咯血3个月,近日出现胸痛入院,查体:T 36℃,P 72次/分,BP 110/70mmHg,X线检查发现左肺门处有块状阴影,周围有毛刺。择期在全麻下行左肺全切术后第2天,左胸部切口敷料整洁,干燥无渗出,胸腔闭式引流管钳闭,遵医嘱开放引流管,引流量约150ml,颜色淡红。请分析:

1.最可能的诊断是什么?
2.还可做哪些辅助检查以明确诊断?
3.全麻清醒后应给予患者采取何种体位?
4.胸腔闭式引流为什么处于钳闭状态?

第五篇

外科其他疾病患者的护理

第一章

- - - - -

消化性溃疡外科治疗患者的护理

学习要点

1. 消化性溃疡的解剖与生理、病因病理。
2. 消化性溃疡并发症的临床表现、治疗要点及辅助检查。
3. 消化性溃疡患者的整体护理。

一、概述

【解剖生理概要】

1. **胃的解剖与生理**　胃是位于腹腔左上方的一弧形囊状器官，上接食管，下接十二指肠，可贮存食物和消化食物，具有运动和分泌两大功能。通过接纳/储藏食物，将食物与胃液研磨、搅拌，初步消化，形成食糜排入十二指肠。胃排空的时间为4～6小时（图5-1-1）。

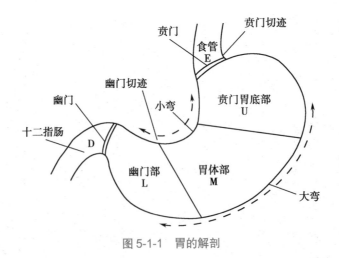

图 5-1-1　胃的解剖

2. **十二指肠的解剖与生理**　十二指肠位于幽门与十二指肠悬韧带之间，长约25cm，呈 C 形环抱胰腺头部。分为球部、降部、横部、升部四段。十二指肠接受胃内食物、以及胆汁、胰液。十二指肠分泌碱性十二指肠液，内含多种消化酶。

【病因】

1.幽门螺杆菌感染 与消化性溃疡的发病密切相关。HP可以破坏胃十二指肠的黏膜屏障,还可以引起胃泌素血症,胃酸分泌增加,促使胃十二指肠黏膜损害,形成溃疡。

2.胃酸分泌过多 溃疡只发生在经常与胃酸接触的黏膜处。当胃液中酸过多,激活其中的胃蛋白酶,从而使胃、十二指肠黏膜发生"自身消化"。十二指肠溃疡可能与迷走神经张力与兴奋性过度增高有关,亦可能与壁细胞增多以及壁细胞对胃泌素、组胺、迷走神经刺激的敏感性增高有关。

3.胃黏膜屏障损害 非甾体类药物、肾上腺皮质激素、胆汁酸盐、酒精等均可破坏胃黏膜屏障,引起胃黏膜水肿、出血、糜烂、甚至溃疡。长期服用NSAID者胃溃疡的发生率明显增高。

4.其他因素 包括遗传、吸烟、心理压力因素等。

【病理与分型】

本病属慢性溃疡,多为单发。胃溃疡多发生于胃小弯,以胃角部多见。十二指肠溃疡主要发生在壶腹部,球部以下的溃疡称为球后溃疡。典型的胃十二指肠溃疡可达黏膜肌层。若溃疡向深层侵蚀,可引起出血和穿孔。幽门处较大溃疡愈合后形成瘢痕可导致胃出口狭窄。

根据胃溃疡发生的部位和胃酸分泌量,可分为四型:

Ⅰ型:最为常见,约占50%～60%,低胃酸,溃疡位于小弯侧胃切迹附近。

Ⅱ型:约占20%,高胃酸,胃十二指肠复合性溃疡。

Ⅲ型:约占20%,高胃酸,溃疡位于幽门前及幽门管溃疡。

Ⅳ型:约占5%,低胃酸,高位胃溃疡,位于胃上部1/3,距食管胃连接处4cm内,在2cm以内者称"近贲门溃疡"。易发出血和穿孔。

二、胃十二指肠溃疡及并发症

(一)胃、十二指肠溃疡

1.临床表现与诊断 胃、十二指肠溃疡典型的临床表现是节律性、周期性、上腹部疼痛。十二指肠溃疡的疼痛表现为餐后延迟痛,饥饿感或夜间痛,疼痛为烧灼痛或钝痛,呈反复周期性发作,秋冬或冬春季多发,进食后疼痛缓解,服用制酸剂可镇痛。疼痛多位于中上腹部,在脐上方偏右处;胃溃疡疼痛与禁食关系密切,常在餐后半小时发生,持续1～2小时,进餐后不能缓解,甚至加重。疼痛多位于中上腹或偏左。X线钡剂可在胃内一周围光滑、整齐的龛影或见十二指肠球部变形。胃镜可以明确溃疡部位。

2.处理原则 无严重并发症的胃、十二指肠溃疡一般均采取内科治疗,使用根除HP、抑制胃酸分泌及保护胃黏膜等药物。外科手术主要针对胃、十二指肠溃疡并发症进行治疗。

(二)胃、十二指肠溃疡急性穿孔

1.临床表现与诊断 既往有溃疡病史,穿孔前数日溃疡病症状加剧,可因饮食不当,精神过度紧张或劳累等因素诱发。穿孔多突然发生于夜间空腹或饱食后。表现为突然发生的持续性上腹部刀割样剧痛,很快扩散至全腹,但仍以上腹部为重;患者疼痛难忍，常伴恶心、呕吐；面色苍白，四肢发凉。检查腹式呼吸减弱或消失；腹膜刺激征明显，全腹压痛、反跳痛、腹肌紧张，呈"板样"强直，尤以上腹部明显；肝浊音界缩小或消失，可有移动性浊音；肠鸣音减弱或消失。全身可出现发热、脉快，甚至感染性休克。X线检查多数有膈下游离气体。腹腔穿刺抽出黄色混浊液体。

2. 处理原则　空腹状态下溃疡穿孔，症状轻，腹膜炎较局限；患者一般情况良好，可用非手术治疗，如禁饮、禁食、胃肠减压。如经非手术治疗6～8小时后病情不见好转反而加重者，需改手术治疗。

（三）胃、十二指肠溃疡大出血

1. 临床表现与诊断　是消化性溃疡最常见的并发症，主要症状是突然大量呕血和排柏油样大便。呕血前患者常有恶心，便血前突然有便意，伴有心悸、眩晕、无力甚至晕厥。当失血量超过800ml时，可出现烦躁不安、出冷汗、脉搏细速、呼吸急促、血压下降等休克表现。胃镜检查可鉴别出血的原因与部位。动态血常规检查见红细胞、血红蛋白、血细胞比容进行性下降。

2. 处理原则　大多数为十二指肠溃疡大出血经非手术治疗止血，或行急诊胃镜下止血。手术指征为：严重大出血，短期内出现休克；经非手术治疗出血不止或暂时止血又复发；60岁以上患者，血管硬化，难以自止；近期发生过类似的大出血或合并溃疡穿孔或幽门梗阻。

（四）胃、十二指肠溃疡瘢痕性幽门梗阻

1. 临床表现与诊断　呕吐是最突出的症状，常发生在下午或晚间，呕吐物为宿食，量大，不含胆汁，有腐败酸臭味；吐后自感胃部舒适。检查可见胃型和蠕动波，可闻及振水音。梗阻严重或病程较长者，有营养不良性消瘦、脱水、电解质紊乱和低氯低钾性碱中毒等表现。X线钡餐造影检查可见胃扩大，张力减低，排空延迟。胃镜检查见胃内大量潴留的胃液和食物残渣。

2. 处理原则　手术治疗为主。最常用的术式是胃大部分切除术。但年龄较大，身体状况极差或合并其他严重内科疾病者，可行胃空肠吻合加迷走神经切断术。

三、治疗

（一）手术适应证

1. 经内科正规治疗无效的顽固性胃、十二指肠溃疡。

2. 胃、十二指肠溃疡急性穿孔。

3. 胃、十二指肠溃疡大出血。

4. 胃、十二指肠溃疡瘢痕性幽门梗阻。

5. 溃疡恶变。

（二）手术方法

1. 胃大部切除术　是最常用的方法。切除胃远端的2/3～3/4，包括胃窦部、幽门、胃体的远端和十二指肠球部近侧。分毕Ⅰ式和毕Ⅱ式两种术式（图5-1-2、图5-1-3）。毕Ⅰ式术是将残胃与十二指肠吻合，多适用胃溃疡的治疗，其优点是重建后的胃肠道接近正常解剖生理状态。毕Ⅱ式术是将残胃与空肠近端吻合，十二指肠残端缝闭，多适用于各种胃、十二指肠溃疡的治疗。优点是胃空肠张力低，术后溃疡不易复发，缺点是胃空肠吻合改变了正常的生理状态，术后发生胃肠功能紊乱的可能性多于毕Ⅰ式。

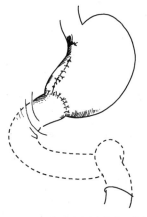

图 5-1-2　毕Ⅰ式胃大部切除术

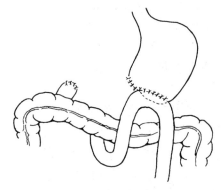

图 5-1-3　毕Ⅱ式胃大部切除术

2. 迷走神经切断术　此手术方法目前临床已较少应用。治疗溃疡病的原理包括：①消除神经性胃酸分泌；②阻断迷走神经引起的促胃液素分泌，减少了体液性胃酸分泌。分迷走神经切断术、选择性迷走神经切断术和高选择性迷走神经切断术三种术式。

四、护理

【护理评估】

（一）术前评估

1. 健康史　包括年龄、性别、职业、饮食、生活习惯、用药情况，特别是非甾体类药物和皮质类固醇等药物服药史。

2. 身体状况　了解患者上腹部疼痛的规律、有无压痛、反跳痛，有无便血、恶心呕吐等症状；有无消瘦、贫血等全身表现，；了解各项辅助检查结果，如胃镜、胃酸测定及 X 线钡餐结果等，判断溃疡或并发症的发生情况，以及患者各脏器功能状态。

3. 心理 - 社会状况　了解患者对疾病的认知程度，对手术的接受程度，有何顾虑；亲属对患者的关心程度、支持力度，家庭对手术的经济承受能力。

（二）术后评估

1. 术中情况　了解麻醉方式、手术方法、术中出血、补液量与性质，引流管放置情况等。

2. 康复状态　了解生命体征、切口、胃肠减压及引流情况；肠蠕动恢复及进食情况；是否发生并发症。

【常见护理诊断/问题】

1. 焦虑/恐惧　与患者突发胃十二指肠溃疡大出血有关。

2. 急性疼痛　与胃十二指肠黏膜受侵蚀、手术创伤有关。

3. 营养失调　低于机体需要量　与摄入不足、禁食和消耗增加有关。

4. 体液不足　与禁食、呕吐、大出血和穿孔后大量腹腔渗出液有关。

5. 潜在并发症　出血、十二指肠残端破裂、吻合口瘘、术后梗阻、倾倒综合征等。

【护理目标】

1. 患者焦虑或恐惧减轻或缓解，情绪稳定。

2．患者疼痛减轻或缓解。

3．患者营养状态得以改善。

4．患者体液平衡得到维持。

5．患者并发症得到预防，或并发症被及时发现和处理。

【护理措施】

（一）术前护理

1．心理护理　安慰患者，告知疾病的有关知识及手术的必要性，讲解手术的大致过程，解答患者的各种疑惑，增强患者战胜疾病的信心。

2．饮食护理　给予高热量、高蛋白、富含维生素、易消化、无刺激的饮食，术前1日进流质饮食，术前12小时禁食、禁饮。

3．留置胃管　术日晨留置胃管，以防麻醉及手术过程中呕吐、误吸，也便于术后胃肠减压引流。

4．出现并发症的护理　急性穿孔患者按急腹症进行护理，并作好急诊手术前准备；严格执行"四禁"，即禁饮禁食、禁忌灌肠、禁用泻药、禁用吗啡等止痛剂；合并大出血患者应密切监测生命体征，尤其是血压变化，积极抗休克、止血、输血并作好手术准备；幽门梗阻术前护理包括纠正营养不良及低氯、低钾性碱中毒，术前3天，每晚用300～500ml温等渗盐水洗胃，以减轻胃壁水肿与炎症，有利于术后吻合口愈合。

（二）术后护理

术后护理重点是持续性胃肠减压和饮食护理。

1．病情观察　术后每30分钟测量1次血压、脉搏、呼吸，直至血压平稳，同时观察患者的神志、体温、尿量、切口渗血、渗液和引流情况；术后患者一般先平卧位，清醒后血压平稳改成半卧位，可减轻腹部切口的张力，减轻疼痛，也有利于呼吸与循环。

2．饮食护理　禁食期间应静脉补充液体，肠功能恢复后开始，遵从由稀到浓、少量多餐、循序渐进的指导原则。胃管拔出后当日可进少量的水或米汤；如无不适，第2日进半量流质饮食，每次50～80ml，第3日进全量流质，每次100～150ml，进食后无不适，第4日进半流质饮食。术后10～14天，改为软食。避免进食牛奶、豆类等产气食物，忌生、冷、硬和刺激性食物，少食多餐。

3．引流管的护理　胃十二指肠术后患者常置有胃管、腹腔引流管、导尿管等。①妥善固定并标记各引流管，如有脱出不可重新插回；②保持引流管通畅，防止受压、扭曲、折叠等，可经常挤捏各引流管以防堵塞，如有堵塞，可用注射器抽取生理盐水试冲洗引流管；③观察并记录引流液的性质、色、量等。术后24小时内胃管可引流出少量血液或咖啡色液体，若有较多鲜血，应及时通知医生并配合处理；术后胃肠减压量减少，肠蠕动恢复，肛门排气后，可拔出胃管。

4．术后并发症的护理

（1）术后胃出血：胃大部分切除术后，可有少量暗红色或咖啡色胃液自胃管流出，一般24小时不超过300ml，逐渐减少，变淡至自行停止。如表现为术后短期内从胃管引流出大量鲜血，甚至呕血和黑便。多采用非手术疗法，包括禁食、应用止血药物和输新鲜血。若非手术疗法不能达到止血效果时，应再次手术止血；

（2）十二指肠残端破裂：是毕Ⅱ式胃大部切除术后近期最严重的并发症。一般多

发生在术后3～6天。表现为右上腹突发剧痛和明显急性弥漫性腹膜炎体征。应立即再次手术;

（3）胃肠吻合口破裂或漏:多发生在术后5～7天。可引起明显的腹膜炎症状和体征,需立即行手术处理;

（4）吻合口梗阻:患者表现为进食后上腹部饱胀,呕吐,呕吐物为食物,不含胆汁。X线检查可见造影剂完全停留在胃内,经非手术治疗不能解除梗阻者,需手术治疗;

（5）输入段梗阻:典型表现是患者突发性上腹部剧痛、频繁呕吐,量少、不含胆汁,呕吐后症状不缓解。上腹偏右有压痛,甚至扪及包块。可发生休克。应急诊手术;

（6）输出段梗阻:表现为上腹部饱胀,呕吐食物和胆汁。若不能自行缓解,应手术解除梗阻;

（7）倾倒综合征:分早期和晚期两种。早期倾倒综合征多发生在餐后10～20分钟内,因胃失去对胃排空的控制,多量高渗食物快速进入十二指肠或空肠,大量细胞外液转移至肠腔,使循环血量骤然减少所致。表现有上腹部饱胀不适,恶心、呕吐、肠鸣频繁,可有腹痛、腹泻等消化道症状。有全身无力、头昏、晕厥、面色潮红或苍白、大汗淋漓、心悸、心动过速等循环系统症状。症状持续60～90分钟后自行缓解。多数患者经调整饮食后,症状可减轻或消失。饮食调整包括少食多餐,避免过甜、过咸、过浓流质,宜进食低糖、高蛋白饮食,进食后平卧10～20分钟。多数患者在术后半年到1年内能逐渐自愈。晚期倾倒综合征又称低血糖综合征,表现为餐后2～4小时患者出现心慌、无力、眩晕、出汗、手颤、嗜睡,甚至虚脱。主要是高渗食物迅速进入小肠,快速吸收后血糖升高,使胰岛素大量释放,继而发生反应性低血糖。出现症状时,进食糖类即可缓解。饮食中减少碳水化合物含量,增加蛋白质比例,少量多餐可防止其发生。

5. 鼓励早期活动　除年老体弱或病情严重者,鼓励并协助术后第1日坐起轻微活动,第2日协助病人下床活动。患者活动量可以根据个体差异而定。早期活动可促进。肠蠕动恢复,预防术后肠粘连和下肢深静脉血栓等并发症的发生。

【健康指导】

（一）饮食指导

1. 告知患者有关胃十二指肠溃疡的知识,使其能更好地配合手术等治疗和护理。

2. 强调保持乐观的重要性,指导患者自我调节情绪。劝其戒烟、戒酒。注意劳逸结合,避免过劳。

3. 指导药物的服用时间、方式、剂量等,说明药物的副作用。避免服用对胃黏膜有刺激性的药物,如:阿司匹林、吲哚美辛、皮质类固醇等。指导术后患者宜少量多餐,由稀及浓逐步过渡到正常饮食。应定时、定量。切忌过饱过硬和刺激性食物的摄入。

4. 定期门诊随访,若有腹部不适,应及早随诊。

【护理评价】

通过治疗与护理,患者是否:①情绪稳定,能配合各项诊疗和护理;②疼痛减轻或缓解;③营养需要基本得到满足,贫血或低蛋白血症得到控制或纠正;④生命体征平稳、体液平衡、尿量正常;⑤术后并发症得到预防,或发生后被及时发现和处理。

（江文艺）

复习思考题

　　患者,男性,55 岁,反复上腹部疼痛 12 年,呕吐 3 天入院,疼痛好发于夜间,有黑便史 2 次,曾诊断为"十二指肠溃疡",药物治疗疗效欠佳,症状加重。入院前 4 天的夜间无明显诱因出现上腹部胀痛不适,进食后加重,次日下午出现呕吐,呕吐物量大为宿食,近 3 天每天下午出现呕吐。请问:

　　1. 该患者的临床诊断是什么?

　　2. 该患者术前的主要护理诊断是什么?

　　3. 术前的护理措施有哪些?

第二章

- - - - - - -

肠梗阻患者的护理

 学习要点

1. 肠梗阻的病理生理变化。

2. 肠梗阻的临床表现、治疗要点。

3. 肠梗阻患者的整体护理。

肠梗阻是指肠内容物由于各种原因不能正常运行或通过障碍,是外科常见的急腹症之一。肠梗阻不但可引起肠管本身形态和功能的改变,还可以导致全身性生理功能紊乱。

【肠的解剖生理概要】

1. **肠的解剖** 小肠是最长的消化管。上起幽门,下接盲肠,成人全长约 5~7m,分为十二指肠、空肠和回肠三部分。十二指肠呈"C"形,全长约 25~30cm,位置深而固定;空、回肠间没有明显界限,一般将空、回肠的上 2/5 段称空肠,下 3/5 称回肠,二者通过扇形的小肠系膜固定于腹后壁,活动度大。大肠是消化管的末段,长约 1.5m。起至右髂窝,止于肛门。包括盲肠与阑尾、升结肠、横结肠、降结肠、乙状结肠和直肠。在盲肠入口处,有回盲瓣,可防止大肠内容物逆流入小肠。盲肠、横结肠、和乙状结肠均由系膜连于腹后壁,活动度较大。

2. **肠的功能** 小肠是消化和吸收营养物质的重要器官,除了接受来自于肝、胰腺、和胃的消化液外,小肠黏膜还分泌含多种酶的碱性肠液。正常成人每日经小肠重吸收的液体量可达 8000ml,因此小肠若出现肠梗阻、肠瘘等疾病,可以在短时间内丧失大量的液体,引起严重的营养不良和水电解质酸碱失衡。结肠主要功能是吸收水分、部分电解质和葡萄糖,并为食物残渣提供暂时贮存和转运场所。

【病因与分类】

(一)按梗阻发生的原因分为三类

1. **机械性肠梗阻** 由于肠腔堵塞(如蛔虫团、粪石)、肠壁病变(如肿瘤)、肠管受压(如肠粘连、疝嵌顿)等原因引起肠腔狭窄,使肠内容物通过发生障碍。是最常见的肠梗阻之一。临床上常见的机械性肠梗阻有粘连性肠梗阻、肠扭转、肠套叠和蛔虫性肠梗阻等。

2．动力性肠梗阻　是由于神经反射或毒素刺激引起肠壁肌功能紊乱导致肠内容物不能正常运行。临床上有麻痹性肠梗阻和痉挛性肠梗阻两类。前者常见于急性弥漫性腹膜炎、低钾血症、细菌感染及某些腹部手术后；后者较少见，可继发于尿毒症、慢性铅中毒和肠功能紊乱等。

3．血运性肠梗阻　主要由于肠系膜血管受压、栓塞或血栓形成，使肠管血运障碍，引起肠失去蠕动能力，继而发生肠麻痹，如肠系膜血栓形成、栓塞或血管受压等。随着人口老龄化，动脉硬化等疾病的发生，现已不属少见。

（二）按肠壁有无血运障碍分为两类

1．单纯性肠梗阻　仅有肠内容物通过受阻，而无肠管血运障碍。

2．绞窄性肠梗阻　在发生肠内容物运行障碍的基础上，同时出现肠管血运障碍。

（三）其他分类

按梗阻部位分为高位肠梗阻（如空肠上段）和低位肠梗阻（如回肠末段和结肠）；按梗阻的程度分为完全性肠梗阻和不全性肠梗阻；按病程分为急性肠梗阻和慢性肠梗阻。

【病理生理】

肠梗阻发生后，将引起机体和肠管局部一系列复杂的病理生理变化。

1．肠管局部变化　表现为梗阻以上肠蠕动增加，肠腔积气、积液，使肠管膨胀扩大；梗阻以下肠管瘪陷、空虚。术中可在扩大与瘪陷之间发现梗阻部位。急性完全性肠梗阻时，肠管迅速膨胀，肠壁变薄，肠腔内压力迅速增加，肠壁静脉回流受阻，继而动脉血运障碍，最后肠管缺血坏死而破溃穿孔；痉挛性肠梗阻没有明显病理变化。

2．体液平衡失调　充血、水肿的肠壁无法正常回吸收胃肠道分泌的大量液体；同时毛细血管通透性增加，血浆渗出，大量体液积存在肠腔和腹腔内；加上不能进食和频繁呕吐，导致等渗性缺水、电解质失调和代谢性酸中毒。

3．感染与脓毒症　以低位肠梗阻表现显著。梗阻以上部位肠内容物积聚，细菌繁殖并产生毒素，肠壁通透性增加，肠内细菌、毒素随之渗入腹腔，引起腹膜炎，继而可导致脓毒症、感染性休克，甚至死亡。

【临床表现】

（一）症状

1．腹痛　单纯性肠梗阻由梗阻以上肠管蠕动剧烈，表现为阵发性腹部绞痛；绞窄性肠梗阻则为持续性疼痛，阵发性加剧；麻痹性肠梗阻表现为全腹持续性胀痛或不适。腹痛的部位常提示病变所在，如右下腹痛，提示病变多在回盲部。

2．呕吐　早期多为反射性呕吐；晚期因肠内容物逆流入胃引起。呕吐的次数、性质与梗阻的部位及肠管有无血运障碍有关，如高位梗阻者早期便发生呕吐且频繁，呕吐物多为胃十二指肠液或胆汁；低位梗阻表现为呕吐出现较迟而量少，呕吐物可呈粪样等。绞窄性肠梗阻呕吐物呈血性或棕褐色液体。

3．腹胀　梗阻后因肠腔大量积气、积液，肠管膨胀而致腹胀，其程度与梗阻部位有关。梗阻部位越低，腹胀越明显，但晚于其他三种症状。腹胀可以是全腹性，也可以是局限性，如麻痹性肠梗阻表现为均匀全腹胀，绞窄性肠梗阻腹胀多不对称。

4．停止排气排便　完全性梗阻患者表现停止排气排便；高位梗阻早期，因梗阻以下肠内的残存粪便与气体仍可排出，所以不可否定肠梗阻的存在。不全性梗阻可有多次少量排便排气；绞窄性肠梗阻可排除血性黏液样便。

（二）体征

1. 腹部体征　单纯性肠梗阻可见肠型和蠕动波，麻痹性肠梗阻时全腹膨胀。单纯性肠梗阻腹部有轻压痛，无腹膜刺激征；绞窄性肠梗阻患者有固定压痛和腹膜刺激征，有时可触及有压痛的包块。绞窄性肠梗阻腹腔渗液较多时，可叩出移动性浊音。机械性肠梗阻时，可闻及肠鸣音亢进，有气过水声或金属音；麻痹性肠梗阻时则肠鸣音减弱或消失。

2. 全身表现　梗阻初期，患者全身状况可无明显变化。梗阻晚期或绞窄性肠梗阻有唇干舌燥、眼窝凹陷、尿量减少等缺水和代谢性酸中毒。严重者可出现脉搏细速、血压下降、面色苍白、四肢发冷等休克症状及多器官功能障碍综合征（MODS）。

（三）几种常见机械性肠梗阻的临床特点

1. 粘连性肠梗阻　因肠粘连或粘连带压迫肠管而引起的肠梗阻称为粘连性肠梗阻（图 5-2-1）。临床上最常见。多因腹部手术后、损伤、炎症、出血、异物等所致。具有机械性肠梗阻的典型表现，如腹痛、呕吐、腹胀和停止排气排便等症状，同时具有肠型、蠕动波以及肠鸣音亢进和气过水声等腹部体征。多采取非手术治疗，无效或出现绞窄时，应立即中转手术。

2. 肠扭转　一段肠袢沿其系膜长轴旋转而引起的闭袢性肠梗阻称为肠扭转（图 5-2-2）。最常发生于小肠，其次是乙状结肠。主要诱因是饱餐过后，突然改变体位或便秘患者，睡觉时突然变换体位。小肠扭转与乙状结肠扭转临床特点各有不同。小肠扭转多见于青壮年，常因饱餐后剧烈活动。表现为突发脐周剧烈绞痛，呈持续性疼痛阵发性加重。腹痛可牵涉至腰背部，呕吐频繁。早期可出现休克。腹部呈局限性隆起，有压痛，可扪及肿大的肠袢。常需急诊手术。乙状结肠扭转多见于男性老年人，常有习惯性便秘史。表现为左下腹绞痛、腹胀、呕吐不明显。钡灌肠 X 线检查可见钡剂受阻，呈"鸟嘴样"改变。可采用非手术治疗。

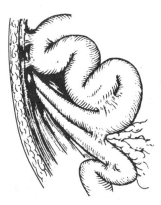

图 5-2-1　粘连性肠梗阻

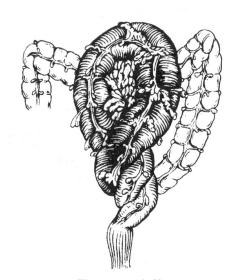

图 5-2-2　肠扭转

3. 肠套叠　一段肠管及其系膜套入相邻的肠腔内称为肠套叠（图 5-2-3）。以回结型最多见。可分为原发性和继发性。原发性肠套叠是婴幼儿常见的急腹症之一，也是小儿肠梗阻的常见原因,80%发生于两岁以内的婴幼儿。肠套叠的三大典型症状是腹痛、便血和腹部包块,表现为突发性阵发性哭闹不安,面色苍白,出汗,伴有呕吐,排果酱样黏液血便;右上腹部可触及腊肠样包块,肿块下方有空虚感。肛门指诊时指套上有黏液、血液。钡灌肠检查可显示"杯口样"或"弹簧状"阴影。继发性肠套叠多见于老年人,多因肠息肉、肿瘤引起,症状不典型,多位不完全梗阻,少有血便。一旦确诊,早期可通过空气或钡剂灌肠使其复位。如复位不成功,或病程超过48小时,出现肠坏死或肠穿孔,应及时手术治疗。

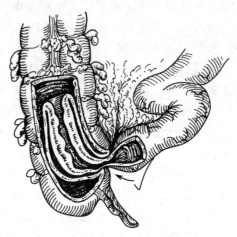

图 5-2-3　肠套叠

4. 蛔虫性肠梗阻　指蛔虫集结成团致使肠腔堵塞者称为蛔虫性肠梗阻(图 5-2-4)。其临床特点是多见于农村儿童;因驱虫不当或体内环境改变,如发热、饥饿、腹泻等为诱因;有阵发性腹痛、呕吐及吐虫等表现;腹部柔软,常可扪及条索状包块,无压痛;X线腹部平片显示成团的虫体阴影,常采用非手术治疗。

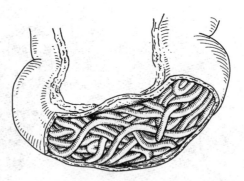

图 5-2-4　蛔虫性肠梗阻

【辅助检查】

1. 实验室检查　因缺水、血液浓缩,血红蛋白及血细胞比容升高,尿比重增高。绞窄性肠梗阻时白细胞和中性粒细胞明显增加。呕吐物和粪便检查,有大量红细胞或隐血试验阳性,提示肠管有血运障碍。肠梗阻晚期可出现血气分析和血清电解质的变化。

2. X线检查　一般梗阻发生4~6小时后,立位或侧卧位腹部平片可见多个阶梯状排列的液气平面。空肠梗阻、胀气可见"鱼肋骨刺"状环形黏膜纹。绞窄性肠梗阻可见孤立、突出胀大的肠襻,且不受体位、时间的影响。

【治疗原则】

主要是解除肠道梗阻和纠正全身生理紊乱。包括非手术治疗和手术治疗。

1. 非手术治疗　主要包括禁食、胃肠减压、纠正水电解质紊乱和酸碱失调、防治感染和中毒、酌情解痉止痛等。

2. 手术治疗　常用方法有粘连松解术、肠切开异物取出术、肠套叠或肠扭转复位术、肠切除肠吻合术、短路手术、肠造口术等。

【护理评估】

（一）术前评估

1. 健康史　询问病史,包括年龄、有无感染、饮食不当、饱餐后剧烈运动等诱因;既往有无腹部手术及外伤史、急慢性肠道疾病病史及个人卫生情况等。

2. 身体状况　了解腹痛、腹胀、呕吐、停止排气排便等症状的程度、有无进行性加重;呕吐物、排泄物、胃肠减压抽出液的性质及形状;有无腹膜刺激征、移动性浊音等出现。评估生命体征情况,有无缺水、电解质和酸碱平衡失调,以及辅助检查结果等。

3. 心理 - 社会状况　评估患者的心理情况,有无过度焦虑、或恐惧,是否了解围手术期的相关知识;了解患者家庭、社会支持情况,包括家属对肠梗阻相关知识的掌握情况,对患者心理与经济的支持情况等。

（二）术后评估

1. 中情况　重点了解麻醉及手术方式,术中失血、失液量以及输血量和输液情况等。

2. 术后情况　着重了解患者生命体征、生理恢复情况;腹部切口愈合情况,有无腹胀、腹部引流情况;有无并发症发生,如切口感染、腹腔感染、肠瘘等。

【主要护理诊断/问题】

1. 急性疼痛　与肠蠕动增强或肠壁缺血有关。

2. 体液不足　与频繁呕吐、腹腔及肠腔积液、胃肠减压等有关。

3. 潜在并发症　术后肠粘连、腹腔感染、肠瘘。

【护理目标】

1. 患者腹痛减轻或缓解。

2. 患者体液平衡得到维持。

3. 患者并发症得到预防,或并发症被及时发现和处理。

【护理措施】

（一）非手术治疗/术前护理

1. 禁食、胃肠减压　肠梗阻患者应常规禁食,及早使用胃肠减压,可吸出胃肠内积液和积气,可降低胃肠道力的压力和膨胀程度,改善肠壁血液循环,同时减少肠内细菌和毒素,有利于与改善局部和全身情况。若梗阻解除,患者出现排气、排便,腹胀、腹痛消失 12 小时后,可进流质饮食,忌食产气的甜食等。在胃肠减压期间,做好胃管的护理,密切观察引流液的颜色、性状及量,发现抽出的液体为血性时,应考虑有绞窄性肠梗阻。

2. 安置合适的体位　患者生命体征平稳时，可采取低半卧位，可减轻腹肌紧张，有利于呼吸；有休克的患者应采取平卧位。

3. 维持体液与营养平衡　肠梗阻禁食期间，可给予胃肠营养、补液。补液的量与种类取决于病情，根据患者脱水情况及有关生化指标合理安排输液，以维持水、电解质及酸碱平衡，同时积极改善患者全身营养状况。

4. 呕吐的护理　呕吐时坐起或头偏向一侧，以免误吸引起吸入性肺炎；呕吐后给予漱口，保持空气清洁；观察和记录呕吐物颜色、性状与量。

5. 用药护理　遵医嘱正确、按时使用抗生素以防治细菌感染，减少毒素吸收。对于腹部绞痛明显的肠梗阻患者，确定无肠绞窄，可使用阿托品、山莨菪碱等抗胆碱药物解除胃肠平滑肌痉挛，以缓解腹痛，但不能随意使用吗啡、哌替啶等镇痛剂，以免掩盖病情而延误治疗。

6. 病情观察　严密观察病情变化，及早发现绞窄性肠梗阻，定时测量生命体征，以及腹痛、腹胀和呕吐等变化，及时了解患者各项实验室指标。若出现以下情况考虑绞窄性肠梗阻的可能：①腹痛发作急骤，起始即为持续性剧烈疼痛，或在阵发性加重之间仍有持续性疼痛，呕吐出现早、频繁而剧烈；②病情发展迅速，早期出现休克，抗休克治疗后症状改善不显著；③腹胀不对称，腹部有局限性隆起或触及有压痛的包块；④有明显的腹膜刺激征，体温上升、脉率增快、白细胞计数增高；⑤呕吐物、胃肠减压抽出液、肛门排出物为血性，或腹腔穿刺抽出血性液体；⑥经积极非手术治疗，症状无明显改善；⑦腹部 X 线检查见孤立、胀大的肠袢，且不因体位、时间而改变位置。此类患者病情危重，必须及早进行手术治疗。

7. 术前准备　慢性不完全梗阻，需做肠切除手术者，除一般术前准备外，应按要求做好肠道准备。急诊手术者，紧急做好备皮、配血、输液等术前准备。

（二）术后护理

1. 体位　全麻术后暂时予以平卧位，头偏向一侧；血压平稳后给予半卧位。

2. 饮食　术后暂禁食，禁食期间给予静脉补液。待肠蠕动恢复、肛门排气后可开始进少量流质饮食，进食后若无不适，逐步过渡至半流质及普食。

3. 病情观察　包括生命体征、意识状态、面色变化、腹部症状与体征等变化。观察胃管及腹腔引流管情况，妥善固定，保持引流通畅，避免受压、扭曲、折叠或滑脱等。观察肛门排气、排便情况等。

4. 并发症的观察与处理

（1）肠粘连：肠梗阻术后患者若护理不当，仍可能发生再次肠粘连，应鼓励患者早期活动，如病情平稳，术后 24 小时即可在床上活动，3 日后下床活动，以促进机体和胃肠道功能恢复，防止肠粘连。一旦发生阵发性腹痛、腹胀、呕吐等，应积极采取非手术治疗措施，一般多可缓解。

（2）腹腔内感染及肠瘘：观察患者术后腹痛、腹胀症状是否改善，肛门恢复排气、排便的时间等。若腹腔引流管周围流出液体带粪臭味、同时患者出现局部或弥漫性腹膜炎的表现，应警惕腹腔内感染或肠瘘的可能，应及时通知医生。

【健康指导】

1. 饮食指导　少食刺激性强的辛辣食物，宜食高蛋白、高维生素、易消化吸收的食物。避免暴饮暴食，饭后忌剧烈运动。

2. 保持排便通畅 便秘者应注意通过调整饮食、腹部按摩等方法保持大便通畅，无效者可适当予以口服缓泻剂，避免用力排便。

3. 自我监测 指导患者自我监测病情，若出现腹痛、腹胀、呕吐、停止排便等不适，及时就诊。

（江文艺）

 复习思考题

扫一扫
测一测

患者，女，60岁，因阵发性腹痛、腹胀、肛门无排气排便4天住院。8年前因十二指肠球部溃疡穿孔手术。查体：T 38.5℃，P 112次/分，BP 100/70mmHg。腹膨隆、不对称，可见肠型蠕动波，腹部压痛及反跳痛，无腹水，肝浊音界缩小，肠鸣音亢进，有气过水声及金属音，腹部 X 线检查显示：中下腹处见小肠有数个气液平面，盲肠胀气。诊断：急性低位性完全性机械性肠梗阻。请分析：

1. 导致该病人肠梗阻的可能病因有哪些？

2. 此时最佳的治疗方案是什么？

3. 对该病人的术前病情观察的重点内容有哪些？

课件
03章PPT

扫一扫
知重点

第三章

门静脉高压症患者的护理

学习要点

1. 门静脉高压症的定义、病因。
2. 门静脉高压症的临床表现、辅助检查与外科治疗。
3. 门静脉高压症的护理。

　　门静脉高压症是门静脉血流受阻、血液淤滞引起门静脉系统压力增高，继而导致脾大伴脾功能亢进、食管胃底静脉曲张破裂大出血、腹水等一系列症状的临床病症。门静脉正常压力为 $13\sim24cmH_2O$（$1.27\sim2.35kPa$），平均值 $18cmH_2O$（$1.76kPa$）门静脉高压症时，压力增至 $25\sim50cmH_2O$（$2.45\sim4.90kPa$）。

　　门静脉主干由肠系膜上、下静脉及脾静脉汇合而成，其中约 20% 的血液来自脾。门静脉与腔静脉系之间存在四组交通支，即胃底 - 食管下段交通支；直肠下端 - 肛管交通支；前腹壁交通支和腹膜后交通支（图 5-3-1）。当门静脉高压时，使门静脉血经由交通支回流致腔静脉系统，并使其扩大、曲张，甚至破裂，引起大出血。

　　【病因与病理生理】

　　根据门静脉血流受阻因素所在部位，其病因可分为肝前型、肝内型和肝后型三大类。在我国，90% 以上的门静脉高压是由于肝炎后肝硬化引起的肝内型。

　　1. 肝前型门静脉高压症　指发生于门静脉主干及其主要属支的血流受阻。此如感染、创伤所致门静脉主干血栓形成；小儿的门静脉先天性畸形；门静脉受肿瘤浸润或压迫等。

　　2. 肝内型门静脉高压症　最常见的类型。指肝窦血流受阻所致。见于各种类型的肝硬化、纤维化或脂肪变性等压迫肝窦，引起门静脉压力增高。

　　3. 肝后型门静脉高压症　发生于主要肝静脉流出通道的阻塞，如肝静脉阻塞综合征、缩窄性心包炎等。

　　【临床表现】

　　1. 脾大与脾功能亢进　门静脉高压症早期即可有脾充血肿大，程度大小不一。均伴有不同程度脾功能亢进，主要表现为红细胞、白细胞和血小板均减少，可出现黏膜及皮下出血，少数容易发生感染，感染后较难控制。

328

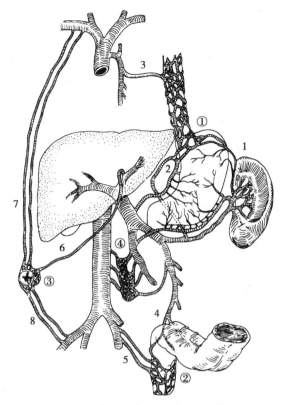

图 5-3-1　门静脉与腔静脉之间交通支

1. 胃短静脉　2. 胃冠状静脉　3. 奇静脉　4. 直肠上静脉　5. 直肠下静脉、肛管静脉
6. 脐旁静脉　7. 腹上深静脉　8. 腹下深静脉
①胃底、食管下段交通支　②直肠下端、肛管交通支　③前腹壁交通支　④腹膜后交通支

2. 呕血与黑便　食管 - 胃底静脉破裂，引起上消化道急性大出血，是门静脉高压症常见的危及生命的并发症。主要表现为患者呕吐鲜红色血液，排出柏油样黑便。由于肝功能损害引起凝血功能障碍、脾功能亢进导致血小板减少及门静脉高压，因此出血不易自止。由于大出血引起肝组织严重缺氧，容易导致肝性脑病。

3. 腹水　是肝功能损害的表现。大出血后常引起或加重腹水，并伴有腹胀、气急、食欲减退。有些顽固性腹水甚难消退。

4. 其他　多数患者有疲乏、厌食、虚弱无力，部分患者有恶心呕吐、腹泻、营养不良、嗜睡等肝性脑病症状及面色灰暗、黄疸、下肢水肿、胸腹壁静脉曲张、蜘蛛痣、肝掌和男性乳腺增生症等体征。

【辅助检查】

1. 实验室检查　血常规检查全血细胞减少，以白细胞和血小板计数减少最为明显。肝功能检查可见血清白蛋白降低而球蛋白升高，白、球蛋白比例倒置；活动性肝病还可见凝血酶原时间延长，血清转氨酶及胆红素升高等。

2. 影像学检查　腹部 B 超检查可了解肝硬化程度、脾大情况、有无腹水及门静脉扩张情况等。X 线食管吞钡检查可见食管静脉曲张影像。腹腔动脉或直接肝静脉造影检查，可确定门静脉受阻部位及侧支回流情况。

3. 内镜检查　纤维胃镜检查可发现食管和胃底静脉曲张及其程度，是诊断门静脉高压症的重要手段。

【治疗要点】

外科治疗主要是预防和控制急性食管下段、胃底曲张静脉破裂出血,其次是解除或改善脾大伴脾功能亢进和治疗顽固性腹水。根据患者具体情况采取非手术治疗或手术治疗。

1. 食管 - 胃底曲张静脉破裂出血　①非手术治疗:补充血容量,输新鲜血,给予止血药物及静脉滴注垂体后叶素,口服凝血酶或去甲肾上腺素盐水;使用三腔二囊管压迫止血,双气囊三腔管每次放气时间为 15~30 分钟。②手术治疗:上述治疗无效时,应采取手术治疗,手术主要方法有分流术、断流术及肝移植。

2. 解除或改善脾大、脾功能亢进　对严重脾大合并脾功能亢进者,行单纯性脾切除术效果较好。

3. 治疗顽固性腹水　有效的治疗方法是肝移植,其他包括 TIPS、腹腔 - 颈静脉转流术。

对终末期肝硬化门静脉高压症患者特别是并发食管胃底静脉曲张出血者,肝移植是唯一有效的治疗手段。

【护理评估】

(一)术前评估

1. 健康史　评估患者年龄、性别、职业、饮酒史;了解既往有无慢性肝炎、肝硬化、血吸虫等病史;发病与饮食的关系,是否有进食粗糙、刺激性食物;是否有腹内压骤然升高因素,如剧烈咳嗽、呕吐等。

2. 身体状况　①局部:有无腹部膨隆、腹壁静脉曲张;肝、脾大小和质地;有无移动性浊音等。②全身:评估患者生命体征、意识、面色、肢端温度及皮肤色泽、尿量变化,判断有无休克、肝性脑病先兆症状等,有无黄疸、、肝掌、蜘蛛痣及皮下出血点,下肢有无水肿,营养状况等。③辅助检查:了解血常规、肝功能和影像学检查结果,腹部 B 超、X 线钡餐等检查可帮助判断食管 - 胃底曲张静脉程度及出血部位。

3. 心理 - 社会状况　了解患者是否感到紧张、焦虑、恐惧;评估家庭成员能否提供足够的心理和经济支持;患者和家属对门静脉高压症诊疗、预防再出血知识了解程度等。

(二)术后评估

1. 手术情况　了解麻醉及手术方式,术中失血、失液量以及输血量和输液情况,引流管安置情况等。

2. 身体状况　评估患者生命体征、意识、血氧饱和度、尿量、肝功能等,了解有无出血、肝性脑病、感染等并发症的发生。

3. 心理 - 社会状况　了解患者对疾病和术后各种不适的心理反应;患者及家属对术后康复过程及出院健康教育知识的掌握程度。

【常见护理诊断 / 问题】

1. 焦虑 / 恐惧　与突然大呕血、便血、肝性脑病及病情危重等有关。

2. 体液不足　与食管胃底静脉曲张破裂出血有关。

3. 液体过多　腹水与低蛋白血症、肝功能损害有关。

4. 营养失调:低于机体需要量　与营养摄入不足、消化功能障碍有关。

5. 潜在并发症　上消化道出血、肝性脑病、门静脉血栓形成、肝肾综合征。

【护理目标】

1. 患者减轻或缓解,情绪稳定。

2. 患者体液不足得到改善。

3. 患者腹水减少,尿量增加,体液平衡得到维持。

4. 患者营养不良得到纠正,体重增加。

5. 患者并发症得到预防,或并发症被及时发现和处理。

【护理措施】

（一）非手术治疗护理 / 术前护理

1. 心理护理　门静脉高压症患者因长期患病对战胜疾病的信心不足,合并上消化道出血,会极度焦虑、恐惧。因此应多关心患者、稳定情绪,帮助患者树立战胜疾病的信心,能积极配合治疗及护理。

2. 病情观察　密切观察患者生命体征、意识、尿量等。准确观察和记录出血的情况,注意呕血与黑便的量、颜色及形状。

3. 预防食管胃底静脉曲张出血　①禁烟、酒,避免进食粗糙、油炸及辛辣食物,饮食不宜过热,以免诱发食管黏膜而诱发上消化道出血;②避免腹内压增高诱发扩张静脉破裂出血,如用力排便、剧烈咳嗽、打喷嚏等;③择期手术前可输全血,补充维生素 B、维生素 C、维生素 K 及凝血因子,以防术中和术后出血;④术前一般不放置胃管,胃管可能导致胃底 - 食管下段静脉破裂出血。

4. 门脉高压致急性大出血的护理　①迅速建立静脉通道,尽快输液、输血,按出血量调节输液量种类和速度;②准确及时应用止血药物,注意配伍禁忌;③用冰盐水或冰盐水加去甲肾上腺素胃内灌洗,使胃黏膜血管收缩以止血;④使用缓泻剂或酸性溶液灌肠,防止肠道内血液在细菌作用下分解成氨,以免氨被肠道吸收增加而致肝性脑病。

5. 三腔二囊管压迫止血的护理　参见内科护理相关章节。

6. 控制或减少腹水的形成　①注意休息,术前尽量平卧位,以增加肝、肾血流灌注;②补充营养,纠正低蛋白血症;③限制液体和钠的摄入,每日摄入的量在 500～800mg（氯化钠 1.2～2.0g）,少食咸肉、酱菜等含钠高的食物;④遵医嘱使用利尿剂,观察 24 小时出入量,并观察有无低钾、低钠血症;⑤测量腹围与体重:每日测腹围 1 次,每周测体重 1 次。

7. 保护肝脏,预防肝性脑病　①休息与活动:肝功能较差者以卧床休息为主,安排少量活动;②改善营养状况:给予高热量、适量蛋白、丰富维生素饮食,纠正贫血和低蛋白血症;③常规吸氧,保护肝功能;④纠正水电解质和酸碱失衡;⑤避免使用损害肝功能的药物;⑥保持肠道通畅,及时清除肠道内积血,灌肠用酸性溶液,禁用肥皂水。分流术前 2 日口服肠道杀菌剂,术前晚灌肠。

（二）术后护理

1. 病情观察　观察并记录神志、生命体征、面色、尿量、引流液的量和颜色等,注意有无内出血的发生。

2. 休息与活动　施行分流术者需制动平卧 48 小时。不宜早期下床活动,一般术后卧床 1 周。

3．饮食指导　术后早期禁食，给予肠外营养支持。待肠蠕动恢复后，可给予流质饮食，逐渐过渡到正常饮食。

4．并发症的观察及护理

（1）出血：术后定时观察血压、脉搏、呼吸及伤口情况，有无消化道出血。注意观察引流液的颜色与量，如在1～2小时引流出200ml以上血性液体，应告知医师，及时处理。

（2）肝性脑病：分离术后患者需定时测定肝功能并监测血氨浓度，观察患者的性格行为及意识改变，有无定向力减退、嗜睡与躁动交替、黄疸等。可遵医嘱使用谷氨酸钾、谷氨酸钠等降低血氨浓度。

（3）静脉血栓形成：断流手术或分流式手术后可形成门静脉系统血栓，特别是脾切除术后发生率更高。术后2周内每天监测或隔日查血小板计数，血小板上升达$600×10^9/L$，应进行阿司匹林、双嘧达莫等抗凝治疗。

【健康指导】

1．饮食指导　饮食规律，少量多餐，宜高热量、丰富维生素饮食，维持足够的能量需要；以软食、易消化、无刺激食物为宜，避免干硬、粗糙及辛辣刺激食物，以免损伤食管和胃黏膜，诱发再出血。

2．生活指导　避免劳累，保证充分休息，充足睡眠；避免腹内压增高的因素，如咳嗽、用力排便、提举重物等，以免诱发曲张静脉破裂出血；保持乐观、稳定的心理状态，避免紧张、抑郁等不良情绪。

3．定期复诊　指导患者及家属掌握先兆症状、基本观察方法和主要急救措施，熟悉紧急就诊的途径和方法。

（江文艺）

复习思考题

某男，50岁。呕血、解柏油样便5小时入院。5小时前大量呕鲜红色血液伴有血块，且解柏油样大便3次。既往有肝硬化和嗜酒史。查体：神志清楚，面色苍白。脉搏120次/分，血压86/60mmHg。前胸可见数个蜘蛛痣。腹软，蛙状腹，脾肋下3cm，脐周可见静脉放射状显露，血流呈中心流向四周。腹部无压痛，叩诊移动性浊音（+），听诊肠鸣音较活跃。纤维胃镜检查：食管曲张静脉出血。请分析：

1．此时患者存在哪些主要护理诊断/问题？

2．应给予哪些护理措施？

第四章

课件
04章PPT

胆石症患者的护理

 学习要点

1. 胆石的分类、胆石症的病因。
2. 胆石症的临床表现、辅助检查及治疗原则。
3. 胆石症患者的整体护理。

扫一扫
知重点

胆石症包括发生在胆囊与胆管内的结石,是胆道系统的常见病,多发病。在我国胆石症到患病率为 0.9%～10.1%,平均 5.6%;女性与男性的比例为 2.57∶1。随着生活水平的提高、饮食习惯的改变及卫生条件的改善,我国的胆石症有胆管的胆色素结石转变为胆囊的胆固醇结实为主。

【胆石的分类】

按胆结石的化学成分或结石所在部位的不同进行分类:

1. 按化学成分分类

(1)胆固醇结石:以胆固醇为主要成分,多呈椭圆形、圆形或多面形,单方或多发,表面平滑或稍呈结节状,呈白黄、灰黄或黄色,质硬,剖面呈放射状线纹,X 线平片上不显影。此种结石多在胆囊内。

(2)胆色素结石:以胆红素为主要成分,多为粒状或长条形,质软而脆,有的如泥团状,有的如沙粒,为棕黑或棕红色。大小不等,因含钙少,X 线平片上多不显影。多在肝内、外胆管中。

(3)混合性结石:由胆固醇、胆色素和钙盐等多种成分混合而成。根据所含成分比例不同,呈现不同的形状、颜色和剖面结构。因含钙质较多,在 X 线平片上有时显影(即称阳性结石)。多在胆囊内亦可见于胆管中。

2. 按结石所在部位分类　可分为:①胆囊结石;②肝内胆管结石;③肝外胆管结石。

【胆石的病因】

胆石的成因十分复杂,是多种因素综合作用的结果。

1. 胆道感染　胆汁淤积、细菌或寄生虫入侵等引起胆道感染,细菌产生的 β- 葡萄糖醛酸酶,使可溶性的结合胆红素水解为非结合胆红素,后者与钙结合,形成胆色素结石。

2. 胆道异物 虫卵、成虫的尸体及 Oddi 括约肌功能紊乱时食物残渣随胃肠内容物反流入胆道可成为结石形成的核心,促发结石的形成。

3. 代谢因素 主要与脂类代谢有关,胆汁中的胆盐、胆固醇、卵磷脂的适当比例是维持胆固醇呈溶解状态的必要条件。脂类代谢异常可引起胆汁的成分和理化性质发生变化,使胆汁中的胆固醇呈饱和状态并析出、沉淀、结晶而形成结石。

4. 其他 雌激素可促进胆汁中胆固醇过于饱和,与胆固醇结石形成有关;异常因素亦与胆结石的成因有关。

【胆道疾病的特殊检查】

1. B超检查 是一种安全、便捷、快速、经济而准确的检查方法,属于无创伤检查,也是胆道疾病患者的首选检查。检查前应空腹,即禁食 12 小时、禁饮 4 小时。

2. X线检查 种类较多,临床上可选择应用。

(1)腹部平片:仅有少数胆囊结石可在平片上显影,一般不作为临床的常规检查。

(2)经皮肝穿刺胆管造影(PTC):在 X 线电视或 B 超监视引导下,使用带塑料管外鞘的穿刺针或 Chiba 细穿刺针,自右腋中线或前侧径路,穿刺入肝内胆管,再注入造影剂即可清晰显示肝内外胆管,了解胆管内病变部位、程度和范围,有助于黄疸的鉴别。也可通过 PTCD 或置放胆管内支架用做治疗。

知识链接

PTCD

PTCD 指经皮肝穿刺置管引流,用于 PTC 后,严重梗阻性黄疸的患者,目的是暂时缓解黄疸,改善肝功能,为手术作好准备。

(3)内镜逆行胰胆管造影(ERCP):应用纤维十二指肠镜通过乳头部插管至胆管或胰管内,进行逆行直接造影,可了解十二指肠乳头情况,清晰显示胆胰管系统,鉴别肝内外胆管梗阻的部位和病变范围。同时可通过切开乳头和 Oddi 括约肌,或插管至胆管内行取石和引流术。但 ERCP 有诱发急性胰腺炎和胆管炎的可能,诊断性ERCP 现已部分被 MRCP 所替代。

(4)胆管造影:胆道手术中可通过胆囊管或胆总管穿刺注入造影剂行直接造影,清晰显示肝内外胆管,了解病变情况,帮助确定是否需要探查胆总管。行胆总管或其他胆管引流者,拔管前常规 T 管或置管行胆道造影。

(5)CT、MRI 或磁共振胆胰管造影(MRCP):能清楚显示肝内外胆管扩张程度,结石的分布,肿瘤的部位、大小,胆管梗阻的水平等。具有无创、胆道成像完整等优点。

3. 胆道镜检查 可协助诊断和治疗胆道结石,了解胆道有无狭窄、畸形、肿瘤等,亦可在胆道镜直视下行取石术或取活检组织病理检查。

一、胆囊结石

1. 临床表现 单纯性胆囊结石,未合并梗阻或感染时,常无临床症状或仅有轻微的消化系统症状。当结石嵌顿时,则可以出现明显的症状和体征。

(1)症状:腹痛为主要症状。多数患者仅在食油腻食物、工作紧张或疲劳时感觉上腹部或右上腹隐痛,或者伴有恶心、呕吐、食欲减退、腹部不适或饱胀等,常被误诊为"胃病"。当进食油腻后诱发胆囊收缩或睡眠时体位改变结石移位至胆囊颈部,致使胆汁排空受阻,胆囊强力收缩而出现典型的胆绞痛,表现为右上腹部阵发性剧烈绞痛,可向右侧肩胛部或背部放射。

(2)体征:有时可在右上腹部触及肿大的胆囊。合并感染时,右上腹可有明显压痛、反跳痛和肌紧张、Murphy 征阳性。

2. 治疗原则

(1)手术治疗:诊断明确首选胆囊切除术,手术时期为缓解期,近年来首选腹腔镜胆囊切除术(LC),具有创伤小、术后恢复快、住院时间短、瘢痕小等优点。

知识链接

腹腔镜胆囊切除术

　　1985 年,德国医师 Muhe 实施了首例腹腔镜胆囊切除术,虽然初期曾遭到来自学院派外科学术界的质疑,但很快腹腔镜胆囊切除术就在全世界范围内得到迅速采用,随之被公认是胆石症治疗新的"金标准"。相对于开腹胆囊切除术,LC 的优点十分令人满意,也符合现代外科"微创化"的治疗理念。现在 LC 作为一种成熟的治疗方法,已使整个外科界跨入一个革命性的发展阶段,展示出微创外科非同寻常的优势和令人关注的应用前景。但个别情况下基于解剖或生理考虑,无法行微创手术,这时选择中转开腹是明智的决断。

　　(来源:黄洁夫. 肝胆胰外科学. 北京:人民卫生出版社,2010.)

(2)非手术治疗:包括溶石治疗、体外冲击波碎石治疗等。

二、胆管结石

1. 临床表现　患者常伴非特异性消化道症状,如上腹部不适、呃逆、嗳气等。当结石梗阻继发感染后,可有典型的胆管炎症状,即 Charcot 三联征,表现为腹痛、寒战高热和黄疸。

(1)腹痛:发生在剑突下或右上腹,呈阵发性绞痛或持续性疼痛阵发性加剧,疼痛向右后肩背部牵涉,伴恶心、呕吐。主要是结石嵌顿于胆总管下端或壶腹部,刺激胆管平滑肌,引起 Oddi 括约肌痉挛所致。

(2)寒战、高热:剧烈腹痛后,继而寒战、高热。体温高达 39～40℃,呈弛张热。系梗阻胆管继发感染后,脓性胆汁和细菌逆流,并随肝静脉扩散所致。

(3)黄疸:结石堵塞胆管后,胆红素逆流入血,患者出现黄疸。由于黄疸的程度与梗阻的程度、是否继发感染及阻塞的结石是否松动有关,故临床上黄疸多呈间歇性和波动性变化。

(4)单纯性肝内胆管结石可无症状或有肝区持续性胀痛,合并感染除有 Charcot 三联征外,还易并发胆源性肝脓肿、胆管支气管瘘;感染反复发作可导致胆汁性肝硬化、门静脉高压症等,甚至并发肝胆管癌。

2. 治疗原则　胆管结石以手术为主,原则为尽量取出结石,解除胆道梗阻或狭窄,去除感染病灶。①肝外胆管结石以手术治疗为主。常用的手术方法有肝外胆管结石行胆总管切开取石加 T 管引流术、胆肠吻合术、Oddi 括约肌成形术和经内镜 Oddi 括约肌切开取石术等。②肝内胆管结石宜采用以手术为主的综合疗法。手术常用方法有高位胆管切开取石、病变肝叶切除和胆肠内引流等。非手术治疗主要有中西医结合疗法。

三、护理

【护理评估】

（一）术前评估

1. 健康史 ①一般情况：了解患者的年龄、性别、劳动强度、饮食习惯等；②既往史：有无反酸、嗳气、餐后饱胀等消化道症状，有无胆石症、胆囊炎、胆道蛔虫史；有无过敏史及其他腹部手术史。

2. 身体状况 ①局部：了解腹痛的诱因、部位、性质、程度及有无放射痛等；有无肝区压痛、反跳痛及肌紧张；能否触及肿大的胆囊，有无腹膜刺激征等。②全身：有无寒战、高热、恶心、呕吐、体重减轻、贫血、黄疸等；③辅助检查：白细胞计数及中性粒细胞比例是否明显升高；肝功能是否异常，凝血酶原时间有无延长；B 超及其他影像学检查结果情况。

3. 心理 - 社会状况 了解患者及家属对疾病的认识；患者的社会支持系统情况、家庭经济状况等。

（二）术后评估

1. 手术情况 了解麻醉、手术方式；术中梗阻解除及引流情况；引流管放置的情况及目的等。

2. 身体状况 生命体征、切口及引流等情况，引流液的颜色、量和形状等；有无并发症发生。

3. 认知 - 心理状况 了解患者及家属对术后康复知识的掌握程度；是否担心并发症及预后等。

【常见护理诊断/问题】

1. 疼痛 与结石嵌顿致胆道梗阻、感染及 Oddi 括约肌痉挛有关。

2. 体温过高 与胆管梗阻导致继发感染有关。

3. 营养失调：低于机体需要量 与疾病消耗、摄入不足及手术创伤有关。

4. 有皮肤完整性受损的危险 与梗阻导致的黄疸、瘙痒及术后胆汁渗漏有关。

5. 潜在并发症 出血、胆瘘、感染等。

【护理目标】

1. 患者自述疼痛缓解或得到控制。

2. 患者感染得到控制，体温恢复正常。

3. 患者营养状况得到改善。

4. 患者皮肤黏膜无破损或感染。

5. 患者并发症得到预防，或并发症被及时发现和处理。

【护理措施】

（一）术前护理

1. 病情观察 密切观察患者病情变化，若出现寒战、高热、腹痛、黄疸等情况，应及时告知医生并协助处理。

2. 缓解疼痛 对诊断明确且剧烈疼痛者,可给予消炎利胆、解痉镇痛药物,按医嘱给予哌替啶和阿托品,勿使用吗啡,以免括约肌痉挛,加重胆道梗阻。

3. 营养支持 给予低脂、高蛋白、高碳水化合物、高维生素的饮食,禁食、不能经口进食或胃肠减压的患者,通过肠外营养途径给予补充。

4. 皮肤护理 保持皮肤清洁,用温水擦洗。皮肤瘙痒时,可用炉甘石洗剂止痒,瘙痒剧烈者,遵医嘱使用外用药物或其他药物治疗,不可用手抓挠皮肤,防止破损。

5. 纠正凝血功能障碍 肝功能受损者肌内注射维生素 K_1 10mg,每日 2 次,纠正凝血功能,以预防术后出血。

6. LC 术前的特殊准备 ①皮肤准备:腹腔镜手术进路多在脐部附近,嘱患者用肥皂水清洗脐部;②呼吸道准备:LC 术中需将 CO_2 注入腹腔形成气腹,便于手术所需空间。CO_2 弥散入血可致高碳酸血症及呼吸抑制,故术前患者应进行呼吸功能锻炼,戒烟、避免感冒。

7. 心理护理 术前了解患者的顾虑,向患者介绍手术的适应证、手术方式、可能发生的并发症等,使其有充分的思想准备,增强对手术的信心。

(二)术后护理

1. 病情观察 观察意识、生命体征、腹部体征、引流及胃肠减压情况、有无出血和胆汁渗漏等,若有发热和严重腹痛,可能为胆汁渗漏引起的胆汁性腹膜炎,需立即报告医生处理。对术前有黄疸的患者,观察和记录大便颜色并检测血清胆红素变化。

2. 营养支持 术后禁食、胃肠减压期间通过肠外营养途径补充足够的热量、氨基酸、维生素、水、电解质等,维持患者体液平衡及良好的营养状态。待胃肠功能恢复后,由无脂流质逐渐过渡至低脂饮食。

3. T 形管引流的护理 T 管引流的作用是引流胆汁,防止胆汁外漏;引流残余结石;支撑胆管,预防胆管狭窄。T 管引流的护理要点包括:①妥善固定,保持通畅。在改变体位或活动时注意引流管的水平高度不要超过腹部切口的高度,以免引流液反流。如观察胆汁引流量突然减少,应注意是否有管道阻塞,如阻塞可用手由近及远挤压引流管或用少量无菌等渗盐水缓慢冲洗。②观察记录胆汁的量、颜色和性状。胆汁引流一般每日 300～700ml。量过少可能因管道阻塞或肝功能衰竭所致;量过多可能是胆总管下端不够通畅。正常胆汁呈深绿色或棕黄色,较清晰无沉淀物。颜色过淡、稀薄,说明肝功能不佳;混浊提示胆道感染;有泥沙样沉淀表明结石。③保持清洁,每日更换一次外接的引流管和引流瓶。④拔管:术后 12～14 天,黄疸消退,无腹痛、发热等异常表现;胆汁逐日减少,颜色透明,无浑浊;T 管造影表明胆总管下端通畅,无异常征象。拔管前先在试行夹管 1～2 日,患者无不适可予拔管。拔管后引流口用凡士林纱布堵塞,伤口 1～2 日自行闭合;拔管后 1 周内注意观察,警惕有无胆汁外漏或发生腹膜炎等情况,以便及时处理。

4. LC 术后的护理 ①饮食指导:术后禁食 6 小时。术后 24 小时内饮食以无脂流质、半流质为主,逐渐过渡至低脂饮食。②高碳酸血症的护理:表现为呼吸浅慢、$PaCO_2$ 升高。为避免高碳酸血症的发生,LC 术后常规低流量吸氧,鼓励患者深呼吸,有效咳嗽,促进体内 CO_2 排出。③肩背部酸痛的护理:术后碳酸积聚,引起术后不同程度肩背部、腰部不适或疼痛,一般无需特殊处理,可自行缓解。

5. 并发症的预防与护理

（1）出血：可能发生在腹腔或胆管内。可能与术中结扎线脱落、肝断面渗血及凝血功能障碍有关，腹腔出血多发生在术后 24～48 小时，应加强预防和观察。护理措施：①严密观察生命体征及腹部体征：腹腔引流管引流出大量血性液体，每小时超过300ml，持续 3 小时以上，伴有腹胀、腹围增大、心率增快、血压下降、面色苍白时，提示腹腔内出血；胆管内出血表现为 T 管引流出血性胆汁或鲜血，粪便呈柏油样，心率增快、血压下降等休克表现。及时报告医生，防止发生低血容量性休克。②改善和纠正凝血功能：遵医嘱予以维生素 K_1 肌内注射。

（2）胆瘘：胆道损伤、胆总管下端梗阻、T 管脱出所致。患者若出现发热、腹胀和腹痛等腹膜炎表现，或腹腔引流液呈黄绿色胆汁样，常提示发生胆瘘。护理措施：①引流胆汁：将漏出的胆汁充分引流至体外是治疗胆瘘最重要的原则；②维持体液平衡：长期大量胆瘘者应补液并维持水、电解质平衡；③防止胆汁刺激和损伤皮肤：及时更换引流管周围被胆汁浸湿的敷料，给予氧化锌软膏保护皮肤。

【健康指导】

1. 饮食指导　注意饮食卫生，指导患者选择低脂饮食，忌油腻食物，宜少食多餐，避免过饱。

2. T 管护理　患者带 T 管出院时，告知患者穿宽松柔软的衣服，以防管道受压；淋浴时，可用塑料薄膜覆盖引流管处，以防感染；出现引流异常或管道脱出时，及时就诊。

3. 定期复查　非手术治疗患者定期复查，出现腹痛、发热和黄疸等症状时，及时就诊。

（江文艺）

复习思考题

女性，56 岁，于晚餐后出现右上腹阵发性剧烈疼痛，向右侧肩部、背部放射，伴有腹胀、恶心、呕吐等症状。查体：体温 38.7℃，脉搏 118 次 / 分，血压 120/88mmHg，右上腹压痛，反跳痛（+）。B 超检查示：胆囊肿大，囊壁增厚，胆囊内可见强光团伴有声影。实验室检查：白细胞 $11 \times 10^9/L$，中性粒细胞 0.83。临床诊断：胆结石伴急性胆囊炎。请分析：

1. 该病的处理原则是什么？

2. 应采取哪些护理措施？

3. 通过护理达到何种预期目标？

第五章

- - - - - - -

痔患者的护理

扫一扫
知重点

 学习要点

1. 痔的病因和病理生理。
2. 痔临床表现、辅助检查和治疗原则。
3. 痔患者的整体护理。

　　痔是直肠下段黏膜下或肛管皮肤下静脉丛淤血、扩张迂曲所形成的静脉团块。痔在肛肠疾病中发病率最高,成年人常见。

【病因】

　　因尚未完全明确,有以下两种学说:①肛垫下移学说:肛垫位于直肠末端,有平滑肌、弹性纤维、结缔组织和静脉丛构成;起者肛门垫圈的作用,协助调节肛管括约肌,完善肛门闭合作用。由于反复便秘、妊娠等腹压增高的因素,肛垫向远侧移位,其中的纤维间隔逐渐松弛、直至断裂;同时静脉丛淤血、扩张、融合形成痔。②静脉曲张学说:直肠静脉与肛管静脉为门静脉和下腔静脉吻合交通支;直肠上下静脉无静脉瓣,静脉丛管壁薄、位置浅,末端直肠黏膜下组织松弛;长期坐立、便秘、妊娠等腹内压增高因素可致直肠静脉回流受阻,淤血、扩张而形成痔。

　　此外,长期饮酒和进食大量刺激性食物可使局部充血;肛周感染可以引起静脉周围炎,使静脉失去弹性而扩张;营养不良可使局部组织萎缩无力。

　　知识链接

肛垫

　　肛垫是指位于齿状线至齿状线以上 1.5cm 左右的环状海绵状组织带,也叫直肠海绵体,在直肠下端呈唇状突起。

【病理与分类】

根据痔所在的部位不同,分为内痔、外痔和混合痔(图 5-5-1)。

1. 内痔　位于齿状线以上,是直肠上静脉丛扩大曲张、迂曲所形成的静脉团块,表面为直肠黏膜所覆盖。好发于直肠下端的左侧、右前方和右后方，即截石位的 3 点、7 点和 11 点处（图 5-5-2），基底部较宽。

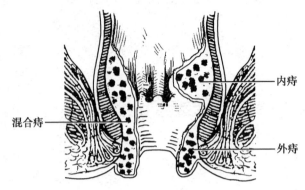

图 5-5-1　痔的分类

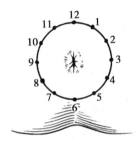

图 5-5-2　肛门检查的时钟定位法（截石位）

知识链接

齿状线

齿状线是直肠和肛管的交界处一具有齿状的环行线。齿状线以上的直肠黏膜由自主神经支配，无痛觉；齿状线以下的肛管皮肤则由阴部内神经支配，痛觉敏感。齿状线上、下血液供应与静脉血回流均不相同。

2．外痔　位于齿状线以下，是直肠下静脉丛扩大曲张所形成的静脉团块，表面为肛管皮肤所覆盖，分为血栓性外痔、结缔组织性外痔、静脉曲张性外痔，其中最常见的是血栓性外痔。

3．混合痔　由内痔通过静脉丛和相应部位外痔静脉丛相互吻合扩张而成。位于齿状线上、下，表面为直肠黏膜和肛管皮肤所覆盖。内痔发展到Ⅱ度以上时多形成混合痔。内痔发展到Ⅱ度以上时多形成混合痔。

【临床表现】

1．内痔　主要临床表现是便血及痔块脱出。其便血特点是无痛性间歇性便血，轻者大便带鲜血或便后滴血，出血量少；严重者呈喷射状出血，长期出血可导致贫血。若发生血栓、感染或嵌顿，可伴有肛门剧痛。内痔分 4 度：Ⅰ度，便时出血，痔块不脱出肛门，肛门镜检查可见齿线以上直肠柱结节状突出；Ⅱ度常有便血，排便时痔块脱出，排便后可自行回纳；Ⅲ度：偶有便血，排便、咳嗽、久站、劳累等使痔块脱出，需用手辅助方可回纳；Ⅳ度：偶有便血，痔块长期脱出肛门，不能回纳或回纳后又脱出。

2. **外痔**　主要临床表现为肛管皮下呈椭圆形隆起，伴有肛门不适感，常有黏液分泌物，可刺激肛门周围皮肤引起瘙痒或湿疹。外痔血栓形成时，疼痛剧烈，排便、咳嗽时加剧，肛管皮下可见暗紫色椭圆形肿物，表面皮肤水肿、质硬，触痛明显。

3. **混合痔**　兼有内痔、外痔的表现。严重时可呈环状脱出肛门，在肛周如梅花状，称环状痔。脱出痔块若发生嵌顿，可引起充血、水肿甚至坏死。

【辅助检查】

肛门镜检查可了解内痔、混合痔痔块情况。对有痔块脱出者，蹲位或排便后可观察到痔块大小、数目及部位。血常规检查，严重出血的患者可有贫血表现；合并感染者可有白细胞计数和中性粒细胞比例升高。

【治疗要点】

痔的治疗原则：①无症状痔无需治疗；②有症状痔旨在减轻及消除症状；③经保守治疗失败或不宜保守治疗时才选手术治疗。治疗方法有非手术治疗和手术治疗，非手术治疗效果良好，主要应用注射治疗和胶圈套扎疗法。

（一）非手术治疗

1. **一般治疗**　适应于痔的初期。主要措施：①调整饮食结构，多饮水、多进膳食纤维，忌酒及辛辣等刺激性食物，以保持大便通畅。②坐浴和外用药物：温热水或中药坐浴，以改善局部血液循环；肛管内注入含有消炎止痛作用的油膏或栓剂，以润滑肛管，促进炎症吸收，减轻疼痛。③血栓性外痔可先局部热敷，再外敷消炎止痛剂，若疼痛缓解可不手术。④内痔脱出者及嵌顿性痔初期，也可手法复位，采用一般治疗，阻止其脱出。

2. **注射疗法**　适用于Ⅰ、Ⅱ度内痔，效果较好。将消痔灵溶液稀释后注于痔基底部的黏膜下层，使痔血管收缩、产生栓塞，局部发生无菌性炎症反应，组织纤维化使痔块萎缩。

3. **胶圈套扎疗法**　用于治疗内痔。将特制胶圈套至内痔根部，利用胶圈的弹性阻断痔的血供，使痔缺血、坏死、脱落而愈合。

4. **红外线凝固疗法**　适用于Ⅰ、Ⅱ度内痔。通过红外线照射，将痔块发生纤维增生，硬化萎缩。

5. **多普勒超声引导下痔动脉结扎术**　适用于Ⅱ～Ⅳ度内痔。采用一种特制的带有多普勒超声探头的直肠镜，于齿状线上方 2～3cm 探测痔上方的动脉直接进行结扎，通过阻断痔的血液供应以达到缓解症状的目的。

（二）手术治疗

主要适用于病程长、出血严重、痔核脱出的内痔或混合痔、嵌顿痔、血栓性外痔等。手术方法有痔结扎术、痔切除术和血栓性外痔剥除术等。

【护理评估】

（一）术前评估

1. **健康史**　询问患者饮食习惯，是否嗜辛辣刺激食物或饮酒；是否从事长期站立或坐姿职业；有无导致腹内压增高等因素；有无便秘史；治疗及护理经过；有无其他伴随疾病如心血管疾病、糖尿病等。

2. **身体状况**　局部情况：如直肠肛管周围红、肿、热、痛、出血等情况，肛管皮肤有无裂口、溃疡，肛门外有无肿物或肿物脱出，有无脓肿形成。了解排便情况，如有无排便困难，便血、排便时剧痛。全身情况：有无发热、寒战、食欲减退等。

3. **辅助检查**　直肠指检、肛门镜检查及有关手术耐受性指标的检查结果。

4. **心理和社会支持状况**　患者和家属是否了解疾病和手术治疗的相关知识；对手术的配合、术后康复知识的了解程度。

（二）术后评估

1. **手术情况**　患者实施手术方式、麻醉方式、术中情况。

2. **康复情况**　术后生命体征及伤口疼痛、有无出血等情况。

3. **并发症**　有无尿潴留、肛门失禁或感染。

【主要护理诊断与预期目标】

1. **急性疼痛**　与血栓形成、痔块嵌顿、肛管裂伤及术后创伤有关。

预期目标：患者疼痛得到缓解或控制。

2. **便秘**　与不良饮食、排便习惯、肛周疼痛惧怕解便有关。

预期目标：患者保持大便通畅。

3. **潜在并发症**　感染、尿潴留、肛门狭窄、肛瘘。

预期目标：患者未发生并发症或并发症得到及时发现和处理。

4. **知识缺乏**：缺少有关疾病的治疗和术后预防复发的康复知识。

预期目标：了解疾病、手术及康复的相关知识。

【护理措施】

（一）非手术治疗患者的护理

1. **保持大便通畅**　鼓励多饮水、多食新鲜蔬菜、水果；少食刺激性食物，避免饮酒；养成每日定时排便的习惯，避免排便时间过长；适当参加体育锻炼，必要时进行腹部按摩，以促进肠蠕动；习惯性便秘者可每日服用适量蜂蜜或石蜡油等，必要时用肥皂水灌肠或开塞露通便。

2. **病情观察**　应注意观察患者排便时有无出血及痔块脱出，以及出血的量、色、持续时间并记录；监测肛周脓肿患者体温变化；痔疼痛的情况等。

3. **协助肛门直肠检查**　指导患者取合适的诊疗体位，患者取侧卧位行直肠（肛门）镜检查，有肛门狭窄、肛裂者不做内镜检查，对肛周急性炎症或妇女月经期也暂不做内镜检查；患者取蹲位做排便姿势，以检查有无内痔脱出；记录病变位置采用按时钟方法，同时要注明体位；手术时常取截石位或侧卧位。

4. **肛门坐浴和外用药物**　坐浴是清洁肛门、改善局部血液循环、促进炎症吸收的有效方法，并有缓解括约肌痉挛、减轻疼痛是作用。指导患者睡前和便后坐浴，用1∶5000 高锰酸钾溶液 3000ml 坐浴，水温 43～46℃，每日 2～3 次，每次 20～30 分钟，必要时坐浴后用洗必泰痔疮栓等塞肛。

5. **对症护理**　肛周皮肤瘙痒时不要搔抓，可遵医嘱外用消炎止痒药膏等；疼痛严重时，给予口服止痛药物；若有痔核脱出，应及时用手轻柔回纳，以防发生嵌顿。内痔患者贫血严重时需给予输血，以免贫血头晕而跌倒受伤。

（二）手术治疗患者的护理

1. **手术前护理**　除非手术治疗的护理措施外，指导患者进少渣饮食，遵医嘱做好手术前准备,进行药物过敏试验、备皮、灌肠。手术前嘱患者排空大、小便。

2. 手术后护理　患者术后护理,应注意以下方面。

(1)病情观察:定时观察体温、脉搏、血压及伤口敷料外观情况,注意伤口有无渗血,尤其在结扎线脱落期,警惕内出血的。

(2)疼痛护理:肛周末梢神经丰富,痛觉非常敏感,术后1~2天可适当给予止痛剂。术后因括约肌痉挛或肛管内敷料填塞过多,可引起伤口疼痛,必要时适当去除多余的填塞物;如无出血危险,用温水坐浴、局部热敷或使用消炎止痛软膏。

(3)饮食和排便:术后1~2日内进流质饮食,然后改为无渣或少渣饮食,逐渐过渡到普食。一般术后3日尽量避免排便,以保持伤口清洁促进愈合。可在术后48小时内口服阿片酊减少肠蠕动。之后应保持大便通畅,在术后首次排便前给予开塞露帮助通便,避免大便干结造成排便困难或伤口出血等。如术后有便秘,可口服石蜡油或其他缓泻剂通便,但忌灌肠。

(4)肛门坐浴:是肛管直肠疾病患者术后最主要的辅助治疗措施之一。要求患者每次排便后或更换敷料前用1:5000高锰酸钾溶液坐浴,清洁会阴部之后换药,促进伤口愈合。

(5)并发症的观察和护理:

1)术后出血,是最常见的并发症,由于肛管直肠部位的静脉丛丰富,术后容易因止血不彻底、用力排便等导致出血。通常术后7日内,粪便表面会有少量出血,如患者表现为肛管内有血液排出、肛门下坠和急迫排便感,严重者出现面色苍白、冷汗、脉速等失血性休克表现;一旦发现应立即通知医生行相应处理,必要时做好手术止血准备;

2)尿潴留:麻醉作用、切口疼痛及肛管内敷料填塞等可造成尿潴留,若术后8小时仍未排尿且有下腹部胀痛、隆起,可通过热敷、诱导排尿、针刺或导尿等方法处理。

3)肛门狭窄,为术后瘢痕挛缩所致,应观察有无排便困难、大便变细等现象,为防止肛门狭窄,术后5~10日可用示指扩肛,每日1次,并鼓励患者有便意即排便。

4)肛门失禁:多因术中不慎切断肛管直肠环所致。一旦出现肛门失禁现象,应指导患者术后3日开始进行提肛和肛门括约肌舒缩运动,并做好臀部和肛门皮肤护理,保持局部皮肤清洁、干燥,防止粪便刺激引起肛门周围皮肤炎症。

【护理评价】

1. 患者的疼痛不适是否减轻。

2. 患者是否排便通畅。

3. 患者的并发症是否得到预防、及时发现和处理。

4. 患者是否掌握康复知识,能否复述健康教育知识。

【健康指导】

1. 养成良好饮食习惯　多饮水,多食蔬菜水果,避免辛辣食物,不饮酒。如有便秘者,多食粗纤维食物或服用适量蜂蜜,促进肠蠕动,防止便秘发生。

2. 保持大便通畅　养成每日定时排便习惯,出现便秘情况及时处理。每日晨起或晚睡前做10分钟腹部按摩,即用手掌轻柔自右下→右上→左上→左下反复按摩腹壁。

3. 适当运动　每天坚持适量的运动,尤其对于长时间久站或久坐工作者,应加强肛门括约肌收缩舒张运动,以促进肠蠕动和肛门括约肌功能。

4.保持肛周皮肤的清洁　养成每日或便后清洗肛门的习惯,常作肛门坐浴,有利于直肠、肛管疾病彻底治疗与预防疾病。

(江文艺)

扫一扫
测一测

复习思考题

男,35岁,近3个月来感肛门坠胀不适,伴有疼痛,大便表面有血迹.近3日来上述症状加重,疼痛剧烈。查体:截石位直肠肛管7点处有一肿块,质软、光滑深紫色,表面有一轻度糜烂创面,肿物部分脱出肛门。请问:

1.该患者可能的医疗诊断是什么?

2.手术前、后如何护理?

课件
06章PPT

第六章

尿石症患者的护理

 学习要点

扫一扫
知重点

1. 泌尿、男性生殖系疾病的主要症状;各种诊疗操作及注意事项。

2. 尿石症的病因及发病机制。

3. 尿石症的临床表现、辅助检查、治疗原则及整体护理。

泌尿、男性生殖系疾病是外科常见病、多发病之一。所涉及的器官包括肾、输尿管、膀胱、尿道、前列腺等,以泌尿系统器官为主,其性质涵盖损伤、肿瘤和功能障碍性疾病。是外科护理的重要学习内容之一。

【泌尿与男性生殖系解剖概要】

1. 泌尿与男性生殖系解剖(图5-6-1)。

2. 泌尿与生殖系生理功能 泌尿系统的功能主要是排出体内代谢终产物,对维持身体理化性质的相对稳定起着重要作用。生殖系统的功能主要是维系着种系繁衍的生命活动,同时有分泌性激素,激发和维持副性征的作用。

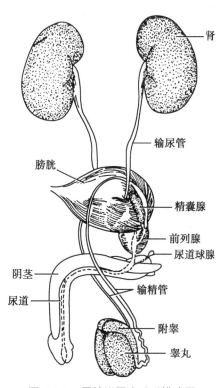

图 5-6-1　男性泌尿生殖系模式图

345

第一节　泌尿外科常见症状和诊疗操作时患者的护理

一、常见症状

(一) 排尿异常

1. 尿频　指排尿次数增多但每次尿量减少。每日排尿次数因年龄、饮水量、气候和个人习惯而不同，正常人每天的排尿次数为 5~6 次，每次的尿量约为 300~400ml。尿频常有泌尿、生殖道炎症、膀胱结石、肿瘤、前列腺增生等原因引起。若排尿次数增加而每次尿量并不减少，甚至增加，则为生理性。如多饮水，食用利尿食品；或病理性，如糖尿病、尿崩症或肾浓缩功能障碍等引起；精神因素有时亦可引起尿频。

2. 尿急　有尿意并迫不及待地要排尿、难以自控，但尿量少，常与尿频同时存在。多见于下尿道急性炎症或膀胱容量显著缩小、顺应性降低，也可见于无尿路病变的焦虑患者。

3. 尿痛　排尿时感到疼痛。可发生在尿初、排尿过程中、尿末或排尿后。疼痛呈烧灼感或刀割样。与膀胱或尿道感染、结石或结核有关。

4. 排尿困难　尿液不能通畅排出。表现为排尿延迟、射程短、费力、尿线变细、滴沥等。由膀胱以下尿道梗阻引起。

5. 尿潴留　膀胱内充满尿液而不能排出。分为急性与慢性两类。急性尿潴留见于膀胱出口以下尿路严重梗阻或腹部、会阴部手术后患者不敢用力排尿，常会发生。慢性尿潴留是由于膀胱颈以下尿路不完全梗阻或神经源性膀胱所致。表现为排尿困难、耻骨上区膨隆、不适或疼痛，严重时出现充溢性尿失禁。

6. 尿失禁　尿不能控制而自行由尿道口流出。根据尿失禁原因可分为：

(1) 真性尿失禁：膀胱失去控尿能力，膀胱空虚。常见原因为尿道括约肌受损，先天或获得性神经源性疾病。

(2) 压力性尿失禁：当腹压突然增高尿液不随意流出，如咳嗽、喷嚏、大笑或突然起立时，见于多产的经产妇。

(3) 充溢性尿失禁：膀胱过度充盈，压力增高，当膀胱内压超过尿道阻力时，引起尿液溢出。见于前列腺增生等原因所致慢性尿潴留。

(4) 急迫性尿失禁：严重尿频、尿急时膀胱不受控制而排空，可能是由于膀胱的不随意收缩引起。见于膀胱的严重感染。

(二) 尿液异常

1. 尿量　正常人 24 小时尿量 1000~2000ml，少于 400ml 为少尿，少于 100ml 为无尿。

2. 血尿　尿液中含有血液。根据含量的多少可分为镜下血尿和肉眼血尿。

(1) 镜下血尿：尿外观变化不明显，离心沉淀后，镜检时每高倍视野红细胞平均大于 3 个，称镜下血尿。常见于泌尿系慢性感染、结石、急性或慢性肾炎及肾下垂。

(2) 肉眼血尿：肉眼看到血样或呈洗肉水样尿，一般 1000ml 尿液中含 1ml 血液即呈肉眼血尿。常为泌尿系肿瘤、急性膀胱炎、急性前列腺炎、膀胱结石或创伤等引起。血尿程度与疾病严重性不成正比。可分为三类：初始血尿、终末血尿、全程血尿。

3. 脓尿　离心尿沉淀每高倍视野白细胞超过 5 个为脓尿,提示泌尿系感染。

4. 乳糜尿　尿内含有乳糜或淋巴液,呈乳白色。其内含有脂肪、蛋白质及凝血因子Ⅰ。

5. 晶体尿　尿液中盐类呈过饱和状态,其中有机或无机物沉淀、结晶形成。排出时尿澄清,静止后有白色沉淀物。

二、诊疗操作

（一）实验室检查

1. 尿液检查

(1) 尿常规:是诊断泌尿系疾病最基本的检查项目,包括尿液的物理检查、化学定性和显微镜检查。正常尿液呈淡黄色、透明、弱酸性、中性或碱性。大量蔬菜饮食或感染时尿液 pH 升高,而大量蛋白质饮食时尿液 pH 降低。正常尿液尿糖阴性,含极微量蛋白。离心沉淀后对尿沉渣进行显微镜检查,观察有无白细胞、活细胞、细菌、管型等。

(2) 尿三杯试验:用于初步判断镜下血尿或脓尿的来源和病变部位。以排尿最初的 5～10ml 为第一杯,如有异常提示病变在尿道;排尿最后 10ml 为第三杯,如有异常提示病变在后尿道、膀胱颈部或膀胱三角区;中间部分为第二杯,如三杯尿液均异常,提示病变在膀胱或其以上部位。

(3) 尿细菌学检查:用于泌尿系感染的诊断和临床用药指导,常用方法有直接涂片和尿培养。

(4) 尿细胞学检查:用于肿瘤的筛选或肿瘤术后的随访,膀胱原位癌的阳性率最高,应取新鲜尿液检查,冲洗后收集尿液可提高阳性率。

2. 肾功能检查

(1) 尿比重:是判断肾功能的最简便的方法。正常尿比重 1.010～1.030,清晨时最高。肾功能受损时,肾浓缩功能减弱,尿比重降低。尿比重固定或接近 1.010,提示肾浓缩功能严重受损。

(2) 血肌酐和血尿素氮:用于判断肾功能,二者均为蛋白质代谢产物,只要经肾小球滤过排除。二者均升高提示肾功能受损。

(3) 内生肌酐清除率:指肾在单位时间内,将若干毫升血浆中的内生肌酐全部清除出体外的比率,是反映肾小球滤过率的简便有效的方法。24 小时内内生肌酐清除率正常为 90～120ml/ 分钟。

3. 血清前列腺特异抗原（PSA）测定　血清 PSA 是目前前列腺癌的生物学标记,正常值为 0～4ng/ml,如大于 10ng/ml 应高度怀疑前列腺癌。

4. 前列腺液检查　用于前列腺炎的诊断。

5. 流式细胞测定（FCM）　用于泌尿、男性生殖系肿瘤的早期诊断及预后判断、肾移植急性排斥反应及男性生育能力的判断。

（二）器械检查

1. 常用器械检查

(1) 导尿检查:用于收集尿液培养标本,测定膀胱容量、压力或残余尿,注入造影剂确定有无膀胱损伤。

(2) 尿道探查:用于探查尿道狭窄程度及尿道有无结石,治疗和预防尿道狭窄。

（3）膀胱尿道镜检查：用于观察后尿道及膀胱病变、取活体组织做病理检查和引导输尿管插管等。

（4）输尿管镜和肾镜检查：用于输尿管和肾盂的检查及取活体组织做病理检查。

（5）尿流动力学测定：了解尿路输送、储存、排出尿液的功能。

（6）前列腺穿刺活检：主要用于诊断前列腺结节或其他部位异常的良恶性病变。

2. 注意事项与护理

（1）心理护理：器械检查属有创性操作，检查前做好解释工作，消除患者的顾虑与恐惧，使检查顺利进行。

（2）严格无菌操作：检查前应清洁与消毒患者会阴部，操作过程中严格遵守无菌操作原则，必要时根据医嘱预防性应用抗菌药。

（3）排空膀胱：各项检查前应吩咐患者排空膀胱。操作时动作应轻柔，以减轻患者痛苦和避免损伤。

（4）鼓励患者多饮水：内镜检查和尿道探查后，多数患者会有肉眼血尿，2～3日可自愈。应鼓励患者多饮水，以增加尿量，起到冲刷尿路的作用。

（5）并发症的观察与处理：检查后注意观察患者，及时发现并发症。发现损伤、出血等表现时，应及时通知医师，并配合处理。

（三）影像学检查

1. X线检查

（1）尿路平片（KUB）：是泌尿系统常用的初查方法。摄片范围包括双肾、输尿管和膀胱。摄片前应作肠道准备。

（2）静脉肾盂造影（IVP）：又称排泄性尿路造影，可观察尿路形态和双肾的排泄功能。患者检查前做好碘过敏试验、肠道准备、禁食禁水6～12小时。

（3）逆行肾盂造影：能清晰显示肾盂和输尿管形态。适用于禁忌做排泄性尿路造影或显影不清晰时，亦可注入气体作为阴性对比。

（4）膀胱造影：可显示膀胱病变及形态如损伤、畸形、瘘管、神经源性膀胱，较大的膀胱肿瘤还可显示充盈缺损。排泄性膀胱尿道造影可显示膀胱输尿管回流及尿道病变。

（5）血管造影：主要有经皮动脉穿刺插管、选择性肾动脉造影及数字减影血管造影（DSA）等方法。适用于肾血管疾病、肾损伤、肾实质肿瘤等。造影前做碘过敏实验。造影后注意事项：①穿刺点局部加压包扎，平卧24小时；②观察足背动脉搏动、皮肤温度及颜色、感觉和运动情况；③鼓励患者多饮水，以促进造影剂排出。

（6）CT扫描：有平扫和增强扫描两种方法。能确定肾损伤范围和程度，适用于肾、肾上腺、膀胱、前列腺及盆腔的病变检查。

2. 磁共振成像（MRI） 能显示被检查器官组织的功能和结构，能提供较CT更为可靠的依据。用于泌尿、男性生殖系肿瘤的诊断和分期、区别囊性和实质性改变、肾上腺肿瘤的诊断等。磁共振尿路成像（MRU）又称水成像，无需造影剂和插管即能显示肾盏、肾盂、输尿管的结构和形态，是了解上尿路梗阻的无创性检查。

3. B超检查 广泛用于泌尿外科疾病的筛选、诊断、随访和介入治疗。方便、无创伤，能显示各器官不同断层图像、可动态观察病情的发展，对不宜接受X线检查的患者更有意义。

4. 放射性核素检查 通过体内器官对放射性示踪剂的吸收、分泌和排泄过程而显示其形态和功能。如肾图、肾显像等。

第二节 尿石症患者的护理

泌尿系结石，又称尿石症，是泌尿外科的常见病。尿路结石包括肾结石、输尿管结石、膀胱结石及尿道结石，按所发生的部位分为上尿路结石和下尿路结石。上尿路结石是指肾和输尿管结石，下尿路结石是指膀胱结石和尿道结石。上尿路结石多见。男性多于女性，约 3∶1。我国尿石症多见于南方地区，北方相对少见。由于结石形成机制未完全阐明，有多种学说，复发率高，没有十分理想的预防方法。

【病因及发病机制】

1. 流行病学因素 包括年龄、性别、职业、社会经济地位、饮食成分和结构，水分摄入量、气候、代谢和遗传等因素。尿石症的人群发病率为 2%～3%，好发年龄为 25～40 岁。

2. 尿液因素 ①尿液中形成结石的物质增加：尿中钙、草酸或尿酸排出量增加。长期卧床骨质脱钙，尿钙增多；代谢紊乱如甲状旁腺功能亢进、肾小管酸中毒等。均可使尿钙排出增加，痛风患者尿酸排出增高；内源性合成草酸增加或吸收草酸增加，可引起高草酸尿症；②尿 PH 值改变：尿酸结石和胱氨酸结石在酸性尿中形成，磷酸钙及磷酸镁铵结石易在碱性尿中形成；③尿液浓缩：尿量减少致尿液浓缩时，尿中盐类和有机物质的浓度相对增高；④尿中聚合抑制物减少：正常尿中可能存在一些抑制晶体沉积的物质，如枸橼酸盐、酸性黏多糖、焦磷酸盐等。

3. 泌尿系局部因素 ①尿液淤滞：由于机械性因素导致的尿路梗阻、尿动力学改变、肾下垂等原因均可引起尿液淤滞，促使结石形成；②尿路感染：泌尿系统感染时，细菌、坏死组织、脓块等均可形成结石的核心，尤其与磷酸镁铵和磷酸钙结石的形成有关；③尿路异物：长期留置尿管、尿道内小线头等可成为结石的核心而逐渐形成结石。

尿路结石一般均在肾和膀胱内形成，输尿管及尿道中结石是结石排出过程中在该处停留所致。尿路结石可直接损伤尿路黏膜导致出血，可引起梗阻出现肾绞痛，肾积水。更容易继发感染。结石长期刺激肾盂和膀胱黏膜而诱发恶变。上尿路结石以草酸钙多见，下尿路结石以磷酸镁铵结石多见，两者临床表现、治疗方法稍有差异，下面分别予以介绍。

一、常见的尿石症

（一）肾、输尿管结石

肾、输尿管结石好发于男性青壮年。单侧多见，双侧占 10%。多在肾盂内形成，少数形成于梗阻的输尿管内。

【临床表现】

1. 疼痛 肾盂内较大结石及肾盏结石可无明显临床症状，仅表现为活动后出现上腹部或腰部钝痛。结石活动或引起输尿管完全梗阻时，可引起肾绞痛。典型表现为突发性剧烈绞痛，疼痛位于腰部或上腹部，向同侧下腹部、会阴及大腿内侧放射。疼痛性质为刀割样阵发性绞痛，患者辗转不安、面色苍白、冷汗，甚至休克，可伴恶心、呕吐。肾区叩击痛明显。输尿管末端结石常引起膀胱刺激症状。

2. 血尿 患者常在活动或肾绞痛后出现血尿,多为镜下血尿。部分上尿路结石者以活动后镜下血尿为唯一症状。

3. 其他 结石梗阻引起肾积水时,可触及增大的肾脏,双侧上尿路完全梗阻,可导致无尿,甚至尿毒症。当结石并发急性尿路感染时,腰痛加重,伴寒战、发热和尿路刺激症状。

【辅助检查】

1. 实验室检查 尿常规检查可见有镜下血尿,有时可见较多的白细胞或结晶,感染性尿结石患者尿细菌培养呈阳性。测定血、尿的钙、磷、尿酸、草酸、肾功能,必要时作钙负荷试验。

2. 影像学检查 ①X线平片:能发现95%以上结石,结石过小、钙化程度不高或相对纯的尿酸结石,常不显影。②IVP:显示结石所致的尿路形态和肾功能改变,有无引起结石的局部因素,透X线的尿酸结石可显示充盈缺损。③B型超声检查:能发现平片不显影的小结石和透X线结石,还能显示肾结构改变和肾积水等。④逆行肾盂造影:当其他方法不能确诊时行逆行肾盂造影,可发现X线不显影的结石。⑤肾图:判断泌尿系梗阻程度和双肾功能。

3. 输尿管肾镜检查 当B超、影像学检查均不能确诊时或需在内镜下直接治疗时,采用该方法。

【治疗要点】

1. 非手术治疗 适用于肾绞痛,结石小于0.6cm、光滑、无尿路梗阻的患者,主要应用止痛、抗感染、扩张输尿管、饮水利尿、调节饮食及中草药等综合治疗措施,促使结石排出。

2. 体外冲击波碎石(ESWL) 大多数上尿路结石均适用此法。最适宜于直径小于2.5cm的结石,肾功能正常者,碎石成功率可达90%左右。必要时可重复治疗,但再次治疗间隔时间不少于7日。

3. 手术治疗 可分为微创手术和开发手术两大类。

(1)微创手术:①输尿管镜取石或碎石术:适用于结石硬、肥胖、停留时间长而不能用ESWL的中、下段输尿管结石;②经皮肾镜取石(PCNL)或碎石术,适用于直径大于2.5cm的肾盂结石及下肾盏结石。

 知识链接

PCNL 经皮肾镜取石术

在腰部建立一条从皮肤到肾脏的通道,通过这个通道把肾镜插入肾脏,利用激光、超声等碎石工具,把肾结石击碎取出。就是所谓的"打孔取石"。

(2)开放手术:包括肾盂切开取石术、肾实质切开取石术、输尿管切开取石术等传统的开放性取石术。

(二)膀胱与尿道结石

膀胱结石有明显的地区性,较多见于10岁以下的男孩。结石大部分在膀胱内形成，也有少部分来自肾脏。尿道结石则自肾脏或膀胱下降而形成。

【临床表现】

1. 尿频、尿急、尿痛　膀胱结石刺激膀胱三角区产生尿频和下腹疼痛，疼痛向外阴部放射，如继发感染，膀胱刺激症状更为明显，尿道结石往往嵌顿在尿道内，导致尿道局部疼痛。

2. 排尿困难　膀胱结石堵塞尿道内口而产生排尿困难，表现为排尿突然中断，变换体又能继续排尿。尿道结石表现为排尿困难、点滴状排尿，甚至出现急性尿潴留。

3. 血尿　膀胱结石损伤黏膜产生血尿，以终末血尿为多。

【辅助检查】

1. X 线检查　X 线平片能显示绝大多数结石。

2. B 型超声检查　能显示结石声影，可同时发现有无前列腺增生。

3. 膀胱镜　可直观结石，并可发现膀胱病变。

【治疗要点】

主要采用手术治疗。膀胱感染严重时，应用抗生素；若有排尿困难，则先留置导尿，以引流尿液及控制感染。直径小于 2cm 的膀胱结石，可经膀胱镜用碎石钳将结石夹碎后取出或冲洗吸收。对一些坚硬的、不易夹碎的结石以及较大的结石需作耻骨上膀胱切开取石。

二、护理

【护理评估】

（一）术前评估

1. 健康史　通过与患者和家属的交谈，收集资料，评估以下内容：①基本资料；②目前主要的症状或体征：以便判断是泌尿结石的部位；③发病的缓急、持续时间与伴随症状：了解发病有无诱因、起病缓急等；如发现血尿时间、程度、血尿时是否伴随尿频、尿急、尿痛、恶心、呕吐、发热等；④家族史、疾病史：询问患者家族中是否有遗传性疾病病史，患者既往有无泌尿系梗阻、感染、手术史，有无肾小管酸中毒、长期卧床、甲状旁腺功能亢进、痛风等病史；⑤个人生活型态：包括饮食特点、饮水习惯和居住环境；⑥了解有无影响手术效果的因素存在；⑦了解发病后的诊疗、护理经过。从而判断患者的发病原因和可能存在的护理问题。

2. 身体状况　①局部：评估疼痛的部位和程度，血尿的特点；肾绞痛的发作情况；患者排尿情况和尿石的排出情况。②全身：患者营养状况、重要器官功能、有无继发性感染等。③辅助检查：充分了解实验室检查、影像学检查结果等，发现有无代谢异常、肾功能受损等。

3. 心理 - 社会状况　评估患者是否担心尿石症的预后；是否了解该病的治疗方法；患者和家属是否知晓预防结石的相关知识。

（二）术后评估

了解麻醉与手术经过是否顺利；腰腹部切口愈合情况；各部位的引流情况及结石排查情况；了解有无发生尿路感染、"石街"形成等并发症。

【主要护理诊断与预期目标】

1. 疼痛　与结石刺激引起炎症、损伤、平滑肌痉挛及手术有关。

2. 排尿异常　与泌尿系梗阻、尿路感染和尿道狭窄有关。

3. 有感染的危险　与结石引起梗阻、侵入性诊治和尿液淤积有关。

4. 知识缺乏　缺乏有关病因和预防复发的知识。

5. 潜在并发症　"石街"形成。

【护理措施】

（一）非手术治疗患者的护理

1. 促进结石排出　指导患者多饮水，每日饮水量应达 3000～4000ml，以增加尿量，同时促进结石排出和起到内冲洗作用。在病情允许的情况下，适当做一些跳跃运动或经常改变体位，有助于结石排出。

知识链接

尿路结石的自排率

尿路结石的自排率比较高，自排率取决于结石的大小和部位。小于 4mm 的上尿路结石自排率大约为 80%。肾结石的自排率为：5mm 结石约为 50%，大于 6mm 的结石仅为 20%，大于 10mm 的结石极少自行排出。输尿管结石的自排率为：上段约为 25%，中段约为 45%，下段约为 70%。因此在决策各种处理方案之前，首先要考虑结石自排的可能性。

（来源：陈孝平，汪建平. 外科学 [M]. 8 版. 北京：人民卫生出版社，2013.）

2. 缓解疼痛　肾绞痛发生时嘱患者卧床休息，局部热敷，指导患者深呼吸、自我放松以减轻疼痛。遵医嘱给予解痉止痛的药物，并观察疼痛的缓解情况。

3. 病情观察　观察尿液颜色与性状、体温及尿液检查结果情况，及早发现感染征象。观察结石排出情况，可将尿液排至玻璃瓶或金属盆内，注意看或听有无结石。

（二）体外冲击波碎石的护理

1. 术前护理

（1）心理护理：向患者及家属解释 ESWL 原理、操作方法简单、安全有效、以解除患者恐惧心理，争取主动配合，告知患者术中不能随意移动体位。

（2）术前准备：术前 3 日忌进易产气食物，前 1 日服用导泻剂，术晨禁食。教患者练习手术配合体位、固定体位，以确保碎石定位的准确性；术日晨行泌尿系统 X 线平片（KUB 平片）复查，了解结石是否移位或排出。

2. 术后护理

（1）一般护理：术后卧床休息 6 小时，多饮水增加尿量，促进结石排出。

（2）体位与活动：如患者无全身反应及明显疼痛，适当跳跃运动，经常变换体位。肾下盏结石可采用头低位，并叩击背部，促进碎石排出；肾结石碎石后，一般取健侧卧位，同时叩击患侧肾区，利于碎石由肾盂排入肾盂、输尿管；巨大肾结石碎石后应采取患侧在下的侧卧位，以便结石随尿液逐渐排出，防止"石街"形成。肾实质切开取石的患者，应绝对卧床休息 2 周，以减轻肾的损伤，以防再发出血。

（3）观察排石情况：用纱布或滤网过滤尿液，收集结石碎渣。定期复查腹部平片，观察结石排出情况。

（4）并发症的观察与处理：①血尿：碎石术后多数患者出现暂时性肉眼血尿，一般无须处理。②发热：感染性结石患者碎石，由于结石内细菌播散，而引起尿路感染，碎石后可常规使用抗生素预防感染。③疼痛：结石碎片或颗粒排出可引起肾绞痛，用解痉止痛药处理。④"石街"形成：是 ESWL 常见且较严重的并发症之一。ESWL 后过多碎石积聚于输尿管内，可形成"石街"，患者出现腰部疼痛或不适，可继发感染和脏器损伤等，应立即经输尿管镜取石或碎石。

【健康指导】

1. 尿石症的预防

(1) 嘱患者多饮水，稀释尿液，减少尿中晶体沉积，有利于结石排出。

(2) 饮食：指导患者食含纤维丰富的食物；草酸盐结石少食菠菜、土豆，尿酸盐结石少食含嘌呤高的食物，如动物内脏、豆类、啤酒；避免大量摄入动物蛋白。精制糖和动物脂肪。

知识链接

肾结石病人在饮食方面的五少一多原则

1. 少吃牛肉、羊肉：牛肉、羊肉中含有较多的嘌呤，此物容易分解成为尿酸，是形成结石的成分之一。

2. 少吃富含维生素 C 类的食品：维生素 C 在体内的代谢过程中会生成草酸，从而促进结石的形成。

3. 少吃含钙的食物：钙是结石的主要成分之一。

4. 少吃食盐：盐和钙在体内具有协同作用，并可以干扰预防和治疗肾结石药物的代谢过程。

5. 少吃含有草酸盐的蔬菜：草酸盐会与体内的钙结合，形成草酸钙而沉积为结石，绿色蔬菜中含有较多的草酸盐，尤其以菠菜含量最高，因此肾结石病人应少吃菠菜。

6. 大量饮水，每天 2000～3000ml，尽可能使尿量达到 2000ml 以上。

(3) 药物预防：草酸盐结石的患者可口服维生素 B_6 以减少草酸盐的排出；口服氧化镁可增加尿中草酸溶解度。尿酸结石患者可口服别嘌醇和碳酸氢钠，以抑制结石形成。

(4) 特殊性预防：伴甲状腺功能亢进者，必须摘除腺瘤或增生组织。鼓励长期卧床者多活动，防止骨脱钙，减少尿钙排出。

2. 复诊 治疗后定期行尿液化验、X 线或 B 超检查，观察有无复发、残余结石情况。若发现腰痛、血尿等症状，及时就诊。ESW 术后患者，一周后进行复查。

(江文艺)

 复习思考题

某男性患儿，9 岁，在排尿时突然尿流中断，痛苦不止。活动后，改变体位，尿液可排出，并出现尿痛、尿频。请问：

1. 应首先考虑什么病？

2. 主要的护理诊断有哪些？

扫一扫
测一测

课件
07章PPT

扫一扫
知重点

第七章

前列腺增生患者的护理

学习要点

1. 前列腺增生的病因和发病机制。

2. 前列腺增生的临床表现、辅助检查和治疗原则。

3. 前列腺增生患者的整体护理。

前列腺增生症是引起老年男性排尿障碍原因中最为常见的一种良性疾病。由于前列腺细胞增生导致泌尿梗阻，出现一系列临床表现及病理生理的改变。

【病因及发病机制】

病因尚不十分明确，目前一致公认老龄和有功能的睾丸是前列腺增生发病的两个重要因素。前列腺是男性附属性器官，男性自 35 岁以后，前列腺开始增生，50 岁以后出现临床症状。随年龄增长而出现睾酮、双氢睾酮以及雌激素的改变和失去平衡是前列腺增生的重要原因。前列腺位于膀胱颈的下方，包绕后尿道的一部分，分为前叶、左右侧叶、中叶和后叶 5 部分，增生部位是两侧叶和中叶。增生的前列腺可使尿道前列腺部狭窄、弯曲、伸长，导致排尿困难。长期排尿困难，使膀胱高度扩张或膀胱内高压，可发生尿液的膀胱输尿管反流，最终引起肾积水和肾功能的慢性损害。由于梗阻后膀胱内尿液潴留，容易引起感染和结石。

【临床表现】

1. 尿频　是最初症状，夜间更为明显。尿频的原因，早期是因增生的前列腺充血刺激引起。随梗阻加重，残余尿量增多，膀胱有效容量减少，尿频逐渐加重。此外，前列腺增生合并感染或结石，可出现尿频、尿急、尿痛等膀胱刺激征。

2. 排尿困难　进行性排尿困难是前列腺增生最典型的症状，表现为排尿起始延缓、排尿费力、尿线细且射程短、尿时长。如梗阻严重，残余尿较多时，常需要用力并增加腹压帮助排尿，排尿终末常有尿不尽感。

3. 尿潴留、尿失禁　前列腺增生的任何阶段，可因受凉、劳累、饮酒等使前列腺突然充血、水肿、发生急性尿潴留；严重梗阻，可使膀胱逼尿肌功能受损，收缩力减弱，残余尿增加，膀胱过度充盈，是少量尿液从尿道口溢出，导致充溢性尿失禁。

4. 直肠指诊　可扪及增大的前列腺，表面光滑，质韧、有弹性，边缘清楚，中间沟变浅或消失。

5. 并发症　可并发无痛性肉眼血尿、感染、结石，甚至引起双肾功能损害。长期排尿困难可诱发腹股沟疝、脱肛及内痔等。

【辅助检查】

1. B型超声检查　可测量前列腺的体积，检查内部结构，是否突入膀胱，还可以测定残余尿。

2. 尿流率检查　可确定前列腺增生患者排尿的梗阻程度。检查室要求排尿量在150～200ml，如最多尿流率<15ml/s提示排尿不畅；如<10ml/s则提示梗阻严重，常为手术指征之一。

3. 血清前列腺特异抗原（PSA）测定　当前列腺有结节或质地较硬时，可排除合并前列腺癌的可能性。

4. 直肠指诊　直肠指诊是诊断前列腺增生简单易行的方法。

知识链接

前列腺直肠指诊

　　主要用于评估前列腺大小、质地、有无压痛和结节等，同时还可检查肛门括约肌收缩力。正常前列腺表面平滑、质地柔韧似橡皮。前列腺增生时两侧叶呈对称性增大、质韧，中央沟变浅、消失。

【治疗要点】

1. 观察随访　无明显症状或症状较轻者，一般无须治疗，但需密切随访。

2. 药物治疗　有α受体阻滞剂、5α-还原酶抑制剂以及中药等。

3. 手术治疗　对于症状严重、存在明显梗阻或有并发症者应选择手术治疗。有经尿道前列腺切除术、耻骨上膀胱前列腺切除术、耻骨后前列腺切除术。

4. 其他疗法　用于尿道梗阻严重而又不能耐受手术者。激光治疗、经尿道气囊高压扩张术、经尿道高温治疗、体外高强度聚焦超声等方法。

【护理评估】

（一）术前评估

1. 健康史　了解患者年龄和生活习惯，有无吸烟、饮酒嗜好；日常饮食饮水情况；有无排尿困难、尿潴留、尿失禁、腹股沟疝等；有无其他慢性病，如高血压、糖尿病、脑血管疾病等。

2. 身体状况　①局部：患者排尿困难的程度、夜尿次数、有无血尿、及尿路刺激症状；注意肾功能及有无肾积水。②全身：了解患者营养状况、重要器官功能等，以评估患者对手术的耐受性。③辅助检查：根据直肠指诊、B超和尿流动力学等检查结果判断前列腺的大小和尿路梗阻程度。

3. 心理-社会状况　评估患者是否有焦虑及生活不便；患者及家属对治疗方法和护理方法的认知程度。

（二）术后评估

注意膀胱引流是否通畅，膀胱冲洗液的颜色、血尿程度及持续时间；切口愈合情况；是否出现膀胱痉挛；水电解质平衡状况，了解有无 TUR 综合征表现。

【主要护理诊断】

1. 排尿异常　与膀胱出口梗阻、逼尿肌受损、留置尿管和手术刺激有关。

2. 疼痛　与手术创伤和导管刺激引起的膀胱痉挛有关。

3. 潜在并发症　出血、TUR 综合征、尿失禁等。

【护理目标】

1. 患者恢复正常排尿形态。

2. 患者主诉疼痛减轻或消失。

3. 患者未出现并发症，若发生能够及时发现和处理。

【护理措施】

（一）非手术治疗/术前护理

1. 心理护理　尿频、排尿困难不仅令患者生活不便，而且严重影响患者的睡眠与休息，给患者带来极大的身心痛苦。护士应理解患者，帮助患者更好地适应前列腺增生带来的生活不便，给患者介绍前列腺增生的治疗方法，帮助患者树立战胜疾病的信心。

2. 急性尿潴留的预防　鼓励患者多饮水，勤排尿，不憋尿；嘱患者摄入粗纤维、易消化的食物，以防便秘。避免受凉、劳累、饮酒、便秘引起尿潴留。

3. 药物治疗的护理　观察用药后排尿困难的改善情况及药物的副作用。α 受体阻滞剂的副作用主要有头晕、直立性低血压等，应在睡前服用，用药后卧床休息，以防跌倒。服用期间定期测血压，如出现药物的不良反应，须及时告知医生。5α- 还原酶抑制剂起效慢，需在服药后 4～6 个月才有明显效果，告知患者坚持服药。

4. 术前准备　①前列腺增生患者大都为老年人，术前协助作好各项辅助检查，了解重要脏器功能，评估其对手术的耐受性；②残余尿较多或尿潴留的患者，应先留置尿管引流尿液，改善肾功能；尿路感染的患者，应用抗生素控制感染；③术前指导患者有效咳嗽、排痰的方法；术前晚灌肠，防止术后便秘。

（二）术后护理

1. 一般护理　①密切观察患者意识、生命体征、有无术后出血等。②体位：术后平卧 2 日后改半坐卧位。③饮食：术后 6 小时无恶心、呕吐者，可进流质饮食，1～2 后恢复正常饮食，鼓励患者多饮水、进食易消化、富含营养和纤维素的食物，以防便秘。

2. 引流管的护理　注意各种管道的固定、保持通畅，防止感染，并做好相应的观察和记录。术后利用导尿管的水囊压迫前列腺窝与膀胱颈，起到局部压迫止血的目的，观察和防治出血也是术后早期的护理重点；留置尿管期间应保持会阴部清洁，用碘伏擦洗尿道外口，每日 2 次。不同类的引流管留置的时间长短不一。① TURP 术后 5～7 日，尿量颜色清澈、即可拔出导尿管；②耻骨后引流管术后 3～4 日，待引流量很少时拔除；③耻骨上前列腺切除术后 7～10 日拔出导尿管；④膀胱造瘘管道通常留置 10～14 日后拔除。

3. 膀胱冲洗的护理　术后用生理盐水持续膀胱冲洗 3～7 天，以避免血凝块形成致尿管堵塞。注意：①冲洗的温度控制在 25～30℃，可以有效预防膀胱痉挛；确保冲洗通畅；②冲洗速度根据排出液的颜色而定，色深则快，色浅则慢；③保持冲洗的通畅，若血凝块堵塞所致引流不畅，可采取挤捏尿管、增加冲洗压力、施行高压冲洗、调整导尿管位置等方法使尿管保持通畅；④准确记录尿量、冲洗量和排出量，尿量＝排出量－冲洗量。

4．并发症的观察与护理

（1）膀胱痉挛：术后患者多因逼尿肌不稳定、导管刺激、血块堵塞冲洗管等原因，发生膀胱痉挛。患者表现为强烈尿意、肛门坠胀、下腹部痉挛、尿道及膀胱区疼痛难忍并诱发出血。要及时安慰患者，缓解其紧张焦虑情绪；术后留置硬脊膜外麻醉导管者，按需定时注射小剂量吗啡有良好效果；也可口服硝苯地平、丙胺太林、地西泮或生理盐水加入维拉帕米冲洗膀胱。

（2）TUR综合征：行TURP的患者术中因大量冲洗液被吸收可使血容量急剧增加，出现稀释性低钠血症，患者可在数小时内出现烦躁、恶心、呕吐、抽搐、昏迷、严重者出现肺水肿、脑水肿、心力衰竭等，称为TUR综合征。一旦出现，立即给予吸氧，遵医嘱给予利尿剂、脱水剂，降低输液速度，静脉滴注3%氯化钠纠正低钠血症。

（3）尿失禁：拔尿管后尿液不随意流出。术后尿失禁的发生与尿道括约肌功能受损、膀胱逼尿肌不稳定和膀胱出口梗阻等因素有关。多为暂时性的，一般无需药物治疗，可嘱患者在术后2～3天作收缩腹肌、提肛训练；作膀胱区的热敷、针灸等，可以逐步缓解尿失禁。

（4）出血：指导患者在术后1周，逐渐离床活动，避免增加腹内压的因素，禁止灌肠或肛门排气，以免造成前列腺窝出血。

【健康指导】

1．生活指导　避免诱发急性尿潴留因素。前列腺切除术后1～2月内避免久坐、提重物等，避免剧烈活动，如跑步、骑自行车、性生活等，防止继发性出血。

2．康复指导　若有溢尿现象，指导患者继续做提肛训练，以尽快恢复尿道括约肌功能。

3．自我观察　TURP患者术后可能发生尿道狭窄。术后若尿线逐渐变细，甚至出现排尿困难者，应及时到医院检查和处理。

4．性生活指导　前列腺经尿道切除术后1个月、经膀胱切除术后2个月，原则上可以恢复性生活。前列腺切除术后常会出现逆行射精，但不影响性交。少数患者可出现阳痿，可采取心理疏导，同时查明原因，再进行针对性治疗。

5．定期复查　附睾炎常在术后1～4周发生，故出院后如出现阴囊肿大、疼痛、发热等症状应及时就诊。定期做尿动力学、前列腺B超检查，复查尿流率及残余尿量。

（江文艺）

复习思考题

扫一扫
测一测

男性，70岁，进行性排尿困难3年，伴尿痛、尿频，夜间排尿4～5次，近日发生尿潴留2次。请问：

1．患者最可能的诊断是什么？

2．试述急性尿潴留患者的应急措施是什么？

3．患者的护理要点是什么？

第八章

单纯性甲状腺肿患者的护理

 学习要点

1. 单纯性甲状腺肿的病因。

2. 单纯性甲状腺肿的临床表现。

3. 单纯性甲状腺肿的护理措施及健康指导。

甲状腺有合成、贮存和分泌甲状腺素的功能。甲状腺素主要参与人体的物质代谢和能量代谢，其作用包括：增加全身组织细胞的氧消耗和产热；促进糖、脂肪和蛋白质的代谢；促进生长发育和组织分化；影响体内水和电解质的代谢。

一、病因病理

1. **缺碘**　是地方性甲状腺肿最常见的原因。国内主要见于西南、西北、华北等地区。主要由于土壤、水源、食物中含碘很低。

2. **甲状腺素需要量增高**　生长发育、妊娠、哺乳时。

3. **先天性甲状腺激素合成障碍**　由于某些酶的缺陷影响甲状腺激素合成，从而引起甲状腺肿大。

主要的病理改变：疾病早期，甲状腺滤泡上皮细胞常呈增生、肥大、甲状腺呈均匀、弥漫性增大。随着病程的延长，甲状腺组织出现不规则增生与再生，形成结节，表现为多结节性甲状腺肿。

二、临床表现

早期表现甲状腺呈弥漫性肿大。以后继续发展，逐渐形成结节，可为单个或多个。甲状腺功能多数正常或有轻度减低。巨大者可有压迫症状：压迫气管出现呼吸困难，压迫食管可致吞咽困难，压迫喉返神经引起声嘶，压迫上腔静脉则引起上腔静脉综合征而出现面部及上肢水肿。

三、辅助检查

1. **甲状腺摄^{131}I率**　结节性甲状腺肿常高于正常，但高峰时间很少提前出现。

2．B超检查　有助于发现甲状腺内囊性、实质性或混合性结节存在。

3．组织学检查　穿刺细胞学检查可以确诊。

四、治疗要点

1．生理性甲状腺肿，宜多食含碘丰富的食物如海带、紫菜等。

2．对20岁以下的弥漫性单纯甲状腺肿患者可给予小量甲状腺素片，缓解甲状腺的增生和肿大。

3．有以下情况时，应施行甲状腺肿大部切除术：

（1）因气管、食管或喉返神经受压引起临床症状者；

（2）胸骨后甲状腺肿者；

（3）巨大甲状腺肿影响生活者；

（4）结节性甲状腺肿继发功能亢进者；

（5）结节性甲状腺肿疑有恶变者。

五、护理评估

1．健康史　通过收集患者基本资料；目前主要的症状或体征；发病的缓急、持续时间与伴随症状；家族史、疾病史、饮食习惯和居住环境；

2．身体状况

（1）局部体征：如甲状腺肿大的程度；甲状腺肿块部位及患侧颈部淋巴结有无肿大和压痛；

（2）全身表现：有无心悸、睡眠状况、进食等情况。有无体重减轻，消瘦。心、肺、肝、肾等重要器官功能等。

3．心理和社会支持状况　患者及家属对疾病的认知程度；亲属对患者的关心程度、支持力度。

六、护理诊断

1．清理呼吸道无效　与咽喉部及气管受到刺激分泌物增多，术后切口疼痛不敢咳嗽有关。

2．潜在并发症　呼吸困难和窒息、喉返神经损伤、喉上神经损伤、甲状旁腺损伤等。

3．自我形象紊乱　与甲状腺肿大有关。

七、预期目标

1．呼吸道分泌物得到有效控制，保持呼吸道通畅。

2．避免或减少并发症的发生。

3．患者能接受自我形象改变的现实。

八、护理措施

1．一般护理　劳逸结合，多食海产品及含碘食物，少食抑制甲状腺激素合成的食物。

2. 病情观察　观察甲状腺肿大的程度、质地,有无结节及压痛。

3. 配合治疗　指导患者遵医嘱补充碘剂。

4. 心理护理　指导患者适当修饰,消除自卑。

九、健康教育

1. 饮食指导　指导患者多食含碘丰富的食物,如海带、紫菜等。

2. 用药指导　避免摄入阻碍甲状腺素合成的药物。

3. 防治指导　妊娠、哺乳、成长发育期增加碘的摄入。

(樊建楠)

复习思考题

1. 单纯性甲状腺肿患者的护理要点有哪些?

第九章

课件
09章PPT

甲状腺功能亢进症外科治疗患者的护理

 学习要点

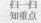 扫一扫
知重点

1. 甲状腺功能亢进的临床表现。

2. 甲状腺功能亢进的辅助检查。

3. 甲状腺功能亢进的护理措施及健康指导。

    甲状腺功能亢进症简称甲亢,它是一种临床上十分常见的内分泌疾病。是指由各种原因导致甲状腺功能增强,甲状腺激素分泌过多或因甲状腺激素(T_3、T_4)在血液中水平增高所导致的机体神经系统、循环系统、消化系统心血管系统等多系统的一系列高代谢症候群以及高兴奋症状和眼部症状。

    临床上可分为三类:1. 原发性甲亢,最为常见;2. 继发性甲亢;3. 高功能腺瘤。

一、病因病理

    目前对病因的认识还不够清楚,根据多方面研究,一般认为是一种自身免疫性疾病。除了自身免疫因素以外,精神因素、遗传、交感神经刺激等均与本病的发生有关。

二、临床表现

    甲状腺功能亢进是全身性疾病,全身各个系统均可有异常。特征性临床表现概括起来有四方面:

    1. 神经系统表现　患者易激动、精神过敏。舌和二手平举向前伸出时有细震颤,多言多动、失眠紧张、急躁易怒。

    2. 代谢增加及交感神经高度兴奋的表现　患者常有多食、易饿、消瘦、无力、怕热、多汗、皮肤潮湿。心跳增快,严重时心律不规则,心脏增大。内分泌失调。

    3. 甲状腺肿大表现　在肿大的甲状腺上可听到杂音或触及震颤。

    4. 眼部改变　表现眼裂增宽、眼球突出、眨眼减少,呈现凝视状态或惊吓表情。

三、辅助检查

    1. 基础代谢率测定　计算公式为:基础代谢率 % =(脉率 + 脉压)- 111。正常值

361

为±10%。+20%~+30%表示轻度甲状腺功能亢进，+30%~+60%表示中度甲状腺功能亢进，大于+60%表示重度甲状腺功能亢进。

2. 甲状腺摄^{131}I率　正常甲状腺24小时内摄取的^{131}I为人体总量的30%~40%，如摄碘率增高，2小时大于25%，或24小时大于50%，且摄碘高峰提前出现，均可诊断甲状腺功能亢进。

3. 血清中T_3、T_4的测定　有确诊价值。甲状腺功能亢进时T_3高于正常的4倍，T_4仅为正常的2.5倍。T_3测定对甲状腺功能亢进的诊断具有较高的敏感性。

四、治疗要点

1. 甲状腺功能亢进治疗的基本方法　①抗甲状腺药物；②放射性同位素碘；③手术。甲状腺大部分切除术是目前对中度以上甲状腺功能亢进最常用而有效的方法，能使90%~95%的患者获得痊愈。主要缺点是有一定的并发症和4%~5%病人术后复发。

2. 手术指征　①继发性甲亢或高功能腺瘤；②中度以上原发性甲亢；③甲状腺显著肿大，伴有压迫症状或胸骨后甲状腺肿；④抗甲状腺药物或^{131}I治疗后复发者或不能坚持长期服药而盼望迅速控制病情者。

五、护理评估

（一）术前评估

1. 健康史　通过收集资料，评估以下内容：目前主要的症状或体征；发病的缓急、持续时间与伴随症状；家族史、疾病史；饮食习惯和居住环境；了解有无影响手术效果的因素存在；

2. 身体状况

（1）局部体征：如甲状腺肿大的程度；甲状腺肿块部位及患侧颈部淋巴结有无肿大和压痛；眼裂有无增宽、眼球突出等。

（2）全身表现：有无心悸、睡眠状况、进食等情况。有无体重减轻，消瘦。心、肺、肝、肾等重要器官功能等。

3. 心理和社会支持状况

（1）患者对疾病的认知程度，对手术及手术可能导致的并发症、自我形象紊乱和生理功能改变的恐惧、焦虑程度和心理承受能力。

（2）亲属对患者的关心程度、支持力度、家庭对手术的经济承受能力。

（二）术后评估

1. 术中情况　了解手术、麻醉方式与效果、病变组织切除情况、术中出血、补液、输血情况和术后诊断。

2. 全身情况　着重了解患者的生命体征是否平稳、有无出现高热、脉快、烦躁不安、呼吸困难；全身生理恢复情况等。

3. 颈部情况　了解颈部切口情况，切口是否干燥，有无渗液、渗血；颈部皮片引流是否通畅，引流量、性质与颜色等。

4. 术后恢复情况　了解患者术后恢复是否顺利，有无并发症发生。

六、护理诊断

1. 营养失调：低于机体需要量　与机体消耗量增高有关。

2. 睡眠形态紊乱　与交感神经过度兴奋有关。

3. 自我形象紊乱　与突眼、甲状腺肿大等因素有关。

4. 潜在并发症　呼吸困难和窒息、喉返神经损伤、喉上神经损伤、甲状旁腺损伤、甲状腺功能亢进危象等。

5. 焦虑　与担心预后、害怕手术有关。

七、预期目标

1. 患者营养状况得到改善。

2. 患者睡眠得到改善。

3. 患者能接受自我形象改变的现实。

4. 避免或减少并发症的发生。

5. 情绪稳定、睡眠良好。

八、护理措施

（一）术前护理

1. 每天测定基础代谢率，判断甲状腺功能亢进程度、选择手术时机。

2. 有突眼的患者，卧位时头部垫高，以减轻眼部肿胀。可戴墨镜或以油纱布遮盖，以避免角膜过度暴露受损，发生溃疡。

3. 术前协助患者行心电图、颈部透视或摄片、喉镜检查、血清钙、磷测定，预防和减少术后并发症发生。

4. 先用硫脲类药物，降低甲状腺素的合成，待甲状腺功能亢进症状基本控制后，改服 1～2 周碘剂，抑制甲状腺素释放，使腺体缩小变硬，血管数量减少，减少术中出血，再行手术；或单服碘剂 2～3 周后甲状腺功能亢进症状得到基本控制（患者情绪稳定，睡眠良好，体重增加，脉率 90 次／分以下，基础代谢率 +20% 以下）便可进行手术。如症状改善不明显，可继续服用碘剂的同时加用硫脲类药物，待症状基本控制后，停用硫脲类药物，继续单服碘剂 1～2 周，再行手术。对碘剂或合用硫脲类药物不能耐受者或无效者，主张单用普萘洛尔或合用碘剂进行术前准备。

知识链接

碘剂（常用复方碘化钾）服法

术前每日 3 次口服，第一日每次 3 滴，第二日每次 4 滴，以后逐日每次增加一滴，至每次 16 滴为止，维持此剂量至手术日。术后每日 3 次，每次 16 滴，以后逐日每次递减一滴，直至病情稳定。不准备手术者不能服用。

（二）术后护理

1. 体位护理　麻醉清醒后一般取半坐卧位，以利于引流、减轻颈部张力，减轻疼痛。

2. 饮食与营养支持护理 一般术后 6 小时或麻醉清醒后即可饮食,先少量饮水,看是否有呛咳,如无不适,鼓励进流质,逐步过渡到半流质、软食、普食。

3. 颈部切口与引流的护理 颈部手术切口常用橡皮片引流,敷料被渗湿时,注意其颜色及渗血量,及时更换敷料。如考虑出血量较大时,及时通知医生。一般 24~48 小时拔除引流管或橡皮片。

4. 并发症的观察与护理

(1)呼吸困难和窒息:是术后最危急的并发症。多因切口内出血压迫气管、喉头水肿、气管塌陷、痰液阻塞、双侧喉返神经损伤等原因引起。一般发生在术后 48 小时内。术后应严密观察患者的呼吸、脉搏、血压及切口渗血情况。如发现患者有颈部紧压感、切口大量渗血、呼吸费力、气急烦躁、心率加快、发绀等,应立即床边拆除切口缝线,敞开伤口,去除血块。如出血严重,应急送手术室彻底止血。指导、鼓励患者进行有效的咳嗽咳痰。当痰液黏稠不易咳出时,可行雾化吸入,必要时吸痰。床边备好气管切开包及抢救药品、器械,以备气管插管或气管切开时用。

(2)喉返神经损伤:喉返神经支配声带运动,一侧喉返神经损伤出现声音嘶哑;双侧喉返神经损伤导致严重呼吸困难。术后应鼓励患者及早发音,以观察患者有无声音嘶哑,继而根据损伤程度给予药物、理疗、针灸等方法促进康复。

(3)喉上神经损伤:喉上神经内支支配喉黏膜感觉,内支损伤喉部黏膜感觉丧失,进食时,特别是饮水时易发生呛咳、误咽。术后首次进食时分管护士应在床边指导、协助患者进食,观察患者进水及流质时有无呛咳。喉上神经外支支配环甲肌运动,喉上神经外支损伤,引起声带松弛,音调降低。

(4)甲状旁腺损伤:致甲状旁腺功能低下、血钙浓度降低。术后 1~3 天应密切观察患者有无面部、口唇周围、手、足针刺感和麻木感或强直感。重者可出现面肌和手足阵发性、疼痛性痉挛或手足抽搐,甚至发生喉及膈肌痉挛,引起窒息死亡。给予二氢四固醇油剂、葡萄糖酸钙及维生素 D_3 口服,同时分管护士耐心向患者解释,消除其紧张情绪,指导患者限制含磷较高食物,如牛奶、鱼类、蛋黄、瘦肉等摄入。

(5)甲状腺危象:指危及生命的严重甲状腺功能亢进状态。术后 12~36 小时内出现:体温在 39℃以上,一般解热措施无效;脉快而弱 120 次/分以上;大汗、烦躁、焦虑、谵妄、甚至昏迷;考虑出现甲状腺危象。处理措施:降温:应使用物理降温、退热药物、冬眠药物等综合措施,使体温控制在 37℃左右;吸氧:必要时进行辅助呼吸;静脉输液:以保证水、电解质和酸碱平衡;碘剂:口服复方碘化钾溶液 3~5ml,紧急时将 10% 碘化钠加入葡萄糖溶液中静脉滴注;降低应急反应:应用肾上腺皮质激素,首选氢化可的松;降低组织对甲状腺素的反应:如利血平;对症治疗:镇静、抗心力衰竭等。

九、健康指导

1. 康复与自我护理指导 甲状腺功能亢进患者容易神经紧张、心情烦躁。应多给予关心,对患者病态的情绪要给予理解,不要刺激患者加重病情。指导患者自我控制情绪,保持心情愉快、心境平和,建立良好的人际关系。

2. 合理安排休息和饮食 劳逸结合,睡眠充足,一般术后 3 个月后可恢复正常工作;多食高蛋白、高维生素、高热量的食物,以增强机体抵抗力。

3. 用药指导　告知患者在应用碘剂进行术前准备时，按时按量服药的重要性。为减轻药物对胃肠道的不良反应，告知患者可将碘剂滴于饼干或面包上一并服下。

4. 复诊指导　嘱患者定期复查。如出现食欲增加但体重减轻、心率增加、血压升高、烦躁、多汗、手震颤等症状，应及时来院诊治。

（樊建楠）

 复习思考题

扫一扫
测一测

1. 甲状腺功能亢进症患者术后护理要点有哪些？

课件
10章PPT

扫一扫
知重点

第十章

周围血管疾病患者的护理

学习要点

1. 下肢静脉曲张和血栓闭塞性脉管炎的病因。

2. 下肢静脉曲张和血栓闭塞性脉管炎的临床表现。

3. 下肢静脉曲张和血栓闭塞性脉管炎的治疗原则。

4. 下肢静脉曲张和血栓闭塞性脉管炎患者的护理措施。

周围血管疾病是常见病,其种类较多,临床上以下肢静脉曲张、血栓闭塞性脉管炎较常见。

第一节 下肢静脉曲张患者的护理

下肢静脉曲张是指下肢浅表静脉因血液回流障碍而引起的静脉扩张、伸长而呈迂曲状态的一种疾病。病变主要发生在大隐静脉,少数合并小隐静脉或单独发生在小隐静脉。多发生于体力劳动强度高、从事持久站立工作或久坐少动的人群。

一、解剖与生理功能

(一)下肢静脉

由浅静脉、深静脉、交通静脉和肌静脉组成。浅静脉位于皮下,深静脉位于肌肉中间与同名动脉伴行,深静脉、浅静脉之间通过交通静脉连接。肌静脉位于小腿后侧屈肌内,直接汇入深静脉。

1. 浅静脉 主要有大隐静脉和小隐静脉两条主干。大隐静脉起自足背静脉网内侧,沿下肢内侧上行,在腹股沟韧带下方穿过卵圆窝注入股总静脉。大隐静脉在注入股总静脉前,主要有 5 个分支,包括:旋髂浅静脉、股外侧静脉、腹壁浅静脉、阴部外静脉和股内侧静脉。小隐静脉起自足背静脉网的外侧,从外踝后方上行至小腿后,在腘窝处穿过深筋膜注入腘静脉(图 5-10-1)。

2. 深静脉 主要由胫前、胫后静脉和腓静脉组成,三者汇合成腘静脉,经腘窝进入内收肌管裂孔后上行为股浅静脉,在大腿上部与股深静脉汇合形成股总静脉,于腹

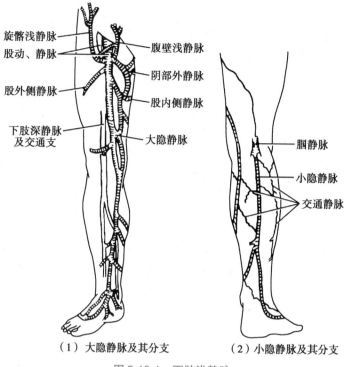

（1）大隐静脉及其分支　　　（2）小隐静脉及其分支

图 5-10-1　下肢浅静脉

股沟韧带下缘移行为髂外静脉（图 5-10-2）。

3. 交通静脉　连接下肢深、浅静脉和大、小隐静脉之间。大腿内侧的交通静脉多位于大腿中、下 1/3 处。小腿内侧以踝交通静脉最重要，小腿外侧的交通静脉大多位于小腿中部。

4. 肌静脉　包括腓肠肌静脉和比目鱼肌静脉。

（二）下肢静脉瓣膜

下肢静脉内有许多向心单向开放的瓣膜，阻止静脉血液逆流，以保证下肢静脉血由下而上、由浅入深地单向回流。

（三）静脉壁结构

静脉壁由外膜、中膜及内膜组成。外膜主要是结缔组织，中膜为肌层，与静脉壁的强弱及收缩功能有关，血管管径越大，肌层越厚，强度也越大；内膜由内皮细胞组成。静脉壁结构异常主要是由于胶原纤维减少、断裂、扭曲，使静脉壁失去原有的强度而扩张。下肢远端深静脉及小腿浅静脉分支的管壁较近端薄，而承受的静脉血柱压力比近端静脉高，故更容易发生静脉曲张。

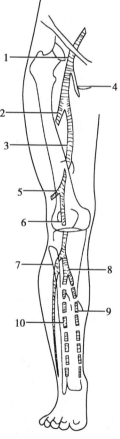

图 5-10-2　下肢深静脉

1. 股总静脉　2. 股深静脉
3. 股浅静脉　4. 大隐静脉
5. 小隐静脉　6. 腘静脉
7. 胫前静脉　8. 胫腓干静脉
9. 胫后静脉　10. 腓静脉

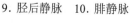

（四）下肢血流动力学

下肢静脉血液能对抗重力向心回流，其主要因素：①小腿肌肉泵的作用，是下肢静脉血液回流的主要动力。②胸腔内负压及心脏的搏动，对周围静脉血有向心性吸引的作用。③静脉瓣膜向心单向开放的功能。

二、病因

（一）先天因素

先天性静脉壁薄弱或瓣膜缺陷，使静脉容易扩张，近端的瓣膜关闭不全，使血液倒流，继而逐渐破坏远端瓣膜，使远端静脉淤滞，产生静脉壁扩张、变性、膨出和扭曲，与遗传因素有关。

（二）后天因素

增加下肢静脉血柱压力和循环血量超负荷是造成下肢静脉曲张的后天因素。如长期站立和重体力劳动，由于重力的作用，使静脉内的压力增高和静脉扩张，长期则导致静脉瓣膜关闭不全，发生静脉曲张。妊娠、慢性咳嗽、习惯性便秘等腹内压增加或盆腔、腹腔内肿瘤直接压迫髂外静脉，使下肢静脉血液回流障碍，亦能导致下肢静脉曲张。

三、临床表现

早期轻度静脉曲张可无明显症状。后期静脉曲张较重主要表现为长时间站立后感觉下肢沉重、酸胀、乏力，有麻木和隐痛感。患者站立时可见下肢特别是小腿浅静脉扩张、迂曲和隆起，甚至蜿蜒成团，踝部和足背部可出现轻度水肿。出现足靴区营养障碍，表现为皮肤萎缩、变薄、色素沉着、脱屑、瘙痒和湿疹。皮肤破溃后形成经久不愈的溃疡，若曲张静脉破裂，则可发生急性出血。曲张静脉内血流缓慢，容易并发血栓性静脉炎，出现红、肿、热、痛等症状。

四、辅助检查

（一）特殊检查

1.大隐静脉瓣膜及交通支瓣膜功能试验（Trendelenburg test）　检查大隐静脉瓣膜及交通支瓣膜的功能情况。患者仰卧，抬高下肢使静脉排空，在腹股沟下方扎止血带以阻断大隐静脉，然后让患者站立，松开止血带，若10秒钟内出现自下而上静脉逆向充盈，则提示大隐静脉瓣膜功能不全；若未松开止血带，止血带下方的静脉在30秒内迅速充盈，则提示交通支瓣膜功能不全。

2.深静脉通畅试验（Perthes test）　检查深静脉是否通畅。深静脉通畅是进行手术治疗的前提。患者站立，在腹股沟下方扎止血带以阻断大隐静脉，待浅静脉明显充盈后，嘱患者用力踢腿或下蹲10余次，若曲张静脉充盈明显减轻或消失，则提示深静脉通畅；反之，则表示深静脉不通畅。

（二）影像学检查

下肢静脉造影、血管超声检查等，可以判断病变的部位、性质、范围及程度。下肢静脉造影是确定诊断最可靠的方法。

五、治疗原则

（一）非手术治疗

适用于病变局限、症状较轻，或妊娠期间发病以及症状虽然明显但不能耐受手术者。主要措施有：

1. 穿弹力袜或使用弹力绷带包扎，使曲张静脉受到压迫，促进下肢血液回流，控制和延缓病情发展。

2. 注射硬化剂，利用曲张静脉发生炎症反应而使其闭塞，适用于曲张静脉程度轻而且范围局限以及手术后残留的曲张静脉。常用的硬化剂有5%鱼肝油酸钠。

3. 积极处理并发症，如溃疡、曲张静脉破裂出血、血栓性静脉炎等。

（二）手术治疗

是治疗下肢静脉曲张的根本方法。适用于深静脉通畅且无手术禁忌证的患者。最常用的手术方法为大隐静脉或小隐静脉高位结扎加曲张静脉剥脱术。

六、护理评估

1. 健康史　重点了解引起下肢静脉曲张的相关原因，如职业及特点，有无慢性咳嗽、习惯性便秘、妊娠等引起腹内压增高的病史，有无遗传家族病史等。

2. 身体状况　了解患者有无下肢酸胀、沉重、乏力，有无浅静脉隆起、扩张、迂曲，站立时是否更明显。足靴区有无皮肤色素沉着、脱屑、瘙痒、湿疹样改变，有无慢性溃疡，血栓性静脉炎等并发症。

3. 辅助检查　特殊检查及影像学检查结果。

4. 心理 - 社会状况　了解下肢静脉曲张是否影响患者的工作和生活，患者及家属的心理反应以及对疾病相关知识的了解程度。

七、护理诊断

1. 活动无耐力　与下肢静脉曲张血液淤滞有关。

2. 皮肤完整性受损　与皮肤营养障碍、湿疹及慢性溃疡有关。

3. 潜在并发症　小腿慢性溃疡、曲张静脉破裂出血、血栓性静脉炎等。

4. 知识缺乏　缺乏下肢静脉曲张的防治知识。

八、预期目标

1. 患者活动耐力逐渐改善。

2. 预防皮肤破损，创面无继发感染并逐渐愈合。

3. 并发症能得到有效预防或能及时发现和处理。

4. 患者及家属能够掌握下肢静脉曲张的防治知识。

九、护理措施

（一）非手术治疗 / 术前护理

1. 穿弹力袜或使用弹力绷带。指导患者行走时穿弹力袜或使用弹力绷带。穿弹力袜时应先平卧，抬高患肢，使曲张静脉内的血液排空后再穿弹力袜。弹力绷带应从足部开始,自下而上包扎,松紧度以能将一个手指伸入缠绕的圈内为宜,密切观察肢端动脉的搏动及皮肤颜色、温度,防止包扎过紧。

2. 维持良好的坐姿,坐时避免双膝交叉过久,以免压迫腘窝影响静脉回流。避免长时间站立,休息或卧床时抬高患肢30°～40°,有利于静脉回流。

3. 避免引起腹内压增高的因素,保持大便通畅,肥胖者应减肥。

4. 有小腿慢性溃疡者,应保持创面的清洁,加强换药,术前2～3日用70%乙醇擦拭周围皮肤,每日1～2次;同时全身使用抗生素控制感染。

5. 曲张静脉破裂出血应立即抬高患肢,局部加压包扎,必要时缝扎止血。

6. 血栓静脉炎需进行局部热敷理疗、抗凝治疗和使用抗生素。

7. 备皮范围应从患侧腹股沟至整个下肢,直达足趾;注意清洗肛门和会阴部,若术中需植皮时,还应做好供皮区准备。

（二）术后护理

1. 体位　平卧位,抬高患肢30°,以促进静脉回流,减轻肿胀。

2. 活动　术后早期活动可促进血液回流,预防深静脉血栓形成。卧床期间指导患者做足背伸屈运动,若无异常情况,术后24～48小时可鼓励患者下地行走。

3. 观察并发症　如发现有局部出血、感染和血栓性静脉炎等并发症时,应及时通知医师妥善处理。

十、健康教育

1. 去除影响下肢静脉回流的因素　避免久站久坐;保持良好的坐姿;坐时避免双膝交叉过久,避免使用过紧的腰带和紧身衣物。

2. 休息和活动　指导患者适当休息,休息时抬高患肢;加强体育锻炼,以增强血管壁的弹性。

3. 正确使用弹力袜或弹力绷带　非手术治疗的患者坚持长期使用弹力袜或弹力绷带;手术治疗的患者术后继续使用弹力袜或弹力绷带1～3个月。

第二节　血栓闭塞性脉管炎患者的护理

血栓闭塞性脉管炎又称 Buerger 病,是一种累及周围血管的炎症性、节段性、周期性发作的慢性闭塞性疾病。主要侵犯四肢中、小动脉和静脉,以下肢血管为主。多见于男性青壮年,尤其是吸烟者,我国各地均有发生,但以北方多见。

一、病因

病因尚不明确,可能与多种因素有关。

（一）外在因素

主要与吸烟、寒冷、潮湿、慢性损伤和感染有关。主动和被动吸烟是本病发生和发展的重要因素。

（二）内在因素

包括自身免疫功能紊乱、血管神经调节障碍、性激素和前列腺素失调以及遗传因素。

二、病理生理

病变主要累及四肢中、小动脉和静脉，以小动脉为主，后累及伴行的静脉。受累的动静脉管壁呈非化脓性全层炎症，有广泛的内皮细胞和成纤维细胞增生，淋巴细胞和中性粒细胞浸润，使血管内膜增厚、发硬，管腔内血栓形成，使管腔狭窄甚至闭塞。病变呈节段性，两段之间血管比较正常。晚期血管壁的炎症向周围发展，血管壁及周围广泛纤维组织增生，将动、静脉和血管壁上的神经粘连在一起，引起剧烈疼痛，闭塞血管远端的组织出现缺血、甚至坏死。

知识链接

血栓

　　血栓是血流在心血管系统血管内面剥落处或修补处的表面所形成的小块。血栓由不溶性纤维蛋白、沉积的血小板、积聚的白细胞和陷入的红细胞组成。

三、临床表现

本病起病隐匿，病程进展较缓慢，常呈周期性发作，以一侧下肢开始，后累及对侧。主要表现为不同程度的缺血症状。根据缺血程度可分为三期。

（一）局部缺血期

以血管痉挛为主，因供血不足，患肢麻木、发凉、怕冷、酸胀易疲劳，随后出现间歇性跛行。间歇性跛行是本期典型症状。患者行走一段路程后出现小腿疼痛、肌肉抽搐，因疼痛而被迫停止行走，休息后缓解，如继续行走又可发生疼痛，称为间歇性跛行。随着病情发展，跛行的距离逐渐缩短。检查发现患肢皮肤温度降低，色泽较苍白，足背及胫后动脉搏动减弱，可反复出现游走性浅静脉炎。

（二）营养障碍期

此期除血管痉挛加重，还有明显的血管壁增厚及血栓形成。患肢出现持续性静息痛，尤以夜间更明显，患肢皮肤温度显著降低，肢端苍白、潮红或发绀，常伴有营养障碍的表现，如皮肤干燥无汗，趾（指）甲增厚变形，小腿肌肉萎缩等。足背动脉及胫后动脉搏动消失。

（三）坏疽期

动脉完全闭塞，侧支循环不足以代偿下肢血供。患肢严重缺血，趾（指）端发黑、干瘪、坏疽和溃疡形成。呈持续性剧烈疼痛，迫使患者日夜屈膝抚足而坐，或将患肢下垂以减轻疼痛。大多为干性坏疽，继发严重感染后，坏疽转为湿性坏疽，常伴有全身感染中毒症状。

四、辅助检查

（一）一般检查

1. 测定跛行距离和跛行时间。

2. 测定皮肤温度　若双侧肢体对应部位皮肤温度相差2℃以上时，提示皮温降低侧肢体动脉供血不足。

3. 肢体抬高试验 患者平卧，患肢抬高 45°，3 分钟后若出现麻木、疼痛，足部尤其是足趾和足掌部皮肤呈苍白或蜡黄色者为阳性。然后患者坐起，下肢自然下垂于床沿下，若足部皮肤出现潮红或斑块状发绀，则提示患肢有严重供血不足。

（二）影像学检查

1. 多普勒超声检查 可显示动脉搏动波形降低，表示动脉血流减少或动脉闭塞。

2. 电阻抗血流测定 有助于了解肢体血液通畅程度。

3. 动脉造影 可显示动脉阻塞的部位、范围和程度，并可了解患肢侧支循环建立情况。

五、治疗原则

治疗上着重防止病变进展，改善下肢血液循环。

（一）非手术治疗

1. 药物治疗 使用血管扩张药物和抑制血小板聚集的药物，以缓解血管痉挛，降低血液黏稠度，对抗血小板聚集，改善患肢的血供。对并发感染者，根据细菌培养和药物敏感试验，选用有效抗生素。

2. 高压氧治疗 提高血氧含量，改善组织缺氧程度。

（二）手术治疗

目的是重建动脉血流通道，增加肢体血供，改善肢体缺血。常用的手术方法有腰交感神经切除术、动、静脉转流术、自体大隐静脉或人工血管旁路术以及截肢术等。

六、护理评估

1. 健康史 询问患者的年龄、性别、生活环境及职业；了解患者有无长期吸烟史，家族史以及有无外伤、感染病史等。

2. 身心状况 了解患者有无下肢麻木、发凉、怕冷、疼痛、间歇性跛行及皮肤营养障碍等症状。检查皮肤的颜色、温度及肢端动脉搏动情况。

3. 辅助检查 了解动脉闭塞的部位、范围、程度、性质及侧支循环等情况。

4. 心理 - 社会状况 患者及家属的心理反应及对疾病知识的了解程度。

七、护理诊断

1. 疼痛 与患者缺血、组织坏死有关。

2. 焦虑 与患肢剧烈疼痛、久治不愈有关。

3. 有皮肤完整性受损的危险 与患肢坏疽、溃疡形成有关。

4. 潜在并发症 感染、术后出血和栓塞等。

八、预期目标

1. 患肢疼痛减轻或缓解。

2. 患者焦虑程度减轻。

3. 患肢损伤部位未发生继发感染。

4. 患者是否发生并发症，或并发症能否及时发现和处理。

九、护理措施

（一）非手术治疗护理/术前护理

1. 戒烟 告知患者吸烟的危害，嘱其戒烟。烟碱能收缩血管，直接影响其预后。

2. 肢体保暖 避免肢体暴露于寒冷环境中，以免血管收缩，但应避免使用热水袋或热水给肢体直接加温，因局部温度升高会使组织需氧量增加，加重缺血缺氧。

3. 体位 避免长时间维持同一姿势，避免双膝交叉过久，防止腘动、静脉受压。

4. 止痛 疼痛是患者最主要的症状，疼痛剧烈者可遵医嘱使用吗啡或哌替啶等镇痛剂。

5. 适当的休息和运动 鼓励患者每日适当运动，以不引起疼痛为度，自感疼痛则停止活动；指导患者进行 Buerger 运动，以促进侧支循环的建立。方法：患者平卧位，将患肢抬高 45°以上，维持 2～3 分钟；然后患者坐起，双下肢沿床沿自然下垂 2～3 分钟并进行踝部和足趾运动；再将患肢平放休息 2～3 分钟，并反复练习，每日数次。以下情况不宜运动：①腿部发生溃疡及坏死时，运动会增加组织耗氧量；②动脉及静脉血栓形成时，运动可致血栓脱落而造成栓塞。

6. 控制感染 保持足部清洁干燥，每日用温水洗脚。皮肤瘙痒时，可涂止痒药膏，避免搔抓。

7. 术前准备 应严格进行皮肤准备。若有溃疡者应加强换药，控制感染，预防性应用抗生素。

8. 心理护理 医护人员应以极大的同情心，关心和体贴患者，使之树立战胜疾病的信心。

（二）术后护理

1. 体位 静脉疾病术后应抬高患肢 30°，有利静脉回流；动脉疾病术后患肢应平放患肢。

2. 病情观察 ①密切观察血压、脉搏、肢体温度及伤口渗血情况；②观察患肢远端的皮肤温度、色泽、感觉和脉搏强度来判断血管通畅度。如动脉重建术后出现肢体肿胀、皮肤颜色发紫、皮温降低，应考虑血管发生痉挛或继发性血栓形成，必要时再次手术探查。

3. 制动 静脉血管重建术后应卧床制动 1 周，动脉血管重建术后应卧床制动 2 周，卧床时鼓励患者做足背伸屈运动，避免发生下肢深静脉血栓。

4. 防治感染 术后密切观察患者的手术切口以及体温等变化。如切口有红、肿等感染征象，应及时处理。

十、健康教育

1. 劝告患者绝对戒烟，消除烟对血管的损伤作用。

2. 保护患肢，避免外伤；鞋子必须合适，避免压迫；患肢适当保暖，避免受寒；每晚用温水清洗足部，预防感染。

3. 指导肢体功能锻炼，帮助患者进行 Buerger 运动，促进侧支循环建立。

（樊建楠）

复习思考题

1. 男性，56岁，工人，患右下肢静脉曲张20年，在门诊行大隐静脉高位结扎，加小腿静脉分段结扎。术后2小时，起立行走时，小腿处伤口突然出血不止，对该患者的主要护理措施有哪些？

第十一章

颅内压增高症与脑疝患者的护理

学习要点

1. 颅内压增高和脑疝的护理措施。
2. 颅内压增高症与急性脑疝的临床特点。

一、颅内压增高

颅内压是指颅腔内容物对颅腔壁所产生的压力，颅腔内容物包括脑组织、血液和脑脊液，三者与颅腔容积相适应，使颅内保持一定的压力。颅内压正常值成人为 70～200mmH$_2$O，儿童为 50～100mmH$_2$O。成人的颅腔是一个骨性的半封闭的腔隙，借枕骨大孔与椎管相同，其容积是固定不变的。当颅腔内容物的体积增加或颅腔容积缩小超过颅腔可代偿的容量时，成人持续高于 200mmH$_2$O，儿童持续高于 100mmH$_2$O，并出现相应的临床综合征时，即称为颅内压增高。

（一）分类

1. 按病因分类

（1）弥漫性颅内压增高：指颅腔各部位、各分腔之间压力均匀升高，压力差不明显，因此脑组织无明显移位。

（2）局灶性颅内压增高：因颅内有局限的扩张性病变，病变部位压力明显大于未病变的部位，使附近的脑组织受到挤压而发生移位，导致致命性脑疝发生。

2. 按病程分类

（1）急性颅内压增高：多见于急性颅脑损伤引起的颅内血肿、高血压性脑出血等。机体无法适应急剧升高的颅内压，生命体征变化剧烈，病情急转直下。

（2）亚急性颅内压增高：多见于发展较快的颅内恶性肿瘤及各种颅内炎症等。病情发展较快，但没有急性颅内压增高紧急，颅内压增高反应较轻或不明显。

（3）慢性颅内压增高：多见于生长缓慢的颅内良性肿瘤等。病情发展缓慢，当颅内压增高达到失代偿时才会有症状显现。

（二）病因与病理

1. 颅内容物体积增加　常见于各种颅内血肿、肿瘤、脓肿及各种肉芽肿；也可因各种原因引起的脑水肿；或脑脊液循环障碍导致的脑积水；或因颅内动静脉畸形使脑血流量持续增加等。

2. 颅腔容积缩减　如狭颅症、颅底凹陷症等。颅内压持续增高，脑血流量减少，脑组织因缺血缺氧加重脑水肿，促使脑组织移位，使脑干受压，致使生命中枢脑干功能衰竭，甚至导致患者死亡。

（三）临床表现

1. 局部表现　头痛、呕吐、视盘水肿是颅内压增高的典型表现，即"三主征"。

（1）头痛：是颅内压增高最常见的症状，常在晨起或夜间时出现，咳嗽、低头、用力时加重。头痛部位在前额或两颞部。

（2）呕吐：常发生于头痛剧烈时，呈喷射状，可伴有恶心，与进食无关。

（3）视盘水肿：是颅内压增高患者最重要的客观体征，早期多不影响视力，时间较长者有视力模糊或减退。

2. 全身表现

（1）生命体征改变：早期代偿性出现血压升高，脉压增大，脉搏慢而有力（即两慢一高），称为库欣（Cushing）病。病情严重失代偿时，患者血压下降，脉搏快而弱，呼吸浅促或潮氏呼吸，最终因呼吸、循环衰竭而死亡。

（2）意识障碍：急性颅内压增高时，常有进行性意识障碍。慢性颅内压增高患者，表现为神志淡漠、反应迟钝和呆滞，症状时轻时重。

（3）其他：颅内压增高还可引起展神经麻痹或出现复视、头晕或猝倒等。婴幼儿颅内压增高可见囟门饱满、颅缝增宽、头颅增大、头皮静脉怒张等。

（四）辅助检查

1. 影像学检查　CT、MRI、头颅X线摄片、脑血管造影等。

2. 腰椎穿刺　可直接测量颅内压，并可取脑脊液进行检查。

（五）治疗要点

1. 原发病处理　是治疗颅内压增高的关键。对占位性病变常采用手术切除。脑积水者可实行脑脊液分流术。也可采用内外减压手术，降低颅内压。

2. 控制脑水肿　措施包括降温、脱水疗法和使用肾上腺皮质激素等。

二、急性脑疝

当颅腔内某一分腔有占位性病变时，该分腔的压力高于邻近分腔，脑组织由高压区向低压区移动，部分脑组织被挤入颅内生理空腔或裂隙，产生相应的临床症状和体征，称为脑疝。

（一）病因

颅内任何部位占位性病变发展至一定程度时，均可导致颅内各分腔压力不均衡而引起脑疝。常见病因有颅内血肿、颅内脓肿、颅内肿瘤、颅内寄生虫病及各种肉芽肿性病变等。

（二）常见类型

1. 小脑幕切迹疝又称颞叶沟回疝　是位于小脑幕切迹缘的颞叶的海马回、沟回疝入小脑幕裂孔下方。

2. 枕骨大孔疝又称小脑扁桃体疝　是小脑扁桃体及延髓经枕骨大孔被挤入椎管内。

3. 大脑镰下疝又称扣带回疝 是一侧半球扣带回经镰下孔被挤入对侧颅腔。

（三）临床表现

1. 小脑幕切迹疝 其典型表现是既有颅内压增高表现的基础上，出现进行性意识障碍，患侧瞳孔最初有短暂的缩小，继而逐渐散大，直接或间接对光反射消失。病变对侧肢体瘫痪、肌张力增加，腱反射亢进，病理征阳性。严重者双侧眼球固定，瞳孔散大、对光反射消失，四肢全瘫，去大脑强直，生命体征严重紊乱，最终呼吸、心跳停止而死亡。

2. 枕骨大孔疝 临床上缺乏特征性表现，容易被误诊。患者常有剧烈头痛，以后枕部疼痛为甚，反复呕吐，颈项强直或强迫体位，生命体征改变出现较早，意识障碍出现较晚。当延髓呼吸中枢受压时，患者早期即可突发呼吸骤停而死亡。

（四）治疗要点

应立即静脉快速输入高渗性脱水剂，争取时间尽早手术，去除病因。若难以确诊或虽然确诊但无法切除者，选用脑脊液分流术，侧脑室体外引流术或病变侧颞肌下减压等姑息性手术来降低颅内压。

三、护理

（一）护理评估

术前评估

1. 健康史 了解引起颅内压增高的原发疾病，如颅脑外伤、颅内感染、肿瘤、脑血管疾病；了解患者是否合并其他全身疾病，如尿毒症、肝性脑病、酸碱平衡失调等，因其可加剧颅内压增高；了解有无呼吸道梗阻、便秘、剧烈咳嗽、癫痫等，关注疾病发展，预估是否存在颅内压突然升高的可能；注意患者的年龄，婴幼儿或小儿颅缝未闭合或融合不牢固，老年人脑萎缩，均可使颅腔的代偿能力增加，从而延缓病情的进展。

2. 身体状况 了解病人有无颅内压增高和脑疝的症状；及时观察病人病情变化；了解病人的营养状况。

3. 辅助检查 了解 X 线、CT 及 MRI 的检查结果；了解病变的部位、性质及严重程度；了解体液平衡是否失调。

4. 心理和社会支持状况 了解病人及家属的心理反应，了解家属对病人的支持能力和程度。

术后评估

1. 了解病人手术的类型，关注颅内压变化情况。

2. 观察病人伤口以及引流情况，判断有无并发症发生。

（二）护理诊断

1. 焦虑或恐惧 与担心疾病预后或手术预后有关。

2. 有受伤的危险 与神经系统功能损害导致的视力、肢体感觉运动障碍有关。

3. 有体液不足的危险 与呕吐、进食少、应用脱水剂等有关。

4. 自理缺陷 与开颅手术有关。

5. 清理呼吸道无效 与意识障碍有关。

6. 营养失调：低于机体需要量 与脑损伤后高代谢、呕吐、高热等有关。

7. 潜在并发症 脑脊液漏、消化道出血等。

（三）预期目标

1. 患者保持平和的心态，积极地配合治疗。

2. 患者在护士及家属指导和帮助下没有受伤。

3. 患者体液丢失减少得到控制，体液基本维持平衡。

4. 患者的日常生活能在他人帮助下完成。

5. 患者呼吸道保持通畅，呼吸平稳，未发生误吸。

6. 患者营养状态维持良好。

7. 患者未发生并发症或并发症得到及时发现和处理。

（四）护理措施

1. 防止颅内压骤然升高的护理　颅内压骤然升高是神经外科患者发生脑疝的重要诱因。护理患者时，应积极防止颅内压骤然升高，以减少脑疝发生。其措施有以下几方面。

（1）卧床休息：保持病室安静，清醒病人不要突然坐起。

（2）保持呼吸道通畅：当呼吸道梗阻时，患者用力呼吸、咳嗽，致使胸腔内压力增高，可加重颅内压，应给予解除；昏迷患者或排痰困难者，应配合医生尽早行气管切开术。

（3）防止用力排便：当患者用力排便时，胸、腹腔内压力增高，有诱发脑疝的危险。因此，便秘者切勿用力屏气排便，可用缓泻剂或低压小量灌肠通便，避免高压大量灌肠。

（4）躁动：积极寻找躁动的原因，避免病人挣扎而使颅内压进一步增高。

（5）控制癫痫发作：癫痫发作时容易加重脑缺氧和脑水肿，遵医嘱定时定量给予抗癫痫药物；一旦发作配合医生给予降低颅内压和抗癫痫治疗。

2. 药物治疗的护理

（1）脱水治疗护理：最常用20%甘露醇250ml，在30分钟内快速静脉滴注，每日2～4次。若同时使用利尿剂，能起到降低颅内压的效果。停止使用脱水剂时，应逐渐减量或延长给药间隔，以防止颅内压反跳现象。

知识链接

反跳现象

反跳现象是指骤然停用脱水剂后，颅内压增高加重的现象。

（2）应用肾上腺皮质激素的护理：主要通过改善血 - 脑屏障通透性，预防和治疗脑水肿，并能减少脑脊液生成，使颅内压下降。常用地塞米松5～10mg，每日1～2次静脉注射，在治疗中应注意防止感染和应激性溃疡。

3. 冬眠低温疗法的护理　目的是降低脑耗氧量和脑代谢率，减少脑血流量，增加脑对缺血缺氧的耐受力，减轻脑水肿。先按医嘱静脉滴注冬眠药物，通过调节滴速来控制冬眠状态，方可开始物理降温。降温速度以每小时下降1℃为宜，体温降至肛温31～34℃较为理想，体温过低易诱发心律失常。在冬眠降温期间不宜翻身或移动体位，以防直立性低血压。严密观察生命体征变化，若脉搏超过100次 / 分，收缩压低于100mmHg，呼吸慢而不规则时，应及时通知医生停药。冬眠疗法疗程一般为3～

5 天,停止治疗时先停物理降温,再逐渐停用冬眠药物,任其自然复温。

4. 脑疝急救护理　脑疝发生后,应保持患者呼吸道通畅,并吸氧,立即静脉快速输入甘露醇、地塞米松、呋塞米等,以暂时降低颅内压,同时紧急做好术前检查和准备,密切观察生命体征和瞳孔的变化。对呼吸功能障碍者,立即气管插管进行辅助呼吸。

（五）健康指导

1. 知识宣教　告知患者保持情绪稳定,尽量避免导致颅内压骤升的各种因素,如剧烈咳嗽、用力排便等。

2. 饮食指导　多食粗纤维食物,保持大便通畅。

3. 休息与活动指导　注意休息,养成良好的生活习惯,尽可能不单独外出,活动时应遵循循序渐进的原则,逐渐增加活动量和活动范围。

4. 康复锻炼　有语言、运动或智力障碍者,协助其制订康复计划,指导进行康复训练,以提高患者的生活自理能力和社会适应能力。

（樊建楠）

　复习思考题

扫一扫
测一测

张某,女,33 岁。头痛、呕吐、视物模糊 1 周入院。近 1 周来感前额疼痛,晨起剧烈,下午减轻,伴恶心、呕吐。吐后不感舒适,并逐日加重。近日视物模糊。追问病史患者 2 个月前有头部轻微外伤史。查体:神志清楚,精神欠佳,血压 120/80mmHg,脉搏 64 次 / 分。四肢肌力对称,右侧 Babinski 征阳性。眼底镜检提示视乳头边界模糊不清。请问:

1. 考虑该患者患何种疾病?

2. 需作哪项辅助检查?

第十二章

外科急腹症患者的护理

学习要点

1. 外科急腹症的临床表现。
2. 外科急腹症的护理评估。
3. 外科急腹症的护理措施。

外科急腹症是指以急性腹痛为主要表现,需要外科紧急处理的疾病总称。其特点是发病急、病情重、进展快、变化多,需引起足够重视。

一、病因与病理

急腹症的病因可概括为腹部损伤或内脏病变导致的急性感染、内脏破裂、穿孔、梗阻、扭转、缺血和出血等,但少数病例也可因误服腐蚀性化学物质或异物等诱发。

当引起外科急腹症的病因分别是炎症、梗阻、破裂与穿孔、出血或缺血时,产生与原发疾病相关的病理生理变化,其腹痛感觉可因其病因、部位和急缓程度不同而各异,表现疼痛定位不准确的内脏痛;或在内脏痛的同时,体表某一部位出现疼痛感觉,致使大脑皮质误判的牵涉痛;或感觉敏锐、定位准确的躯体痛。

二、临床表现

(一)病史

调查既往病史或现病史有助于估计急腹症的可能原因。如有溃疡病史或饱餐后突发上腹部剧痛可考虑溃疡病穿孔;酗酒或饱餐后发生上腹痛,应考虑有急性胰腺炎的可能;进食油腻食物常是胆绞痛发作的诱因;外伤后腹痛,外力作用处或腹壁损伤痕迹可能就是损伤脏器所在处;既往有腹部手术史而出现慢性或急性腹痛,多为粘连性肠梗阻。注意阑尾炎、胆道感染、胰腺炎等可有多次发作性腹痛史。

(二)症状

1. 腹痛　是急腹症的首发症状和最突出的表现。

(1)腹痛的部位及范围:腹痛部位一般就是病变器官的部位,且范围越大提示病情越重。但是注意某些炎症性、梗阻性疾病等早期腹痛的定位常不明确,当刺激波及壁腹膜时，疼痛才转移至或反映到病变器官所在部位。其他如胆道疾病、膈下感染、急性胰腺炎、胃后壁穿孔、泌尿系结石等也可引起固定部位的牵涉痛。

（2）腹痛的性质及过程：阵发性绞痛是因平滑肌痉挛所致，见于空腔器官梗阻，如机械性肠梗阻、胆石症、输尿管结石等；而麻痹性肠梗阻以持续性胀痛为特征，胆道蛔虫病常表现为间歇性剑突下"钻顶样"剧痛。持续性钝痛常是腹腔各种炎症、缺血、出血性病变的持续性刺激所致；但溃疡病穿孔等可引起化学性腹膜炎而呈刀割样锐痛；当空腔器官梗阻合并绞窄或感染时，其腹痛特征表现为持续性腹痛，阵发性加剧。

（3）腹痛的程度：一般情况下，某种疾病的腹痛加剧常提示病情加重；腹痛减轻可能是病情缓解，但在阑尾炎坏死穿孔或腹膜炎导致休克等特殊情况下，腹痛似有所减轻，但却是病情恶化的征兆。不同的疾病其腹痛程度可有差异，如炎症性腹痛较轻，梗阻性腹痛较重，消化道穿孔、急性胰腺炎等化学性腹膜炎腹痛剧烈甚至休克。不同患者对腹痛的敏感性及耐受性也有差异，如老年人和小儿有时病变发展严重，但腹痛等表现不明显。

2. 其他伴随症状　包括全身症状、消化系和其他系统症状。

（1）呕吐：腹痛初起常因内脏神经末梢受刺激而引起较轻的反射性呕吐；机械性肠梗阻因肠腔积液与痉挛，呕吐可频繁而剧烈；腹膜炎致肠麻痹，其呕吐呈溢出性，也可能因毒素吸收后刺激呕吐中枢所致。幽门梗阻时呕吐无胆汁；高位肠梗阻可吐出多量胆汁；粪臭样呕吐物提示低位肠梗阻；血性或咖啡色呕吐物提示发生肠绞窄。

（2）腹胀：腹胀逐渐加重，应考虑低位肠梗阻，或腹膜炎病情恶化而发生麻痹性肠梗阻。

（3）排便改变：肛门停止排气排便，是肠梗阻典型症状之一；腹腔脏器炎症性疾病伴有大便次数增多或里急后重感，考虑盆腔脓肿形成；果酱样血便或黏液血便是肠套叠等肠管绞窄的特征。

（4）发热：腹痛后发热，表示有继发感染。

（5）黄疸：可能系肝胆疾病或继发肝胆病变。

（6）血尿：考虑泌尿系疾病所致。

（7）尿路刺激征：系指尿频、尿急、尿痛，多为泌尿系结石或感染等。

（三）体征

1. 观察腹部形态及腹式呼吸运动　有无肠型、肠或胃蠕动波，有无局限性隆起或腹股沟肿块等。

2. 腹部压痛　压痛部位常是病变器官所在处。如有腹膜刺激征，应了解其部位、范围及程度。弥漫性腹膜炎的压痛和肌紧张显著处也常是原发病灶处。

3. 腹部包块　若触及腹部包块时，应注意部位、大小、形状、质地、压痛情况、活动度等，并结合其他症状和检查，以区别炎性包块、肿瘤、肠套叠或肠扭转、尿潴留等。

4. 肝浊音界　胃肠穿孔或肠胀气时肝浊音界缩小或消失；炎性肿块、扭转的肠袢可呈局限性浊音区；腹膜炎渗液或腹腔内出血可有移动性浊音；膈下感染者在季肋部叩痛明显。

5. 肠鸣音　肠鸣音亢进、气过水声、金属高调音是机械性肠梗阻的特征；腹膜炎发生时肠鸣音沉寂或消失。

6. 直肠指检　是判断急腹症病因及其病情变化的简单而有效的方法。如急性阑尾炎时直肠右侧触痛；有直肠膀胱凹陷或直肠子宫凹陷脓肿时，直肠前壁饱满、触痛、有波动感；指套有血性黏液应考虑肠管绞窄等。

三、辅助检查

1. 腹腔穿刺　根据所抽出液体的性质（脓性、血性、粪性）、颜色深浅、浑浊度以及涂片显微镜检查、淀粉酶值测定结果等，估计急腹症的病因及程度。

2. 腹腔灌洗　对腹穿无结果的急性腹膜炎、腹部损伤者可进行此项检查，能得到有重要价值的评估资料。

3. 其他检查　根据急腹症的可能病变或病情需要，选择实验室检查以及 X 线、B 超、CT、MRI、选择性腹腔动脉造影或腹腔镜等特殊检查，对进一步落实病变部位及性质都有一定意义。

四、护理评估

外科急腹症有着明显的特点，如一般先腹痛，后发热；腹痛或压痛部位固定，程度重；常可出现腹膜刺激征，甚至休克；可伴有腹部包块或其他外科特征性体征等。但不同的病理类型有着不同的外科急腹症的特点。

1. 炎症性病变　一般起病缓慢，腹痛由轻及重，呈持续性；有固定压痛点，可伴有反跳痛和肌紧张；体温升高，血白细胞及中性粒细胞计数增高。

2. 穿孔性病变　腹痛突然，呈刀割样持续性剧痛；迅速出现腹膜刺激征，容易波及全腹，但病变处最为显著；有移动性浊音，肠鸣音消失；有气腹征，如肝浊音界缩小或消失，X 线见膈下游离气体。

3. 出血性病变　多在外伤后迅速发生，也可因器官自发破裂突然出现；以失血表现为主，常导致失血性休克，可有不同程度腹膜刺激征；腹腔积血在 1000ml 以上时，可叩出移动性浊音；腹腔穿刺可抽出不凝固血液。

4. 梗阻性病变　起病较急，以阵发性绞痛为主；发病初期多无腹膜刺激征；结合其他伴随症状（如呕吐、黄疸、血尿等）和体征，以及有关辅助检查，将有助于肠绞痛、胆绞痛、肾绞痛的病情诊断和估计。

5. 绞窄性病变　病情发展迅速，常呈持续性腹痛，阵发性加重或持续性剧痛；容易出现腹膜刺激征或休克；可有黏液血便或腹部局限性固定性浊音等特征性表现；根据病史、全身情况以及辅助检查结果可明确是否为外科疾病。

五、治疗要点

外科急腹症发病急、进展快、病情危重，处理应以及时、准确、有效为原则。

可分别采用非手术治疗和手术治疗。非手术治疗的措施包括：严密观察病情，禁食与胃肠减压，维持体液平衡，抗感染和抗休克，动态监测辅助检查结果，完善手术前准备等。对诊断明确、有手术指征或诊断不明确、但非手术治疗病情仍加重的患者应果断实施手术。

六、护理评估

（一）术前评估

1. 健康史　根据年龄与性别特点，在了解腹部外科疾病所涉及的器官或组织

（肝、胆、胰、脾、胃肠道、腹膜、肠系膜及腹壁等）和性质（感染、损伤、肿瘤、畸形及其他，如梗阻、结石和功能障碍性疾病）的基础上，充分了解腹部外科疾病起病特点，如起病突然、或缓慢、或反复发作等；发病的诱因，如饱餐、或空腹、或劳累、或变换体位等；起病时的首发症状，如腹痛、或发热、或肿块等，发病后的伴随表现，如恶心、呕吐、发热等。了解患者的慢性病史、用药史、女性患者月经史、家族史以及饮食生活习惯，有无不良嗜好。了解有无影响手术效果的因素存在。了解发病后的诊疗、护理经过，从而判断患者的发病原因和可能存在的护理问题。

2．身体状况 对腹部外科疾病患者的全身表现、腹部情况进行全面评估。全面检查，重点突出。从患者的全身表现了解腹部外科疾病的性质，从腹部检查了解疾病所在部位或系统，进而确定某个器官。重点抓住腹部各种疾病的特点，如肝胆疾病可出现黄疸，急性阑尾炎可有转移性右下腹疼痛，急性上消化道穿孔患者的"刀割样"剧痛，胆道蛔虫症患者的"钻顶样"绞痛等。了解有无缺水、电解质和酸碱平衡失调，血容量情况以及有无贫血、低蛋白血症，患者营养状况、重要器官功能等。

3．辅助检查 充分了解实验室检查，包括血常规、电解质和有针对性的化验结果，如胰腺疾病患者的血、尿淀粉酶测定，血糖、血钙测定；大肠癌患者的癌胚抗原等。影像学检查结果，如肝胆疾病的 B 超检查结果、胰腺疾病的 CT 检查结果、肠道外科疾病患者的 X 线检查结果等。了解诊断性腹腔穿刺或腹腔灌洗的结论。

（二）术后评估

1．术中情况 重点了解麻醉及手术方式，麻醉与手术经过是否顺利，术中失血、失液量以及输血量和输液情况，包括输液总量、液体种类等。

2．全身情况 着重了解患者生命体征、意识和尿量，全身生理恢复情况等。

3．腹部情况 了解腹部切口愈合情况，有无腹胀、腹部引流情况等。

4．术后恢复情况 了解患者术后恢复是否顺利；有无并发症发生，如切口感染、腹腔感染、肠瘘等。

七、护理诊断

1．腹膜炎患者潜在并发症

（1）腹腔脓肿：与各种因素导致炎症渗出液集聚有关。

（2）腹腔粘连：与炎症渗出有关。

2．胃大部切除术后患者潜在并发症 包括胃出血、十二指肠残端破裂、吻合口瘘、术后梗阻、倾倒综合征等。

3．阑尾切除术后潜在并发症 包括内出血、切口感染、腹腔脓肿、残株炎、肠瘘等。

4．肠梗阻术后患者潜在并发症 包括腹腔感染、肠瘘等。

5．结肠造口术后患者潜在并发症 包括造口狭窄、切口感染、吻合口瘘等。

6．门静脉高压症术后患者潜在并发症 包括脾切除术后静脉血栓形成和分流术后诱发肝性脑病。

7．原发性肝癌患者潜在并发症 包括癌肿破裂出血、上消化道出血、肝性脑病等。

8．胆道术后患者潜在并发症 包括胆瘘、胆汁性腹膜炎等。

9．胰腺疾病患者潜在并发症 包括胰瘘、胆瘘、出血、胆道感染等。

八、护理措施

（一）病情观察

手术前观察对象重点是急腹症患者，随时发现病情变化，以便及时中转手术。手术后观察重点是并发症，通过对患者病情、手术经过以及手术方式的了解，有针对性的抓住重点观察项目，以便及时发现并发症。

1. **全身情况观察** 主要包括生命体征、意识状态、面色变化、尿量和肢体温度等。

2. **腹部情况观察** 包括腹部体征，如腹胀、腹壁紧张度、肠鸣音等；切口情况，如切口敷料、切口及引流口及周围皮肤等；引流管观察，如引流是否通畅，引流液的量、颜色、性状等。

3. **动态辅助检查** 主要包括血常规、血电解质、淀粉酶、血糖、血气分析以及 B 超、X 线、CT 等检查。

4. **并发症观察** 主要有切口并发症，如出血、感染、裂开等；腹部手术并发症，包括腹腔炎症或脓肿、粘连、出血、肠瘘、胆瘘或胰瘘等；全身并发症，如休克及心、肺、肝、肾等重要器官功能障碍等。

（二）一般护理

1. **体位护理** 急腹症患者常取半卧位。腹部手术后患者选择体位应遵循下列三项原则，第一，根据麻醉要求选择，如全身麻醉未清醒前，患者取平卧位，头偏一侧；第二，根据病情要求选择，如休克患者，可取平卧位；第三，根据手术方式要求选择，如腹外疝患者，可取平卧位，膝下垫一软枕，髋关节微屈。

2. **饮食与营养支持的护理** 手术前根据麻醉与病情要求决定禁食与否及何种饮食。手术后应等待肠功能恢复，肛门排气后，拔除胃管，给予水及流质饮食，以后逐步恢复正常饮食。必要时给予肠内、外营养支持。

3. **胃肠减压管的护理** 应及时顺利放置胃肠减压管，并妥善固定，保持减压管引流通畅，及时观察与记录引流物的量、颜色和性状，每日更换负压引流瓶并保持负压引流，注意清洁引流管及做好口腔及鼻孔的清洁护理。

4. **急诊腹部手术患者术前护理** 注意按照急诊手术原则做好术前护理，包括完善急诊检查、作好腹部皮肤准备、按要求完成输液和术前用药、放置各种引流管等。

5. **腹部切口护理** 注意观察切口及敷料情况。切口敷料妥善固定，保持敷料干燥、清洁，一旦污染，应及时更换或通知医师。较大的腹部切口，还应使用腹带进行保护。

6. **引流管的护理** 正确连接各引流装置，有多根腹腔引流管时，贴上标签标明各管位置，以免混淆。妥善固定引流管，防止脱出或受压；观察并记录引流液的量、颜色、性状；对负压引流者保证有效负压；经常挤捏引流管以防血块或脓块堵塞，保持腹腔引流通畅。

九、健康指导

（一）饮食指导

1. 胃手术后患者宜少量多餐，由稀及浓逐步过渡到正常饮食。应定时、定量。切忌过饱过硬和刺激性食物的摄入。出院后，若有腹部不适，应及早随诊。

2．肝脏手术后患者宜进食高热量、高维生素、易消化饮食；有腹水者，限制食盐摄入。

3．胆道与胰腺手术后患者应避免暴饮暴食，选择低脂肪饮食。

4．肠道手术后患者应保持大便通畅，选择易消化饮食。

5．门静脉高压症患者应严格饮食管理，禁忌烟酒和粗糙、过热、刺激性强的食物。

（二）生活指导

1．腹部手术后患者在病情允许的情况下，应鼓励早期活动。可先进行床上活动，逐步过渡到离床活动，以减少肠粘连的发生。尽量避免饭后剧烈活动，以防止肠扭转。

2．肝脏手术后患者则应注意休息，不可过量运动。

3．腹外疝手术后患者应适当延长下床活动时间。

4．门静脉高压症患者应保证足够休息，避免劳累和较重体力劳动。

（三）情绪调节指导

指导患者加强自我情绪的调整，保持乐观，积极与医务人员配合，增强战胜疾病的信心。

（四）特殊指导

1．腹外疝手术后出院患者为预防疝复发，应防止引起腹内压增高的因素，出院后3个月内避免重体力劳动。

2．胆道手术后带T管出院的患者，应向其解释T管引流的重要性，告知出院后的注意事项，如保持T管通畅，每日更换引流袋，保持引流口敷料清洁、干燥，注意引流口周围皮肤的保护等，遵医嘱定期来院复诊。

3．大肠癌手术后患者，若无人工肛门，应保持大便通畅，发生排便困难时，及时来院处理；若有人工肛门，则指导患者正确使用肛门袋。出院后，指导患者定期进行造口扩张，每1～2周扩张1次，持续3个月。患者每日定时结肠灌洗，训练有规律的肠蠕动，养成定时排便习惯。

（樊建楠）

 复习思考题

某某，女，26岁，已婚。下腹部疼痛伴阴道不规则流血2天入院。2天前突感下腹部疼痛，继而出现阴道少量流血，伴呕吐一次，呕吐物为胃内容物。无发热，精神不振，睡眠差。上次月经在45天之前。查体：神志清楚，面色较苍白。体温36.5℃，呼吸20次/分，脉搏100次/分，血压100/80mmHg。右下腹部肌紧张，有压痛和反跳痛。直肠指诊示：直肠前壁饱满，有触痛和波动感。请问：

1．考虑该患者有何临床特点？

2．可能患有何病？

3．对该患者在护理过程中有哪些要点？

第十三章

外科退行性病变患者的护理

学习要点

1. 肩周炎、颈椎病、腰椎间盘突出的病因;
2. 肩周炎、颈椎病、腰椎间盘突出的临床表现;
3. 肩周炎、颈椎病、腰椎间盘突出的护理措施。

外科退行性病变常见于肩周炎、颈椎病、腰椎间盘突出等疾病,以病患部位疼痛、肿胀及活动受限为主要表现,其不适给患者日常生活造成了诸多困扰。

第一节　肩关节周围炎患者的护理

肩关节周围炎简称肩周炎,是指肩关节及其周围的肌腱、韧带、腱鞘、滑囊等软组织的急、慢性损伤或退行性改变,致局部产生无菌性炎症,从而引起肩部疼痛和功能障碍为主症的一种疾病。

一、病因

引起该病的病因尚未完全清楚,主要与下列因素有关:

1. 年龄性别因素　肩周炎好发于 50 岁左右的中年人,女性居多,主要是更年期性激素下降导致全身激素水平紊乱并致机体各种生化指标紊乱;同时由于组织退行性病变,对外力承受力减弱而致。

2. 风寒湿侵袭　"风寒入侵"致肩部组织血液循环障碍和组织代谢异常,产生无菌性炎症和粘连,最终导致此病,故中医学又称冻结肩。

3. 慢性损伤　肩关节结构复杂且活动范围大,特别容易受伤。长期、反复的慢性损伤造成肩部肌腱和韧带损伤,关节囊韧带充血,水肿,炎性细胞浸润,发生粘连,导致肩部疼痛和活动受限。

4. 其他因素　颈椎病、心、肺、胆道疾病、上臂创伤、偏瘫、长期静脉输液和肩周围手术致肩关节活动减少,造成关节囊挛缩与粘连而关节僵硬,也可诱发此病。

二、分期表现

1. 急性期　肩部疼痛，逐渐加重，夜间更加明显，影响睡眠，可放射至颈部和上臂中部，压痛范围广泛；肌肉痉挛，关节活动受限。

2. 慢性期　疼痛症状相对减轻，但压痛范围仍较广泛。关节挛缩性功能障碍。关节僵硬、梳头、穿衣、举臂托物等动作均感困难。

3. 恢复期　肩痛基本消失，个别患者可有轻微疼痛。肩关节活动功能逐渐恢复。

三、治疗原则

肩周炎有其自然病程，一般 1 年左右能自愈，但若不进行治疗和功能锻炼，即使自愈也会遗留不同程度的功能障碍，临床多以非手术治疗为主。

1. 非手术治疗　早期，重点是止痛、消炎、防止粘连，预防肩关节功能障碍。后期，重点恢复关节运动功能，达到全面康复和预防复发的目的。主要是采用运动疗法，按计划坚持自我锻炼。配合理疗和药物治疗。

2. 手术治疗　经长期非手术治疗无效者，应考虑手术治疗。手术方法主要有两种：肱二头肌长头腱固定或移位术和喙肱韧带切断术。

四、护理评估

1. 相关健康史　了解患者年龄、职业、有无肩部受损及手术等。

2. 身体状况　了解患者肩部疼痛情况、肩关节活动受限程度等。

3. 辅助检查　了解 X 线摄片、肩关节造影结果。

4. 心理 - 社会状况　了解患者及家属对该病的认识及心理状态、家庭支持程度。

五、护理诊断

1. 疼痛　与肩关节周围软组织损伤有关

2. 自理缺陷　与肩关节疼痛和活动受限有关

3. 知识缺乏　缺乏肩周炎防治及康复的相关知识

六、护理措施

1. 肩关节功能锻炼　坚持有效的肩关节功能锻炼。早期作肩关节被动牵拉训练以恢复关节活动度；后期坚持自我锻炼，如爬墙外展、爬墙上举、弯腰垂臂旋转等。

2. 日常生活能力训练　指导患者随着肩关节活动范围增大逐渐加强日常能力训练，如穿衣、梳头、洗脸等。

七、健康指导

1. 加强体育锻炼　坚持肩关节周围肌肉锻炼，可预防和延缓肩周炎的发生及发展。

2. 保暖防寒　中老年人应重视防寒保暖，勿使肩部受凉而诱发肩周炎。

第二节 颈椎病患者的护理

颈椎病是指颈椎间盘退行性变及继发性椎间关节退行性变所引起的脊髓、神经、血管损害而表现的相应症状和体征。发病年龄多在中年以上，男性居多，好发部位为 $C_5 \sim C_6$ 椎间盘。

一、病因与分类

颈椎间盘退行性变是颈椎病发生和发展中最基本的原因。其次就是损伤，另外颈椎先天性椎管狭窄如椎管矢状内径小于正常（14～16mm），也可产生压迫症状。根据受压和刺激的组织不同，临床可分为四型。

1. 神经根型颈椎病　最常见，约占颈椎病的 50%～60%。是由于颈椎间盘向侧后方突出、钩椎关节或关节突增生、肥大，刺激或压迫神经根所致。

2. 脊髓型颈椎病　是颈椎病中最严重的一型，约占颈椎病的 10%～15%。由于后突的髓核、椎体后缘的骨赘、增生肥厚的黄韧带及钙化的后纵韧带压迫脊髓所致。由于下颈段椎管处于脊髓颈膨大，椎管相对狭窄，且活动度较大，故退行性变发生较早、较重，脊髓受压也易发生在下颈段。

3. 交感神经型颈椎病　是由于颈椎各种结构病变的刺激或压迫颈椎旁的交感神经节后纤维所引起。

4. 椎动脉型颈椎病　主要是由于颈椎的横突孔附近发生病变，致椎动脉受压，以及椎间关节稳定性下降，颈部活动时椎间关节产生过度移位，牵拉、压迫、刺激椎动脉或颈交感神经兴奋，反射性地引起椎动脉痉挛等所致。

二、临床表现

1. 神经根型颈椎病　患者首先表现为颈肩痛，且向同侧上肢和手部放射，上肢有沉重感，肌力下降，手指活动不灵，皮肤麻木、过敏等。患侧颈部肌痉挛，颈肩部肌肉群有压痛，头偏向患侧，并且患侧肩部上耸，患肢上举、外展和后伸有不同程度受限。上肢牵拉试验阳性：术者一手扶患侧颈部，一手握住患腕，外展上肢，双手反向牵引，诱发已受压的神经根而出现放射痛与麻木感。椎间孔挤压试验阳性：患者端坐，头后仰并偏向患侧，术者用手掌在其头顶加压，患者出现颈部疼痛并向患侧手臂放射。

2. 脊髓型颈椎病　患者首先出现四肢麻木，活动不灵活，尤其是精细活动失调，步态不稳，行走有踩棉花感，躯干有紧束感；随病情加重，甚至出现排便排尿功能障碍。查体可见感觉障碍平面，肌张力减退，四肢腱反射活跃或亢进，腹壁反射、提睾反射和肛门反射减退或消失等。

3. 交感神经型颈椎病　主要包括交感神经兴奋或抑制症状。前者表现为头晕、头痛；瞳孔扩大或缩小、眼后部胀痛、视物模糊；耳鸣、听力减退，发音障碍；头颈及上肢异常出汗，心跳加速，心律不齐，血压升高，有时感心前区疼痛不适等；后者表现为头昏、视物模糊、流泪、鼻塞、心动过缓、血压下降及胃肠胀气等。

4. 椎动脉型颈椎病　主要表现出椎动脉供血不足的症状：眩晕、头痛、猝倒、视物障碍、耳鸣、听力下降、恶心呕吐等，当头部活动时可诱发或加重，体位改变，血供恢复后症状缓解。另外还有不同程度的运动及感觉障碍和精神症状。颈部有压痛，活动受限。

三、治疗原则

遵循改善受压、减轻症状、促进循环的原则进行治疗。分为非手术治疗和非手术治疗。

（一）非手术治疗

1. 颌枕带牵引　适用于脊髓型以外的各型颈椎病。可解除肌痉挛，使椎间隙增大、椎间盘压力减轻。

2. 颈托或围领　限制患者颈椎过度活动，且对颈椎有一定撑开牵张作用。

3. 推拿按摩　可减轻肌痉挛，改善局部血液循环，松弛肌肉，但脊髓型颈椎病应避免，且应由专业医生或者经严格培训者实施，手法宜轻柔。

4. 药物治疗　目前尚无治疗颈椎病的特效药物，多采用中西药进行对症治疗，主要作用是消除局部炎症、缓解疼痛。当局部有固定而范围较小的痛点时，可采用局部注射皮质激素制剂的方法缓解症状。

5. 自我疗法　主要是日常工作生活当中适当改变姿势，颈肩部活动锻炼；睡眠时防止枕头过高或过低，而导致颈部不适等。

（二）手术治疗

对诊断明确，非手术治疗无效、反复发作、或脊髓压迫症状进行性加重者可采用手术治疗。常用的手术方式有椎间盘摘除术、椎管成形术、椎间植骨融合术、前路侧方减压术、颈椎半椎板或全椎板切除术等。通过手术可稳定颈椎或使脊髓和神经得到充分减压。

四、护理评估

（一）术前评估

1. 相关健康史　了解患者年龄、职业、发病的诱因及症状；有无颈椎的先天畸形或急慢性损伤史。

2. 身体状况　了解患者疼痛部位、性质、诱发和加重的因素，缓解疼痛的措施和效果。

3. 心理 - 社会状况　了解患者及家属对该病的认识、心理状态及家庭支持程度。

（二）术后评估

1. 术中情况　了解麻醉方式、手术入路、手术方式及用药情况。

2. 术后情况　监测患者生命体征，尤其是呼吸；观察引流情况及手术切口有无肿胀、出血；了解患者肢体感觉、活动和大小便情况。

五、护理诊断

1. 低效性呼吸型态　与颈髓水肿或术后颈部水肿有关。

2. 躯体活动障碍　与神经根受压、牵引或手术有关。

3. 潜在并发症　出血、呼吸困难等。

六、护理措施

（一）术前护理

1. 消除患者悲观情绪，增强治疗信心。

2. 指导患者进行呼吸训练、床上大小便的适应性训练。

3. 完成相关检验项目，了解手术的目的、效果及可能出现的情况，以及治疗和护理配合。

4. 枕颌带牵引的护理　牵引重量一般为 2～6kg，每天一次，每日 6～8 小时，2 周为一疗程。牵引时头微向前倾，取坐、卧均可。注意观察效果，防止过度牵引造成颈髓损伤。

5. 颈托和围领的护理　主要用于颈椎过度活动，避免神经损伤。帮助患者挑选合适型号的颈托或围领，正确示范佩戴方法。嘱患者起床活动戴上，卧床不可戴。

（二）术后护理

1. 颈部制动　术后搬运病人颈部应用颈围领固定，术后平卧位，两侧沙袋固定制动头颈部，咳嗽、喷嚏时用手轻按颈前部，术后 1 周颈围固定颈部摇高床头坐起，也可头颈胸石膏或支架固定以后逐渐下地活动；

2. 伤口出血的观察及处理　颈椎前路手术注意观察伤口、颈部和呼吸情况，颈部肿胀、呼吸困难、面部青紫，立即通知医师。

3. 呼吸的观察与护理　呼吸困难时前路手术最危急和严重的并发症，多发生于术后 1～3 日内，一旦发现患者呼吸困难应立即通知医师，并做好气管切开的准备。

七、健康教育

1. 避免颈部受凉，注意体位，避免长时间伏案工作。

2. 睡眠时，枕头高低要适中，不可过软，不宜使用高枕。

3. 指导病人做颈椎操时，速度不宜过快，在急性期不宜进行功能训练。

第三节　腰腿痛患者的护理

　　腰椎间盘突出症是因椎间盘变性、纤维环破裂、髓核组织突出刺激或压迫神经根、马尾神经所表现的一种综合征。可见于任何成年人，以 20～50 岁多见，男性多于女性。腰椎间盘突出是引起腰腿痛最常见的原因之一，以 $L_4～L_5$，$L_5～S_1$ 间隙发病率最高，其中 $L_4～L_5$ 间隙甚多。

一、病因与分类

（一）病因

1. 腰椎间盘退行性变　随年龄增长，纤维环和髓核含水量逐渐减少，椎间盘变薄，弹性降低，结构松弛，抗震荡能力下降。

2. 损伤　积累伤力是椎间盘变性的主要原因，也是椎间盘突出的诱因。积累伤力中，反复弯腰、扭转动作最易引起椎间盘破坏。

3. 遗传因素　本病有家族性发病的报告，有色人种发病率低。

4．妊娠　妊娠期体重、腹压增高，盆腔、下腰部承受较平时更大的重力，增加了椎间盘损害的机会。

（二）分类　据病理变化及 CT、MRI 发现将其分为四种类型：

1．膨隆型　纤维环部分破裂、隆起，但表层完整，髓核因压力，局限或一致性地向椎管隆起。

2．突出型　纤维环完全破裂，髓核突向椎管，仅有后纵韧带或一层纤维膜覆盖。

3．脱垂游离型　破裂突出的椎间盘组织或碎块脱入椎管或完全游离。

4．Schmorl 结节及经骨突出型　前者指髓核经上下软骨板裂隙突入椎体松质骨内；后者指髓核沿椎体之间的血管通道或椎体软骨终板向前纵韧带方向突出，形成椎体前缘的游离骨块。这两型无神经根症状。

二、临床表现

1．腰痛　多为最早出现的症状，表现为急性剧痛或慢性隐痛；在弯腰、咳嗽、排便等用力时疼痛加剧。

2．坐骨神经痛　绝大多数患者为 L_4～L_5、L_5～S_1 椎间盘突出，故坐骨神经痛最常见，典型的坐骨神经痛是从下腰部向臀部、大腿后方、小腿外侧直到足部的放射痛，并可伴麻木感，疼痛可因腹压增大而加剧。

3．马尾神经受压　中央型突出的髓核或脱垂游离的椎间盘组织可压迫马尾神经，出现鞍区感觉迟钝，大小便功能障碍。

4．腰椎侧突　是一种为减轻疼痛的姿势性代偿畸形，有辅助诊断价值。若髓核突出在神经根外侧，上身向健侧弯曲；若突出髓核在神经根内侧，上身向患侧弯曲，其原因是使机体避开突出髓核对神经根的压迫，以减轻疼痛。

5．腰部活动受限　以前屈受限最明显，因前屈位时椎间盘后凸增加，进一步促使髓核向后移位并增加对受压神经根的牵张。

6．压痛及骶棘肌痉挛　大多患者在病变间隙的棘突间有压痛，其旁侧 1cm 处压之可引起坐骨神经放射痛。少数患者还可出现骶棘肌痉挛，使腰部固定于强迫体位。

7．直腿抬高试验及加强试验阳性　嘱患者平卧、膝关节伸直、被动抬高患肢在60°以内，可出现坐骨神经放射痛，称直腿抬高试验阳性。在此基础上，缓慢降低患肢高度，待痛觉消失，再被动背屈患肢踝关节，如再出现坐骨神经放射痛，称加强试验阳性。

8．神经系统表现　神经根受压时，受压神经所支配的相应部位出现异常或麻木，肌力下降、反射异常。

三、治疗要点

（一）非手术治疗

大多数椎间盘突出症患者可通过非手术疗法缓解症状或痊愈，其目的是加速椎间盘突出部分和受到刺激的神经根的炎性水肿消退，从而减轻或解除对神经根的刺激或压迫。

1．绝对卧床休息以缓解症状。

2．持续牵引以减轻压迫。

3. 理疗和推拿、按摩以促循环，但中央型椎间盘突出不宜按摩。

4. 药物治疗以消除水肿、减轻疼痛。

（二）手术治疗

已确诊、症状严重的椎间盘突出症患者，经严格非手术治疗无效或巨大、骨化椎间盘，中央型椎间盘有马尾神经受压症状，应考虑手术治疗。主要采用椎间盘突出物摘除术、脊柱融合术和经皮髓核切吸术。

四、护理评估

（一）术前评估

1. 相关健康史　了解患者年龄、职业和运动喜好；有无腰部损伤史、腰部疾病史等。

2. 身体状况　了解患者疼痛部位、性质、诱发和加重的因素；行走的姿态、步态；生活自理能力；有无大小便失禁现象。

3. 了解影像学检查和电生理检查结果。

4. 心理 - 社会状况　了解患者及家属对该病的认识、心理状态及家庭支持程度。

（二）术后评估

1. 全身情况　监测患者生命体征，有无头痛、恶心、呕吐等症状。

2. 手术及引流　了解麻醉方式、手术入路、手术方式及用药情况；切口有无肿胀、渗出，渗出物的颜色和量；引流管是否通畅，引流液的颜色和量。

3. 肢体感觉和括约肌功能　了解患者肢体感觉、活动和大小便情况情况。

五、护理诊断

1. 疼痛　与椎间盘突出、神经根受压和肌肉痉挛有关。

2. 躯体活动障碍　与椎间盘突出、牵引治疗或手术有关。

3. 潜在并发症　便秘、尿潴留、感染等。

六、护理措施

（一）术前护理

1. 绝对卧硬板床休息　卧位时抬高床头 20°～30°、膝关节屈曲、放松背部肌肉，以增加舒适感。卧床休息 3 周后，可戴腰围下床活动。

2. 骨盆牵引的护理　保持有效牵引，注意患者体位、牵引重量和力线的保持，维持反牵引。

3. 活动和功能锻炼　指导患者进行未固定关节的全范围活动及腰背肌的锻炼，以主动活动为主，辅以按摩；避免弯腰、长期站立或上举重物。

4. 术前准备　术前训练患者正确翻身、床上排便及术后功能锻炼。

（二）术后护理

1. 休息与体位　术后持续卧床休息 1～3 周。术后 24 小时内平卧、禁止翻身，以压迫止血；24 小时后定时翻身，采用两人翻身法。

2. 病情观察　观察患者生命体征；观察手术切口部位有无膨出或血肿；引流管是否通畅，引流液的颜色、性质、量。

3. 功能锻炼　制定活动计划, 遵循循序渐进原则。

七、健康教育

1. 宜睡硬板床, 避免长时间坐或站立。

2. 注意腰背部保暖, 避免因受风寒湿冷的刺激而诱发。

3. 加强日常锻炼来加强腰背肌的力量, 以免肌肉退化、萎缩。

4. 腰部不可过度负重, 取物时应避免大幅度的弯腰和旋转。

（樊建楠）

 复习思考题

扫一扫
测一测

　　患者: 李某, 男, 40 岁, 职业: 司机。腰部活动受限伴有下肢放射疼 2 个月。查体: 腰椎侧凸, 腰 4、5 棘突压痛, 右下肢直腿抬高试验阳性, 小腿前外侧足跖内侧感觉下降, 足跖背伸力下降, 影像学检查: L_4、L_5 椎间隙变窄, 椎体边缘增生。请答出以下问题:

　　1. 此病人的医疗诊断是什么?

　　2. 非手术治疗方法有哪些?

　　3. 术后有哪些护理措施?

外科畸形患者的护理

第一章

常见先天性畸形患儿的护理

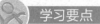

学习要点

1. 掌握腹外疝患者的护理措施及病因。

2. 熟悉腹外疝和常见先天性畸形的临床特点。

3. 了解常见畸形类型及发病机制。

外科畸形是外科常见疾病之一，主要包括先天性畸形和后天性畸形两种类型。本章主要介绍常见先天性畸形和腹外疝患者的护理。

第一节　外科常见先天性畸形简介

一、先天性肥厚性幽门狭窄

（一）病因病理

病因目前不是十分明确。一般认为与下列因素有关，如遗传因素在病因学上起着很重要的作用，发病有明显的家族性；肽能神经的结构改变和功能不全可能是主要病因之一，通过免疫荧光技术观察到环肌中含脑啡肽和血管活性肠肽神经纤维数量明显减少；胃肠激素方面，测定血清和胃液中前列腺素（E_2 和 E_2a）浓度，提示患儿胃液中含量明显升高，由此提示发病机制是幽门肌层局部激素浓度增高使肌肉处于持续紧张状态，而致发病。机械性刺激亦可造成黏膜水肿增厚等。

主要病理改变是幽门肌层肥厚，尤以环肌为著，但亦同样表现在纵肌和弹力纤维。幽门部呈橄榄形，质硬有弹性。幽门管细小狭长，胃内容物通过障碍，近侧胃扩张，胃壁增厚，黏膜皱襞增多且水肿，并因胃内容物滞留，常导致黏膜炎症和糜烂，甚至有溃疡。由于反复呕吐，常导致水、电解质、酸碱平衡失衡。

（二）临床表现

典型临床表现：喷射性呕吐、胃蠕动波和幽门肿块为三项主要征象。

1. 呕吐　是主要症状。多出现于生后 3～6 周时，最初仅是回乳，接着为喷射性呕吐，呕吐物为乳汁，不含胆汁。在呕吐之后婴儿仍有很强的求食欲，如再喂奶仍能用力吸吮。由于奶和水摄入不足，体重起初不增，继之迅速下降，尿量明显减少，数日排便1次，量少且质硬，偶有排出棕绿色便，称为饥饿性粪便。发病初期呕吐丧失大量胃酸，可引起碱中毒，呼吸变浅而慢，并可有喉痉挛及手足搐搦等症状，婴儿出现明显消瘦、皮肤松弛有皱纹、皮下脂肪减少、精神萎靡等营养不良表现。

2. 腹部检查　喂糖水时进行观察，可见到胃型及蠕动波，有时可触到橄榄形、光滑质硬的幽门肿块。

3. 黄疸　间接胆红素升高为主。可能是由于反复呕吐、热量摄入不足导致肝脏的葡萄糖醛酸转移酶活性低下所致。一旦幽门梗阻解除后3～5天黄疸即可消退。

（三）辅助检查

1. 实验室检查　血液pH值升高和血氯，血钾降低。

2. B超检查　幽门肥厚的诊断标准：幽门管长径>16mm，幽门肌厚度≥4mm，幽门管直径<14mm，显示幽门管狭长。同时注意观察幽门管的开闭和食物通过情况。

3. X线钡餐检查　显示幽门管腔增长（>1cm）和变窄（<0.2cm）。胃肠透视表现为幽门前区呈"鸟嘴样"突出，幽门管细长呈"线样征"。

（四）治疗要点

采用幽门肌切开术是最好的治疗方法，疗程短，效果好。术前必须纠正脱水和电解质失调，补充钾盐。营养不良者给静脉营养，改善全身情况。

二、先天性巨结肠

（一）病因病理

本病的病因目前尚未完全清楚，一般认为与遗传关系密切。本病的发病机制是远端肠管神经节细胞缺如或功能异常，使肠管处于痉挛狭窄状态，肠管通而不畅，近端肠管代偿性增大，肠壁增厚。有时可合并其他畸形。

先天性巨结肠基本的病理改变是受累肠管的远端肠壁肌间神经丛和黏膜下神经节丛神经细胞先天性缺如，副交感神经纤维则较正常显著增生，致使受累肠段发生生理学方面的功能异常，即正常蠕动消失，代之以痉挛性收缩。

（二）临床表现

1. 胎便排出延迟，顽固性便秘腹胀　患儿因病变肠管长度不同而有不同的临床表现。痉挛段越长，出现便秘症状越早病情越严重。多于生后48小时内无胎便排出或仅排出少量胎便，可于2～3日内出现低位部分甚至完全性肠梗阻症状，呕吐、腹胀、不排便。痉挛段较短者，经直肠指检或温盐水灌肠后可排出大量胎粪及气体而症状缓解。痉挛段较长者，梗阻症状多不易缓解，有时需急症手术治疗。肠梗阻症状缓解后仍有便秘和腹胀，须经常扩肛灌肠方能排便，严重者发展为不灌肠不排便，腹胀逐渐加重。

2. 呕吐　呕吐是新生儿巨结肠的常见症状，一般次数较少，但也有频繁呕吐者，呕吐物中可有胆汁，偶有呕吐粪样物。

3. 营养不良发育迟缓　长期腹胀便秘，可使患儿食欲下降，影响营养吸收造成患儿消瘦，贫血，发育明显差于同龄正常儿。

4. 巨结肠伴发小肠结肠炎　是最常见和最严重的并发症，尤其是新生儿时期。患儿全身情况突然恶化，腹胀严重、呕吐、腹泻，由于腹泻及扩大肠管内大量肠液积存，产生脱水、酸中毒、高烧、血压下降，出现该并发症若不及时治疗，有较高的死亡率。

5. 腹部体征　多数患儿均有腹胀。当高度腹胀时，脐向外突出，腹壁皮肤发亮，静脉怒张，甚至压迫膈肌引起呼吸困难。粪便淤积使结肠肥厚扩张，腹部可见宽大的肠型和蠕动波。有时可触及充满粪便的肠袢及粪石。

（三）辅助检查

1. 直肠指检　大量气体及稀便随手指拔出而排出。

2. 活体组织检查　取距肛门齿状线 3cm 以上直肠组织，病理检查发现有异常增生的神经纤维束，但无神经节细胞，此为诊断金标准。

3. X 线腹部平片和钡剂灌肠　腹部立位平片多显示低位结肠梗阻。钡剂灌肠侧位和前后位照片中可见到典型的痉挛肠段和扩张肠段，排钡功能差，24 小时后仍有钡剂存留，若不及时灌肠洗出钡剂，可形成钡石，合并肠炎时扩张肠段肠壁呈锯齿状表现。对诊断病变在直肠、乙状结肠的病例，准确率高达 90% 以上。

4. 肛管直肠测压法　利用压力测定装置安置于直肠内，令肛门收缩与放松，检查内外括约肌、盆底、直肠功能与协调情况，对分辨出口型便秘的类型提供帮助的一种检查方法。先天性巨结肠患者直肠肛管抑制反射消失。

（四）治疗要点

1. 非手术治疗　包括定时用等渗盐水洗肠（灌洗出入量要求相等，忌用高渗、低渗盐水或肥皂水），扩肛、甘油栓、缓泻药，避免粪便在结肠内淤积。此方法的目的是达到每天或隔天排便 1 次，解除低位肠梗阻症状。

2. 结肠造瘘　保守治疗失败或患者病情严重、不具备接受根治手术条件患儿，采用结肠造瘘术。

3. 手术治疗　患儿一般情况良好，若诊断明确，医院设备完善，麻醉及外科医师技术熟练，亦可行一期根治术。

三、先天性直肠肛管畸形

（一）病因病理

先天性直肠肛管畸形是胚胎时期直肠发育障碍所致的消化道畸形。一般认为与遗传因素有关。亦与妊娠期，特别是妊娠早期（4～12 周）受病毒感染、化学物质、环境及营养等因素的作用有关。胚胎期发生发育障碍的时间越早，所致畸形的位置越高，越复杂。其病理类型包括高位或肛提肌上畸形、中间位畸形、低位或经肛提肌畸形三种。

（二）临床表现

绝大多数直肠肛管畸形病儿，在正常位置没有肛门，易于发现。不伴有瘘管的直肠肛管畸形在出生后不久即表现为无胎粪排出，腹胀，呕吐。伴有瘘管的直肠肛管畸形，瘘口狭小者，不能排出胎粪或仅能排出少量胎粪，患儿喂奶后呕吐，以后可吐粪样物，逐渐腹胀。瘘口较大者，在出生后一段时间可不出现肠梗阻症状，而在几周至数年逐渐出现排便困难。高位直肠闭锁，肛门、肛管正常的患儿，表现为无胎粪排出，或从尿道排出混浊液体，直肠指检可以发现直肠闭锁。泌尿系瘘几乎都见于男孩，女孩往往伴有阴道瘘，从尿道口排气和胎粪是直肠泌尿系瘘的主要症状。主要并发症有泌尿系感染、尿便失禁、阴道炎等。

（三）辅助检查

1．X 线倒置位摄片法　可了解直肠末端气体阴影位置，判断畸形位置。

2．B 超检查　对直肠末端的定位较 X 线更准确。

3．磁共振成像检查　逐渐在临床应用，准确可靠。

（四）治疗要点

根据直肠肛管畸形的类型不同，治疗方法亦不同，但都必须手术治疗。肛管直肠闭锁则应在出生后立即手术。

四、先天性尿道下裂

（一）病因病理

尿道下裂是男性泌尿生殖系最常见的先天畸形，全球新生男婴尿道下裂症的发病率约为 1/200～1/300，且逐年增高。尿道下裂的病因多与遗传有关，一般认为有多个因素参与尿道下裂的形成。有少数病例可能是由于单基因突变引起。文献中报道中多数病例与产妇高龄、内分泌水平、促排卵药、抗癫痫药、低体重儿、先兆子痫以及其他环境因素相关。临床上按尿道开口位置分 5 种病理类型：①阴茎头型：最常见，尿道开口在冠状沟腹侧中央；②冠状沟型：尿道外口位于冠状沟腹侧，即位于阴茎头后面凹陷的腹侧；③阴茎体型：尿道外口开自于阴茎腹侧；④阴茎阴囊型：尿道外口位于阴茎与阴囊交界处；⑤会阴型：尿道外口位于会阴部，形如女性外阴。

（二）临床表现

1．症状　排尿异常主要表现为尿线细，尿流自下无射程，排尿时打湿衣裤。

2．体征

（1）尿道开口异常。

（2）阴茎向腹侧屈曲畸形。

（3）阴茎背侧包皮正常而腹侧包皮缺乏。

（4）尿道海绵体发育不全，从阴茎系带部延伸到异常尿道开口，形成一条粗的纤维带。

（5）阴茎勃起时明显向下面弯屈。

（三）辅助检查

1．排泄性尿道造影可进一步明确诊断。

2．性染色体检查有助于鉴别。

（四）治疗要点

尿道下裂必须手术矫正。手术目的包括纠正下屈畸形，需切除阴茎腹侧纤维素，完全伸直阴茎；尿道成形并使其开口位置尽可能接近正常使小儿能站立排尿，成人有生殖能力。

五、隐睾症

睾丸在正常发育过程中会从腰部腹膜后下降至阴囊，如果没有出现下降或下降不全，阴囊双侧或一侧没有睾丸，称之为隐睾症，临床上也称为睾丸下降不全或睾丸未降。隐睾症是小儿泌尿生殖系最常见的先天畸形之一，多表现为单侧，并以右侧未降为主，约 15% 为双侧。

知识链接

隐睾症五大危害

1. 产生心理障碍；

2. 影响性功能；

3. 极易发生恶变；

4. 容易发生损伤；

5. 导致男性不育。

（一）病因病理

1. **解剖因素**　包括：①在胚胎期，睾丸系带很短或缺如，不允许睾丸充分下降；②睾丸系膜与腹膜发生粘连，使睾丸无法下降；③睾丸血管发育异常，弯曲或皱折，从上方牵拉而限制睾丸下降；④精索的血管或输精管太短；⑤睾丸体积过大，腹股沟管过紧或外环远端进入阴囊的口缺乏，则睾丸无法进入阴囊内；⑥阴囊发育异常，阴囊太小，容不下睾丸。

2. **内分泌因素**　睾丸下降要有足够的动力，那就要依靠母体的促性腺激素刺激胎儿睾丸间质细胞产生雄激素。当睾丸本身有缺陷时，对促性腺激素不产生下降反应而发生隐睾；或母体促性腺激素匮乏，也会导致睾丸下降不全。

3. **遗传因素**　有部分隐睾患儿有明显家族史，故遗传因素也许是隐睾发生原因之一。

内分泌因素所致的隐睾症多为双侧性，单侧性隐睾症与解剖因素有关。隐睾的异常位置停留的时间越长，所居位置越高，睾丸的损害越大。其主要不良后果是生精小管变细，生精少，小管周围组织增生，间质细胞增加或减少而支持细胞增加，出生2年后未下降的隐睾约38%没有生殖细胞，长大后影响患儿生育。

（二）临床表现

1. **局部表现**　主要表现为阴囊发育不良和阴囊内空虚。患侧阴囊空虚、发育差，触诊阴囊内无睾丸，右侧多见。单侧隐睾阴囊发育不对称，双侧者可无明显阴囊。约80%的睾丸可在体表触及，多位于腹股沟区。触及的患侧睾丸较健侧体积略小，质地偏软，弹性差。有时睾丸和附睾分离或者没有附睾，不能推入阴囊。隐睾常伴有腹股沟斜疝。并发嵌顿疝、睾丸扭转时，出现阴囊或腹股沟急性疼痛和肿胀。

2. **全身表现**　患儿可有过分肥胖、生殖器发育不良的生殖腺功能迟钝现象。

（三）辅助检查

1. **超声检查**　B超检查是诊断隐睾的首选检查方法，其操作简便、经济、无创伤。超声检查对于腹股沟管内的隐睾有相当高的诊断率，但对于腹内隐睾的诊断率不高。

2. **腹腔镜检查**　腹腔镜检查是准确率最高的方法，特别是腹内高位隐睾诊断的准确率可达97%以上，可以确定隐睾的位置或者睾丸缺如。

3. **人绒毛膜促性腺激素（HCG）试验**　注射hCG 3日，测定血中促卵泡激素（FSH）、促黄体生成素（LH）和睾酮水平。如果睾酮水平增高，而FSH和LH水平正常，表示存在有功能的睾丸组织，可行定位检查或手术探查，发现的隐睾有保留价值。相反，如果FSH和LH的值增加，而睾酮值并不上升，表示缺乏有功能的睾丸组织，定位检查或手术探查若发现隐睾,也无保留与复位的必要。

（四）治疗要点

隐睾症的治疗主要有激素治疗和手术治疗。

1. 激素治疗　治疗多适用于 1 岁内患儿,6 个月后即可开始使用。采用临床上普遍使用的先以 LH-RH(促性腺激素释放激素)治疗而后用 HCG(人绒毛膜促性腺激素)治疗的方案。一般该疗法在患者用药后 2~3 周,睾丸即有可能降入阴囊。

2. 手术治疗　隐睾诊断一旦确定,患儿 6 个月后即可手术。激素治疗无效和就诊年龄已超过 1 岁者应尽早行手术治疗,最晚不能超过 2 岁。手术方式主要包括开放手术和腹腔镜手术。睾丸固定术是隐睾的主要治疗方法。但应根据睾丸有无功能决定是否保留。

六、先天性髋关节脱位

（一）病因病理

先天性髋关节脱位是指股骨头在关节囊内丧失其与髋臼的正常关系,以致在出生前后不能正常发育。是小儿较常见的先天性畸形之一,以后脱位多见。出生时即已存在,病变累及髋臼、股骨头、关节囊、韧带和附近的肌肉,导致关节松弛,半脱位或脱位。本病为多因素致病,主要与遗传因素、髋臼发育不良、韧带松弛因素、体位与机械因素、雌激素水平有关。

病理变化包括骨质变化及周围软组织改变两部分:①骨质变化:髋关节发育不良是根本的变化,这种变化包括髋臼、骨盆、股骨头、股骨颈,严重者还可影响到脊柱;②软组织变化:这是指所有一切髋关节周围的软组织包括皮肤、筋膜、肌肉、肌腱、关节囊、韧带以及髋关节内盘状软骨,其中以关节内盘状软骨、关节囊与肌腱最重要。

（二）临床表现

1. 新生儿和婴儿期的表现

(1) 关节活动障碍:患肢常呈屈曲状,活动较健侧差,蹬踩力量位于另一侧。髋关节外展受限。

(2) 患肢短缩畸形:患侧股骨头向后上方脱位,常见相应的下肢短缩。

(3) 皮纹及会阴部的变化:臀部及大腿内侧皮肤皱褶不对称,患侧皮纹较健侧深陷,数目增加。女婴大阴唇不对称,会阴部加宽。

2. 幼儿期的表现

(1) 跛行步态:跛行常是小儿就诊时家长的惟一主诉。一侧脱位时表现为跛行;双侧脱位时则表现为“鸭步”。患儿臀部明显后突,腰前凸增大。

(2) 患肢畸形:除患肢短缩外,同时有内收畸形。

（三）辅助检查

1. B 超检查　可早期发现新生儿先天性髋关节脱位。是一种最适用于普查的方法。

2. X 线检查　对疑有先天性髋关节脱位的患者,应在出生后 3 个月以上,拍双侧髋关节的骨盆正位片。

（四）治疗要点

1. 新生儿和婴儿(<6 个月)通常需要手法整复。

2. 对于 1 岁以内的患儿(>6 个月),尚未负重行走期间以手法复位加石膏和(或)

外展支架等非手术治疗为主。

3. 进入负重行走期应行开放复位术。

七、先天性马蹄内翻足

（一）病因病理

先天性马蹄内翻畸形的真正病因迄今不清，一般认为该畸形为胚胎早期受内、外因素的影响引起发育异常所致，或与胎儿足在子宫内位置不正有关，是常见的先天性足畸形。由足下垂、内翻、内收三个主要畸形综合而成。以后足马蹄、内翻、内旋，前足内收、内翻、高弓为主要表现的畸形疾病。典型的病理改变是先天性足内翻下垂初期以软组织异常，足内侧肌挛缩，张力增加，关节囊、韧带及腱膜肥厚，变短，以跗间骨关节为中心，导致足前部畸形表现：①跗骨间关节内收；②踝关节跖屈；③足前部内收内翻；④跟骨略内翻下垂。随年龄增长，体重越来越大，畸形更趋严重。

（二）临床表现

先天性马蹄内翻足一般可分为僵硬型（内因型）和松软型（外因型）。

1. 僵硬型表现　畸形严重。踝与距下关节跖屈畸形明显，距骨跖屈，可从足背侧皮下摸到突出的距骨头。看似无足跟而呈棒形，故又称棒形足。跟腱挛缩严重。当被动背伸外翻时呈僵硬固定，此种畸形不易矫正。患儿站立困难，走路推迟，跛行，扶持站立时可见足外侧或足背着地负重。

2. 松软型　畸形较轻。足跟大小接近正常，踝及足背外侧有轻度皮肤皱褶，小腿肌肉萎缩变细不明显。最大的特点是在被动背伸外翻时可以矫正马蹄内翻畸形，能使患足达到或接近中立位，容易矫正，疗效易巩固，不易复发，预后好。该型属于宫内位置异常所致。

（三）辅助检查

X 线摄片行患足正侧位摄片。对于判断马蹄内翻足畸形程度和对治疗疗效的客观评价，X 线摄片是不可缺少的。

1. 正位片　正常的足距骨纵轴与跟骨纵轴之间有 $30°$ 左右的夹角，若小于 $20°$，示足后部内翻。正常足第 1 跖骨与距骨纵轴、第 5 跖骨与跟骨纵轴平行或交叉角小于 $20°$，大于 $20°$ 时，示足前部内收。

2. 侧位片　正常足距骨纵轴与第 1 跖骨平行，在马蹄内翻足患者则二者相交成角。

（四）治疗要点

先天性马蹄内翻足的治疗原则，以矫正畸形为主。早期常采用非手术方法，若无效或错过非手术矫形时机的患儿采用手术治疗。

第二节　外科畸形患儿的护理

一、护理评估

（一）术前评估

1. 健康史　通过与家属的交谈，收集资料，评估以下内容：①基本资料；②家族史、疾病史。询问患儿家族中是否有遗传性疾病病史；③其母在妊娠期间疾病史、用药史、有无接触有毒化学物质，了解孕期胎位、生育时接生情况；④个人生活型态：包括患儿当地的饮食习惯和居住环境；⑤了解畸形后的诊疗、护理经过，判断患儿治疗效果。

2．身体状况　①局部表现：如呕吐（先天性肥厚性幽门狭窄）、排便延迟（先天性巨结肠）、无胎便排出（先天性直肠肛管畸形）、尿道开口异常（尿道下裂）、阴囊空虚（隐睾症）、关节活动障碍和鸭步步态（先天性髋关节脱位）、马蹄足（先天性马蹄内翻畸形）等；②全身表现：有无缺水、电解质和酸碱平衡失调、患儿营养状况、重要器官功能等。

3．辅助检查　充分了解实验室检查结果，主要有血常规、电解质测定。影像学检查结果，主要是 B 超、X 线平片及造影检查。以便对病情做全面的判断，更好的评估畸形患儿对手术的耐受力，并制定更完善的护理计划。

（二）术后评估

1．手术中情况　重点了解麻醉及手术方式，麻醉与手术经过是否顺利，术中失血、失液量以及输血量和输液情况，包括输液总量、液体种类等。

2．全身情况　着重了解患儿的生命体征、意识和尿量，全身情况等。

3．手术切口情况　了解手术部位切口愈合情况。

4．术后恢复情况　了解患儿术后恢复是否顺利，畸形纠正情况。

二、护理诊断与预期目标

1．形象紊乱　与畸形部位的生长和发育异常有关。

预期目标：能正视和接受现实。

2．营养失调：低于机体需要量　与反复呕吐和营养摄取不足有关。

预期目标：营养状况得到改善。

3．有感染的危险　与切口易被污染有关。

预期目标：未出现感染。

三、护理措施

（一）非手术治疗及手术前护理

1．生活护理　对于有大小便异常的先天性畸形如：先天性巨结肠、先天性直肠肛管畸形、尿道下裂。注意对大小便的护理，每天定时给患儿清洗会阴部，勤换尿布，保持垫布清洁干燥。

2．生理护理　加强营养支持，维持体液平衡。

3．治疗配合　做好非手术治疗期间患儿的护理，如先天性马蹄内翻足患儿做好使用矫形袜套或矫形鞋的护理；发育性髋关节脱位患儿一岁以内带蹬吊带法进行治疗时，在护理中应注意戴法是否正确并给予指导。

4．术前护理　对于拟定手术患儿，充分做好各项术前准备，如先天性直肠肛门畸形、尿道下裂患儿充分做好皮肤准备：术前 3d 清洗会阴部每日 2 次，对包皮长者要翻转清洗；术前 1d 备皮，范围包括腹部和两侧大腿皮肤及沐浴。先天性肥厚性幽门狭窄、先天性巨结肠、先天性直肠肛门畸形患儿术前做好胃肠道准备：包括术前 3d 进流质饮食，并按医嘱用肠道抑菌药物，术前晚清洁灌肠，术晨盐水灌肠。

（二）术后护理

1. 病情观察 重点是监测生命体征；观察切口情况；观察排便排尿情况；观察畸形矫正情况；观察有无发生并发症。

2. 体位护理 麻醉未清醒前，平卧，头偏向一侧，清醒后根据病情要求取合适的体位。

3. 皮肤护理 注意会阴部及受压部位皮肤护理。

4. 营养支持护理 根据不同的手术指导患儿饮食，在恢复饮食前因注意加强静脉营养支持。

5. 疼痛的护理 采用舒适的体位或转移患儿注意力的方法减轻患儿的疼痛，必要时遵医嘱应用止痛药对症。

6. 切口护理 注意切口干燥，避免污染。一旦污染，应及时更换敷料。

7. 功能锻炼的护理 应指导患儿家属对康复期患儿进行相应的功能锻炼。

四、护理评价

1. 患儿是否能正常饮食。

2. 畸形是否得到矫正。

3. 能否接受畸形所带来的外貌影响。

4. 情绪是否稳定，对预后是否有信心。

5. 是否发生感染，如发生了感染是否得到及时处理。

五、健康指导

重视优生优育，控制致畸因素，减少畸形。加强婚前教育及产前检查，做到早预防，早发现，早处理，减少畸形儿的出生。畸形儿一旦出生，应及早治疗。指导家长正确喂养和护理患儿。

（江跃华）

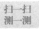

复习思考题

1. 患儿，女，3周，出生到出院第1周，喂养正常，体重增加正常。第2周开始出现溢奶，量很小。以后每次喂奶后均出现呕吐现象，晚上醒8～10次，醒后欲食，吮奶急，每次只能吃30～40ml奶。20天时患儿出现喷射性呕吐，急入医院诊治。检查发现：患儿近两周体重无明显增加，见从左肋下向右移的胃蠕动波，右上腹部能触得一个2cm×1cm大小、边缘清晰、硬如软骨、呈纺锤形、表面光滑的肿块。请问：

（1）该患儿考虑为什么疾病？

（2）采取什么治疗措施？

（3）如何护理？

2. 如何早期发现先天性畸形患儿？

3. 如何指导隐睾症患儿进行治疗？

第二章

腹外疝患者的护理

课件
02章PPT

扫一扫
知重点

学习要点

1. 腹外疝的病因、临床特点。
2. 疝最常见类型。
3. 腹外疝患者的护理。

一、腹股沟区解剖概要

1. 腹股沟管　成人腹股沟管长约 4～5cm，位于腹前壁、腹股沟韧带内上方，相对于腹内斜肌、腹横肌弓状下缘与腹股沟韧带之间的斜行裂隙。男性有精索通过，女性则有子宫圆韧带通过。

2. 直疝三角　其外侧边为腹壁下动脉，内侧边是腹直肌外侧缘，底边为腹股沟韧带。

3. 股管　为一狭长漏斗形间隙，长约 1～1.5cm。有上下两口，上口称股环，其前缘为腹股沟韧带；后缘为耻骨疏韧带；内缘为腔隙韧带；外缘是股静脉。

二、腹外疝的定义

腹外疝是指由腹腔内脏器或组织连同腹膜壁层经腹壁薄弱或缺损处向体表突出所形成的包块。体内某个脏器或组织离开其正常解剖部位，通过先天或后天形成的薄弱、缺损或空隙处进入另一部位，称之为疝。疝最多见于腹部，可有内疝和外疝之分，以腹外疝最常见。

三、疝的组成

典型的腹外疝由疝环、疝囊、疝内容物和疝外被盖四部分组成。

1. 疝环　为疝囊最狭窄部位，是疝内容物进入疝囊的门户。疝的类型取决于疝环的大小。

2. 疝囊　形似口袋，位于疝的最里层。疝囊又分疝囊颈、疝囊体和疝囊底三部分。疝囊颈为疝囊的入口处；疝囊底为疝囊的底部；疝囊体为疝囊颈和疝囊底之间的部分。

3．疝内容物　为进入疝囊内游动性最大的脏器或组织。腹外疝最常见的疝内容物为小肠，其次是大网膜。

4．疝外被盖　为覆盖疝囊外的各种组织，腹外疝的疝外被盖多为皮肤和皮下组织。

四、疝的类型

根据疝内容物的可复程度和血供情况分为四种类型，即易复性疝、难复性疝、嵌顿性疝和绞窄性疝。

1．易复性疝　其病理基础是疝环较宽大，疝内容物可以自由出入疝囊，常在站立、行走、咳嗽或用力时出现包块，平卧休息或用手推送可使包块回纳腹腔而消失。

2．难复性疝　由于疝内容物经常与疝囊壁摩擦造成粘连，使疝内容物不能完全回纳至腹腔，表现为包块只见缩小而不完全消失。

3．嵌顿性疝　由于疝环狭小，疝内容物进入疝囊后完全不能自行回纳。

4．绞窄性疝　当疝内容物嵌顿后，一旦发生血运障碍即为绞窄性疝。若不及时处理，疝内容物就会缺血甚至坏死。

五、病因

腹壁强度降低和腹内压增高是腹外疝发病的两个主要原因。

1．腹壁强度减弱的因素　有先天性结构缺陷和发育异常及后天性腹壁肌肉薄弱或缺损。先天性因素，如腹股沟管、股管等解剖结构发育缺陷。后天性因素，如手术切开愈合不良、外伤和年老或肥胖所致的腹壁肌肉萎缩。这是造成腹外疝最基本的因素，腹内脏器或组织容易突破这些区域而向外突出，形成包块。

2．腹内压增高的因素　包括慢性咳嗽、便秘、排尿困难、腹水、妊娠、举重、婴儿经常啼哭等。这是发生腹外疝的诱因，如站立时，人体腹内压增高，增加腹内脏器向外突出的动力；而平卧时，腹内压降低自然内脏能回纳腹腔。

六、临床表现

腹外疝可因部位不同表现为不同形状包块，也可因不同类型出现不同症状。

1．易复性疝和难复性疝可见包块显现，亦可消失或缩小。

2．嵌顿性疝可因大网膜嵌入出现包块并有局部疼痛；若小肠嵌入，除有包块和局部疼痛外，表现为腹部绞痛、恶心呕吐、腹胀、肛门停止排便排气等机械性肠梗阻症状。

3．绞窄性疝是嵌顿性疝病理过程的延续，临床症状多较严重，可因疝内容物的缺血、坏死，引起疝块局部软组织急性炎症和腹膜炎，甚至发生脓血症。

七、临床常见的腹外疝的临床特点

常见的腹外疝有腹股沟疝（包括斜疝和直疝）、股疝、脐疝、切口疝等。下面主要介绍腹股沟疝和股疝的临床特点。

（一）腹股沟疝

1．腹股沟斜疝　是指腹内脏器或组织经腹股沟管内环，向内、向下、向前突出于腹股沟管或继续斜向内下穿过腹股沟管外环，进入阴囊的疝。临床上最常见，多发生于儿童和青壮年。疝块外形呈椭圆或梨形，按压内环处可阻止疝块突出是与直疝最重要鉴别点之一。

2. 腹股沟直疝　是指腹内脏器或组织经直疝三角突出形成的疝。多见于老年男性。疝块呈半球形，极少发生嵌顿。按压内环处疝块仍然突出是其特点。

（二）股疝

是指腹内器官通过股环、经股管向股部卵圆窝突出所形成的疝。多见于中年以上女性，是腹外疝中最容易发生嵌顿的疝。疝块呈半球形，位于腹股沟韧带下方，临床上往往以机械性肠梗阻为主要表现，疝块较小、隐蔽，常被患者疏忽，易造成误诊。

八、治疗原则

腹外疝的治疗要点有非手术治疗和手术治疗。

1. 非手术治疗　主要是利用疝带顶住疝环，暂时阻止疝块突出的治疗方法。嵌顿性疝可在嵌顿时间不超过 4 小时、局部无红肿、压痛不明显和腹部无压痛等情况下试行手法复位。

2. 手术方法　可归纳为单纯疝囊高位结扎术和疝修补术。绞窄性疝则应及早手术治疗。

九、护理评估

（一）术前评估

1. 健康史　根据年龄与性别特点，在了解腹壁强度的基础上，充分了解腹外疝起病特点，如起病突然、或缓慢、或反复发作等；发病的诱因，如腹内压增高的各种因素等；起病时的首发症状，如出现包块或包块和疼痛等，发病后的伴随表现，如腹痛、呕吐、腹胀、便闭等。了解患者其他病史、女性患者月经史、家族史以及饮食生活习惯，有无不良嗜好。了解有无影响手术效果的因素存在。了解发病后的诊疗、护理经过，从而判断患者存在的护理问题。

2. 身体状况　对腹外疝患者的局部情况和全身表现进行全面评估。重点抓住腹外疝患者不同年龄、不同类型的特点。了解有无影响外科治疗效果的其他因素等。

3. 辅助检查　主要进行术前有关检查。认真评估腹外疝患者对手术的耐受力和可能出现的术后并发症，以助病情判断和制定护理计划。

4. 腹外疝对人体功能性健康形态的影响

（1）有无营养、体液平衡、组织完整性及体温调节等营养与代谢形态的改变。

（2）有无排便、排尿等排泄形态的改变。

（3）有无活动耐力、移动等活动与运动形态的改变。

（4）有无疼痛等认知与感知形态的改变。

（二）术后评估

1. 手术中情况　重点了解麻醉及手术方式，麻醉与手术经过是否顺利，术中失血、失液量以及输液情况，包括输液总量、液体种类等。

2. 全身情况　着重了解患者生命体征、意识和尿量，全身生理恢复情况等。

3. 腹部情况　了解腹部切口愈合情况，有无腹胀、腹部引流情况等。

4. 术后恢复情况　了解患者术后恢复是否顺利；有无并发症发生,如切口感染等。

5. 手术对患者功能性健康形态的影响。如有无活动与运动形态的改变等。

十、主要护理诊断与预期目标

这里着重列出腹外疝所导致的医护合作性的护理诊断。

腹外疝术后患者潜在并发症

1. 疝复发　与手术操作、切口感染及腹内压持续增高等因素有关。

2. 阴囊积液　与手术操作、止血不彻底等因素有关。

3. 切口感染　与术中无菌操作等因素有关。应尽量避免,一旦出现就很可能发生疝复发。

预期目标:未发生并发症,或并发症被及时发现并得到妥善处理。

十一、护理措施

（一）病情观察

腹外疝的病情观察重点是并发症的观察,通过对患者病情、手术经过以及手术方式的了解,针对性的抓住腹部、切口重点观察项目,以便及时发现并发症。

1. 全身情况观察　主要包括生命体征、意识状态、面色变化、尿量等。

2. 腹部情况观察　包括腹部体征,如腹胀、腹壁紧张度、肠鸣音等;切口情况,如切口敷料、切口及周围皮肤等。

3. 并发症观察　主要有切口并发症,如出血、感染、裂开等;阴囊积液,注意阴囊大小;疝复发为出院后期的观察重点。

（二）一般护理

1. 体位护理　腹外疝患者,取平卧位,膝下垫一软枕,髋关节微屈。

2. 饮食与营养支持的护理　术后待肠功能恢复,肛门排气后,恢复正常饮食。患者禁食期间应给予营养支持,应合理补充水、电解质和维生素。

3. 心理护理　参考外科患者的心理护理一章。

4. 切口护理　注意观察切口及敷料情况。切口敷料妥善固定,保持敷料干燥、清洁,一旦污染,应及时更换或通知医师。

5. 对症护理　腹外疝伴有肠梗阻时,腹痛、呕吐、发热是常见症状,应进行对症护理。

（1）腹痛护理:禁食、胃肠减压,以减轻胃肠道负担;协助患者变换体位,使之膝盖弯曲,靠近胸部以缓解疼痛;腹部热敷、按摩背部,增加舒适感;遵医嘱给予解痉止痛剂。

（2）呕吐护理:呕吐时患者应坐起或头偏向一侧,及时清除口腔内呕吐物,防止发生窒息或吸入性肺炎;观察并记录呕吐物的性状和量;呕吐后给予漱口,定期进行口腔护理,保持口腔清洁。

（3）发热护理:明确腹部外科患者发热的特点。术后 3 天内发热,体温不超过 38.5℃,为"外科热",不需进行退热处理。体温过高或感染引起者,首先查明原因,化验血象,在应用抗生素控制感染的前提下,尽量采用物理降温的措施进行护理,必要时,遵医嘱给予退热剂。

（三）腹外疝患者的特殊护理

腹外疝患者的特殊护理主要是防止疝复发的护理。

1. 术前护理 尽可能消除导致腹内压增高的因素。如咳嗽、便秘、排尿困难等。

2. 术后护理 ①取平卧位，膝下垫一软枕，使髋关节微屈，以减轻腹股沟切口张力和减低腹腔内压力，利于切口愈合和减轻切口疼痛；②除采用了无张力疝修补术患者外，均应适当延迟患者下床活动时间；③防治导致腹内压增高的因素；④将阴囊托起，预防阴囊水肿或积血、积液。

3. 消除诱发因素 切口感染和持续性或突发性腹内压增高是疝复发的主要原因。护理时，必须严格无菌操作，保持切口敷料清洁、干燥，避免大小便污染以及及时发生并消除引起腹内压增高的各种因素。

十二、护理评价

并发症是否及时发现并得到有效处理。

十三、健康指导

1. 腹外疝手术后住院患者不宜过早下床活动。

2. 腹外疝手术后出院患者应避免发生导致腹内压增高的因素，出院后3个月内避免重体力劳动。

（江跃华）

 复习思考题

扫一扫
测一测

1. 某患儿，男，6岁。因右侧腹股沟区可复性包块4年，突然增大，不能回纳3小时入院。患儿2岁时，父母偶然发现其腹股沟区有一斜形包块，未入阴囊，站立、哭闹时明显，平卧安静时消失。之后包块逐渐增大，并进入阴囊。3小时前，玩耍后包块骤然增大、变硬，哭闹不安，继而恶心、呕吐，急送入院。该患儿可能发生了什么情况？

第七篇

手术室护理

第一章

手术室管理

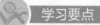
学习要点

1. 手术室布局与要求。
2. 手术室护理人员的职责。
3. 手术室管理制度。

　　手术室是对病人进行手术诊断、治疗及抢救的场所，是医院的重要技术部门，手术室要有合理的建筑结构和布局，齐全先进的仪器设备，素质过硬的护理队伍，还要有健全的规章制度和严格的无菌操作规范，才能保证病人的安全和手术的顺利进行。随着现代外科技术的飞速发展，手术室管理工作只有不断发展创新，才能为病人提供更优质的服务。

第一节　手术室布局

（一）位置要求

　　手术室应设在环境清洁、安静，交通便利，远离污染源的地方。洁净手术室不宜设在首层和高层建筑的顶层，应独立成区，并与手术科室相连接，与关系密切的科室邻近，如监护室、血库、病理科、放射科、化验室等，并有直接通道和通讯联系设备。手术室与消毒供应中心之间有专用电梯并洁污分开。

（二）布局要求

　　手术室布局必须符合功能流程合理与洁污流线分明的原则，尽可能降低交叉感染的风险，充分发挥手术室的功能。手术室应设有工作人员出入路线，病人出入路线，无菌物品出入路线及污物运出路线。按照洁净程度将手术室分为三个区域：洁净区、准洁净区和非洁净区。分区的目的是控制无菌手术区域及卫生程度，减少各区之间的相互干扰，使各区手术间的空气质量达到卫生部颁布的手术室空气净化标准，防止医院内感染。

　　1. 洁净区　设在内侧。包括手术间、刷手间、手术间内走廊、无菌物品间、储药室、麻醉准备室等。此区内的一切活动都必须严格遵守无菌原则。

2. 准洁净区　设在中间。包括器械室、敷料室、洗涤室、消毒室、外走廊、麻醉恢复室、石膏室。凡已手臂消毒或已穿无菌手术衣者,不可进入此区。

3. 非洁净区　设在外侧。包括标本室、污物室、资料室、办公室、会议室、电视教学室、值班室、更衣室、更鞋室、沐浴室、医护人员休息室、卫生间、手术病人家属等候室等。病人在此换乘手术室内车进入手术间。

（三）建筑与设置要求

1. 手术间面积　手术房间按照不同用途设计大小,中小手术间 $20\sim40\text{m}^2$,一般大手术间为 $40\sim50\text{m}^2$,器官移植手术、心脏手术等的手术间因手术仪器设备多需要 $50\sim60\text{m}^2$,室内净高 $2.8\sim3\text{m}$,走廊宽 $2.5\sim3\text{m}$,便于平车运送及来往人员走动。

2. 墙面、地面、门窗　手术室的墙面、地面应使用不易开裂、光滑无孔隙、耐湿、阻燃、防辐射、易清洗、不易腐蚀的材料。墙面可使用整体或装配式壁板。地面以浅底色为宜,可采用水磨石材料,一般不设地漏。墙面地面天花板交界处呈弧形,不宜蓄积尘埃。手术间应有隔音和空气过滤净化装置,防止相互干扰,并保持空气洁净。手术门净宽不宜小于 1.4m,便于平车进出,宜采用电动悬挂式自动推拉门,应设有自动延时关闭装置。窗户应采用防尘密闭隔音的中空双层窗。

3. 电源　手术室要光线充足,其光源要求二种,一是室内照明灯,二是手术灯,手术灯应为无阴影、低温、聚光、可调。手术室应设 3 路供电系统,一路为备用应急供电(院内自行供电);其余两路为院外供电。

4. 供水　手术室应设冷、热水供应,水温可调控,保障全天供应;洗手池应设置非手动开关龙头。

5. 供气　医用气体吊塔应设有氧气、二氧化碳、氧化亚氮、压缩空气等气体接口和负压吸引接口、电源插座、仪器平台、通讯装置、废气回收排放接口,每个终端要有明显标记,由不同颜色区别。

6. 空气净化装置　手术室应设置冷暖设施和空气层流净化设施,手术间室温保持在 $22\sim25\text{℃}$,相对湿度在 $40\%\sim60\%$,每个区域有控制面板显示并可自行调节。

7. 通信系统、摄像系统　手术室有内部电话系统,并有对讲、群呼功能,还应有背景音乐播放系统和计算机联网插口。在无影灯上安装正中式、旁置式或单臂可移动摄像头插口,建立图像传输系统,方便开展电视教学、远程医疗,并减少了进入手术间的参观人员。

（四）手术间的基本配备

手术间内只允许放置基本必要的装备,如多功能手术床、器械桌台、升降台、吊式活动无影灯、麻醉机、监护仪器、高频电刀、升降圆凳、脚踏凳等。现代手术室有中心供氧、中心负压吸引和中心压缩空气等设施,配备 X 线摄影、显微外科设备及多功能控制面板(包括空调、无影灯、手术台电源、照明、观片灯、呼叫系统、计时器、温湿度显示器及调节开关等)(图 7-1-1)。

（五）辅助用房及配备

1. 刷手间　专供手术者刷手用,每 $2\sim4$ 个手术间应设立一个刷手间或设中央集中刷手间。刷手间内安装刷手池、感应式水龙头,应备消毒手刷、洗手液及外科手消毒剂、无菌毛巾、计时钟。

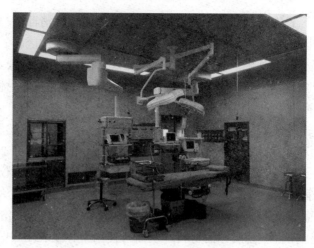

图 7-1-1　洁净手术间

2．**卫生通过室**　设在手术室入口处，便于进入手术室的医生和护士使用。包括换鞋处、更衣室、沐浴室、卫生间等。进入手术室人员须首先换鞋，再进入更衣室更换手术室衣裤，戴好帽子、口罩方可进入洁净区。

3．**无菌物品间**　应设在离各手术间较近的洁净区内，存放无菌敷料包、无菌器械包、一次性无菌物品、常用高值耗材等。

4．**器械准备间**　设有玻璃器械柜，按专科分类放置常规手术器械包，有专人管理，建立账目，定期清点。器械室内应设有长方桌、敷料柜及不锈钢器械车，用于准备器械包。

5．**器械洗涤间**　主要用于手术后器械的清洁，内设超声器械洗涤装置、多个洗涤池、干燥箱、污水处理池。

6．**敷料准备间**　敷料存放柜采用壁柜或立柜，大小、数目应按敷料种类、尺寸、数量而定，敷料应分类存放，便于准备和管理。室内设有不锈钢长方桌供敷料折叠、打包用。

7．**消毒间**　设预真空高压蒸汽灭菌器、等离子低温灭菌器、环氧乙烷气体灭菌器、卡式灭菌器等，有排气排毒通道及计时钟。器械准备间、器械洗涤间、敷料准备间、消毒间也可以设在消毒供应中心。

8．**污物间**　污物分类包装后通过楼层暗道进行运送。污物间内应设多个浸泡池，处理手术后的各种容器（如吸引瓶等）。有多个拖把清洗池，严格按手术室分区及感染管理要求使用。

9．**麻醉准备室**　应设有药品柜、冰箱、喉镜、插管用具、呼吸机、急救箱等，作为麻醉前的用物准备。

10．**麻醉恢复室**　由麻醉医师和麻醉护士管理，备有必要的仪器和急救药品，监护全麻手术后病人，待病人完全清醒后回病房或重症监护室。

11．**标本间**　备有中性甲醛标本固定液、标本容器、有锁标本柜、标本登记本等。

12．**办公用房**　包括医护办公室、值班休息室、多媒体教室等。应设在非洁净区，备有多台计算机、打印机、与全院各相关部门联网，便于快捷地获取手术患者的病情数据，为手术提供有效保障。多媒体教室可供参观、教学、业务讲座、手术质量监控使用。

（六）洁净手术室

洁净手术室是指采用空气洁净技术使手术室内细菌数控制在一定范围，和空气洁净度达到一定级别，现代化的洁净手术室应该是洁净化、数字化、人性化的有机统一体。我国于2002年颁布了《医院洁净手术部建筑技术规范》，洁净手术室必须按照国家卫生部对洁净手术室的环境要求、分级要求、净化标准与使用原则执行。

1. 空气净化技术　是指选用不同的气流方式和换气次数，过滤进入手术室的空气来控制尘埃含量，使空气达到一定级别的净化。空气在进入手术室之前经初、中、高效三级过滤器。净化空气的气流方式有三种：①乱流式气流：气流不平行，方向不单一，流速不均匀，而且有交叉回旋的气流。此方式除尘率比较低，适用于万级以下的手术室，如污染手术间或急诊手术间。②垂直层流：将高效过滤器装在手术室的顶棚内，垂直向下送风，两侧墙下部回风。③水平层流：在一个送风面上布满过滤器，空气经高效过滤，水平流经室内。采用后两者层流方式洁净手术室又称为单向流洁净室，其气流分布均匀，不产生涡流，除尘效果好，适用于百级至万级的手术室。

2. 洁净手术室的净化标准　空气洁净程度以含尘浓度衡量。含尘浓度越低，洁净度越高，反之则越低（表7-1-1）。

表7-1-1　洁净手术室等级标准

等级	静态空气的洁净度级别		细菌的浓度	
	相应级别	≥0.5μm 微粒数（粒/m³）	浮游菌（菌落/m³）	沉降菌（菌落/30min·Φ90 皿）
I	100	≤35×100	≤5	≤1
II	1000	≤35×1000	≤75	≤2
III	10 000	≤35×10 000	≤150	≤3
IV	100 000	≤35×100 000	≤400	≤10

3. 洁净手术室的适用范围（表7-1-2）

表7-1-2　洁净手术室适用范围

等级	手术间级别	手术切口	适用手术类型
I	特别洁净手术室（手术区100级，周边1000级）	I	关节置换手术、器官移植手术及脑外科、心脏外科和眼科等手术中的无菌技术
II	标准洁净手术室（手术区1000级，周边10 000级）	II	胸外科、整形外科、泌尿外科、肝胆胰外科、骨外科和普通外科中的一类切口无菌手术
III	一般洁净手术室（手术区10 000级，周边100 000级）	III	普通外科、（除去一类切口手术）妇产科等手术
IV	准洁净手术室300 000级	IV	肛肠外科及污染类等手术

第二节　手术室人员管理

手术室护理管理的核心是人员管理。一切以人为本，科学的管理方法是促使人员素质提升，保证工作安全的主要条件。

一、手术室护理人员的素质要求

（一）思想素质

1. 应具备良好的医德和奉献精神，有自尊、自爱、自强的思想品德。

2. 热爱护理事业，树立全心全意为病人服务的高尚品德和吃苦耐劳的精神，对病人有高度的责任心和同情心。

3. 在工作中必须做到忠于职守，遵章守纪，严格执行无菌操作。

4. 良好的专业态度决定护士在日常工作中严格自律、坚守岗位、勤奋工作。

（二）身体素质

手术室工作特点是紧张、繁忙，长期站立，精神高度集中，工作时间长而不规律。手术室护士必须加强体育锻炼，具备良好的身体素质，保持良好的耐力和适应力，以胜任繁重的手术配合任务。

（三）心理素质

1. 手术室工作任务性质特殊，护理人员在手术配合中需要精力高度集中，手术室护士应保持机动灵活，对随时出现的意外情况，沉着稳定、从容处理，有较强的自我控制能力。

2. 由于手术过程的连续性、长期超负荷运转、长期处于精神紧张状态、生活无规律性等，均可造成人体生物钟紊乱和心理疲劳，行为准确性降低，发生思维判断失误的机会增加，从而导致差错事故的发生。因此要求护士平时加强个性化训练和心理素质的训练，以增强其适应能力和耐受能力，自觉克服职业性心理紧张，工作之余充分休息，适当参加必要的娱乐活动，及时调整好身体和心态，保持健康的心理素质，以适应和胜任长期紧张的工作。

（四）应急能力

综合医院的手术室随时有急诊手术和急重症患者抢救，这些病人随时会有生命危险，要求手术室护士具有强烈的急诊观念，抢救时必须争分夺秒、迅速准确、忙而不乱，熟练掌握各种抢救技术，熟知各种仪器使用方法，使手术得以顺利进行。

（五）慎独精神

手术室护士应具有慎独精神。手术室的工作特点是护士独立工作机会较多，工作内容以无菌技术操作为主。这就要求手术室护士具有良好的职业道德，在无人监督的情况下，做到有人无人一个样，工作忙闲一个样。用高尚的道德情操和高度的责任心，为病人的生命安全把好每一关。

（六）协作精神

手术室工作是以手术病人为中心的手术团队工作。在这个团队里包括手术医生、麻醉医生、手术室护士、手术辅助人员等，经常需要协调多方面的关系，这要求手术室护士应具备良好的人际关系、沟通能力和语言表达能力，协调好各科室医务人员及手术室内人员的关系，妥善处理日常工作中的各种事务，尽量避免发生工作失误或导致矛盾，最大限度地把工作做好。充分发挥团队的凝聚力，提高工作效率。

二、手术室护理人员的配置

1. 人员配备比例　人员的配备要符合医院的工作目标。根据外科病床数，手术台使用率，急诊手术数，大手术数的多少以及科研、教学任务的不同而定。一般情况下，综合医院手术室护士与手术台比为（2.5～3）：1。

2. 人才梯队结构　各级职称人员按一定比例构成一个完整的人才知识结构，做到能级对称，各尽其能。一般高、中、低年资护士比例为1：5：10，有利于手术配合和人才培养，确保手术安全。

3. 专科手术分组　根据临床科室手术种类及数量，可将护士分成若干个小组，如普外科手术配合组，骨科手术配合组，心胸外科手术配合组，神经外科手术配合组，妇产科手术配合组，以及腔镜手术配合组等，每组设一名组长，组员若干名。每个专科组组长相对固定，组员每半年到一年更换1次，力求在全面发展的基础上进行专科培养。若组长不在时，应指定临时负责人，以确保工作连贯性。

4. 重点工作分组　手术室能顺利地配合完成每一台手术的前提是，将一些基础重点工作做好做扎实。可以选择科室里的优秀人才，根据各自特长编入科室管理小组，如：感染控制组、质量控制组、教学组、设备组等。

三、手术室护理人员职责

（一）洗手护士

又称器械护士和手术护士。在手术台上负责手术全过程中所需器械、物品和敷料的供给，主动配合手术医生完成手术。手术中其工作范围只限于无菌区内。

1. 术前一日了解患者病情和预施手术步骤，提前做好准备。

2. 术前检查器械、物品准备是否齐全、正确、适用，发现遗漏，立即补充。提前15～30分钟洗手、穿无菌手术衣和戴无菌手套，做好器械台的整理和准备工作。检查器械性能是否完好。根据手术步骤及使用先后顺序摆放。协助医生做手术区皮肤消毒和铺单，连接并固定电刀和吸引器等。

3. 分别于手术开始前、关闭体腔前、关闭体腔后、缝皮后，与巡回护士共同准确清点各种器械、敷料、缝针等数目，要求每次清点两遍。术中增添器械、缝针等用物时，必须反复核对清楚并记录，严防异物遗留体内。

4. 密切观察手术步骤，集中精力、迅速准确地向手术医生传递器械、敷料和缝针等手术用物；及时收回用过的器械，擦拭血迹，不得堆积于切口周围。无菌区如有浸湿，立即更换或加盖无菌巾，始终保持手术区和器械台整洁、干燥、无菌。

5. 监督手术医生无菌操作，如有不当立即纠正。

6. 对外来器械严格管理，检查植入物消毒灭菌是否合格，与巡回护士认真核对植入物型号、数量。

7. 保留手术中采集的各种标本，如胆汁、脓液，或切除的任何组织标本等，妥善处置防止遗失。

8. 若手术中途更换洗手护士，应重新清点，严格遵守术中交接制度，共同核对无误后签名。

9. 术毕协助医生擦净伤口周围血迹、包扎伤口，妥善固定各种引流装置。

10. 术后负责手术器械的清点与交接，如腔镜器械、显微器械、贵重器械、感染器械等特殊情况，应严格按规范处置。

（二）巡回护士

又称辅助护士。主要任务是在台下负责手术全过程用物的准备和供给，主动配合手术和麻醉。其工作范围是在无菌区以外，主要在病人、手术医生、麻醉医生之间巡回，并监督整个手术团队的无菌操作。

1. 每日检查手术间净化机组运行情况，调试手术间温度、湿度，检查手术间设备性能，备齐手术所需用物，迎接手术病人。

2. 通过病历、腕带核对病人姓名、性别、年龄、床号、住院号、手术名称、手术部位、血型、过敏史、麻醉方式，检查病人皮肤完整性、禁食情况等，点收病人带入手术室的物品。

3. 做任何操作前，均要告知病人取得配合，做好心理护理，消除病人紧张情绪。注意保暖和保护病人隐私。

4. 建立静脉通路，遵医嘱用药，保持输液通畅。

5. 协助麻醉医生安置麻醉体位，小儿及神志不清病人需专人守护，防止坠床。摆放手术体位，充分暴露手术野，保护皮肤，保证呼吸循环功能，固定肢体安全舒适。

6. 连接各种仪器电源，备好吸引器，正确放置电极板，防止烧伤。协助建立无菌台，协助手术人员穿手术衣，协助消毒，调整无影灯，使手术顺利开始。

7. 与洗手护士在手术开始前，关闭体腔前、后、缝皮后详细清点记录。术中添加及掉落物品准确记录。如有植入物按要求核查、开包、记录。正确填写护理记录单，严格执行一切查对制度。

8. 保持手术间安静有序，监督术者无菌操作，如有违反，立即纠正。随时提供手术所需物品，关心术者，及时解决问题。

9. 注意手术进展，密切观察病情，能充分估计可能发生的意外，做好应急准备，及时配合抢救。

10. 坚守岗位，不得擅自离开手术间，如需离开要告知麻醉医生和洗手护士。

11. 手术完毕，协助术者包扎伤口，妥善固定各种管路，带齐病人物品与接送人员逐项交接。

12. 整理手术间，为下一台手术做好准备，准确填写记账单。

四、外来人员管理

（一）参观人员管理

1. 参观者应提前与医教部或医院的行政管理部门联系，由医教部征得手术室护士长和有关科室主任、手术者同意后统一安排方可入内。

2. 参观者进手术室前，应穿戴手术室准备的参观衣、裤及鞋帽、口罩，穿戴整齐，合乎要求后，由指定人员带入手术间。

3. 参观者应严格遵守无菌技术规则，与手术者保持 30cm 的距离，站立不得高于手术者 50cm，以免造成污染及影响手术操作。

4. 参观者只限于在指定手术间内观看，不得任意到其他手术间，以防交叉感染。

5. 一般手术间（30m² 以上）参观者不宜超过 3 人，小手术间（30m² 以下）不宜超过 2 人。

6. 手术无关人员、病人家属及感染手术一概谢绝参观。

（二）手术室进修、实习生管理

1. 进修、实习生进入手术室前，必须先办理登记手续，如科室、姓名、性别等，由手术室安排指定更衣柜和鞋柜，并发给钥匙。

2. 进入手术室先换拖鞋，然后取出洗手衣裤、帽子、口罩到更衣室（非洁净区）更换，按要求穿戴合格后方可进入洁净区。手术完毕，交回洗手衣裤，口罩、帽子放入指定袋内，将钥匙退回。

3. 登记发放人员必须严格按照每日手术通知单上的手术者名单，发给手术衣裤和更衣柜钥匙，事先未通知或未写入通知单内的人员，一律不准进入手术室。

4. 遵守手术室各项管理规定和技术操作规程，虚心听取手术室工作人员的指导意见。

5. 严禁在手术间污物桶内丢弃纱布、纱垫或其他点数物品，以免混淆清点数目。

6. 未经允许，不得随意搬动手术室器械、设备及物品。

7. 参观手术时，距手术人员应超过30cm，不得在室内尤其是器械台旁随意走动，不得进入非参观手术间。不在限制区内看书、闲聊或从事与手术无关的工作。

第三节 手术室管理制度

规章制度是科室管理的基础和重要手段，手术室工作涉及科室多、人员多、情况复杂多变、要求严格。只有建立健全行之有效的各项规章制度，才能提升效率和专业性，保障安全，促进科室良性发展。

一、手术室基本管理制度

1. 凡进入手术室人员，必须遵守手术室一切规章制度。进入手术室要按规定正确穿戴手术室所备衣裤、帽子、口罩和鞋。外出时应更换外出衣、鞋。手术毕，衣裤、帽子、口罩、鞋须放到指定地点。

2. 手术室应严格执行无菌技术规则，除参加手术人员外，其他人员一概不得入内。患严重上呼吸道感染或面、颈、手部有感染者不得进入手术室。

3. 手术室应严格执行各项消毒隔离、清洁灭菌制度，保持环境洁净整齐。

4. 手术室应遵循无菌手术先做，感染手术后做的原则，特殊感染手术应在通知单上注明，安排在相应手术间，并按照规范处置。

5. 手术间内保持肃静，不可喧哗闲谈，手术人员应举止端正，工作作风严谨。手术室禁止吸烟。

6. 手术通知单应认真填写，于前1日上午10点前送至手术室，取得手术室和麻醉科同意，方可予以安排。因故更改、增加或停止手术，应预先与手术室联系。

7. 急诊手术可由值班医生电话通知手术室，同时补填手术通知单，以免发生错误。如急诊手术与常规手术安排冲突时，应优先安排急诊手术。

8. 手术医生、麻醉医生、手术室护士三方均应严格执行手术安全核查制度。

9. 手术室护士应熟悉各种物品的使用方法和固定放置位置，其他人员不得随意挪动，一切器械设备严格按操作规程使用，避免损坏。

10. 值班人员应坚守岗位，随时准备迎接配合急诊手术，不得擅离职守。

11. 每日手术结束后,应检查门户、水电、气体是否关闭,保证手术室安全。

12. 手术室内一切器械、物品未经护士长许可不得擅自外借。

二、手术间管理制度

1. 每个手术间设负责护士一名,担任组长,负责其全面质量管理。

2. 手术间温度 22~25℃、湿度 40%~60%,手术间回风口不得遮挡。手术开始后大门处于关闭状态,手术间后门不得开启。手术间应尽量减少人员走动,避免噪音、保持安静。

3. 手术间内大件物品应按房间号定位放置,保持序号与房间号一致;小件物品全部入壁柜,定类、定数、定位管理,每日检查、补充签字。所有物品摆放整齐,保持清洁无尘、无血迹;私人物品、书报一律不得携入。

4. 严格执行无菌技术操作原则,如若违反,一经指出应立即改正。

5. 手术进行中,巡回护士不得擅自离开手术间,如需离开,应告知洗手护士和麻醉医生。

6. 未经洗手护士同意,术者不得自行拿取无菌器械、敷料。未经巡回护士同意,一切器械、物品不得拿出手术间。

7. 手术结束,病人未离开手术间之前,医生、护士不得擅自离开手术间,手术医生、护士和麻醉医生一起将病人抬上平车,送病人安全离开。

8. 术后所有污染器械、敷料、污物必须经外走廊送出。湿式清扫擦拭手术间、物归原位,定期做物表培养和空气培养。

9. 各种电路、管路、空调净化系统等设备的运行状况,每周由专管技师负责检查维护、记录。

三、手术室查对制度

(一)手术病人的查对制度

1. 查对内容 病人姓名、性别、年龄、床号、住院号、手术名称、手术部位、术前用药、药物过敏实验结果及配血报告。

2. 查对时机 ①在病房,手术室接病人之前,通过病人腕带识别并与病历、病房护士、病人、家属查对;②进入手术室之后,巡回护士通过病人腕带识别并与病历、病人查对;③进入安全核查阶段:在麻醉前、切皮前、病人离开手术室前,手术医生、麻醉医生、巡回护士三方共同查对。

(二)无菌物品的查对制度

1. 无菌物品使用前首先查看名称、有效期、包外灭菌指示胶带、包装有无松散、破损、潮湿,符合无菌标准后方可使用。

2. 灭菌后的物品,开包后首先查看灭菌指示卡,达到标准方可使用。

3. 无菌包标识牌、一次性无菌物品包装袋应妥善保存,待手术结束后,方可丢弃。

(三)术中给药的查对制度

1. 给药应严格执行三查九对(三查:操作前查、操作中查、操作后查。九对:床号、姓名、药名、剂量、用药时间、用法、浓度、有效期、过敏史)。

2. 严格执行医嘱,口头医嘱应复诵一遍。

3. 用药前检查药品包装是否完好,有无浑浊、沉淀等,检查符合标准后方可使用。

4. 使用抗生素时,必须有药物皮试结果和医嘱单,用过的空安瓿保留至手术结束后方可丢弃。

四、无菌物品管理制度

1. 所有无菌物品均应注明灭菌日期及失效期,并按灭菌日期的先后放置在固定位置,标示明显,以便及时使用。

2. 无菌物品与非无菌物品不能混放,无菌物品必须分类储存在离地面高 25cm、离天花板 50cm、离墙远于 5cm 处的载物架上或密闭柜橱,储存环境必须有空气消毒设施。

3. 由专人每日检查所有无菌物品,凡发现过期、不符合要求的无菌包应重新灭菌。

4. 一次性使用无菌物品应去除外包装后,方能进入无菌物品存放区。

5. 布类包装的灭菌物品,临床使用有效期为 7 天;纸塑包装的物品采用高压灭菌有效期为 3~6 个月,采用环氧乙烷灭菌的物品有效期为半年~1 年。

6. 打开无菌物品前,首先检查灭菌日期、灭菌指示标记是否达到灭菌合格标准、包装是否符合要求,合格后方可使用。

7. 已打开包布的无菌物品只限于 24 小时内使用,应由首次使用人在指示带上注明开包日期、时间并签名,不得放回无菌物品室。

8. 进入无菌物品室或存放无菌物品,应严格遵守无菌原则。

五、抢救工作制度

1. 抢救车内器材、药品定人管理、定位放置、定量储存。每日检查并登记,合格率 100%。参加抢救人员应严格遵守相关法律法规,执行各项规章制度和各种技术操作规程。熟练掌握各种仪器性能及使用方法。

2. 如术中病人突然发生意外需要抢救,应立即通知护士长,联系麻醉医生组织人员抢救;如护士长不在班,由高年资护士负责组织抢救,不得延误。

3. 由护士长担任抢救的组织工作,参加抢救人员听从指挥,坚守岗位,不得擅离职守。

4. 接到急症手术通知时,应问明病人姓名、诊断、手术名称及部位,以便及时、准确准备用物。

5. 急救病人随身物品,必须由巡回护士和手术医生清点后交与家属或术后与病房护士严格交接,不得私自丢弃,抢救工作应告知家属,做好知情同意。

6. 严格执行交接班制度和查对制度,日夜均应有专人负责,对病情抢救经过及各种用药要详细交待,所用药品空安瓿均应保留,抢救完毕经两人查对后方可弃去。执行口头医嘱时应复诵一遍,并与医生核对药品后执行,防止差错事故。

7. 抢救完毕,做好抢救记录和终末处理。

六、手术室交接班制度

(一)晨间交接班制度

1. 护理晨会交班由护士长主持,夜班护士向全体护士交前日手术情况、急诊手术情况、器械及仪器设备使用情况和当日手术准备、病人特殊情况等。

2. 交班时如有未完成的手术,应按术中交接班制度与接班者详细交接。

3. 值班者必须使用医学术语填写交班本,字迹整齐清晰,内容准确真实。

(二)术中交接班制度

1. 手术中交接班,由巡回护士、洗手护士、与接班护士共同进行交接。

2. 术中交接班内容包括病人基本情况、手术进行情况、输血输液情况、仪器设备器械使用情况、手术记账情况等,并共同清点器械、纱布、缝针、线轴等物品数量,正确记录,病人所带用物也一并交接,做到交不清不接,接不清不交。

3. 接班时如发现问题,应由交班者负责。接班后如因交班不清而发生差错事故或物品遗失应由接班者负责。

4. 交接班过程中如遇特殊情况应及时向护士长汇报,妥善解决。

5. 认真完善手术护理记录单并在接班者处签名。

(田 原)

 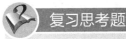

复习思考题

1. 患儿 3 岁欲行肱骨外科颈骨折切开复位内固定术。此手术应安排在何种级别手术间,手术中,巡回护士的职责是什么?

第二章

手术患者的准备

 学习要点

1. 接送手术患者的护理。
2. 常用手术体位的安置。
3. 手术患者的准备。

第一节　接送手术患者的护理

将手术患者顺利接来,是手术室工作的良好开端;将手术患者安全送回,是手术室工作的完整收尾。接送手术患者是手术室工作的重要一环。在接送病人途中注意保暖、保护病人头部和手足、匀速行驶、防止撞伤、坠床、保持输液等各种管路通畅,防止脱落。

(一)接手术患者

1. 接送患者一律用手术室专用平车。每日检查手术平车的性能,发现问题立即上报维修,手术室平车保持整洁。

2. 手术室接病人前电话告知病房,病房应提前做好一切相关检查和各项术前准备。

3. 手术室接送护士持手术通知单到病房,核对患者姓名、性别、年龄、科室、床号、住院号、手术名称、手术部位、手术时间等,检查病历与腕带。

4. 检查患者术前准备是否完善,仅穿病员服、取下义齿、首饰等随身物品,按要求禁食禁饮、化验齐全、排空大小便等。

5. 与病房护士交接病人所带物品,如病历、X 线片、衣服、带药等,共同检查各种管路及皮肤情况,确认后双方在交接单上签字。

6. 病情危重或神志不清的患者,要有医生陪同并适当约束,小儿患者有父母陪伴,防止意外发生。

7. 患者进入手术室后,交换手术室内车,戴隔离帽,与巡回护士再次核对病人信息后推入指定手术间。

(二)送手术患者

1. 手术结束后,待生命体征平稳、病情允许,手术室护士与手术医生将病人送回病房。全麻术后、重大手术、高龄、婴幼儿患者等麻醉医生一同护送。

2. 将患者送回病房,与病房护士一起将患者妥善安置于病床上,向病房护士交待:手术情况、麻醉方式、各种管路、病人物品、皮肤情况等,确认后双方在交接单上签字。

3. 将平车推回手术室,清洁整理备用。

第二节 手术患者的体位安置

手术体位是由手术医生、麻醉医生、手术室护士共同确认和执行,根据生理学和解剖学知识,选择正确的体位设备和用品,充分显露手术野,确保患者安全与舒适。巡回护士摆放手术体位时应注意:①安置手术体位时应再次查对病历与手术通知单上记录的手术部位。②按手术要求,充分暴露手术野。保护患者隐私,注意保暖。③在骨隆突处受压部位垫海绵等软垫保护皮肤,防止压疮。④不影响呼吸和循环功能。⑤妥善固定,避免神经、血管受压,肌肉扭伤,上肢外展小于 90° 以免损伤臂丛神经,下肢注意保护腓总神经。全麻病人注意保护眼睛。⑥使用电刀时,病人皮肤不得与金属物接触,防止导电灼伤,避免患者裸露的不同部位皮肤之间直接接触,以防发生电灼伤。

（一）仰卧位

1. 水平仰卧位　常用于头颈部、胸腹部、四肢等手术。患者仰卧于手术床上;头部垫软枕,呈中立位;上肢掌心朝向身体两侧,肘部微屈用中单固定在体侧;膝下宜垫膝枕,足下宜垫足跟垫(图 7-2-1)。膝关节上或下 5cm 处用较宽约束带固定,松紧以能容纳一指为宜。手术床的头端放置麻醉架,注意患者口鼻部要外露,以利呼吸和病情观察;足端放升降器械台,离患者身体约 20cm。

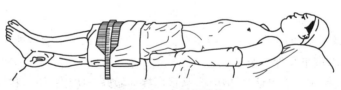

图 7-2-1　水平仰卧位

2. 颈后仰卧位　适用于口腔、颈前入路等手术,患者肩下置肩垫(平肩峰,图 7-2-2),注意防止颈部过伸,引起甲状腺手术体位综合征。按需抬高肩部,颈下置颈垫,使头后仰,保持头颈中立位,充分暴露手术部位,也可利用手术床调节,头部垫头枕,先将手术床调至头高脚低位,再按需降低头板形成颈伸位。

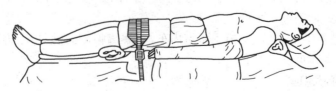

图 7-2-2　颈部手术仰卧位

头高脚低仰卧位和头低脚高仰卧位等都是由标准仰卧位的基础上演变而来。头高脚低仰卧位,适用于上腹部手术,可根据手术部位调节手术床至适宜的倾斜角度,足部另加脚挡,注意角度不宜大于 30°,防止下肢深静脉血栓的形成。头低脚高仰卧位适用于下腹部手术,可根据手术部位调节手术床至适宜角度,肩部加肩挡固定。一般不宜大于 30°,防止眼压过高及影响呼吸循环功能,肩挡距颈侧以能侧放入一手为宜,避免臂丛神经损伤。

（二）侧卧位

适用手术:颞部、肺、食管、侧胸壁、髋关节等部位的手术。

1. 患者健侧侧卧(图 7-2-3),头下置头枕,使颈椎处于水平位置,腋下距肩峰 10cm 处垫胸垫,术侧上肢屈曲呈抱球状置于可调节托手架上,远端关节稍低于近端关节,下侧上肢外展于托手板上,远端关节稍高于近端关节。腹侧用固定挡板支持耻骨联合,背侧用挡板固定骶尾部,或肩胛部,距手术野至少 15cm。双下肢约 45° 自然屈曲、两腿间用支撑垫承托上侧下肢,下肢约束带固定时应距膝关节上方或下方 5cm 避开膝外侧,防止损伤腓总神经。注意保护骨突处,预防压疮、防止健侧眼睛、耳郭及男性外生殖器受压。避免挡板压迫腹股沟,导致下肢缺血或深静脉血栓形成。

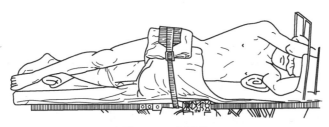

图 7-2-3 侧卧位

2. 肾部手术时,手术部位对准腰桥,腰下置腰垫,调手术床呈"∧"形,使患者凹陷的腰区逐渐变平(图 7-2-4),肾区充分暴露,双下肢屈曲约 45° 错开,下侧在前,上侧在后,两腿间垫大软垫,臀部及腘窝处用固定带约束。

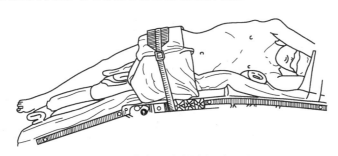

图 7-2-4 肾部手术侧卧位(折刀位)

（三）俯卧位

适用于头颈部、背部、四肢背侧等部位的手术。患者俯卧,头转向一侧或支撑于头架上,将前胸、髂前上棘、耻骨联合作为支撑点(图 7-2-5),垫软垫,使胸腹部悬空,避免受压。双上肢向前放于头部两侧或置于托手架上,或根据手术需要双上肢自然紧靠身体两侧,掌心向内,用布巾包裹固定。双下肢置于软枕上,保持功能位,足踝部垫软枕，使踝关节自然弯曲，足尖自然下垂，避免膝部悬空，垫保护垫，约束带置于膝关节上5cm处。注意保护眼部、避免颈部过伸或过屈，保护男性会阴部及女性乳房部。

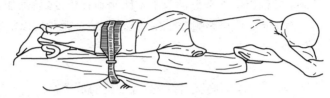

图7-2-5　俯卧位

（四）膀胱截石位

适用于会阴部、尿道、肛肠手术。患者仰卧，臀部位于手术床尾部摇折处，必要时在臀下放一小枕，以便手术操作；两腿分别放在两侧腿架上，双下肢外展小于90°，腿架托住小腿及膝部，腘窝处垫软垫，注意防止损伤腘窝血管、神经及腓肠肌（图7-2-6）。手术结束复位时，双下肢应单独、缓慢放下，防止回心血量减少引起低血压。

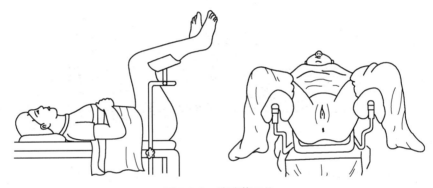

图7-2-6　膀胱截石位

第三节　手术患者手术部位的准备

（一）常用的皮肤黏膜消毒剂（表7-2-1）

表7-2-1　常用的皮肤黏膜消毒剂

消毒剂	主要用途	特点
2%～3%碘酊	皮肤消毒	杀菌谱广、作用力强，能杀灭芽孢
0.2%～0.5%碘伏	皮肤消毒	杀菌力较碘酊弱，不能杀灭芽孢，无需脱碘
0.02%～0.05%碘	黏膜、伤口的冲洗	杀菌力较弱，腐蚀性小
75%乙醇	颜面部、供皮区消毒，脱碘	杀灭细菌、病毒、真菌、对芽孢无效，对乙肝病毒等部分亲水病毒无效
0.1%～0.5%氯己定	皮肤消毒	杀灭细菌，对结核杆菌、芽孢有抑制作用
0.05%～0.1%氯己定	创面、颜面部、会阴、阴道、膀胱的冲洗	杀菌力弱

（二）消毒液的选择

根据手术患者年龄和手术部位，手术野皮肤消毒可选用不同消毒剂。

1. 婴幼儿皮肤消毒　婴幼儿皮肤柔嫩，一般用75%酒精，0.3%或0.5%碘伏消毒。

2. 普通外科、颅脑外科、骨外科、心胸外科手术区皮肤消毒　宜用2%～3%碘酊消毒，待干后，再用75%酒精脱碘。或用0.2%～0.5%碘伏消毒两遍，无需脱碘。

3. 会阴部手术消毒　会阴部皮肤黏膜用0.2%～0.5%碘伏消毒两遍。

4. 五官科手术消毒　面部皮肤用75%酒精消毒两遍。口腔黏膜、鼻部黏膜用0.5%碘伏消毒。

5. 供皮区的皮肤消毒　用75%酒精涂擦2～3遍。

6. 受损皮肤的消毒　烧伤和新鲜创伤的清创，先用无菌生理盐水反复冲洗，至创面清洁时拭干，再消毒。烧伤创面按其深度处理。创伤伤口用3%过氧化氢和0.02%～0.05%碘伏消毒，外周皮肤按常规消毒。

（三）消毒原则

1. 充分暴露消毒区。尽量将患者衣服脱去，以免影响消毒效果。

2. 使用碘酊消毒，待碘酊干后方可脱碘，否则，影响杀菌效果。

3. 消毒顺序以切口为中心，由内向外、从上到下。若为感染伤口或肛门区消毒，则应由外向内。已接触边缘的消毒纱球，不得返回中央涂擦。

4. 消毒范围同备皮范围，一般包括手术切口周围15～20cm的区域，如有延长切口的可能，应扩大消毒范围。

（四）手术区铺单

手术区铺无菌单（巾），是手术区皮肤消毒后实施手术的必要步骤，也是手术室护士必须掌握的基本技能。铺单原则是手术区周围要求有4～6层无菌单覆盖。以腹部手术为例，一般需铺以下三重单。

1. 铺切口巾　即用4块无菌巾遮盖切口周围。铺切口巾的方法是，器械护士将无菌巾折边1/3，第1、2、3块无菌巾的折边朝向第一助手，第4块巾的折边朝向器械护士自己，按顺序传递给第一助手；第一助手接过后分别铺于切口的下方、上方、对侧，最后铺自身侧。若已穿好无菌手术衣，则铺巾顺序改为先近侧后对侧。然后用布巾钳夹住切口巾的四个交角处，或用无菌切口薄膜粘贴。

2. 铺手术中单　铺巾者再次消毒手臂并穿好无菌手术衣、戴好无菌手套后将两块无菌中单分别铺于切口的上方和下方，应注意避免自己的手触及未消毒的物品。

3. 铺手术洞单　将剖腹大单的孔洞正对切口，短端朝向头部，长端朝向下肢，按照先上后下的原则展开，展开时手应卷在大单里，以免污染。要求短端盖住麻醉架，长端盖住器械托盘，两侧和足端应下垂手术床超过30cm。值得注意的是，已铺下的无菌手术单只能由手术区向外拉，不可向内移动。

（田　原）

扫一扫
测一测

复习思考题

1. 男性患者，腹腔镜下行肾脏手术，应摆放什么体位？摆放体位时应注意什么？

第三章

各种麻醉的配合与护理

学习要点

1. 麻醉学概述。
2. 局部麻醉、椎管内麻醉、全身麻醉的配合与护理。

第一节 麻 醉 概 述

一、麻醉学工作范畴

麻醉学包括临床麻醉、疼痛治疗、急救复苏和重症治疗,其中临床麻醉是麻醉学科的主要工作。

临床麻醉是应用药物或某种方法暂时使病人意识丧失或即使意识存在,但对疼痛无感知,以保证诊断、手术及其他治疗操作能够安全顺利地进行;在完成上述操作后,意识和各种感觉及生理反射能够及时、平稳的恢复正常。

二、麻醉分类

根据麻醉药物给药途径不同和作用部位差异,可以将临床麻醉分为两大类,即全身麻醉和局部麻醉。

1. 全身麻醉 全身麻醉指麻醉药作用于中枢神经系统,暂时使患者意识和痛觉消失、肌肉松弛、反射活动减弱。包括吸入麻醉、静脉麻醉。

2. 局部麻醉 局部麻醉指麻醉药作用于周围神经系统,使相应区域的痛觉消失、运动障碍。包括表面麻醉、局部浸润麻醉、区域阻滞麻醉、神经阻滞麻醉、椎管内阻滞麻醉。

3. 联合麻醉 是合并或配合使用不同药物或(和)方法施行麻醉的方法。临床上常用的有静吸联合麻醉等。

4. 基础麻醉 是麻醉前使病人进入类似睡眠状态,以利于其后麻醉的处理。临床上主要用于小儿和不合作人群的麻醉前处理。

三、麻醉前准备

1. 常规准备 为预防麻醉下的呕吐和误吸,成人择期手术时,麻醉前常规禁食6小时,禁饮4小时。小儿应在术前8小时内禁食固体食物,6小时内禁食牛奶,4小时内禁食母乳,禁水2～3小时,不能耐受长时间禁食的小儿应静脉输液。急症手术如时间允许亦应适当准备,进食患者必须在全麻下施行手术时,可先作清醒气管插管,能主动控制呼吸道,以避免误吸。对使用有致敏性局麻药的病人,应遵医嘱在麻醉前24小时内做过敏试验。

2. 麻醉前用药 麻醉前用药的目的是减轻患者的紧张、焦虑和恐惧,减少局麻药中毒;抑制呼吸道腺体分泌,减少唾液,保持呼吸道通畅,以防发生误吸;消除因麻醉或手术而引起的不良反射,特别是迷走神经反射,预防麻醉意外;提高患者的痛阈,减少麻醉药的剂量。

(1)镇静药和催眠药:具有镇静、催眠和抗惊厥作用,可以预防局麻药的毒性反应。①巴比妥类:常用苯巴比妥钠0.1g,麻醉前30分钟肌内注射,适用于一切麻醉方法。②地西泮(安定),成人口服或静脉注射剂量为5～10mg,一般在手术前晚使用,以保证其良好的睡眠。

(2)抗胆碱药:有抑制腺体分泌,减少呼吸道和口腔的分泌物,抑制迷走神经反射等作用。阿托品成人用量为0.5mg肌内注射;东莨菪碱0.3mg肌内注射。心动过速、甲状腺功能亢进、发热者不能用阿托品,可用东莨菪碱。适用于全身麻醉和椎管内麻醉。

(3)镇痛药:具有镇痛作用,与全身麻醉药有协同作用,可减少麻醉药的用量。椎管内麻醉时可作为辅助用药,能减轻内脏牵拉反应。此类药物易引起呼吸抑制,呼吸功能不全、颅内压增高、临产妇慎用。常用药物有吗啡,成人肌内注射剂量为10mg;哌替啶,肌内注射剂量为25～50mg。

(4)抗组胺药:可以拮抗或阻滞组胺释放。H_1受体阻滞剂作用于平滑肌和血管,解除其痉挛。常用药物有异丙嗪,肌内注射剂量为12.5～25mg。

3. 麻醉物品准备 麻醉前应常规准备好麻醉器械、药品,以保证麻醉顺利进行。器械准备包括听诊器、面罩、喉镜、气管导管、供氧设备、吸引设备、麻醉机、监护仪等;药品包括各种麻醉药及各种急救药等。所有的麻醉器械和急救设备必须处于完好备用状态,即使是小手术或简单的麻醉操作,也应慎重对待。

4. 麻醉前复核 此种复核至关重要,如有疏忽会导致严重后果。首先应确认病人及病历无误,询问昨晚睡眠情况,及有无取消或推迟手术的情况,如发热、月经等,询问禁饮食情况,麻醉前用药执行情况、时间、效果,最新化验检查结果,输血输液情况等。

第二节　局部麻醉的配合与护理

局部麻醉是将局麻药作用于周围神经的某个部位而产生麻醉作用的方法。其操作简便易行、安全有效、并发症少，对人体的生理功能影响小，适用于较表浅、局限的小手术或术中应用以阻断不良神经反射等。根据麻醉药的作用部位分为表面麻醉、局部浸润麻醉、区域阻滞麻醉、神经阻滞麻醉等。

一、常用局麻药物和局麻方法

（一）常用局麻药物

1. 普鲁卡因　酯类局麻药，作用时效 45～60 分钟，麻醉效能低，穿透力和弥散力差，不用于表面麻醉和硬膜外腔阻滞；毒性较小，适用于局部浸润麻醉或肋间神经阻滞，常用浓度为 0.5%；一次最大剂量为 1.0g；其代谢产物可减弱磺胺类药物的作用，使用时应注意。

2. 丁卡因　酯类长时效局麻药，麻醉效能是普鲁卡因的 10 倍，但毒性也较普鲁卡因明显增大。起效时间为 10～15 分钟，作用持续时间可达 3 小时以上。常用于表面麻醉，浓度为 1%～2%，一次限量为 40mg；滴眼浓度为 0.5%～1%，硬膜外腔阻滞可用 0.2%～0.3% 的浓度，一次限量为 40～60mg，持续时间 2～3 小时。因其毒性较大且起效较慢，不用于局部浸润麻醉。

3. 利多卡因　属于中效酰胺类局麻药，具有起效快、弥散广、穿透性强、无明显扩张血管作用等特点，可用于各类局部麻醉。表面麻醉浓度为 2%～4%，一次用量为 100mg；局部浸润麻醉浓度为 0.25%～0.5%，作用时间为 60～120 分钟；神经阻滞则用 1.0%～2.0% 的浓度，作用时间为 60～120 分钟；硬膜外腔阻滞用 1.0%～2.0% 的浓度，作用时间为 90～120 分钟，后三种麻醉一次限量为 400mg。蛛网膜下腔阻滞则用 2.0%～4.0% 的浓度，作用时间为 60～90 分钟，一次限量为 40～100mg。

4. 布比卡因　是一种强效、长时效的局麻药，麻醉效能和持续时间是利多卡因的 2～3 倍。临床常用浓度为 0.25%～0.75%，成人安全剂量为 150mg，最大剂量为 200mg。胎儿/母血浓度比为 0.30～0.44，胎盘通过量少。0.25%～0.5% 的布比卡因溶液可用于神经阻滞；0.5% 的等渗溶液可用于硬膜外腔阻滞，但腹部手术肌松效果欠佳；0.75% 的溶液起效时间缩短，且运动神经阻滞更趋于完善，但因其心脏毒性大禁用产妇。布比卡因不用于表面麻醉，也极少用于局部浸润麻醉。

5. 罗哌卡因　脂溶性和麻醉效能大于利多卡因，但小于布比卡因，对心脏毒性较布比卡因小，故尤其适用于硬膜外镇痛。常用浓度为 0.5%～1.0%，感觉神经阻滞可达 3～5 小时，一次限量为 200mg。

（二）常用局麻方法

1. 表面麻醉　是将穿透力强的局麻药用于黏膜表面，使其透过黏膜阻滞黏膜下的神经末梢。常用 2%～4% 的利多卡因，用于眼、鼻、咽喉等部位的手术，也可用于尿道、食管的内镜检查。表面麻醉应使用浓度较高的局麻药，以保证快速而持久的麻醉作用，而眼内滴入或尿道灌注给药，则应选择浓度较低的局麻药，以防因局麻药物吸收过快而引起局麻药中毒。

2．局部浸润麻醉 是将局麻药注射于手术区域的组织内，阻滞其中的神经末梢的麻醉方法。常用 0.5% 的普鲁卡因或 0.25%～0.5% 利多卡因。其操作要点：①分层注射，注射前先在皮内推注少许麻醉药液形成皮丘，再经皮丘刺入，分层注射麻醉药；②注药前回吸，经抽吸证实无回血后，方可继续注射给药；③为延缓局麻药物的吸收、延长作用时间、预防毒性反应、减少创面渗血，可在局麻药液内加入肾上腺素 2.5μg/ml；但老年、高血压和四肢末梢不用，以防引起意外或组织坏死。

3．区域阻滞 是将局麻药注射在手术区域四周和底部，阻滞通入手术区的神经纤维而使手术区域麻醉的方法。用药同局部浸润麻醉。该法较适用于体表肿块（如乳房良性肿瘤）切除术、头皮手术、腹股沟疝修补术等。其具有避免穿刺肿瘤组织、不影响局部解剖层次辨认等优点。

4．神经阻滞 是将局麻药注入神经干、神经丛、神经节的周围，阻滞神经冲动的传导，使其支配区域产生麻醉的方法。常使用穿透力强的麻醉药，如 2% 利多卡因和 1% 罗哌卡因，临床常用于肋间、指（趾）、神经干阻滞，颈丛、臂丛神经阻滞（图 7-3-1）。

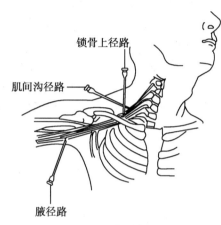

图 7-3-1 臂丛神经阻滞

（三）局麻药的毒性反应

1．局麻药毒性反应的常见原因 ①用药过量；②误注入血管内；③作用部位血供丰富，局部吸收过快；④药物浓度过高；⑤病人全身情况差，对局麻药耐受力降低等。

2．毒性反应的临床表现 出现中枢神经系统和心血管系统毒性反应：中枢毒性表现为舌或口唇麻木、头痛头晕、耳鸣、视物模糊、言语不清、肌肉颤搐、意识不清、惊厥，甚至呼吸停止。心血管毒性表现为传导阻滞、血管平滑肌和心肌抑制，出现心律失常、心肌收缩力减弱、血压下降，甚至心脏停搏。

3．局麻药毒性反应的预防 ①麻醉前镇静药的使用是预防局麻药中毒的关键；②严格掌握一次限量；③注药前回吸，防止注入血管；④血液循环丰富的部位，可在局麻药中加入肾上腺素；⑤据病人具体情况或用药部位酌减剂量。

4．毒性反应的处理 发生毒性反应后，应立即停止用药，吸入氧气，对轻度毒性反应者可用地西泮 5～10mg 静脉或肌内注射，此药有预防和控制抽搐作用。如已发生抽搐或惊厥，静注硫喷妥钠 1～2mg/kg，控制抽搐和惊厥。

5．过敏反应的处理 较少见。过敏反应的表现为使用很少量局麻药后，出现荨麻疹、呼吸困难、面色潮红、低血压等。立即静注肾上腺素 0.2～0.5mg，然后给予糖皮质激素和抗组胺药物。

二、局部麻醉患者的护理

【护理评估】

1．健康史 了解患者局部麻醉药过敏史及皮试结果，是否接受了麻醉前用药。

2．身体状况 测量体温、脉搏、呼吸、血压等。了解心、肝、肾功能情况，估计患者对局麻药物的耐受力,是否可用肾上腺素。

3．心理 - 社会状况　观察病人有无精神紧张、焦虑等,家人和社会对病人的支持程度如何。

【主要护理诊断与预期目标】

1．焦虑　与面临麻醉风险和手术室的环境有关。

预期目标：患者焦虑程度减轻。

2．潜在并发症　局麻药毒性反应与过敏反应。

预期目标：潜在并发症能被及时发现,并得到有效处理。

【护理措施】

1．心理护理　操作前要告知,取得病人配合。

2．防止局麻药过敏反应　应询问患者有无药物过敏史,了解麻醉前皮试结果,麻醉前注射镇静剂。应严格掌握局部麻醉药一次性剂量。熟悉局麻药中毒反应的表现,密切观察,一旦发生毒性反应,应立即停止手术,全力配合医生急救处理。

第三节　椎管内麻醉的配合与护理

一、椎管内麻醉的方法

椎管内麻醉是将局麻药注入椎管内的蛛网膜下腔、硬脊膜外腔或骶管,阻断部分脊神经的冲动传导,使一定区域的感觉、运动及反射消失,伴肌肉松弛(图 7-3-2)。椎管内麻醉时,患者保持清醒、镇痛效果确切、有一定的肌肉松弛,但可以引起血压下降、恶心呕吐、呼吸抑制等不良反应。

（一）蛛网膜下腔阻滞

蛛网膜下腔阻滞（又称腰麻）是将局麻药注入蛛网膜下腔,阻滞部分脊神经的传导功能,使其所支配区域产生麻醉作用的方法。

1．适应证　适用于下腹部、盆腔、下肢及肛门、会阴部手术。

2．禁忌证　①中枢神经系统疾病,如脊髓病变、颅内压增高;②血容量明显不足如休克等;③穿刺部位皮肤感染或脓毒血症,脊椎外伤或有严重腰背痛病史者;④凝血机制障碍或腹内压明显增高者;⑤高血压合并冠心病者;⑥精神病或小儿等不合作的患者。

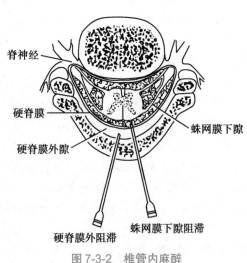

图 7-3-2　椎管内麻醉

3．麻醉方法　腰麻常用的麻醉药为 1% 利多卡因、0.5% 布比卡因、0.5% 罗哌卡因。取低头、弓腰、抱膝姿势,使棘突间隙张开以利穿刺(图 7-3-3),选择第三和第四腰椎（$L_3 \sim L_4$）或第四和第五腰椎（$L_4 \sim L_5$）间隙为穿刺点穿刺,见脑脊液流出后注入药物,调节病人体位以达到调节麻醉平面。影响麻醉平面的因素很多,以药物剂量最为重要,此外与药物的比重和容积有密切关系。

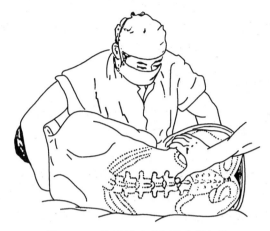

图 7-3-3 蛛网膜下腔阻滞穿刺部位

（二）硬脊膜外阻滞

硬脊膜外阻滞是将局麻药注入硬脊膜外间隙,阻滞脊神经根,使其支配区域内产生麻醉作用的方法。

1. 适应证 因为此种麻醉方法不受时间限制,适用于除头部以外的任何手术,临床上得到广泛的应用。常用于腹部及以下手术。

2. 禁忌证 与腰麻相似。对中枢神经系统疾病、休克、穿刺部位皮肤感染、脊柱严重畸形或结核、凝血机制障碍等病人均列为禁忌证。对严重贫血、高血压、心脏病等病人,应谨慎应用。

3. 麻醉方法 硬脊膜外阻滞常用的麻醉药为 2% 利多卡因、1% 罗哌卡因、0.5% 布比卡因。根据手术的部位选择穿刺点,一般硬膜外阻滞的范围可达到 5 个脊神经的支配范围。麻醉体位同腰麻体位。进入硬膜外腔后留置导管,退出穿刺针,麻醉中在导管中随时注药,所以麻醉时间不受限制（图 7-3-4）。

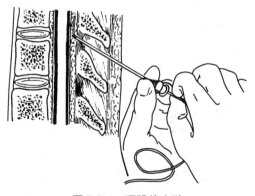

图 7-3-4 硬膜外麻醉

（三）骶管阻滞

是经骶裂孔将局麻药注入骶管内,阻滞骶神经而产生麻醉作用的方法,是硬脊膜外阻滞的一种。

1. 适应证 适用于直肠、肛门和会阴部手术。

2. 禁忌证 穿刺点皮肤感染或骶骨畸形。

3. 麻醉方法 骶管阻滞常用的麻醉药 2% 利多卡因、1% 罗哌卡因，在骶裂孔穿刺注药，一次性注药维持手术时间 1.5～4 小时。

二、椎管内麻醉病人的护理

椎管内麻醉在临床使用广泛，由于椎管内麻醉对病人的循环功能影响较大，因此必须做好椎管内麻醉病人的麻醉配合及护理工作。

【护理评估】

1. 健康史 了解有无麻醉或手术史，注意局麻药过敏史；了解病人是否按要求禁饮食；是否接受了麻醉前用药；麻醉部位皮肤有无感染、脊柱有无畸形。

2. 身体状况 测量体温、脉搏、呼吸、血压等，尤其注意病人有无心脏病、体液失调等情况；观察麻醉过程中有无心率（律）紊乱、呼吸改变、血压下降、恶心呕吐及其他并发症出现。

3. 心理 - 社会状况 观察病人有无精神紧张、焦虑等，家人和社会对病人的支持程度如何。

【主要护理诊断与预期目标】

1. 心输出量减少 与麻醉后部分交感神经阻滞有关。

预期目标：在麻醉苏醒期血压平稳，心输血量正常。

2. 低效性呼吸型态 与腰麻时平面过高或硬膜外麻醉时麻药误入蛛网膜下腔有关。

预期目标：呼吸功能得到有效地恢复。

3. 尿潴留 与骶神经被阻滞后恢复较晚、腹部和会阴手术后切口疼痛、病人不习惯卧床排尿等有关。

预期目标：能自主排尿。

4. 疼痛 腰麻时脑脊液漏出引起颅内压降低所致头痛。

预期目标：头痛得到预防或减轻。

5. 潜在并发症 全脊髓麻醉等。

预期目标：及时发现和处理全脊髓麻醉，避免严重后果。

【护理措施】

（一）术中观察和护理

1. 血压下降或心率减慢 协助麻醉师摆好体位，在麻醉开始时，密切观察病人的血压、心率。血压下降可因脊神经被阻滞后，麻醉区血管扩张，回心血量减少造成；病人如有高血压或血容量不足等，本身代偿能力低下，则更易发生低血压。若心交感神经被阻滞，迷走神经相对亢进，可引起心率过缓。其处理为保持静脉输液通畅，扩充血容量；静注麻黄碱 15mg，收缩血管提升血压；心动过缓者，可静脉注射阿托品 0.3～0.5mg。

2. 呼吸抑制 常因腰麻平面过高或硬外麻时麻药误入蛛网膜下腔引起。其症状为胸闷气短，咳嗽无力，严重者可出现发绀。视程度给予面罩吸氧或辅助呼吸。一旦呼吸停止，应立即作气管内插管和人工呼吸进行急救。

3．恶心呕吐 发生的原因是低血压或呼吸抑制，造成脑缺氧而使呕吐中枢兴奋；牵拉腹腔内脏，迷走神经亢进；对术中辅用哌替啶的催吐作用较敏感。应针对原因采取治疗措施，如提升血压、吸氧、暂停手术牵拉等。

（二）术后观察和护理

1．体位 硬膜外麻醉手术后平卧 6 小时，可不必去枕，腰麻必须去枕平卧 6～8 小时。

2．观察生命体征 尤其是呼吸和循环功能、出血情况、恶心呕吐等情况。

3．其他 接送病人途中安全情况及引流管接通和伤口覆盖情况。

（三）术后并发症护理

1．头痛 多发生于腰麻后 1～3 天，发生率为 4%～37%，典型是穿刺术后 6～24 天，病人在坐起或站立时加重，平卧后减轻或消失。其主要原因是腰椎穿刺时穿刺针较粗刺破了蛛网膜，脑脊液从穿刺孔漏入硬膜外腔，致颅内压下降，颅内血管扩张而引起血管性头痛。所以腰麻病人手术后应去枕平卧，变换体位时动作宜缓慢。

2．尿潴留 是腰麻后较常见的并发症。主要是局麻药在支配膀胱的骶神经处潴留引起，常见于下腹或肛门会阴部手术；切口疼痛以及病人不习惯床上排尿，也是发生尿潴留的重要因素。可进行诱导排尿或针刺足三里、三阴交等穴位；指导病人床上排尿；热敷下腹部膀胱区；必要时导尿。

3．全脊髓麻醉 是硬膜外麻醉中最危险的并发症，原因是误将过量的局麻药注入蛛网膜下腔，引起全脊髓包括脊神经根的阻滞，结果造成血压下降、呼吸抑制，进而呼吸和心跳停止。一旦发生全脊髓麻醉后，立即给氧和气管内插管行辅助呼吸；提升血压；心跳停止时则立即按心肺复苏处理。

4．硬膜外血肿 若穿刺时损伤血管，可引起出血，血肿压迫脊髓可并发截瘫。一旦发生，尽早行硬膜外穿刺抽除血液，必要时切开椎板，清除血肿。

5．导管拔除困难或折断 因椎板、韧带及椎旁肌群强直致导管难以拔出，也见于置管技术不当、导管质地不良、拔管用力不当等情况。如遇到拔管困难，切忌使用暴力，可将病人置于原穿刺体位，热敷或在导管周围注射局麻药后再行拔出。若导管折断，无感染或无神经刺激症状者，可不取出，但应密切观察。

第四节 全身麻醉的配合与护理

全身麻醉是麻醉药物作用于中枢神经系统并抑制其功能，以使病人全身疼痛消失的麻醉方法。全身麻醉病人表现为神志消失、感觉丧失、反射活动减弱和肌肉松弛，能满足全身各部位手术需要。全麻药对中枢神经的抑制作用是可控制、可逆转的，无时间限制，病人清醒后不留后遗症，与局部和椎管内麻醉比较，具有舒适、安全之优点，目前最常用。按全麻药进入体内的途径不同分为吸入麻醉和静脉麻醉。吸入麻醉是将挥发性液体或气体麻醉药经呼吸道吸入而产生全身麻醉作用的方法，由于麻醉药经肺通气进入体内和排出，故麻醉深度的调节较易控制。静脉麻醉药是经静脉注射进入体内，通过血液循环作用于中枢神经系统而产生全身麻醉作用，其优点是诱导迅速，对呼吸道无刺激；缺点是麻醉深度不易调节。

一、全身麻醉药物与全身麻醉方法

（一）全身麻醉药物

1. 吸入全麻药　通过呼吸道给药。

（1）氧化亚氮（N_2O）：又称笑气，麻醉作用较弱，经常和其他麻醉药复合使用。对呼吸有轻度抑制作用，可使潮气量降低，故在麻醉中须维持吸氧浓度在 30% 以上，停止吸入氧化亚氮后，应吸入纯氧 5～10 分钟。此外，N_2O 会使体内气体容积增大，故肠梗阻、气腹、气胸病人不宜使用。

（2）恩氟烷：又称安氟醚。麻醉效能较强，麻醉诱导速度较快，可用于麻醉诱导和维持。对中枢神经系统和心肌收缩力有抑制作用，对外周血管有轻度舒张作用，可引起血压下降和心率增快；对呼吸的抑制作用较强，可表现为潮气量降低，呼吸增快。因其可使眼压减低，故对眼内手术有利。但严重心脏疾病、癫痫、颅内压过高者慎用。

（3）异氟烷：又称异氟醚。麻醉效能强，可用于麻醉诱导和维持。用面罩吸入诱导时，因有刺激味，病人可出现呛咳和屏气，故常在静脉诱导后给异氟烷以维持麻醉。副作用较安氟醚小，诱导和苏醒快。

（4）七氟烷：又称七氟醚。麻醉效能较强，用于麻醉诱导和维持。对中枢神经系统有抑制作用，对脑血管有舒张作用，可导致颅内压升高；对呼吸的抑制作用较强，但对呼吸道无刺激性，面罩吸入诱导时呛咳和屏气的发生率很低。麻醉诱导和苏醒更迅速。

（5）地氟烷：又称地氟醚。麻醉效能较弱，用于麻醉诱导和维持。因对循环功能的影响较小，对心脏手术或心脏病患者行非心脏手术的麻醉更为有利。其诱导和苏醒迅速，也适用于门诊手术患者的麻醉，而且恶心和呕吐的发生率明显低于其他吸入麻醉药。但需要特殊的蒸发器，价格也较贵。

2. 静脉全麻药　通过静脉途径给药。

（1）硫喷妥钠：常用浓度为 2.5%，是一种超短效的巴比妥类药物。小剂量静脉注射有镇静、催眠作用，剂量稍大时，注药后 15～30 秒即可使病人入睡，作用时间约为15～20 分钟。可降低脑代谢率及氧耗量，降低脑血流量和颅内压。有直接抑制心肌和扩张血管作用。有较强的中枢性呼吸抑制作用。可抑制交感神经而使副交感神经作用相对增强，使咽喉及支气管的敏感性增加。适用于麻醉诱导、短小手术麻醉、控制惊厥及小儿基础麻醉。哮喘、肌强直性萎缩症及循环抑制、严重低血压者禁用。

（2）氯胺酮：镇痛作用显著，静脉注射后 30～60 秒病人意识消失，作用时间约 10～15 分钟。肌内注射后约 5 分钟起效，能维持 30 分钟。可用于全麻诱导，剂量为 1～2mg/kg 静注。静脉持续点滴 1% 溶液 0.2mg/kg 可用于麻醉维持。常用于小儿基础麻醉，肌注 5～10mg/kg。主要副作用有幻觉、噩梦及精神症状，使眼压和颅内压升高。

（3）普鲁泊福：又称异丙酚，具有镇静、催眠作用，有轻微镇痛作用。起效快，静注后 30～40 秒患者即入睡，维持时间仅为 3～10 分钟，停药后苏醒快而完全。用于全麻静脉诱导、复合麻醉维持、门诊手术的麻醉。对心血管系统有明显抑制作用及血管舒张作用，可致严重低血压。对呼吸有明显抑制作用。所以老年人及术前循环功能不全者应减量。

（4）依托咪酯：又称乙咪酯，为短效催眠药，无镇痛作用。可降低脑血流量、颅内压及代谢率，对心率、血压及心排血量的影响均小，不增加心肌氧耗量。主要用于麻醉诱导，适用于年老体弱和危重病人。

3.全麻辅助用药　应用一些辅助药物以加强麻醉效能，其本身并无麻醉作用，但可减少麻醉药物的用量，从而使麻醉更平稳，安全性更大。

（1）安定类：具有镇静、抗焦虑、催眠及抗惊厥作用。用于静脉麻醉用药和麻醉辅助药，也常用于麻醉诱导。常用药物有地西泮和咪达唑仑（咪唑安定）。咪达唑仑为短时间作用药，其作用同地西泮，但作用强度为地西泮的 1.5～2 倍，且呼吸和循环抑制较地西泮重。

（2）哌替啶：又名杜冷丁，有镇静、催眠、解除平滑肌痉挛作用。对心肌有抑制作用，对呼吸也有轻度抑制作用。常作为麻醉前用药和麻醉辅助药，或用于术后镇痛。

（3）吗啡：为麻醉性镇痛药，作用于大脑边缘系统可消除紧张和焦虑，并引起欣快感，有成瘾性。能提高痛阈，解除疼痛，但有明显抑制呼吸中枢作用。常作为麻醉前用药和麻醉辅助药，也可与镇静药、肌松药合用行全静脉麻醉。

（4）芬太尼：镇痛作用为吗啡的 75～125 倍。大剂量用药后可出现呼吸抑制。常与镇静药、肌松药合用行静脉麻醉。

4.肌肉松弛药　简称肌松药，是全麻时重要的辅助用药，使肌肉松弛便于手术操作。肌松药无镇静、镇痛作用，不能单独应用；使用肌松药后呼吸抑制，应进行气管内插管，并行辅助或控制呼吸。分为去极化型肌松药与非去极化型肌松药，只有琥珀胆碱为去极化，其余为非去极化。

（1）琥珀胆碱（司可林）：起效快，肌松完全且短暂。副作用有引起心动过缓及心律失常的可能；可引起血清钾升高；肌肉强直收缩时可引起眼压、颅内压及胃内压升高。

（2）筒箭毒碱（管箭毒碱）：起效较慢，作用时间较长。临床主要用于维持术中肌肉松弛。但有释放组胺作用，引起低血压和心动过速，并可引起支气管痉挛。

（3）泮库溴铵（潘可罗宁）：肌松作用强，作用时间也较长。起效时间为 3～6 分钟，临床作用时间为 100～120 分钟。临床可用于全麻时气管内插管和术中维持肌肉松弛。

（4）维库溴胺（万可罗宁）：肌松作用强，作用时间较短。起效时间大约为 2～3 分钟，临床作用时间为 25～30 分钟。临床可用于全麻气管内插管和术中维持肌肉松弛。

（5）阿曲库铵（卡肌宁）：肌松作用差，作用时间短。起效时间为 3～5 分钟，临床作用时间为 15～35 分钟。临床用于全麻气管内插管和术中维持肌松弛。体内主要通过霍夫曼消除代谢，这是卡肌宁一大特点。

（二）全身麻醉方法

全麻维持期的主要任务是维持适当的麻醉深度以满足手术的要求，如切皮时麻醉需加深，开、关腹膜及腹腔探查时需良好肌松。

1.吸入麻醉　经呼吸道吸入一定浓度的吸入麻醉药，以维持适当的麻醉深度。挥发性麻醉药的麻醉性能强，吸入后患者意识、痛觉消失，能单独维持麻醉，但肌松作用并不满意，因此，必要时可加用肌松药。全麻实施常规进行气管内插管，并行辅助或控制呼吸（图 7-3-5）。

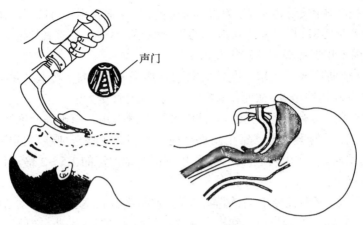

图 7-3-5　经口气管内插管

2.静脉麻醉　为全麻诱导后经静脉给药维持适当麻醉深度的方法。目前所用的静脉麻醉药中,除氯胺酮外,多数都属于镇静催眠药,缺乏良好的镇痛作用。因此,单一的静脉全麻药仅适用于全麻诱导和短小手术,而对复杂或时间较长的手术,多选择复合全身麻醉。

3.复合全身麻醉　随着静脉和吸入全麻药品种的日益增多,麻醉技术的不断完善,复合麻醉在临床上得到越来越广泛的应用。

(1)全静脉复合麻醉:静脉麻醉诱导后,采用静脉镇静药、麻醉性镇痛药和肌松药复合应用。这样既可发挥各种药物的优点,又可克服其不良作用,具有诱导快、操作简便、可避免吸入麻醉药引起的环境污染等。

(2)静吸复合麻醉:全静脉麻醉的深度缺乏明显的标志,给药时机较难掌握。因此,一般在静脉麻醉的基础上,于麻醉减浅时,间断吸入挥发性麻醉药。这样既可维持相对麻醉稳定,又可减少吸入麻醉药的用量,且有利于麻醉后迅速苏醒。

二、全身麻醉病人的护理

全麻过程中,麻醉药物对呼吸系统甚至全身的影响比较大,病人容易出现神经、循环、呼吸等方面意外。因此,全麻病人护理的主要任务是保持静脉通路通畅,与麻醉师密切配合监测生命体征、尿量等变化,及时发现和协助处理异常情况,保证患者安全。

【护理评估】

1.健康史　了解病人是否按要求禁饮食;是否接受了麻醉前用药;有无咳嗽、发热等情况;有无影响完成气管插管的因素;有无中枢神经系统、心血管系统和呼吸系统等病史。

2.身体状况　有无牙齿缺少或松动,是否有义齿;意识状态和生命体征、营养状况如何。

3.辅助检查　评估各项辅助检查结果是否正常,有无重要脏器功能不全、凝血功能障碍及贫血和低蛋白血症等。

【主要护理诊断与预期目标】

1.有窒息的危险　由于麻醉前未禁食所致。

预期目标：保持呼吸道通畅，防止窒息发生。

2．心输出量减少 与麻醉前患者的血容量不足、麻醉过深等有关。

预期目标：病人能摄入充足的液体。

3．体温过高或过低 与手术、麻醉和输液有关。

预期目标：病人体温维持正常。

4．有受伤的危险 与病人的意识障碍、躁动有关。

预期目标：避免意外损伤发生。

【护理措施】

（一）密切观察病情

密切观察生命体征，保持呼吸道通畅。每 15～30 分钟测血压、脉搏、呼吸一次，直至患者完全清醒。

（二）维持呼吸功能

1．呕吐与误吸 通常发生在麻醉诱导期和苏醒期，饱食后急症病人、肠梗阻病人、小儿更容易出现。术前严格禁食禁饮，使胃充分排空；肠梗阻或饱食者，应插胃管吸除胃内容物；进食者采用清醒气管插管。一旦发生误吸，应立即头低位，偏向一侧，以防呕吐物进入呼吸道；清除口咽部的呕吐物。

2．舌后坠 有呼吸困难和鼾音，舌后坠者可托起下颌或置口咽通气管。

3．喉头水肿 遵医嘱静脉注入地塞米松，并用麻黄碱喉头喷雾。

4．喉痉挛 应去除原因，经面罩加压给氧，严重者可经环甲膜穿刺给氧，在手术中可以加深麻醉或给肌松药，再行气管插管。

5．肺不张 多见于上腹和胸腔手术者，主要是术后咳痰困难、分泌物阻塞支气管引起，也可能是由于单侧支气管插管引起，或吸入麻醉药导致区域性肺不张有关。痰多而黏稠者应稀释痰液，术前给予抗胆碱药减少分泌物，及时吸除分泌物。做好术前戒烟、术后镇痛，鼓励病人咳嗽和深呼吸等。

6．支气管痉挛 静脉给予氨茶碱或皮质激素，解除小支气管平滑肌痉挛；必要时行气管插管，控制呼吸。

7．低氧血症 常见的原因有吸氧不足、通气不足、肺不张、支气管痉挛、肺水肿等。患者可出现心动过速、呼吸急促、发绀等表现。应增加吸氧浓度；检查呼吸机管道是否脱落、堵塞；吸除口咽部分泌物；有肺水肿的可强心、利尿和控制输液速度。

8．肺梗死 见于老年人骨盆骨折和下肢骨折长期卧床引起。病人多发生于麻醉后翻身时，血压急剧下降，心搏骤停，面色发绀等，多是静脉血栓脱落引起肺梗死，老年人要注意控制血黏稠度和血脂，麻醉诱导后勿翻身剧烈。

（三）维持循环功能

1．低血压和高血压 麻醉过深、失血过多、术中牵拉迷走神经均可以导致血压下降。应减浅麻醉，同时补充血容量，必要时监测尿量、中心静脉压来指导输血、输液。减少内脏牵拉，可用利多卡因封闭内脏神经。高血压与病人原有疾病外，还可与麻醉浅，镇痛药不足，未能控制手术刺激而发生强烈反应有关。处理为加深麻醉、使用降压药物和心血管药物。

2．心律失常 手术牵拉内脏因迷走神经反射导致心动过缓，严重时导致心搏骤停，应立即停止手术操作，药物治疗。

3．心搏骤停　心搏骤停的原因很多,如急性失血、麻醉过深、手术牵拉内脏、高碳酸血症、低血钾和高血钾等。一旦发生,即刻人工呼吸和心脏按压,在手术中可以开胸心脏按压。

(四)维持体温正常

常见于小儿麻醉。婴幼儿由于体温调节中枢尚未发育完善,体温极易受环境温度影响。如高热不及时处理,可引起抽搐甚至惊厥。所以小儿麻醉应注意体温监测,一旦体温升高,就应积极物理降温,头部加冰帽防止脑水肿。如发生抽搐,应立即吸氧,保持呼吸道通畅,并可静脉注射小剂量镇静药。注意保暖,体温过低时可用暖水袋。

(五)其他

包括防止意外损伤、术后躁动与苏醒延迟等护理。

(六)全麻恢复情况

可采取麻醉恢复评分法,评定患者的恢复情况(表7-3-1),评分达到7分以上者即可离开恢复室。

表7-3-1　麻醉恢复评分表

项目	2分	1分	0分
意识	清醒,回答问题正确	可唤醒	呼唤无反应
呼吸	能呼吸并咳嗽	呼吸困难或间断	无自主呼吸
循环	与麻醉前基础血压相比,收缩压变化率在20%以内	与麻醉前基础血压相比,收缩压变化率在20%～50%以内	与麻醉前基础血压相比,收缩压变化率在50%以上
活动	四肢都能活动	能活动两个肢体	不能自主活动肢体
皮肤色泽	面、口唇、指端色泽正常	苍白、灰暗等改变	明显青紫

全麻恢复良好标准:①神志清醒,能辨认时间、人物和地点;②血压、脉搏平稳维持30分钟以上;③能做深呼吸和有效咳嗽,呼吸频率和幅度正常,$SPO_2 > 95\%$;④末梢循环良好,皮肤红润、温暖等,可送返普通病房。

(田　原)

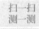

复习思考题

患者,男,70岁,背部脂肪瘤10cm×12cm,在局部浸润麻醉下行脂肪瘤切除术,0.5%普鲁卡因用量200ml,因瘤体较大,又追加使用一些剂量。患者出现烦躁、惊厥,测脉率98次/分,呼吸24次/分,血压10/6kpa。试问:

1. 该患者发生了什么情况?
2. 可能的原因有哪些?
3. 如何急救处理?

第四章

- - - - - -

手术配合与护理

 学习要点

1. 常用手术器械。
2. 手术器械的传递方法。

第一节 常用手术器械与物品

一、常用手术器械

手术室护士的基本技术操作是手术配合工作的基础,只有熟知各种手术器械的名称、结构特点、基本性能和用途,才能保证在接到术者指令后及时准确地传递配合,才能提高手术效率,保证手术安全。常用的基本手术器械有刀、剪、镊、钳、拉钩等。

(一)切割及解剖器械

1. 手术刀 普通手术刀由刀柄和可拆卸的刀片组成,主要用于切开和分离组织。刀柄及刀片种类很多,其末端都标有号码(图 7-4-1,表 7-4-1)。装卸刀片时,用持针钳夹持刀片前 1/3 背部,使刀片的窗口对准刀柄前部的刀槽,稍用力向后拉动即可装上。夹持刀片尾端背部,稍用力提取刀片向前推即可卸下(图 7-4-2)。特殊用途的刀类有截肢刀、骨刀、滚轴式取皮刀、鼓式取皮刀等。此外还有新型的刀类用于手术,如高频电刀、激光刀、超声刀等。可根据不同的手术要求,选用不同的手术刀。

 知识链接

氩气刀

氩气刀是新一代电外科设备,通过电离氩气产生氩等离子,传导高频电流至靶组织产生热效应,从而达到止血和组织失活的效果。APC(argon plasma coagulation)是一种新型可控的非接触式电凝技术。氩气刀的适应证主要包括弥漫性出血的止血、组织灭活及氩气支持下电切,可用于各种手术,包括开放手术、腔镜手术等。

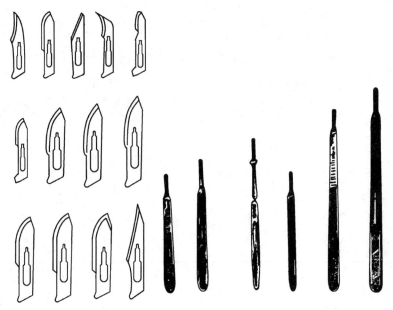

图 7-4-1 各种手术刀片与刀柄

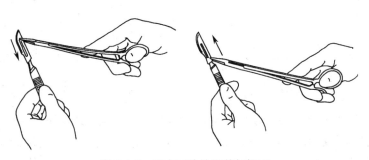

图 7-4-2 手术刀片的安装与卸下

表 7-4-1 手术刀型号、刀柄及刀片用途表

型号	长度(mm)	名称	安装刀片	用途
3	125	小号刀柄	小刀片(20号以下)	浅表小范围切割
4	140	普通刀柄	大号刀片(20以上)	浅表部位切割
7	160	细长刀柄	小刀片	深部切割
3L*	200	长3号刀柄	小刀片	深部切割
4L*	220	长4号刀柄	小刀片	深部切割

*L 为 Long 的首字母,表示长的意思

2.手术剪 根据手术要求的不同可有不同的形状和型号(图 7-4-3)。手术剪有弯直长短之分,又因剪刀头部结构的不同可分为组织剪(尖头剪、钝头剪)和剪线剪(拆线剪、线剪)。组织剪用于剪开、分离和解剖组织。剪线剪用于拆除剪断缝线、敷料及引流物等。使用时二者不可混用。

3.手术镊 主要用于夹持或提拉组织,或协助其他器械操作,如分离、切开或剪开组织及缝合等。有长、短及有齿、无齿之分(图 7-4-4)。有齿镊又称组织镊,持物牢固,但对组织有损伤,适用于提起皮肤、筋膜等坚韧组织。无齿镊对组织损伤轻,适用于对肠壁、血管、神经及黏膜等的夹持。浅部操作时常用短镊,深部操作时用长镊。

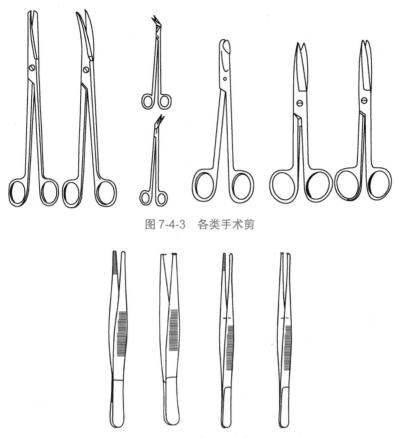

图7-4-3　各类手术剪

图7-4-4　常用手术镊

（二）夹持及钳制器械

1. 血管钳　又称止血钳(图7-4-5),主要用来止血、分离、解剖、夹持组织及牵引缝线等。不应使用血管钳夹持皮肤、脏器及脆弱组织,以免损伤。血管钳种类很多,有蚊式血管钳、直血管钳、弯血管钳、有齿血管钳、无损伤血管钳等。

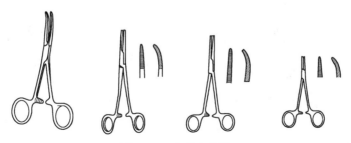

图7-4-5　各类血管钳

2. 持针钳　又叫持针器,用来夹持缝针。持针钳咬合面上有交叉齿纹,并有凹槽,利于夹持缝针,不易滑脱。使用时将持针钳的尖端夹住缝针的中、后1/3交界处(图7-4-6)。

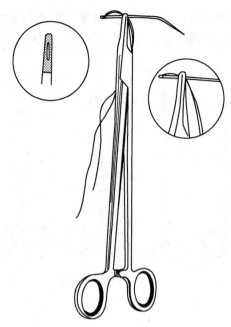

图 7-4-6　持针钳与持针方法

3．海绵钳　又称卵圆钳、持物钳（图 7-4-7）。分为有齿纹、无齿纹两种。有齿纹者用以夹持、传递已消毒的器械、缝线、缝针、敷料、引流管等，还可用于手术野皮肤的消毒；无齿纹者用来夹持脏器，协助暴露手术野。

4．组织钳　又叫艾丽斯钳、鼠齿钳（图 7-4-8）。前端稍宽，有一排细齿似小耙，闭合时互相嵌合，弹性好，对组织的压榨较血管钳轻，故一般用来夹持软组织，也可用来夹持牵引皮瓣。

5．布巾钳　前端弯而尖，能交叉咬合（图 7-4-9）。主要用来固定铺盖于手术切口周围的无菌巾，以防术中移动或松开。

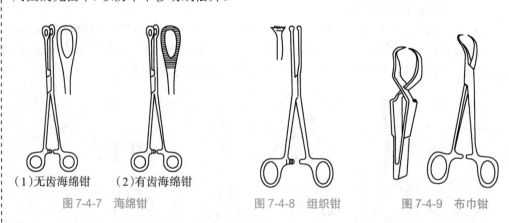

（1）无齿海绵钳　（2）有齿海绵钳

图 7-4-7　海绵钳　　　　图 7-4-8　组织钳　　　图 7-4-9　布巾钳

（三）牵引器械

又称拉钩或牵开器，在手术中用以牵开组织，暴露手术野，便于探查和操作。临床上有有齿与无齿两种和手持拉钩与自动拉钩之分。有齿适用于牵引致密、坚韧的组织，不易滑脱；无齿对组织损伤小。手持拉钩可随需要，随时变换牵引的位置、方向和力量；自动拉钩多用于位置较固定，牵引力需很大的手术中，如胸、腹及盆腔手术等（图7-4-10）。

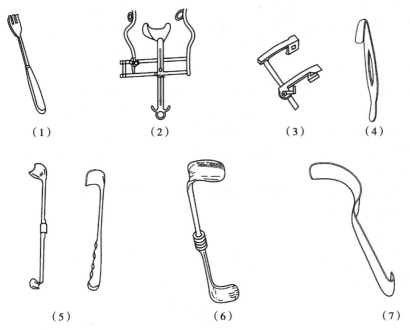

（1）　　　　　　（2）　　　　　　　　（3）　　　　　（4）

（5）　　　　　　　（6）　　　　　　　　　（7）

图 7-4-10 常用手术拉钩

（1）皮肤拉钩 （2）三翼腹壁固定牵开器 （3）自动拉钩 （4）甲状腺拉钩
（5）阑尾拉钩 （6）腹腔平头拉钩 （7）S拉钩

　　手术器械多为不锈钢制成。洗手护士应在手术开始前检查器械性能，各种刀、剪及锐利器械是否锋利；钳制器械关节有无松动，闭合是否紧密，如血管钳咬合不紧，手术止血时意外弹开，造成手术不能顺利进行，从而影响病人的安全。

　　手术室护士除了要掌握手术器械的性能及用途之外，还应不断学习新型手术器械的使用方法、检修及保养知识，如各种电凝器、吻合器、激光或微波手术刀等。

二、常用手术物品

（一）手术缝针、缝线

　　缝针用于缝合或贯穿结扎各种组织。有直针、弯针及圆针、三角针之分。直针适于缝合宽敞部位如胃肠道黏膜层；弯针应用较广，几乎所有组织和器官均可选用大小、弧度不同的弯针来缝合（图7-4-11）。三角针的针尖锐利，用于缝合皮肤、韧带、软骨和瘢痕等坚韧组织，但不宜用于颜面皮肤的缝合。圆针用于缝合一般软组织，如血管、筋膜、腹膜及神经等。

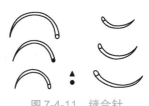

图 7-4-11 缝合针

　　手术缝线主要用于缝合组织和结扎血管。缝线要求有一定的张力、组织反应小、无毒、不致敏，易灭菌和保存。分为可吸收和不可吸收两类。

　　1.可吸收缝线　是因体内酶的消化而被组织吸收的缝线，包括天然和合成两种。天然缝线有肠线（羊肠组织制成）和胶原线，肠线常用于胃肠、胆管或膀胱和子宫壁等黏膜和肌层的吻合,分为铬制和普通两种,临床上通用的为铬制肠线,在体内经2～3周可被吸收。肠线宜连续缝合,以免线结太多而发生异物反应;胰腺手术时,不宜使用肠线,以免被胰液消化,引发出血或吻合口破裂。合成缝线有聚乳酸羟基乙酸线(XLG)、聚二氧杂环己酮线(PDS)等,比肠线更易吸收,组织反应更轻,但价格高。

2. 不可吸收缝线 指不能被组织酶消化的缝线,如丝线(优质蚕丝制成)、尼龙线、金属线等。黑色丝线最常用,特点是组织反应小、质软不滑、打结牢,价格低廉,可经高压蒸气灭菌,常用于缝合伤口各层组织和结扎血管等。但其在组织内成为永久性异物,伤口感染后易形成窦道。缝线常用数字标注型号以表示粗细及张力强度,数字越大表示缝线越粗,张力强度越大。常用的型号有1号(3-0)、4号(2-0)、7号(1-0)等,"0"越多线越细,可根据临床需要选择。显微外科无损伤缝线多为0号以下,最细为12-0号。

目前已有多种粘合材料替代缝针和缝线应用于临床,具有使用方便、快捷,反应轻、愈合后瘢痕小的优点。

（二）常用引流物

根据手术需要,手术室应备好各种引流物供选择使用。临床常用的引流物有如下几种(图7-4-12、图7-4-13):

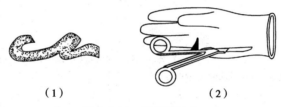

（1）   （2）

图 7-4-12 常用引流条
（1）纱布引流条 （2）橡胶引流条

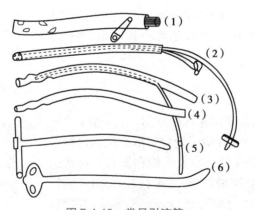

图 7-4-13 常见引流管
（1）烟卷式引流管 （2）双枪套管 （3）双套管引流管
（4）乳胶引流管 （5）T型引流管 （6）蕈状引流管

1. 纱布引流条 有干纱布引流条、盐水纱布引流条、油纱布引流条等。在容器中放入大小适当的多层纱布,并加入一定比例的凡士林,经高压蒸气灭菌后即成凡士林油纱布。根据需要可剪成不同大小的凡士林纱布引流条,多用于不宜缝合的浅部创口引流或植皮术，可起到保护肉芽组织的作用。盐水纱布引流条和浸有抗生素的引流条多用于较浅的感染伤口。

2. **乳胶引流条**　可用乳胶手套裁剪而成，使用前用无菌等渗盐水冲洗，适宜于皮下浅表脓肿、浅部创口或较窄间隙的引流，一般于24~36小时后拔除。

3. **烟卷式引流管**　由纱布卷外包剪有多个侧孔的乳胶片缝制而成，形似烟卷，外周柔软光滑，长约15~20cm，内径粗1.5cm左右，高压蒸气灭菌后备用。使用前需用无菌等渗盐水将其浸湿。主要用于脓腔较大，积液较多，部位较深处的引流和腹腔引流，通常于36小时后旋转松动并拔出一部分，一般于48~72小时后全部拔除。

4. **橡胶引流管（空心引流管）**　多为乳胶管和硅胶管，除普通橡胶引流管外，还有用于不同组织器官的特制引流管，如导尿管、气囊导尿管、胆道T形管、胃肠引流管、脑室引流管及胸腔引流管等。橡胶引流管既可用于引流，也可用于冲洗关节及深部脓腔。

5. **套管式引流管**　由粗细不同的两根塑料管或硅胶管相套制成。外管下端有数个孔。主要用于盆腔或膈下等深部的负压吸引引流，可防止吸引时损伤器官组织或发生内管阻塞。

（三）布单及敷料

手术室有各种规格的布单与敷料，如手术衣、包布、手术巾、中单、剖腹单、洞巾等，各有不同用途，均选用质地细柔厚实的棉布，颜色以深绿为宜。现在医院手术室已广泛使用无纺布制成的手术衣、治疗巾、中单、洞巾等一次性物品，减少了清洗环节，使用方便，但不能完全替代棉质布单。

第二节　手　术　配　合

手术医生、洗手护士、巡回护士、麻醉医生等整个手术团队共同努力，才能确保手术的成功。手术室护士在手术中的配合分为直接配合和间接配合两种。

一、洗手护士的配合

洗手护士直接参与手术，主要任务是准备手术器械，按手术进程向术者、助手直接传递器械、敷料等，密切配合术者共同完成手术。

（一）术前工作

1. **术前一日**　访视患者，术前宣教并了解病情。对需要配合的手术，熟悉手术过程、配合要求、注意事项等。

2. **手术当日**　①备齐器械包、敷料包、一次性用品等。②正确外科刷手、穿无菌手术衣，戴无菌手套。③整理器械台，检查器械性能。与巡回护士一起做好器械清点和核对登记（图7-4-14）。④按规定程序传递无菌单，固定好吸引器、电刀等。

（二）术中配合

手术开始后，器械护士密切注意手术进展和手术步骤。按手术常规及术中情况，向术者、助手传递器械、纱垫等物品，做到主动、敏捷、准确。

1. **手术刀传递方法**　采用弯盘进行无触式传递方法，水平传递给术者，防止职业暴露（图7-4-15）。

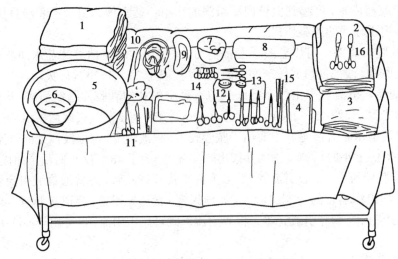

图7-4-14　手术台物品与器械的放置

1．手术衣　2．手术单类　3．手术巾　4．纱垫纱布　5．大盆　6．盐水碗　7．酒精碗　8．标本盘
9．弯盘　10．吸引器管及橡胶管　11．手术刀、剪及镊　12．针盒（内置各式缝针、盒盖内置线轴）
13．持针钳及线剪　14．布巾钳　15．平镊及大号血管钳　16．皮肤灭菌拭子

2．剪刀传递方法　洗手护士右手握住剪刀的中部，利用手腕部运动，适力将柄环部拍打在术者掌心上（图7-4-16）。

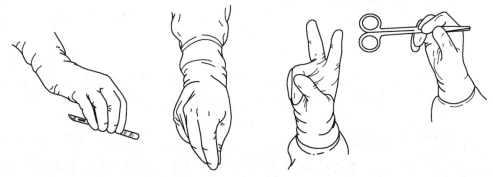

图7-4-15　手术刀传递方法　　　　　　　　　　图7-4-16　剪刀传递方法

3．持针器传递方法　右手拿持针器，用持针器开口处的前1/3夹住缝针的后1/3；缝线卡入持针器的前1/3。洗手护士右手捏住持针器的中部，针尖端向手心，针弧朝背，缝线搭在手背上或握在手心中，利用手腕部适当力度将柄环部拍打在术者掌心上（图7-4-17）。

4．止血钳传递方法　洗手护士右手握住止血钳前1/3处，弯侧向掌心，利用腕部运动，将柄环部拍打在术者掌心上（图7-4-18）。

5．镊子传递方法　洗手护士右手握住镊子夹端，并闭合开口，水平式或直立式传递，让术者握住镊子中上部（图7-4-19）。

6．拉钩传递方法　洗手护士右手握住拉钩前端，将柄端水平传递给术者。

7．器械台的管理　保持手术野、器械托盘及器械桌的整洁、干燥、无菌。器械用

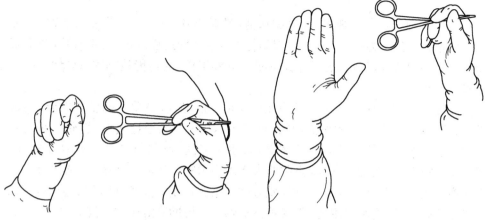

图 7-4-17　持针器传递方法　　　　　　　图 7-4-18　止血钳传递方法

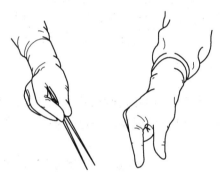

图 7-4-19　镊子传递方法

后，迅速取回，擦净血迹，并按次序有条不紊地排列整齐，使之处于功能状态，以保证及时传递；暂时不用的器械放置在器械台的一角或离自己较远的对侧。随时清理缝线残端，防止带入创腔。接触过消化液、感染病灶或肿瘤病灶的器械应按照隔离技术单独放置，以防止造成污染或肿瘤细胞扩散；用过的纱布要及时扔下台，特别注意暂时放在伤口内的纱布要记清数量；吸引器头每次使用后需用盐水吸洗，以免血液凝固堵塞管腔；切下的组织标本应按术者的要求妥善保管，并加以标记，不要污染器械台。手术区域浸湿后应立即加盖无菌巾；临时添加的器械，与巡回护士清点计数。按照物品清点制度洗手护士与巡回护士一起认真清点器械、敷料、缝针等手术用物，保证准确无误。

（三）术后工作

1. 检查标本、培养管登记情况；感染手术器械、显微器械、贵重器械、腔镜器械等按照流程正确交接。

2. 整理手术间，用物归位。

二、巡回护士的配合

巡回护士在固定的手术间内，不直接参与手术操作的配合，但必须在巡回工作中密切配合器械护士、术者及麻醉医生，共同完成手术任务。

（一）术前准备

1. **手术前一日**　访视患者，掌握病情，针对患者情况，解除患者思想顾虑，使患者以平静的心态接受手术治疗。对拟施行手术的详细过程，做到心中有数，争取有计划、有步骤、高效主动地配合手术组人员及麻醉工作，对可能遇到的意外情况应有充分的认识。

2. **手术当日**　①检查手术间净化机组运行情况，检查手术间设备性能，调试手术间温度、湿度，备齐手术所需用物，迎接手术病人。②通过病历、腕带核对病人姓名、性别、年龄、床号、住院号、手术名称、手术部位、血型、过敏史、麻醉方式，检查病人皮肤完整性、禁食情况等，点收病人带入手术室的物品。③做任何操作前，均要告知病人取得配合，做好心理护理，消除病人紧张情绪。注意保暖和保护病人隐私。④建立静脉通路，遵医嘱用药，保持输液通畅。⑤协助麻醉医生安置麻醉体位，小儿及神志不清病人需专人守护，防止坠床。摆放手术体位，充分暴露手术野，保护皮肤，保证呼吸循环功能，固定肢体安全舒适。⑥连接各种仪器电源，备好吸引器，正确放置电极板，防止烧伤。协助建立无菌台，协助手术人员穿手术衣，安排各类人员就位。协助消毒，调整无影灯，使手术顺利开始。⑦与洗手护士详细清点器械、敷料、缝针等数目并记录。

（二）术中配合

1. 密切观察病人，注意静脉通畅，及时填写护理记录。术中发生意外情况，及时配合抢救。有留置尿管要及时观察尿量，并做记录；注意观察吸引器瓶液量并及时处理。

2. 准确执行术中医嘱，在操作前重复口头医嘱，给药和输血时必须三查八对。

3. 保持手术间整洁、安静，监督手术人员无菌技术操作。

4. 坚守岗位，随时供给术中所需物品，增加用物要及时登记，与器械护士核对无误。

5. 手术中途调换巡回护士时，现场详细交班，包括患者病情、医嘱执行情况、输液、输血、用药等，在护理记录单上签名，必要时告知手术者。

6. 及时解决手术人员的问题。术毕协助包扎切口，如有引流管，要妥善固定并接上无菌引流袋。

（三）术后工作

1. 将术中组织标本放在标本容器内，标明患者姓名、科别、床号、住院号、标本名称、日期等妥善处置。

2. 带齐病人所有物品，与负责接送的护士逐项交接。

3. 整理手术间，补充室内的各类物品，用物归回原处。

4. 督促检查手术间卫生清洁工作，进行空气消毒及安全检查。

（田　原）

扫一扫
测一测

复习思考题

1. 外科手术中护士应如何配合开展手术？

第八篇

外科常用护理技术

课件
04章PPT

扫一扫
知重点

第一章

外科无菌技术

 学习要点

1. 无菌技术概念、无菌技术操作原则。
2. 无菌技术操作方法与隔离技术操作方法。
3. 操作规范，遵循无菌和隔离原则，态度认真。

外科无菌技术在外科手术中具有非常重要的地位，是外科手术安全性的重要保障，是通过清洁、消毒以及灭菌等方式将手术环境的病原微生物的数量控制在最低，减少手术过程中的污染事件和感染事件的发生，从而保障手术患者的安全，提高患者满意度。

一、无菌技术概述

（一）无菌操作基本概念

1. **无菌技术**　指在医疗、护理操作过程中，防止一切微生物侵入人体，保持无菌区域、无菌物品不被污染的技术。

2. **无菌区**　指经灭菌处理且未被污染的区域。

3. **无菌物品**　指通过灭菌处理后保持无菌状态的物品。

4. **有菌区域**　是指未经过灭菌处理或经过灭菌处理后又被污染的区域。

5. **交界区**　是指无菌区与有菌区的交界处。无菌物品与有菌物品均不可触及交界区。

（二）无菌技术的操作原则

1. **操作环境要求**　①操作环境应清洁、干燥、定期消毒；②无菌操作前半小时应禁止清扫工作，减少人员走动，避免尘埃飞扬。

2. **工作人员仪表规范**　无菌操作前，工作人员应戴好帽子和口罩，修剪指甲并洗手，必要时穿无菌衣、戴无菌手套。

3. **物品放置有序，标志明显**　①无菌物品与非无菌物品必须分开放置，并且有明显标志；②无菌物品不可暴露于空气中，必须放在无菌容器、无菌包或无菌区中；③灭菌后的物品应标明物品名称、灭菌日期、按失效期先后顺序摆放；④无菌包有效期一般为7天,无菌包过期或受潮应重新灭菌;⑤一套无菌物品只供一位患者使用一次。

4. 操作中的无菌观念 ①进行无菌操作时,操作者身体应与无菌区保持一定距离;②取放无菌物品时应面向无菌区;③取用无菌物品时应使用无菌持物钳;④手臂必须保持在自己腰部水平或桌面以上,不可跨过无菌区;⑤非无菌物品应远离无菌区,无菌物品一经取出后,不得再放回无菌容器内;⑥不可面向无菌区大声谈笑、咳嗽、打喷嚏;⑦如无菌物品疑有污染或已被污染,应予更换并重新灭菌。

（三）物品灭菌

外科操作中的物品灭菌是预防手术感染最重要的环节,操作时手术器械和用物直接穿过皮肤或黏膜接触人体组织或器官,属于高危险性物品,必须选用灭菌法灭菌。临床上常用的灭菌方法有以下几种:

1. 压力蒸汽灭菌 属于湿热法。是一种临床应用最广、效果最为可靠的首选灭菌方法。它是利用高温、高压杀灭器械或物品上一切微生物。其特点是杀菌可靠、经济、快速、灭菌效果好。主要适用于耐高温、耐湿的医用器械和物品的灭菌。

2. 低温灭菌技术 通过等离子体、化学灭菌方法达到灭菌的技术。

（1）环氧乙烷气体灭菌:①环氧乙烷是第二代低温灭菌剂,由于气体穿透力强,可穿透玻璃、纸、聚乙烯或聚氯乙烯薄膜等,杀菌力强、杀菌谱广,可杀灭各种微生物,灭菌效果可靠,对灭菌物品损害较小等。适用于不耐湿、不耐热的器材;②环氧乙烷存在毒性,灭菌后必须经过通风处理,消除滞留的毒性物质后才能使用。

（2）等离子体灭菌法:此方法的特点为作用迅速、杀菌可靠、作用温度低、清洁而无毒性残留。适用于内镜、不耐热器材、各种金属器械、玻璃等物品。

（3）戊二醛浸泡灭菌法:戊二醛具有很强的杀菌力,但易氧化分解降低其杀菌力,宜现配现用。常用浸泡法:2%戊二醛常用于浸泡不耐热的医疗器械、精密仪器,如内镜等。消毒时间20~45分钟,灭菌时间10小时。必要时可加入0.5%亚硝酸钠防锈。用此法灭菌后的物品在使用前需用无菌蒸馏水冲洗。

二、外科手术患者皮肤的消毒与灭菌

（一）常用的皮肤黏膜消毒剂（表8-1-1）

表8-1-1 常用的皮肤黏膜消毒剂

消毒剂	主要用途	特点
75%乙醇	颜面部、供皮区消毒,脱碘	杀灭细菌、病毒、真菌、对芽孢无效,对乙肝病毒等部分亲水病毒无效
2%~3%碘酊	皮肤消毒	杀菌谱广、作用力强,能杀灭芽孢
0.2%~0.5%碘伏	皮肤消毒	杀菌力较碘酊弱,不能杀灭芽孢,无需脱碘
0.02%~0.05%碘伏	黏膜、伤口的冲洗	杀菌力较弱,腐蚀性小
0.05%~0.1%氯己定	创面、颜面部、会阴、阴道、膀胱的冲洗	杀菌力弱
0.1%~0.5%氯己定	皮肤消毒	杀灭细菌,对结核杆菌、芽孢有抑制作用

（二）消毒液选择

根据手术患者年龄和手术部位,手术野皮肤消毒可选用不同消毒剂。

1. 婴幼儿皮肤消毒 婴幼儿皮肤柔嫩，一般用75%酒精，0.3%或0.5%碘伏消毒。

2. 普通外科、颅脑外科、骨外科、心胸外科手术区皮肤消毒 宜用2%～3%碘酊消毒，待干后，再用75%酒精脱碘。或用0.2%～0.5%碘伏消毒两遍，无需脱碘。

3. 会阴部手术消毒 会阴部皮肤黏膜用0.2%～0.5%碘伏消毒两遍。

4. 五官科手术消毒 面部皮肤用75%酒精消毒两遍。口腔黏膜、鼻部黏膜用0.5%碘伏消毒。

5. 供皮区的皮肤消毒 用75%酒精涂擦2～3遍。

6. 受损皮肤的消毒 烧伤和新鲜创伤的清创，先用无菌生理盐水反复冲洗，至创面清洁时拭干，再消毒。烧伤创面按其深度处理。创伤伤口用3%过氧化氢和0.02%～0.05%碘伏消毒，外周皮肤按常规消毒。

（三）消毒原则

1. 充分暴露消毒区。尽量将患者衣服脱去，以免影响消毒效果。

2. 使用碘酊消毒，待碘酊干后方可脱碘，否则，影响杀菌效果。

3. 消毒顺序以切口为中心，由内向外、从上到下。若为感染伤口或肛门区消毒，则应由外向内。已接触边缘的消毒纱球，不得返回中央涂擦。

4. 消毒范围同备皮范围，一般包括手术切口周围15～20cm的区域，如有延长切口的可能，应扩大消毒范围。

（四）外科手术区铺单

手术区皮肤消毒后，由第一助手和手术护士铺盖无菌手术布单，除显露手术切口所必需的皮肤区外，其余部位均予以遮盖，以避免和减少术中污染。铺单原则是除手术区外，手术区周围要求有4～6层无菌布单覆盖，外周最少2层。

三、外科手术人员的无菌准备

手术人员的无菌准备是避免病人伤口感染，确保手术成功的必要条件之一。位居手臂皮肤的细菌包括暂居和常驻两大类，暂居菌分布于皮肤表面，易被清除；常驻菌则深居毛囊、汗腺及皮脂腺等处，不易清除，且可在手术过程中逐渐移至皮肤表面，故手臂洗刷消毒后，还须穿无菌手术衣，戴无菌手套，防止细菌污染手术切口。

（一）外科手消毒

外科手消毒是指通过机械性刷洗及化学消毒方法，尽可能刷除双手及前臂的暂居菌和部分常驻菌，简称为外科洗手。传统的外科洗手方法有肥皂液刷手法，已使用很少。目前使用较多的手消毒剂有醇类、碘伏类、氯己定类等。下面介绍几种现在常用的手臂消毒方法（操作步骤见表8-1-2）。

1. 碘伏刷手法 ①清洁：按普通洗手方法将双手及前臂用洗手液和清水洗净。②刷洗：用无菌刷蘸取洗手液刷洗双手及手臂，从指尖到肘上10cm。刷洗时，把每侧手臂分成从指尖到手腕、从手腕至肘及肘上臂三个区域依次刷洗，每一区域的左、右侧手臂交替进行。刷手时尤应注意甲缘、甲沟及指蹼等处。刷完一遍，指尖朝上肘向下，用清水冲净。时间约3分钟。③擦干：每侧手臂用一块无菌小毛巾从指尖至肘部擦干，擦过肘部的毛巾不可再擦手部，以免污染。④消毒：用浸透0.5%碘伏的纱布，从一侧指尖向上涂擦至肘上6cm处，同法涂擦另外一侧手臂，注意涂满，时间3分钟。换纱布再涂一遍。⑤待干：保持拱手姿势，自然干燥。

2．外科手消毒液刷手法 ①清洁、刷洗、擦干的方法同碘伏刷手法；②用外科手消毒液按照刷手顺序喷涂 2 遍，每遍都用七步洗手法揉搓双手，第一遍涂至肘上10cm，第二遍涂至腕上；③保持拱手姿势，自然干燥。

3．灭菌王刷手法 ①用洗手液清洗双手及手臂，清水冲净；②用无菌刷蘸取灭菌王 3～5ml，自指尖开始向上刷至肘上 10cm，时间 3 分钟，刷洗方法也是分三段交替进行，流水冲净用无菌毛巾擦干；③取吸足灭菌王的纱布球再涂 1 遍，至肘上 6cm，自然待干，双手不得下垂，不能接触未经消毒的物品，否则需重新消毒。

表 8-1-2 外科手消毒操作规程

操作流程	操作说明
准备	● 摘除手部饰品，修剪指甲
洗手	● 调节水流，湿润双手，取适量的清洁剂，揉搓并刷洗双手，前臂和上臂下 1/3
冲净	● 流动水冲洗双手，前臂和上臂下 1/3，始终保持双手位于胸前并高于肘部
干手消毒	● 使用干手物品擦干双手，前臂和上臂下 1/3
▲免冲洗手消毒法	
涂抹消毒剂	● 取适量的免冲洗手消毒剂涂抹至双手的每个部位、前臂和上臂下 1/3
揉搓自干	● 认真揉搓直至消毒剂干燥
▲冲洗手消毒法	
涂剂揉搓	● 取适量的手消毒剂抹至双手的每个部位、前臂和上臂下 1/3，认真揉搓 2～6 分钟
流水冲尽	● 流水冲洗双手、前臂和上臂下 1/3，水由手部流向肘部
按序擦干	● 无菌巾按顺序彻底擦干双手、前臂和上臂下 1/3

4．外科手消毒应注意

（1）外科手消毒应遵循的原则：①先洗手，后消毒；②不同病人手术之间，手套破损或手被污染时，应重新进行外科手消毒。

（2）洗手之前应先摘除手部饰品（包括假指甲）和手表，修剪指甲时要求长度不超过指尖，保持指甲周围组织的清洁。

（3）在整个手消毒过程中始终保持双手位于前胸部并高于肘部；涂抹消毒剂并揉搓，流水冲洗，无菌巾擦干等都应从手部开始，然后再向前臂，上臂下 1/3 进行。手消毒剂的取液量、揉搓时间及使用方法遵循产品的使用说明。

（4）用后的清洁指甲用具，揉搓用品如海绵、手刷等，应放到指定的容器中；揉搓用品应每人使用后消毒或者一次性使用；清洁指甲用品应每日清洁与消毒。

（5）术后摘除外科手套后，应用肥皂（皂液）清洁双手。

（二）穿无菌手术衣

1．穿对开式手术衣 对开式手术衣是传统的、常见的手术衣。

（1）自无菌包内取出折叠好的无菌手术衣，选择较宽敞处站立，手提衣领，轻轻抖开，使衣的另一端下垂。注意勿使衣触碰到其他物品或地面。

（2）两手提住衣领两角，衣袖向前位将衣展开，使衣的内侧面面对自己。

（3）将手术衣向空中轻轻抛起，双手顺势插入袖中，两臂前伸，不可高举过肩，也不可向左右侧撒开，以免碰触污染。

（4）巡回护士在穿衣者背后抓住衣领内面，协助将袖口后拉，并系住衣领后带。

（5）穿衣者双手交叉，身体略向前倾，用手指夹起腰带递向后方，由背后的巡回护士接住并系好腰带。穿好手术衣后，双手保持在腰以上、胸前及视线范围内，并注意双手不能触摸衣服外面或其他物品（图8-1-1）。

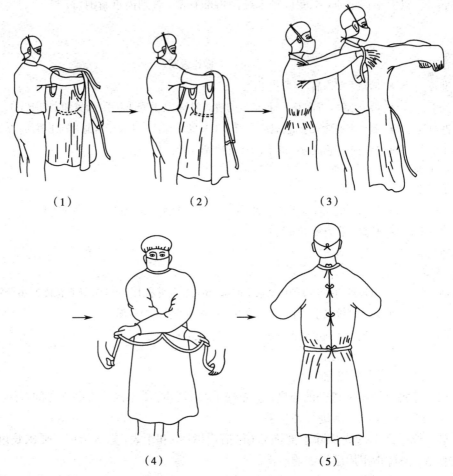

（1）　　　　　　　　（2）　　　　　　　　（3）

（4）　　　　　　　　　　　（5）

图8-1-1　穿对开式无菌手术衣

2. 穿遮背式手术衣　许多大医院目前已使用全遮盖式手术衣（又称遮背式手术衣），它有三对系带：领口一对系带；左页背部与右页内侧腋下各一系带组成一对；右页宽大，能包裹术者背部，其上一系带与左腰部前方的腰带组成一对。

（1）同传统方法穿上无菌手术衣，双手向前伸出袖口外，巡回护士协助提拉并系好领口的一对系带及左页背部与右页内侧腋下的一对系带。

（2）按常规戴好无菌手套。

（3）术者解开腰间活结（由左腰带与右包围页上的带子结成）。

（4）由手术护士直接或巡回护士用持物钳夹取右页上的带子，由术者后面绕到前面，使手术衣右页遮盖左页，将带子交术者与左腰带一起系结于左腰部前（图8-1-2）。

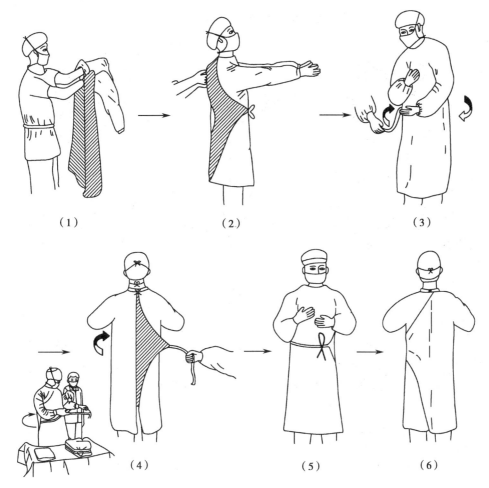

（1）　　　　　　　（2）　　　　　　　（3）

（4）　　　　　　　（5）　　　　　　　（6）

图 8-1-2　穿遮背式手术衣

3. 脱手术衣法

（1）他人帮助脱手术衣法：手术人员双手抱肘，由巡回护士将手术衣肩部向肘部翻转，再向手的方向拉扯脱下手术衣，手套的腕部亦随之翻转于手上。

（2）自行脱手术衣法：左手抓住手术衣右肩并拉下，使衣袖翻向外，同法拉下手术衣左肩，脱下手术衣，使衣里外翻，保护手臂及洗手衣裤不被手术衣外面所污染。

（三）戴、脱无菌手套

各种手臂的消毒方法，都不能保证手臂的绝对无菌，因此必须戴无菌手套进行手术。戴无菌手套后，有时手套破裂也不易察觉，故不允许忽视严格的手臂消毒及戴手套的无菌操作。下面介绍三种戴无菌手套的方法。

1. 闭合式戴无菌手套法

（1）取无菌手术衣，双手平行向前同时伸进袖内，手不出袖口。

（2）隔着衣袖取无菌手套放于另一只手的袖口处，手套的手指向前向上，注意与各手指相对。

（3）放有手套的手隔着衣袖将手套的侧翻折边抓住，另一只手隔着衣袖拿另一侧翻折边将手套翻于袖口上，手迅速伸入手套内。

（4）再用已戴手套的手,同法戴另一侧（图8-1-3）。

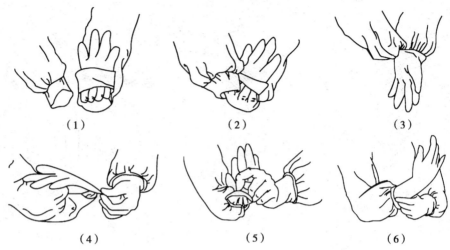

（1）　　　　　　　　　　　（2）　　　　　　　　　　　（3）

（4）　　　　　　　　　　　（5）　　　　　　　　　　　（6）

图 8-1-3　个人戴闭合式手套法

2．开放式戴无菌手套法

（1）从手套袋内取出滑石粉袋,轻轻擦于手背、手掌及指间（一次性无菌手套已涂有滑石粉,可省略此步骤）,使之光滑。

（2）掀开手套袋,捏住手套口的向外翻折部分（即手套的内面）,取出手套。分清左、右侧。

（3）左手捏住并显露右侧手套口,将右手插入手套内,戴好手套,注意未戴手套的手不可触及手套的外面（无菌面）。

（4）用已戴上手套的右手指插入左手手套口翻折部的内面（即手套的外面）,帮助左手插入手套并戴好。

（5）分别将左、右手套的翻折部翻回,并盖住手术衣的袖口。只能接触手套的外面（无菌面）。

（6）用无菌生理盐水冲净手套外面的滑石粉（图8-1-4）。

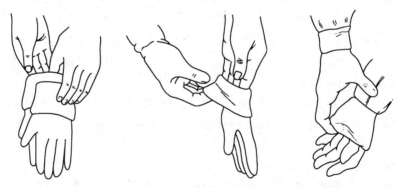

图 8-1-4　开放式戴无菌手套法

3．协助他人戴无菌手套法

（1）手术护士自行戴无菌手套后,取一只手套,将双手手指（拇指除外）插入手套翻折边外面的两侧,四指用力稍向外拉开,手套拇指朝向术者,其余四指朝下,呈"八"

字形,扩大手套入口,有利术者穿戴。

(2)术者一侧各手指对准手套,五指向下,拇指朝向术者自己,手术护士向上提,并翻转手套翻折边压住术者衣袖口。

(3)同法戴另一侧(图8-1-5)。

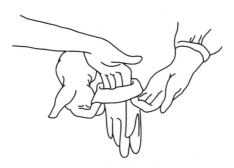

图 8-1-5　协助他人戴手套

4.戴、脱无菌手套时注意事项

(1)严格区分手套的无菌面和非无菌面。手套外面(无菌面)不可触及任何非无菌物品。

(2)已戴手套的手不可触及未戴手套的手及另一手套的内面;未戴手套的手不可触及手套的外面。

(3)戴手套后双手应始终保持在腰部或操作台面以上水平位置。

(4)发现手套有破损或可疑污染应立即更换。

(5)脱手套时翻转脱下,避免强拉,勿使手套外面接触到皮肤。

(6)手套对手套脱下第一只手套,用戴手套的手抓取另一手的手套外面翻转脱下。

(7)皮肤对皮肤脱下另一只手套,用已脱手套的拇指伸入另一手套的里面翻转脱下,注意保护清洁的手不被手套外面所污染。

5.连台手术更换手术衣及换手套　无菌性手术完毕,如果手套未破,在需连续施行另一手术时可不用重新刷手,在巡回护士的协助下先脱手术衣再脱手套,注意皮肤不与手术衣、手套的外面接触。用75%乙醇泡手5分钟,或用0.5%碘伏擦手和前臂3分钟,再穿上无菌手术衣,戴上无菌手套。若前一台手术为污染手术,则接连施行下一台手术前应重新洗手。

四、外科手术进行中的无菌原则

外科手术中的无菌操作是预防切口感染,减少术后并发症,保证患者安全的关键,也是影响手术成功的重要因素,所有参加手术的人员必须充分认识其重要性,严格执行外科无菌技术原则,并且贯穿手术的全过程。

(一)无菌器械台的建立

无菌器械台的结构要简单、坚固、轻便、可推动和易于清洁,台面四周有围栏高4～5cm。器械台的大小应根据手术的性质、范围进行选择。器械台的准备工作由巡回护士和器械护士共同完成。

1.巡回护士于术日晨准备清洁、干燥、平整和合适的器械桌。将手术包、敷料包放于桌上，用手打开包布（双层），注意只能接触包布的外面，由里向外展开各角，手臂不可跨越无菌区。用无菌持物钳打开第二、三层包布，先对侧后近侧，或由手术护士刷洗完手后，用手打开第三层包布。铺在台面上的无菌巾共6层，无菌单应下垂至少30cm。

2. 打开敷料包　①检查无菌包包布是否干燥、完整，检查无菌包的名称、灭菌效果及有效期，并撕下指示带保留存档。②将无菌包牢固的托在左手上，按对角、左角、右角和内侧角的顺序依次打开外层包布，将无菌物品放入无菌区，操作时避免跨越无菌区。

3. 倒取无菌溶液　①检查无菌溶液的名称、浓度、有效期，瓶口有无松动、裂缝，液体有无混浊、沉淀、变质等。②打开液体瓶铝盖，翻起瓶塞，消毒瓶口，拉出瓶塞，瓶签向手心，倒出少量溶液冲洗瓶口，再倒出适量液体于无菌盆中。

4. 手术护士穿好无菌手术衣和戴好无菌手套后，将器械按使用先后分类，顺序从左向右摆于器械桌上，一般顺序为血管钳、刀、剪、镊、拉钩、深部钳和备用器械。放置在无菌桌内的物品不能伸于桌缘以外。如果无菌桌单被水浸湿则认为已被污染，应立即加盖无菌单。手术开始后，无菌台上一切物品不得再用于另一台手术。已经铺好的无菌台，有效期为4小时。

（二）术中无菌原则

1. 明确无菌概念和无菌区域　树立无菌观念，手术人员一经洗手，手臂即不准接触未经消毒之物品。穿无菌手术衣及戴好无菌手套后，背部、腰部以下和肩部以上均应视为有菌区，不能再用手触摸。手术人员的手臂应肘部内收，靠近身体，既不可高举过肩，也不可下垂过腰或交叉放于腋下。手术床边缘以下的布单不可接触，凡下坠超过手术床边缘以下的器械、敷料、管道及缝线等一概不可再取回使用。无菌桌仅桌缘平面以上属无菌，参加手术人员不得扶持无菌桌的边缘。器械护士和巡回护士都不能接触无菌桌桌缘平面以下的桌布。

2. 保持无菌物品的无菌状态　无菌区内所有物品都必须是灭菌的，若无菌包破损、潮湿或可疑污染时均应视为有菌。手术中若手套破损或接触到有菌物品，应立即更换无菌手套，前臂或肘部若受污染应立即更换手术衣或加套无菌袖套。无菌区的布单若被水或血浸湿即失去无菌隔离作用，应加盖干的无菌巾或更换新的无菌单。巡回护士取用无菌物品时须用无菌持物钳夹取，并与无菌区域保持一定距离。任何无菌包及容器的边缘均视为有菌，取用无菌物品时不可触及。无菌物品一经取出，即使未经使用也不能放回。无菌包一经打开，4小时后视为有菌，需重新灭菌。

3. 保护皮肤切口　皮肤虽经消毒，只能达到相对无菌，残存在毛囊中的细菌对开放的切口有一定潜在威胁，因此，切开皮肤前，一般先用无菌聚乙烯薄膜覆盖，再经薄膜切开皮肤，以保护切口不被污染。切开皮肤和皮下脂肪层后，边缘应以大纱布垫或手术巾遮盖并固定，仅显露手术野。凡与皮肤接触的刀片和器械不应再用，延长切口或缝合前再用75%乙醇消毒皮肤一次。手术中途因故暂停时，切口应用无菌巾覆盖。如果手术超过6小时，应重新更换无菌单。

4. 正确传递物品和调换位置　手术时不可在手术人员背后或头顶方向传递器械及手术用品，手术者或助手需要器械时应由器械护士从器械升降台侧正面方向递给。手术过程中，手术人员须面向无菌区，并在规定区域内活动，同侧手术人员如需调换位置时,应先退后一步,转过身背对背地转至另一位置,另一人可以直接移动,以防触及对方背部不洁区。

5. 沾染手术的隔离技术　进行胃肠道、呼吸道或宫颈等沾染手术时,切开空腔脏器前,先用纱布垫保护周围组织,并随时吸除外流的内容物,被污染的器械和其他物品应放在专放污染器械的盘内,避免与其他器械接触,污染的缝针及持针器应在等渗盐水中刷洗。完成全部沾染步骤后,手术人员应用灭菌用水冲洗或更换无菌手套,尽量减少污染的机会。

6. 减少空气污染、保持洁净效果　手术进行时门窗应关闭,尽量减少人员走动。不用电扇,室内空调机风口也不能吹向手术床,以免扬起尘埃,污染手术室内空气。手术过程中保持安静,不高声说话嬉笑,避免不必要的谈话。尽量避免咳嗽、打喷嚏,不得已时须将头转离无菌区。请他人擦汗时,头应转向一侧。口罩若潮湿,应更换。参观手术者,也不可在室内频繁走动。

(邱　兵)

复习思考题

扫一扫
测一测

1. 外科手术进行中的无菌原则有哪些?

第二章

换药术及护理

一、伤口评估

伤口是指皮肤上的伤口，常伴有皮肤完整性的破坏及一定量正常组织的丢失，同时皮肤的正常功能受损。评估是有效处理伤口的基础，在对伤口处理前应对伤口进行全面评估。

（一）伤口分类

1. 根据致伤原因，可分为机械性或创伤性伤口、热冷损伤、放射性损伤伤口和化学性损伤伤口、溃疡性伤口等。皮肤损伤情况取决于受伤持续的时间、致伤因子作用的强度和范围等。

2. 根据伤口愈合时间长短，可分为急性伤口和慢性伤口。

（1）急性伤口：指突然形成且在创面形成后 4 周内愈合的伤口，如择期手术切口、浅Ⅱ°烧伤伤口、浅层皮肤外伤（擦伤、裂伤）、Ⅰ°皮肤急性放射性损伤、Ⅱ期压疮和供皮区伤口等创面。通常一期愈合，其特征是符合经典的伤口愈合过程、能自愈或快速愈合。

（2）慢性伤口：各种原因所致的皮肤伤口愈合过程大于 4 周，也无愈合倾向，如压疮（Ⅲ期、Ⅳ期）、糖尿病性溃疡、动脉性溃疡、静脉性溃疡、放射性溃疡（Ⅱ期、Ⅲ期）和创伤性溃疡（深Ⅱ°以上烧伤、深层外伤所形成的肉芽创面）等。通常二期或三期愈合，其特点是愈合时间长、需借助干预才能愈合、因血液供应匮乏缺少止血阶段、多因伤口感染形成。

3. 根据受伤累及皮肤的深度，可分为部分皮层损伤伤口和全层伤口。

（1）部分皮层损伤伤口：创伤累及表皮层和真皮乳头层的伤口，如浅Ⅱ°烧伤、Ⅱ期压疮，此类伤口通常再生愈合。

（2）全层伤口：指创伤从表皮、真皮一直到皮下脂肪，有时深及筋膜、肌肉，甚至骨骼,如Ⅲ期、Ⅳ期压疮,Ⅱ°以上烧伤、脱套式皮肤撕脱伤等。还可形成穿透性伤口和复合伤伤口,如大面积软组织损伤、开放性骨折伴脱套的严重挤压伤、撕脱伤等。此类伤口通常瘢痕愈合,极易慢性化。

4. 根据伤口颜色,可分为红色、黄色、黑色和混合伤口。

(1)红色伤口:指愈合中伤口新鲜或出现健康肉芽组织的伤口,处于创面愈合过程中的炎症期、增生期或成熟期。

(2)黄色伤口(感染伤口):指伤口外观有坏死残留物,伤口基底多附有黄色分泌物和脱落坏死组织,无愈合准备。

(3)黑色伤口:指组织干性坏死形成干硬黑色痂皮的伤口,如糖尿病足干性坏疽、深度压疮表面的坏死痂皮。无愈合倾向。

(4)混合伤口:伤口中同时存在两种以上的红色、黑色和黄色伤口。

5. 根据伤口被细菌污染程度,可分为清洁伤口、污染伤口和感染伤口。

(1)清洁伤口:指未受细菌感染,可达一期愈合。

(2)污染伤口:指沾染了异物或细菌而未发生感染的伤口,早期处理得当,可达一期愈合,否则,可转化为感染伤口。

(3)感染伤口:包括继发性感染的手术切口,损伤后时间较长已发生化脓感染的伤口,需外科手术,如充分引流伤口分泌物,去除坏死组织,加强换药处理,减轻感染,促进伤口肉芽组织生长后愈合,属于二期愈合。

(二)伤口评估内容

进行伤口评估时,评估内容包括全身评估和局部评估。

1. 全身评估

(1)年龄:年龄老化会使组织的再生能力减退、血管的硬化会使局部血液供应减少及成纤维细胞的分裂增殖周期明显延长,从而导致炎症反应减缓、新血管与胶原蛋白质减少,皮脂腺分泌功能减退,皮肤变得干燥、表皮和真皮的附着力减低,影响伤口愈合。

(2)营养状况:营养的缺乏使白细胞生成减少和吞噬功能低下、组织细胞再生不良或者减慢,肉芽组织形成受阻、维生素缺乏将使成纤维细胞合成胶原的功能发生障碍、感染机会增加导致伤口愈合受损。

(3)组织血流灌注:血流灌注不足会影响纤维细胞增生、胶原蛋白的合成及白细胞的活性。如:心、肺疾病,糖尿病,贫血等。

(4)免疫系统:免疫系统疾病病人会因白细胞数目减少,阻碍巨噬细胞的技能、无法引导正常的炎症反应、容易感染和胶原蛋白的合成受阻碍等因素干扰伤口愈合。

(5)药物:某些药物如类固醇能抑制免疫反应,阻碍纤维细胞分裂与增殖,从而延缓伤口愈合、非特异性消炎药如阿司匹林、吲哚美辛等会阻碍前列腺素的合成而抑制炎症反应,使愈合缓慢。

(6)凝血:凝血功能障碍,会阻碍伤口愈合过程的第一步骤,即止血功能。使得后续性伤口愈合无法进行。血小板功能不全、使用抗凝药物的病人,需评估肝脏及血液系统功能。

(7)其他:心理因素(压抑、紧张、焦虑等不良情绪会使机体免疫系统功能受损)和肥胖(导致伤口张力增加,阻碍伤口局部的血液循环)等。

2．局部评估

（1）判别伤口的类型：评估伤口发生的原因：如电击伤、机械伤、温度伤、化学伤、放射性或血管病变等。

（2）伤口的位置：记录伤口在解剖区域相关的位置，如骶尾部、肩部等。某些部位的伤口在运动较多的关节处，由于压力及关节的活动，会影响伤口的愈合。

（3）伤口的大小及深度

1）大小：测量伤口表面最长径和最宽径，以头坐标，纵轴为长，横向为宽。一般伤口大小记录为：长×宽。

2）深度：黑色坏死的组织覆盖伤口则不能测量伤口的深度；潜行深洞以伤口基部形成的袋形空间，用棉签以顺时针方向探测，高出水平面最深的深度。

3）潜行：指伤口皮肤边缘与伤口床之间的袋装空穴。通常外表可见伤口边缘的内卷。测量方法同伤口深度测量。

4）窦道：伤口周围皮肤和伤口床之间形成的纵行腔隙，能探到腔隙的底部或盲端。测量方法同伤口深度测量。

（4）伤口渗出液量的评估：适当的伤口渗出液含有刺激毛细血管及皮层增生的生长因子及蛋白溶解酶，可促进自体清创。伤口过于干燥会使上皮细胞移行速度减慢，延长伤口愈合时间。伤口渗出液过多会使伤口周边皮肤变软，会破坏整体组织，致使伤口扩大。根据伤口渗出液量可分为以下：

1）无渗出：24小时更换的纱布不潮湿、是干燥的。

2）少量渗出：24小时渗出量少于5ml，每天更换的纱布不超过1块。

3）中等量渗出：24小时渗出量在5～10ml，每天至少需要1块纱布，但不超过3块。

4）大量渗出：24小时渗出量超过10ml，每天至少需要3块或更多的纱布。如伤口出现大量渗出液，应做好皮肤保护措施。

（5）渗出液颜色评估

1）澄清：正常伤口渗出液颜色是澄清的，但葡萄球菌或泌尿道感染时也会出现澄清的渗出液。

2）浑浊、黏稠：为渗出液含有白细胞和细菌，多提示炎症反应或感染。

3）粉红色或红色：存在红细胞或微血管损伤，多提示毛细血管损伤。

4）绿色：多提示细菌感染，如铜绿假单胞菌等。

5）黄色或褐色：多提示伤口出现腐肉或泌尿道、肠瘘的渗出物。

6）灰色或蓝色：可能和应用银离子敷料有关。

（6）渗出液黏稠度

1）高黏稠度：由于感染或炎症而含有大量蛋白质，常见渗出液有坏死组织、肠外瘘或某些敷料的残余物等。

2）低黏稠度：由于静脉疾病或充血性心脏病而导致蛋白质含量低，常见于泌尿道、淋巴系统或关节腔瘘管等。

（7）渗出液气味

1）正常的渗出液一般无味。

2）臭味、腐烂气味：一般见与伤口有细菌生长或感染伤口有坏死组织、粪便污染，如肠瘘管伤口等。

（8）伤口外观

1）表皮增生：伤口愈合末段，新上皮覆盖伤口表面，常在伤口的边沿爬向伤口中央，有时在伤口内，为红色或粉红色的上皮。

2）肉芽生长：肉芽组织是指小血管及结缔组织增生逐渐填满伤口，正常为牛肉样鲜红色，且柔软发亮。血流不足时颜色通常呈淡红色、淡白色或白灰色。当肉芽高出皮肤水平时，称为肉芽过长，会影响上皮的爬行。

3）腐肉：肉质松散状，外观一般呈黄色，组织失去活力。

4）坏死：外观呈现棕色或黑色变化，组织失去活力。

5）感染：伤口局部出现红、肿、热、痛，肉芽灰暗，易破碎出血，渗出液增多等。

（9）疼痛：疼痛可能提示感染、血管问题或异物。疼痛过于剧烈可给予药物适当止痛。

（10）伤口周围皮肤情况

1）水肿：用手指按压伤口周围组织5秒，若被压的组织于手指移开后不恢复原状仍成凹陷，则说明有水肿存在。周围组织水肿，会影响伤口组织血流、营养供给及伤口细胞组织排泄物排出，这些因素都会影响伤口的愈合。

2）伤口周围组织硬度：用干净的手指去按压伤口周围的组织，如果组织没有弹性、很硬或没有软度，表示组织硬化或纤维化。

3）愈合嵴：外科手术切口缝合后5～8天内形成胶原蛋白组织。有表示正常并可拆除缝线，无则要警惕伤口裂开。

二、换药术操作

换药是外科常用的技术，也称更换敷料，是观察和处理伤口的基本过程。

（一）换药目的

1．清除伤口及周围皮肤的污物，如细菌、血液、脓液、分泌物、渗出物等，以促进伤口的愈合。

2．更换无菌敷料，吸收渗出液以提供局部干燥的环境。

3．评估伤口愈合的程度，确认是否有感染的现象存在。

（二）换药前的准备

1．换药环境管理　换药的环境应保持安静、清洁、舒适、明亮。如果社区护士到病人家中进行换药操作，还应该考虑以下几个方面：

（1）应选择面积空间合理，有利于医护人员进行换药操作。

（2）要求换药地点自然光线充足，有足够的照明设施。

（3）保持空气清新，以降低细菌、病毒密度，减少感染机会。

2．换药的原则

（1）严格遵守无菌技术操作的原则。

（2）根据伤口情况安排换药的顺序，如果身体有多处伤口，应先清洁伤口、再沾染伤口，最后是感染伤口。

（3）根据伤口情况，确定换药的次数。

（4）根据伤口引流的性质，做好留置引流物伤口的换药。

（三）物品准备与环境要求

弯盘2个、镊子2把、剪刀1把、乙醇棉球、盐水棉球、纱布、胶布等。根据不同伤口的特点可能还要准备以下物品，如引流物（凡士林纱条、乳胶片、烟卷引流、硅胶引流管）、生理盐水、3%～5%的高渗盐水、2.5%～3%的过氧化氢溶液、含氯石灰硼酸溶液（优琐液）、其他常用消毒液（表8-2-1）及刮匙等。换药环境要干净、通风，无影响伤口愈合的干扰因素。有条件者，应带病人到换药室进行换药。

表8-2-1　常用消毒及换药的药品

适用范围	常用药品及溶液
皮肤消毒	70%乙醇、2.5%碘酊、0.5%～1.0%碘伏
一般创面	等渗盐水、凡士林纱布
水肿肉芽	3%氯化钠、30%硫酸镁
皮炎、湿疹	15%氧化锌油
铜绿假单胞菌感染	1%苯氧乙醇、0.5%乙酸、1%～2%磺胺嘧啶银
厌氧菌感染	3%过氧化氢、0.05%高锰酸钾、攸琐溶液
皮肤感染尚未破溃	10%～30%鱼石脂、金黄散
真菌感染	克霉唑、酮康唑、碘甘油、大蒜液
慢性溃疡	碘仿、20%鞣酸、1%氯胺

（四）操作步骤

1. 戴好口罩帽子，洗净双手。

2. 根据伤口情况、类型准备所需物品，并将换药包置放在病床旁边。

3. 用手取下外层敷料，再用镊子取下内层敷料。对与伤口粘连紧密不易去除的最里层敷料或药纱，应先用盐水浸湿后再揭去，以免损伤组织或引起伤口出血。

4. 用两把镊子操作，一把镊子作为传递（保持相对清洁），另一把镊子接触创面。一般情况下，清洁伤口先用乙醇棉球从伤口两侧向周围皮肤消毒，再用盐水棉球清洁创口，要求轻轻沾洗，切忌重擦。如伤口无特殊处理，可在创面盖上消毒敷料，用胶布固定之。

5. 感染伤口应从外围向中心消毒，然后再用盐水棉球清洁伤口。若伤口分泌物较多且创面较深时，需用生理盐水冲洗，若坏死组织较多可先用含氯石灰硼酸溶液消毒处理，以帮助坏死组织脱落。

6. 对高出皮肤和不健康的肉芽组织可用剪刀剪平或先用硝酸银棒腐蚀，再用生理盐水中和；或先用纯苯酚腐蚀，再用70%的乙醇中和。肉芽组织水肿明显时可用3%～5%的高渗盐水湿敷。

7. 一般对表浅及分泌物少的创面，可直接用无菌凡士林纱布或生理盐水纱布覆盖；对分泌物较多，位置深的伤口，应在伤口内放置引流条（引流条放入时应松紧适宜，不可过紧，以免堵塞引流液的排出），外加无菌纱布、棉垫覆盖，然后用胶布条或绷带包扎固定。

8. 特殊情况下的创面处理

（1）一般化脓性感染伤口：可用0.2%的呋喃西林、0.1%～0.2%的依沙吖啶（雷佛奴尔）等纱条湿敷。

（2）厌氧菌感染伤口：可用 2% 的过氧化氢（双氧水），或 0.2% 的高锰酸钾溶液洗涤，也可用 0.5% 的甲硝唑或替硝唑溶液冲洗。

（3）铜绿假单胞菌感染伤口：常用 0.1%～0.5% 的多黏菌素、1%～2% 的苯氧乙醇、10% 的水合氯醛等湿敷。

（4）肉芽组织的处理

1）新鲜肉芽：色鲜红，颗粒密细，碰之易出血并有痛感，无分泌物，属新鲜健康肉芽组织，是感染伤口正常愈合的标志，可选用生理盐水纱布或凡士林纱布外敷。

2）水肿肉芽：色淡，表面光滑发亮，水肿凸起，分泌物多。可选用高渗盐水或 20%～30% 的硫酸镁纱布外敷。若肉芽组织生长过盛超出创缘平面，有碍新生上皮向创面中心生长，可用刮匙或剪刀去除水肿肉芽，或以硝酸银腐蚀再敷以盐水纱布或油纱条。

3）陈旧性肉芽（老化肉芽）：色暗，芽粗大质脆，表面常覆盖一层脂状分泌物，触之不易渗血，无生长趋势。此种肉芽组织处理时，可用刮匙将老化肉芽刮除，再敷以盐水纱布。

4）创面出现虫蚀现象，多由金黄色葡萄球菌感染所致，可用 0.1% 的依沙吖啶纱布湿敷，必要时可选用合理的抗生素纱布外敷。

三、换药术护理要点及健康教育

1．无菌伤口，术后 48 小时应进行第一次换药，注意观察伤口内有无积血积液，如有积血积液，应及时排出。

2．感染或分泌物较多的伤口，应每天换药或 1 日换药 2 次。

3．新鲜肉芽创面，隔 1～2 天换药 1 次。

4．严重感染或置放引流物的伤口及胃肠道瘘，应根据其引流量的多少和具体情况决定换药次数。医师在当天参加无菌手术时，术前不应给感染伤口换药。

5．除隔离及不能行动的病人外，一般病人应到换药室换药。

6．不能离床的病人须在床边换药时，应避开打扫病室卫生、晨间或晚间护理、治疗和开饭时间。

7．根据条件可设有菌和无菌换药间。如只有一个换药室应遵循以下原则：先换无菌伤口，后换感染伤口；先换缝合伤口，后换开放伤口；先换感染较轻的伤口，后换感染较重的伤口。特殊感染伤口应最后换药，换药后应对所用物品和废弃敷料单独存放，进行特殊处理，换药室经消毒后方可开放。

8．严格遵守外科无菌技术，如换药者的手已接触感染伤口或敷料，不应再接触换药车或换药室的储备物品，需添加物品时由护士供给或洗手后再拿取；无菌棉球、敷料从容器内取出后，不得再放回原容器内。污染的敷料须立即放在弯盘或敷料桶内，统一处理，不得随便乱丢弃。

9．准备物品时应注意

（1）换药最先使用的敷料后取，最后使用的先取。

（2）先取干物品后取湿物品。

（3）将镊子柄端置于盘外，以免拿镊子时污染弯盘中敷料。

10．用两把镊子操作，一把镊子接触伤口，另一把接触消毒敷料，两者不可混用。持镊子要稳，执镊柄后 1/3 处，镊尖始终朝下。

11. 换药时应注意去除伤口内的异物,如线头、死骨、异物、坏死组织等。

12. 操作中不可用一团棉球去沾洗深部伤口,避免将棉球遗留在伤口内,否则可导致伤口不愈合。另外,对置入伤口内的引流物需妥善固定和核对数目,必要时应做记录和交接班。

13. 对长期换药不愈合的伤口,应考虑是否有以下原因。

(1) 异物留存。

(2) 伤口引流不畅。

(3) 瘘管或窦道形成。

(4) 特殊感染,如结核。

(5) 溃疡恶变。

(6) 对换药所用物品过敏。

(7) 是否创面过大,皮肤缺损过多,伤面过大应考虑植皮或转移皮瓣来促进伤口愈合。

14. 拔除引流管或引流条时宜先轻轻左右旋转再拔除,并应检查引流管是否完整。

15. 每次换药完毕后,须将一切用具及物品(包括脏敷料)放回指定位置,认真洗净双手后方可给另一病人换药。

16. 换药完毕须将伤口情况、重要操作及相关问题及时记录在病历上并报告上级医师。

(邱　兵)

复习思考题

1. 如何对伤口进行评估?

2. 伤口换药的护理要点有哪些?

第三章

清创术及护理

 学习要点

1. 清创术概念及其适应证。
2. 清创术操作方法。
3. 操作规范，遵循无菌原则，态度认真。

　　清创术是急诊创伤外科常用的治疗方法，也是外科最基本的操作技能，其目的是止血、清除伤口内异物，清除被严重污染和已坏死失去活力的组织，使污染伤口变为清洁伤口，创造伤口愈合环境，促使伤口达到一期愈合。正确、规范地清创操作能促进创口愈合，减少伤口感染等并发症，有利于受伤部位的功能恢复和减少后续问题的发生。

一、适应证

　　所有新鲜伤口，符合时间要求均为清创缝合的适应证。

1. 伤后 8 小时以内的新鲜伤口，清创后可一期缝合。

2. 伤口污染较轻，伤后不超过 12 小时者，亦可在清创后酌情缝合。

3. 头面部伤口，一般伤后 24～48 小时以内，若伤口污染不重，清创后争取一期缝合。

4. 虽在要求时间内，但伤口损伤污染严重，经清创后不具备缝合条件，可作二期缝合或延期缝合。

5. 病人全身情况差，伴有休克或其他严重外伤，如颅脑外伤，血、气胸，内脏破裂等，须首先采取有效的急救措施，待病情相对稳定后，再不失时机地进行清创，或在行急诊手术时，一并处理伤口。

二、术前准备

1. 术前应全面评估病人全身情况与局部伤情。

2. 做好术前相关检查和给予必要的治疗（如输液、抗感染等对症治疗）。

3. 向病人及家属交代相关病情，告知手术的目的和要求及可能出现的问题。履行术前签字协议。

4. 有活动性出血者，临时采取加压包扎或上止血带，也可用钳夹止血，留待术中一并处理。

5. 对骨折、关节伤、大血管和神经干损伤及不全性断肢（指、趾）等伤口，术前需采取固定、敷料包裹，然后搬动病人。或根据需要，进行有关检查后再行清创。

6. 有广泛挫伤或挤压伤者，注意并采取相应的处理以防急性肾衰竭的发生。

三、操作步骤

1. 物品准备　肥皂水、生理盐水、2.5% 的碘酊、70% 的乙醇、3% 的过氧化氢、1% 的普鲁卡因或利多卡因、无菌手套、纱布、棉垫、绷带、胶布、清创缝合包（消毒钳、有齿及无齿镊、手术刀、剪刀、缝合针、缝合线、持针器、无菌治疗巾或洞巾等）。

2. 麻醉或镇痛后，先用无菌纱布覆盖伤口，剃除伤口周围的毛发，用软皂及生理盐水依次清洗伤口周围皮肤，擦干。如有油腻，先用汽油或乙醚擦除后再清洗伤口周围皮肤。

3. 取下伤口上覆盖的纱布，用生理盐水冲洗伤口。如有活动性出血，先用无菌血管钳夹住；明显的大异物，可以钳出，之后用消毒敷料轻轻填入伤口内。

4. 用碘酊、乙醇或碘伏消毒伤口周围皮肤，铺无菌手术巾。术中应进一步检查伤口情况，注意损伤范围和程度，取出伤口内异物、血凝块，切除失活组织和明显损伤的创缘组织（皮肤、皮下组织），如伤口深窄，可切开相应皮肤、皮下组织扩大伤口，以利显露和操作。坏死组织清理后，彻底止血，并以 3% 过氧化氢、生理盐水冲洗，或用 0.5% 的碘伏浸泡，生理盐水冲洗。

5. 缝合伤口需根据伤口情况决定缝合方法和是否在伤口内放置引流物。各层组织要准确对合，逐层缝合，不留无效腔。若伤口污染较重或处理较晚，或清创后伤口不理想，可采取延期缝合（只缝合深层组织，3～4 天再缝合皮肤或皮下组织），或二期缝合。

6. 手术完毕后，伤口覆盖消毒敷料，包扎固定。

四、护理要点及健康教育

1. 掌握手术适应证和禁忌证，把握清创时机。

2. 术前应全面评估病人全身情况和局部伤情。

3. 术中应彻底止血，明确有无神经、肌腱、血管等重要组织的损伤。

4. 明确伤口内有无金属或非金属物的存在，如铁片、玻璃碎片、木刺等。

5. 正确判断组织损伤程度。

6. 在清除血凝块、异物、失活组织、坏死组织时，对神经、大血管、肌腱要注意保护，对皮肤尽可能较多保留，对已坏死的肌肉、筋膜和皮下组织尽量清除。对难以取出或取净的异物在向病人或家属交代后，可暂时保留，待以后择期手术处理，并作书面记录。

7. 根据具体情况和需要，可在伤口内放置橡皮片或橡皮管引流物。

8. 皮肤缺损过大或缝合有张力时，应采用"Z"型成形术修复创面，必要时可考虑皮瓣转移或游离植皮修复缺损。

9. 伤口缝合除考虑形态和功能的恢复外,尚需注意美学问题,尽可能减少瘢痕或后遗症。

10. 严格遵守无菌原则及操作规程。

11. 术后常规注射破伤风抗毒素,对犬咬伤病人尚需注射狂犬疫苗。

12. 术后酌情应用抗生素预防感染。

13. 清创缝合后的伤口,一般在术后3～4天首次换药。换药时应观察伤口内有无活动出血、血凝块、渗出物及红肿感染征象。对渗出多,敷料被渗透的伤口,术后应及时更换外层敷料。放置引流物的伤口一般在缝合后24小时换药,注意引流物的外观和引流量。

(邱 兵)

复习思考题

扫一扫
测一测

1. 清创术的护理要点有哪些?

第四章

拆线术及护理

🔍 学习要点

1. 手术切口分类法、伤口愈合分级。
2. 拆线操作方法。
3. 操作规范,遵循无菌和隔离原则,态度认真。

一、手术切口分类及愈合分级

(一)手术切口分类

手术部位感染的发生与手术野所受污染的程度有关。可将手术切口分为三类: Ⅰ类清洁切口、Ⅱ类可能污染的切口及Ⅲ类污染切口;四类分类法:清洁切口、清洁-污染切口、污染切口和污秽-感染切口。

1. 三类分类法　不同切口的感染率有显著不同,切口分类是决定是否需进行抗生素预防的重要依据。三类分类法如下。

(1)Ⅰ类切口:为无菌切口,指局部无感染、非外伤性的、未进入空肠脏器的切口。手术未进入炎症区,未进入呼吸、消化及泌尿生殖道,以及闭合性创伤手术符合上述条件者。

(2)Ⅱ类切口:为可能污染切口,包括:①某些脏器手术的切口可能受到污染,如阑尾、胃、肺、子宫切除手术等;②手术区域皮肤不易彻底灭菌(如阴囊、会阴部手术);③新近愈合的切口需再次切开手术,如腹部手术出现并发症需再次剖腹探查;④伤口6小时内经清创初期缝合的切口。手术进入呼吸、消化或泌尿生殖道但无明显污染,例如无感染且顺利完成的胆道、胃肠道、阴道、口咽部手术等。

(3)Ⅲ类切口:为污染切口,包括:①切口直接暴露于感染区或邻近感染区,如胃、十二指肠溃疡穿孔手术、阑尾穿孔手术;②与口腔相通的手术,如唇裂、腭裂手术等;③某些腹内明显感染的手术,如胆囊积脓、肠绞窄坏死等手术。

2. 四类分类法　三类分类方法作为手术科室医疗质量考核指标之一沿用已久,但在实践中发现,这种手术分类方法不够完善,为了更好地评估手术切口的污染情况,目前普遍将切口分为四类。具体如表8-4-1。

表 8-4-1 手术切口四类分类法

类别	标准
Ⅰ类(清洁)切口	手术未进入炎症区,未进入呼吸、消化及泌尿生殖道,以及闭合性创伤手术符合上述条件者
Ⅱ类(清洁-污染)切口	手术进入呼吸、消化及泌尿生殖道但无明显污染,例如无污染且顺利完成的胆道、胃肠道、阴道、口咽部手术
Ⅲ类(污染)切口	新鲜开放性创伤手术;手术进入急性炎症但未化脓区域;胃肠道内容物有明显溢出性污染;术中无菌技术有明显缺陷(如开胸心脏按压)者
Ⅳ类(污秽-感染)切口	有失活组织的陈旧创伤手术;已有临床感染或脏器穿孔的手术

（二）切口愈合分级

1. 甲级愈合 是指愈合优良,没有不良反应的初期愈合,用"甲"字代表。

2. 乙级愈合 是指愈合欠佳的切口,愈合处有炎症反应,如红肿、硬结或血肿、积液等,但经处理以后吸收,未曾化脓,用"乙"字代表。

3. 丙级愈合 是指切口化脓,需开放引流及换药才能愈合者,用"丙"字代表。

病人出院时,应按上述切口分类和愈合分级标准,将手术切口愈合情况正确记录于住院病历的首页,以利统计分析,评价切口愈合情况。如甲状腺大部切除术后,切口愈合优良,记录为:"Ⅰ/甲";胃大部切除术后,切口曾发生红肿、硬结,但完全吸收而愈合,属可能污染切口,乙级愈合,则记录为:"Ⅱ/乙";肠坏死、肠切除术后,换药拆线后见切口愈合优良,虽属污染切口,但为甲级愈合。则应记录为:"Ⅲ/甲"。

（三）影响伤口愈合的因素

凡能抑制创伤性炎症、破坏或抑制细胞增生、干扰胶原纤维形成的因素,均不利于切口愈合。

1. 局部因素

（1）切口感染是最常见的原因之一。切口感染后,细菌的毒素和酶以及中性粒细胞破坏释出的酶,可溶解蛋白质和胶原纤维,损害细胞与细胞间质。

（2）局部血运不良,或因切口包扎或缝合过紧影响切口血运时,也会影响切口愈合。

（3）手术操作不当如过度剥离、止血不完善形成血肿,或缝合后留有无效腔。

（4）异物残留,或创面坏死组织清除不干净,切口皮缘对合不良等。

2. 全身因素

（1）营养不良,严重贫血、低蛋白血症是最常见的全身因素。

（2）维生素和某些微量元素:如维生素 C、铁、铜、锌等,是构成胶原纤维所必需的成分,缺乏时缺口愈合的张力强度降低。维生素 A、维生素 B、维生素 D、维生素 K 可相应地影响上皮再生,缺乏时,不仅延迟切口愈合,而且易使感染机会增加。

（3）药物影响:长期或大量应用肾上腺皮质激素或化疗药物,可抑制创伤性炎症、干扰纤维细胞形成、蛋白质合成和上皮再生,使切口愈合延迟。抗癌的细胞毒药物和放射治疗,均能抑制细胞增生,故也可影响切口愈合。

（4）水、电解质平衡失调可引起组织脱水或水肿,抑制肉芽组织健康生长,影响切口愈合。

（5）全身性疾病如肝硬化、糖尿病、尿毒症、黄疸、血液系统疾病和免疫系统疾病等均可导致机体状况下降，免疫功能低下，易感性增高，从而影响组织修复，延迟切口愈合。

重视上述局部和全身性因素对伤口愈合的影响，及时采取有效的防范措施，如手术操作应细致、规范、严格无菌技术，预防感染，术中彻底止血，创面不留坏死组织、异物，术前纠正贫血、低蛋白血症，术后及时补给蛋白质、氨基酸、维生素等，可有效提高伤口愈合率和减少切口并发症的发生。

二、拆线术操作

拆线是临床外科工作中最常见、最基本的操作技能。

（一）物品准备

无菌换药包，镊子 2 把、拆线剪刀、棉球、无菌敷料、胶布、70% 的乙醇、2.5% 的碘酊或 0.5% 的碘伏等。

（二）操作步骤

1. 戴口罩、帽子、洗净双手。

2. 取下切口上的敷料，依次用碘酊、乙醇由切口向周围皮肤消毒各两遍，或以 0.5% 的碘伏消毒两遍。

3. 用镊子将线头轻轻提起，将埋在皮内的缝线少许拉出针眼之外，以剪刀尖紧贴皮肤将缝线剪断并向切口方向（剪线侧）拉出缝线。剪线时，勿使缝线的外露部分拉入组织内。

4. 拆线完毕后再用乙醇消毒切口一遍，盖好敷料，胶布固定。用完的器械及敷料应按要求归放指定地点。

三、拆线术护理要点及健康教育

1. 拆线时间取决于缝合部位和伤口愈合情况。若无感染，一般头面部 4～5 天拆线，下腹部、会阴部 6～7 天，胸部、上腹部、背部、臀部 7～9 天，四肢 10～12 天，减张缝线 14～16 天拆线；伤口裂开再次缝合者 15～18 天拆线。

2. 术后伤口出现红、肿、热、痛症状时，提示切口有感染，应提前或间断拆线。对下列情况应延迟拆线：

（1）年老体弱、营养不良者。

（2）严重贫血、恶病质者。

（3）严重脱水或电解质紊乱尚未纠正者。

（4）剧烈咳嗽尚未控制或在应用呼吸机者，胸腹部切口应延迟拆线。

（5）腹水病人，腹部切口应延迟拆线。

（6）中度以上黄疸病人、糖皮质激素使用者或肥胖病人亦应延迟拆线。

3. 镊子夹起线结后，必须紧贴皮肤剪断缝线，以免将外露缝线及细菌等污物带入伤口内。

4. 应严格遵守无菌操作技术，拔除缝线时，原则上不得使原来显露在皮肤外面的线段穿过皮下组织，以免导致细菌污染。

5. 拆线时动作应轻柔，注意保护伤口，减轻疼痛，避免撕裂伤口。

6. 每次拆线完毕, 须将一切用具放回指定位置, 认真洗手后方可给下一名病人操作。

(邱 兵)

复习思考题

1. 如何对手术切口分类?

2. 拆线术的护理要点有哪些?

第五章

外科打结术

学习要点

1. 外科打结中常见结的种类。

2. 打结的方法及注意事项。

打结是外科手术操作中十分重要的技术，是最基本的操作之一，它贯穿在外科基本操作的全程，能否正确、熟练的打结，直接关系到手术的质量及病人的预后。

一、结的种类

1. 单结　为各种结的基本结，只绕一圈。特点：简便，但可靠性差，易松脱。偶在皮下非主要出血点结扎时使用。

2. 方结　又叫平结，是由方向相反的两个单结组成。特点：结扎线来回交错、着力均匀、打成后越拉越紧，不易松脱。是外科手术中主要的结扎方式，多用于小血管和各种缝合时的结扎。

3. 三迭结　又叫三重结，由交替出现的三个方向相反的单结组成。特点：牢固可靠，用于大血管的结扎。特别是使用肠线或尼龙线时均应作三迭结或多重结以防松脱。

4. 外科结　第一个结重绕两次，使线间的摩擦面及摩擦系数增大，从而也增加了安全系数。然后打第二结时不易松脱，比较牢固。特点：增加了两线间的摩擦力，不易松动和滑脱。多用于大血管或有张力组织的结扎。但因麻烦及费时，手术中极少采用。

5. 假结　又称"顺结"，由两个方向相同的单结组成。特点：易松脱。偶用于皮下组织的结扎或缝扎，在重要部位结扎时禁用。

6. 滑结　由两个方向相反的单结组成，手法与方结相同，但打结时两手用力不均匀或只拉紧一个线头，虽然两手交叉，但结果仍是滑结。特点：非常不牢固，手术中绝对不应出现。

二、打结的方法

1. 单手打结法　以一手为主，另一手配合完成打结的方法。特点：方便、简单、快捷、直观。又可分为右手打结法和左手打结法。

2. 双手打结法 双手同时配合完成的一种打结方法。特点：对深部组织或有张力的组织结扎更为方便，便于作外科结。

3. 持钳打结法 用持针器或血管钳打结。常用于深部结扎或线头短用手打结困难时或为省线时使用。

三、打结注意事项

1. 无论用何种方法打结，相邻两个单结的方向不能相同，否则易作成假结而松动。

2. 打结时两手用力点和结扎点应成一条直线。

3. 打结时每一结均应摆平后拉紧，忌成锐角，否则易拉断线。

4. 结扎时用力应缓慢均匀，持线时两手距离不宜离线太近，也不宜太远。

（邱 兵）

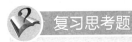复习思考题

1. 常见的外科打结方法有哪些？

第六章

绷带包扎术

 学习要点

1. 绷带包扎术的操作。
2. 操作规范,遵循包扎原则。

用纱布或其他织物条带或卷带裹缠固定敷料、夹板和肢体,称为绷带包扎。绷带包扎术是外科操作技术中的基本技术之一。

一、外科常用包扎方法

1. 环形包扎法 常用于肢体较小部位的包扎,或用于其他包扎法的开始终结。包扎时打开绷带卷,把绷带斜放伤肢上,用手压住,将绷带绕肢体包扎一周后,再将带头和一个小角反折过来,然后继续绕圈包扎,第二圈盖住第一圈,包扎4圈即可。

2. 螺旋包扎法 绷带卷斜行缠绕,每卷压着前面的一半或三分之一。此法多用于肢体粗细差别不大的部位。

3. 反折螺旋包扎法 做螺旋包扎时,用一拇指压住绷带上方,将其反折向下,压住前一圈的一半或三分之一,多用于肢体粗细相差较大的部位。

4. "8"字包扎法 多用于关节部位的包扎。在关节上方开始做环形包扎数圈,然后将绷带斜行缠绕,一圈在关节下缠绕,两圈在关节凹面交叉,反复进行,每圈压过前一圈一半或三分之二。

5. 蛇形包扎法 包扎时以环形包扎开始,然后斜形缠绕,每圈之间保持一定距离而不相重叠。这种包扎方法主要是用于固定夹板,以及固定敷裹材料。

二、绷带包扎操作要点

(一)操作前准备

协助患者取舒适体位,扶托需包扎肢体,保持其功能位。检查包扎部位,保证包扎部位清洁、干燥。按包扎部位选择宽度适合的绷带卷,绷带潮湿或落地污染均不能使用。

(二)操作要点

包扎要求牢固、舒适、整齐、美观,应注意包扎的起点、着力点和止点以及包扎时绷带的走行方向。

1. 起点　包扎时由远心端开始,先环形包扎两圈,将起始端固定,再向近心端包扎。

2. 移行与着力点　每包扎一周应压住前周的 1/3～1/2,用力均匀,松紧适度,使绷带平整均匀,反折部分不可压在伤口或骨隆突处。如有出血伤口,在其伤口处宜稍加压力,起止血作用;若是脓腔等引流伤口则避免用力过度,影响引流。

3. 止点　包扎完毕时再环绕两周以胶布固定,或撕开带端打结,亦可用安全别针固定。打结应避开受伤面、炎症部位、关节面或骨突处等。

三、绷带包扎注意事项

1. 伤者体位要适当,患肢搁置功能位或舒适位置,减少病人痛苦。

2. 包扎原则应是从内向外、由上至下、从远心端至近心端。

3. 包扎过程应注意松紧度,以不妨碍血液循环为宜,指(趾)头尽可能外露,以便观察肢体末梢血液循环情况。

4. 包扎时要掌握绷带卷,避免松脱掉落。绷带卷且须平贴于包扎部位,每周的压力要均匀。

5. 除急性出血、开放性创伤或骨折病人外,包扎前必须使局部清洁干燥。

6. 准确记录包扎时间。

(邱 兵)

复习思考题

1. 简述绷带包扎的操作要点。

2. 简述绷带包扎的注意事项。

扫一扫
测一测

课件
07章PPT

扫一扫
知重点

第七章

小夹板固定术患者的护理

学习要点

1. 熟悉小夹板固定术患者的护理。
2. 学会小夹板固定术的操作。
3. 操作规范,遵循小夹板固定原则。

小夹板固定是利用有一定弹性的木板、竹板或塑料板制成的长、宽合适的小夹板,绑在骨折部肢体外面,外扎横带,以固定骨折。常用于四肢管状骨闭合性骨折。小夹板固定的优点是能通过外扎横带和内置固定垫的压力进一步矫正骨折端侧方或成角移位;固定范围一般不包括骨折的上、下关节,便于及早进行功能锻炼和防止关节僵硬。

一、适应证和禁忌证

1. 适应证　适用于肱骨、尺桡骨、胫腓骨、桡骨远端以及踝关节等部位闭合性骨折,在复位后能用小夹板固定、维持对位者。
2. 禁忌证　①错位明显的不稳定性骨折;②伴有软组织开放性损伤、感染及血循环障碍者;③躯干骨骨折等难以固定者;④昏迷或肢体失去感觉功能者。

二、操作准备

1. 评估解释　①评估病人意识状态、生命体征;②评估需固定肢体的皮肤情况,检查皮肤有无擦伤、破损、感染;③评估患肢的血液循环、感觉、活动及反射情况;④向病人及家属解释操作的目的、重要性及配合。
2. 病人准备　①清洁并擦干固定处皮肤;②向病人交代小夹板固定后注意事项。
3. 护士准备　洗手、戴口罩、着装整洁符合要求。
4. 用物准备　夹板、绷带、压力垫、扎带和剪刀等。
5. 环境准备　环境安静明亮,温度适宜。

三、操作规程（表 8-7-1）

表 8-7-1　小夹板固定操作规程

操作流程	操作说明
评估	● 转抄医嘱，核对、解释、评估病人病情，交代操作中配合注意事项
计划	● 洗手、戴口罩，检查各物品
实施	● 携用物至床旁，再次核对床号、姓名、腕带
	● 外敷药：骨折用手法复位后，在骨折部敷好消肿膏。敷药范围要大一些，尤其在关节附近的骨折，应包括关节远端部分肢体在内，而后用绷带松松地缠绕
	● 放置压力垫：将选好的压力垫，准确地放在肢体的适当部位，用胶布固定
	● 放夹板：按各个骨折的具体要求，依次放好夹板，由助手托住加以固定
	● 捆绑布带：共捆四道，先捆中间两道，后捆近、远两端。各捆两圈，打活结固定。捆绑时两手用力要均匀
	● 观察患肢有无肿胀、疼痛、发绀、冰冷、麻木等血液循环障碍
	● 协助取舒适卧位，抬高患肢高于心脏 15cm
	● 用物分类整理，洗手，记录，签名
评价	● 举止端庄，态度严谨，关注人文
	● 与病人交流用语规范
	● 流程熟练、固定松紧适宜

四、护理要点及健康教育

1. 压力垫要准确地放在适当位置上，并用胶布固定，以免滑动。

2. 捆绑束带时用力要均匀，其松紧度应使束带在夹板上可以不费力地上下推移 1cm 为宜，每周调整束带的松紧度 1～2 次，直到骨折愈合。

3. 在麻醉未失效时，搬动病人应注意防止骨折再移位。

4. 抬高患肢，密切观察患肢血运，如发现肢端严重肿胀、青紫、麻木、剧痛等，应及时处理；观察有无压迫性溃疡的形成，经常检查夹板两端关节处皮肤是否受压、发红、破损等。

5. 骨折复位后 4 天以内，可根据肢体肿胀和夹板的松紧程度，每日适当放松一些，但仍应以能上下推移 1cm 为宜；4 天后如果夹板松动，可适当捆紧。

6. 开始每周酌情透视或拍片 1～2 次；如骨折变位，应及时纠正或重新复位，必要时改作石膏固定。

7. 骨折 2～3 周后如已有纤维连接可重新固定，以后每周在门诊复查 1 次，直至骨折临床愈合。

8. 及时指导病人功能锻炼。

（邱　兵）

 复习思考题

1. 简述小夹板固定患者的护理要点。

扫一扫
测一测

第八章

石膏固定术患者的护理

 学习要点

1. 掌握石膏固定术患者的护理。
2. 熟悉石膏固定术的操作。

　　石膏固定是利用石膏达到固定与治疗患部的目的,可用于骨折复位后的固定,是外科常用的外固定方法之一。石膏类型的种类较多,可分为普通石膏和特殊类型石膏。

一、普通石膏

　　1. 石膏托　适用于无移位骨折或移位倾向很小的稳定性骨折。

　　2. 石膏夹板　适用于肢体肿胀较严重或可能发生肿胀的肢体;亦可用于移位倾向较小的稳定性骨折。

　　3. 石膏管型　适用于移位倾向较强,固定要求较高的骨折,亦用于需长时间固定的骨折。

　　4. 躯干石膏　适用于躯干骨折及肩髋部骨折,且固定要求较高者。

二、特殊类型石膏

　　1. 上肢外展支架　适用于肩关节脱位,内收型肱骨外科颈骨折,有维持骨折对位和保持肩、肘关节于功能位作用,亦可配合持续牵引治疗骨折。

　　2. U形石膏　适用于固定肱骨干和胫腓骨干骨折等可避免石膏管型压迫肢体和调整不便等缺点。

　　3. 架桥式管型石膏　适用于肢体有环形创面的骨折固定,以便更换敷料。

　　4. 小夹板固定　适用于四肢长管骨闭合性骨折,包括尺、桡、肱、胫、腓、股骨和踝部骨折等。使用时小夹板只固定骨折部位而不包括上下两个关节,既能保持骨折部位的固定,又能使骨折两端关节适当地活动。

三、石膏固定术

1. 适应证和禁忌证

（1）适应证：①固定患部，骨折复位后、关节损伤、关节脱位复位后的固定；②周围神经、血管、肌腱断裂或损伤，皮肤缺损，手术修复后的局部制动；③急慢性骨、关节炎症的局部制动；④畸形矫正术后矫形位置的维持和固定。

（2）禁忌证：①全身情况差，如心、肺、肾功能不全，进行性腹水等；②伤口有或可疑厌氧菌感染；③孕妇禁忌躯干部大型石膏固定；④年龄过大、新生儿、婴幼儿及身体衰弱者不宜行大型石膏固定。

2. 操作准备

（1）评估解释：①评估病人的意识状态、生命体征、病情；②评估病人患肢的血液循环、感觉、活动、肿胀程度、组织张力、患肢复位情况；③评估病人对操作的目的、重要性及配合注意事项的知晓情况。

（2）病人准备：①石膏固定前，病人行 X 线检查并向病人及家属说明石膏固定的目的与意义；②清洁并擦干石膏固定处皮肤，如有伤口需更换敷料；③交代病人在石膏固定中肢体取功能位，中途不能随意变动位置。

（3）护士准备：洗手、戴口罩、着装整洁符合要求。

（4）用物准备：石膏绷带、内盛 35～40℃温水的水桶、石膏刀、剪、衬垫、卷尺、小夹板、有色铅笔、一次性中单、胶布等。

（5）环境准备：环境明亮宽敞，温湿度适宜，必要时屏风遮挡。

3. 操作规程（表 8-8-1）

表 8-8-1　石膏固定术操作规程

操作流程	操作说明
评估	● 转抄医嘱，核对、解释、评估病人病情，交待操作中配合注意事项
计划	● 洗手、戴口罩，检查各物品
实施	● 携用物至床旁，再次核对床号、姓名、腕带。协助病人肢体取功能位
	● 清洁石膏固定范围内的皮肤，有伤口者先进行换药
	● 暴露肢体，下铺一次性中单，协助石膏包扎。在包扎过程中，不能在中途改变病人的肢体位置及伸屈度，应用手掌托持患肢，禁止抓、提、按压
	● 包扎完毕，按肢体轮廓塑形并将边缘多余部分修整，充分露出不包括在固定范围的关节及指（趾）。骨隆突部位加以软垫保护
	● 观察肢体末端有无肿胀、发绀、冰冷、疼痛或麻木，注意石膏边缘骨突部分有无受压；四肢骨折术后石膏固定者，观察石膏处有无渗血
	● 记录包扎日期，将有伤口的位置标明或将开窗位置标记
	● 用物分类整理，洗手，记录，签名
评价	● 举止端庄，态度严谨，关注人文
	● 与病人交流用语规范
	● 流程熟练、动作规范

四、护理措施

1. 对新上石膏的病人进行临床交接班，认真听取病人的主诉，观察肢端皮肤的颜色、温度、肿胀、感觉和运动情况，注意评估"5征"：疼痛、苍白、感觉异常、感觉麻痹及脉搏消失。若病人出现肢体血液循环受阻或神经受压的征象，应立即平放肢体，并通知医生全层剪开固定的石膏，严重者应立即拆除，甚至行肢体切开减压术。

2. 石膏未干前搬运病人时，须用手掌托住石膏，忌用手指捏压，注意保护石膏不被变形与折断。经常观察和检查露在石膏外的皮肤、石膏边缘及病人身体骨突部位，每日用50%乙醇或红花酒精按摩，以促进血液循环。

3. 部分躯干石膏固定的病人可能出现反复呕吐、腹痛甚至呼吸窘迫、面色苍白、发绀、血压下降等表现，称为石膏综合征。因此石膏包扎不宜过紧，上腹部应充分开窗，调节室内温度25℃，湿度50%～60%，并告知病人宜少量多餐，避免过快过饱及进食产气多的食物。发生轻度石膏综合征可通过调整饮食、充分开窗等处理；严重者立即拆除石膏，给予禁食、胃肠减压、静脉输液等处理。

4. 石膏里面有出血时可渗出到石膏表面，出血多时可沿石膏内壁流到石膏外面，污染床单，所以除了观察石膏表面外，还要检查石膏边缘及床单位是否有血迹，还可以用铅笔在石膏外面血迹边缘做上记号，注明时间，观察血迹边界是否扩大，及时处理。

5. 由于石膏固定的肢体长时间缺乏功能锻炼，导致肌肉萎缩，同时大量钙盐逸出骨骼可导致骨质疏松，关节内纤维粘连致关节僵硬。因此在石膏固定期间，病人应加强功能锻炼。

（邱　兵）

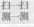

复习思考题

1. 简述石膏固定术患者的护理要点。

第九章

牵引固定术患者的护理

 学习要点

1. 学会牵引固定术患者的操作。

2. 掌握牵引固定术患者的护理。

牵引术是利用适当的持续牵引力和对抗牵引力达到整复和维持复位的治疗方法。在骨科治疗中应用广泛。牵引法包括皮牵引、兜带牵引和骨牵引。

（一）操作要点

1. **皮牵引** 又称间接牵引，是指利用胶布或乳胶海绵条，贴于患肢远侧皮肤上，通过滑车装置，用重锤施加持续牵引力，以对抗肌肉的拉力，使骨折复位、固定的方法。此法适用于少儿、老年患者的骨折牵引或关节炎症时的矫形与固定。牵引时间不宜过久，一般为2～4周。

（1）胶布牵引：常用于四肢牵引。胶布的宽度为患肢最细部位周径的1/2。胶布粘贴范围以上肢为例：上臂牵引自上臂中部至腕部；前臂牵引自桡骨小头下缘至腕部。胶布下端绕肢体远端以远10cm左右，在远端胶布中央贴一块比远端肢体稍宽且有中央孔的扩张板，从中央孔穿一牵引绳备用；将近侧胶布纵向撕开2/3，粘贴时稍微分开，使牵引力均匀分布于肢体。剃净患肢汗毛，洗净后涂上安息香酸酊，在未完全干燥前，沿肢体纵轴将胶布平行贴于肢体两侧，不可交叉缠绕，骨隆突处应加纱布衬垫，以免局部受压。将胶布按压贴紧后，用绷带包扎肢体，防止胶布松脱，半小时后加牵引锤，进行牵引。重量不宜超过5kg。

（2）海绵带牵引：适用于对胶布过敏的患者。利用市售泡沫塑料布，包压于伤肢皮肤，远端也置有扩张板，从中央穿一牵引绳进行牵引。

2. **兜带牵引** 利用布带或海绵兜带托住身体突出部位施加牵引力。

（1）枕颌带牵引：适用于颈椎骨折、脱位，颈椎间盘突出症和神经根型颈椎病等。用枕颌带托住下颌和枕骨粗隆部，向头顶方向牵引，牵引时使枕颌带两上端分开，保持比头稍宽的距离，用一金属棒穿入枕颌带远端孔内，中央系一牵引绳，置于床头滑轮上牵引，重量3～10kg。

（2）骨盆带牵引：适用于腰椎间盘突出症及腰神经根刺激症状者。用骨盆牵引带

485

包托于骨盆,保证其宽度的 2/3 在髂嵴以上的腰部,两侧各一个牵引带,在足侧系于滑轮上。所牵重量相等,总重量为 10kg,床脚抬高 20~25cm,使人体重量作为对抗牵引。

（3）骨盆悬吊牵引：适用于骨盆骨折有明显分离移位或骨盆环骨折有向上移位和分离移位的患者。使用骨盆悬吊带通过滑轮及牵引支架进行牵引,同时可进行两下肢的皮肤或骨牵引。牵引时以臀部抬离床面 5cm 为宜。

3. 骨牵引　常用于颈椎骨折、脱位、肢体开放性骨折、肌肉丰厚处骨折等。把不锈钢针穿入骨骼内,通过牵引钢针直接牵拉骨骼,故又称直接牵引法。骨牵引力量较大,持续时间长,牵引时必须有相应的对抗牵引,才能达到有效调节的目的。骨牵引常用的穿针部位是：股骨髁上、胫骨结节、尺骨鹰嘴、颅骨骨板以及跟骨等。牵引的重量一般为自身重量的 1/10~1/7。

（二）适应证和禁忌证

1. 适应证　①骨折、关节脱位的复位及维持复位后的稳定；②挛缩畸形的矫正治疗和预防；③炎症肢体的制动和抬高；④骨、关节疾病治疗前准备：解除肌痉挛,改善静脉回流,消除肢体肿胀；⑤防止因骨骼病变所致的病理性骨折。

2. 禁忌证　局部皮肤受损和对胶布或泡沫塑料过敏者禁用皮牵引。

（三）护理措施

1. 牵引前准备和护理

（1）在牵引治疗前,护理人员应向患者及家属说明牵引的目的、持续时间及可能出现的不适等,争取患者的配合。

（2）剃去患肢汗毛,皮肤用肥皂、清水洗净,涂擦安息香酸酊。行颅骨牵引时,应剔除全部头发。

（3）了解药物过敏史：骨牵引术前应询问病人药物过敏史,尤其是普鲁卡因过敏史,如过敏,可改用利多卡因。

（4）牵引前摆好体位,协助医师进行牵引。

（5）备好牵引用物。

2. 牵引时的护理

（1）每天检查牵引装置及效果、包扎的松紧度、有无滑脱或松动。

（2）保持牵引锤悬空、滑车灵活。

（3）牵引治疗期间患者必须保持正确的位置,牵引方向与近端肢体成直线。

（4）小儿双腿悬吊牵引时臀部必须离开床面,以产生反牵引力。

（5）嘱咐患者及家属不要擅自改变体位,不能随便增减牵引重量。

（6）颅骨牵引者应每日将颅骨牵引弓的靠拢压紧螺母拧紧 0.5~1 圈,防止颅骨牵引弓松脱。

（7）牵引重量不可随意增减；不随意放松牵引绳。

（8）肢体牵引时,应每日测量两侧肢体的长度,避免发生过度牵引。

3. 牵引后的护理

（1）观察肢端血液循环,若患者出现肢端疼痛、麻木、皮肤色泽变深、温度降低、毛细血管充盈缓慢、被动活动指（趾）时有剧痛者,应及时检查有无局部包扎过紧、牵引重量过大等,并予以对症处理。

（2）行双腿悬吊皮牵引的患儿无故哭闹不安时，应检查是否系牵引胶布和绷带移位所致。

（3）肱骨髁上骨折者，肘部肿胀明显，若置肘于屈曲位，易因血循环障碍而出现肢端肿胀、苍白、发冷、麻木、剧烈疼痛等症状。

（4）牵引时须加强观察，不断调整屈肘角度（45°为宜），以防发生缺血性挛缩。

4. 并发症的预防与护理　牵引患者并发症的防护主要包括以下方面。

（1）防治胶布过敏：胶布过敏或因粘贴不当出现水疱者应及时处理；胶布边缘溃疡，若面积大，须去除胶布暂停皮牵引，或改为骨牵引。

（2）预防压疮：长期卧床者应在骨隆突部位放置气垫，每日温水擦浴，定时按摩，保持床单位清洁、平整和干燥。

（3）预防牵引针眼感染：①严格无菌技术操作，保持牵引针眼清洁干燥：针眼处每日滴75%酒精2次，无菌敷料覆盖。针眼处有分泌物或结痂时，应用棉签拭去，以免发生痂下积脓；②避免牵引针滑动移位：骨牵引针两端套上木塞或胶盖小瓶，以防伤人及钩挂被褥。定期加强观察，发现牵引针偏移时，局部经消毒后再调整至对称位或及时通知医生，切不可随手将牵引针推回；③继发感染时：积极引流；严重者，须拔去钢针，换位牵引。

（4）预防关节僵硬：牵引期间应鼓励和协助患者进行功能锻炼，包括肌肉等长收缩，关节活动，并辅助按摩关节的被动运动等，以促进血液循环，维持肌肉和关节的正常功能活动。

（5）预防足下垂：若患者出现足背伸无力时，应高度警惕腓总神经损伤的可能。故下肢牵引时应注意：①在膝外侧垫棉垫，防止压迫腓总神经；②应用足底托板或沙袋将足底垫起，保持踝关节于功能位；③加强足部的主动和被动活动；④经常检查局部有无受压，认真听取主诉。护理时，及时去除致病因素。

（6）预防坠积性肺炎：协助患者定期翻身，拍背，促进痰液排出。鼓励患者利用牵引床上的拉手做抬臀运动；练习深呼吸和有效咳嗽；注意保暖等。

（四）健康教育

1. 指导患者以高蛋白、高维生素、高钙饮食为主。

2. 指导进行正确的功能锻炼。

3. 出院后定期复诊。

（邱　兵）

复习思考题

1. 简述牵引固定术患者的护理要点。

扫一扫
知重点

第十章

骨折患者功能锻炼指导与护理

学习要点

1. 骨折患者的护理评估。

2. 骨折患者功能锻炼指导与护理。

骨折患者的功能锻炼,直接影响到愈后效果。如何提高病人自我照顾能力、指导家属协助病人完成各项活动对于骨折病人具有重要十分重要的意义。早期有效的功能锻炼可增加肢体活动性和预防并发症,有助于损伤部位功能的恢复。

一、护理评估

1. 健康史 了解患者的年龄、受伤经过,既往有无骨骼、关节疾病史。明确外力作用的时间、方式、性质和程度,其次了解患者受伤时的体位和环境,伤后立即发生的功能障碍及其发展情况,急救处理的经过等。

2. 身体状况 了解骨折、脱位的类型、局部体征和患肢功能状况、固定情况、过敏及循环状况,生命体征是否平稳,有无合并其他部位损伤或并发症。开放性骨折失血量的估计、是否伴有感染等。了解麻醉、手术的方式、术中补液、补血情况,术后的愈合及功能情况。了解辅助检查结果。

3. 心理社会状况 了解患者及其家属对疾病的心理反应、认知情况和对康复知识的了解及支持程度。评估患者的生活模式、社会角色等是否受到疾病的影响;了解患者对疾病治疗的态度。

二、护理诊断与医护合作性问题

1. 疼痛 与外伤、肢体肿胀缺血等有关。

2. 焦虑 与担心肢体功能或残障有关。

3. 有感染的危险 与开放性损伤有关。

4. 皮肤完整性受损的危险 与长期卧床等因素有关。

5. 潜在并发症 骨折早期、晚期并发症。

6. 知识缺乏 与对相关知识缺乏了解有关。

三、护理措施

（一）治疗配合

1. 协助医师尽早复位　做好复位前的身体及心理准备，向患者说明复位的目的和方法，以取得患者的合作；复位前给予适当的麻醉，以减轻疼痛，同时使肌松弛，利于复位。协助医师进行石膏、外固定的操作。

2. 保持有效的固定　复位后将患肢固定于功能位置，并向患者及家属说明复位后固定的目的、方法、重要性及注意事项。固定期间应观察患肢的血液循环，定期检查患肢的感觉和运动，以了解神经、血管损伤的程度和恢复情况。

（二）生活护理

1. 给予高蛋白、高热量、高钙、高铁、高维生素饮食，以供给足够营养。对制动患者适当增加膳食纤维的摄入，多饮水，防止便秘及肾结石的发生。

2. 建立良好的生活习惯，定时进餐，并根据患者的口味适当调整饮食，尽可能在患者喜欢的基础上调整营养结构，保证营养的供给。

3. 给予患者生活上的照顾，协助其生活起居、饮食、卫生等。保持室内环境卫生、清洁，以增加患者舒适感。

（三）病情观察

较重的患者要进行生命体征、神志的观察，做好观察记录，及时执行医嘱，给予补液、输血、补充血容量等。必要时监测中心静脉压及记录24小时液体出入量；危重患者应及早送入ICU监护。术后注意观察伤口情况，有无红、肿、热、痛及波动感，一旦发生感染，应及时报告并协助医师进行伤口处理。

（四）疼痛护理

查明原因，针对引起疼痛的不同原因对症处理：

1. 伤24小时内局部冷敷，减轻水肿及疼痛；

2. 24小时后局部热敷可减轻肌的痉挛及关节、骨骼的疼痛；

3. 受伤肢体应固定，并将患肢抬高，以减轻肿胀引起的疼痛；

4. 对疼痛原因明确者，可根据医嘱使用止痛药；

5. 执行护理操作时动作要轻柔、准确，重点保护，争取一次性完成，避免引起不必要的痛苦。

（五）维持循环功能，减轻肢体水肿

1. 根据患者具体情况选择合适的体位，适当抬高患肢，促进静脉回流。股骨颈骨折者，应保持肢体于外展中立位，防止因髋关节内收、外旋造成髋关节脱位。股骨干骨折者保持患肢外展、抬高位；长期固定及关节内骨折，应保持患肢于功能位。

2. 有出血者及时采取相应措施进行止血，对四肢骨折患者要严密观察肢端有无剧烈疼痛、麻木、青紫和苍白、肢端甲床血液充盈时间延长、脉搏减弱或消失等征象，如有异常应及时通知医生积极对症处理。并严禁局部按摩、热敷、理疗，以免加重组织缺血与损伤。

（六）预防感染

现场急救应注意保护伤口，避免二次污染及细菌进入深层组织，开放性骨折应争取时间，早期实施清创术，遵医嘱正确使用抗生素，加强全身营养支持。

（七）并发症护理

1．脂肪栓塞　①安排患者采取高坐卧位；②给予高浓度吸氧；③监测生命体征和动脉血气分析；④保持呼吸道通畅，维持体液平衡；⑤遵医嘱使用药物对症治疗。

2．血管、神经损伤及骨筋膜室综合征　对于石膏、夹板等外固定过紧引起患肢肿胀伴有血液循环障碍者，应及时松解，并观察有无血管、神经的损伤；严重肿胀者，要警惕骨筋膜室综合征的发生，及时通知医师做好相应的处理。

3．坠积性肺炎和压疮　对长期卧床的患者定时给予翻身拍背，按摩骨隆突处，必要时给予气圈或气垫床，并鼓励患者深呼吸、咳嗽排痰。

4．髋关节后脱位后有发生股骨头坏死的可能性，因此患肢不能过早地负重，3个月内要定期作 X 线检查，经 X 线证实股骨头血液循环良好后方可弃拐步行。

（八）指导功能锻炼

早期功能锻炼可增加肢体活动性和预防并发症，有助于损伤部位功能恢复。根据骨折部位不同，具体做法如下：

1．四肢骨折

（1）肱骨干骨折：①指导复位固定后病人进行患肢的主动运动，包括手指、掌和腕关节活动，以减轻水肿，促进静脉回流；②指导病人进行上臂肌的主动舒缩运动，禁止做上臂旋转运动；③伤后 2～3 周，开始肩、肘关节的主动运动，防止肩关节僵硬或猥琐。

（2）肱骨髁上骨折：①伤后第 1 周，患侧肢体避免活动；② 1 周后逐渐开始握拳、伸指、腕关节屈伸及肩关节活动；③ 4～5 周后在去除外固定后，进行肘关节屈伸功能锻炼。

（3）尺桡骨干双骨折：①指导复位固定后的病人进行上臂肌和前臂肌的舒缩运动、用力握拳和充分屈伸手指的动作；②伤后 2 周、局部肿胀消退，开始肩、肘、腕关节的运动，但禁止做前臂旋转运动；③ 4 周后练习前臂旋转和用手推墙动作；④去除外固定后，进行各关节全活动范围的功能锻炼。

（4）Colles 骨折：①指导病人早期进行拇指及其他手指的主动运动、用力握拳、充分屈伸五指的练习，以减轻水肿，增加静脉回流。同时进行肩、肘关节功能锻炼，防止关节僵硬或肌萎缩；②伤后 2 周进行腕关节背伸和桡侧偏斜练习，同时进行前臂旋转运动。

（5）股骨颈骨折：①练习股四头肌的等长舒缩：指导病人进行患肢股四头肌的等长舒缩（可采用 tens 法则）：即收缩股四头肌 10 秒，休息 10 秒，收缩 10 次为一组，重复10 次）、距小腿关节屈伸及足部活动。每天多次，每次 5～20 分钟，以防止下肢深静脉栓塞、肌萎缩和关节僵硬；②指导病人进行双上肢及健侧下肢的全范围关节活动和功能锻炼；③髋关节功能锻炼：行人工全髋关节置换术 1 周后，帮助病人坐在床边进行髋关节功能锻炼，动作应缓慢，活动范围由小到大，活动幅度和力量逐渐加大，指导病人借助吊架和床栏更换体位；④转移和行走训练：评估病人是否需要辅助器械完成日常生活，指导病人坐起、移到轮椅上和行走的方法。非手术治疗的病人 8 周后可逐渐在床上坐起，坐起时双腿不能交叉盘腿，3 个月后可逐渐使用拐杖，患肢在不负重情况下练习行走，6 个月后弃拐行走。行人工全髋关节置换术的病人，2～3 周时允许下床后，指导病人在有人陪伴下正确使用助行器或拐杖行走。骨折完全愈合后患肢方可持重。

（6）股骨干骨折：①练习股四头肌的等长舒缩（同股骨颈骨折）；②膝、髋关节功能锻炼：伤后1～2周，指导病人进行膝关节伸直练习。去除牵引或外固定后遵医嘱进行膝关节的屈伸和髋关节的各种运动锻炼。活动范围由小到大，活动幅度和力量逐渐加大；③行走训练：开始需扶助行器或拐杖，使患肢在不负重情况下练习行走，需有人陪伴，防止摔倒。

（7）胫腓骨干骨折：①伤后早期进行股四头肌的等长舒缩练习；②膝、距小腿关节练习：有夹板外固定的病人可进行膝、距小腿关节活动，但禁止在膝关节伸直情况下旋转大腿，防止发生骨不连；③去除牵引或外固定后遵医嘱进行距小腿、膝关节的屈伸锻炼和髋关节的各种运动；④逐步下地行走。

2. 脊柱骨折 康复护理和功能锻炼是预防脊柱损伤后病人因长期制动可导致失用综合征，故尽量促使病人早期活动和功能锻炼：①保持适当体位，预防畸形：瘫痪肢体保持关节于功能位，防止关节屈曲、过伸或过展。可用矫正鞋或支足板预防足下垂；②全范围关节活动：定时进行全身所有关节的全范围被动活动和按摩，每日数次，以促进循环、预防关节僵硬和挛缩；③腰背肌功能锻炼：根据脊柱骨折或脊髓损伤的部位、程度和康复治疗计划选择和进行相应的腰背肌功能锻炼。

3. 骨盆骨折 根据骨折的稳定性和治疗方案，与病人一起制定适宜的锻炼计划并指导实施：①部分病人在手术后几天内即可完全持重，行牵引的病人需12周以后才能持重；②长时间卧床的病人须练习深呼吸、进行肢体肌的等长舒缩，每天多次，每次5～20分钟；③帮助病人活动上、下关节；④允许下床后，可使用助行器或拐杖，以使上下肢共同分担体重。

（邱　兵）

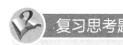复习思考题

扫一扫
测一测

   1. 简述骨折患者功能锻炼指导与护理要点。

主要参考书目

1. 江跃华, 刘伟道. 外科护理 [M]. 2 版. 北京: 人民卫生出版社, 2015.

2. 余晓齐. 外科护理学 [M]. 郑州: 河南科学技术出版社, 2012.

3. 于长隆. 骨科康复学 [M]. 北京: 人民卫生出版社, 2010.

4. 吴文秀. 外科护理学 [M]. 沈阳: 辽宁大学出版社, 2013.

5. 李乐之, 路潜. 外科护理学 [M]. 6 版. 北京: 人民卫生出版社, 2017.

6. 陈孝平, 汪建平. 外科学 [M]. 8 版. 北京: 人民卫生出版社, 2013.

7. 邬贤斌, 李钟峰, 张萍, 等. 外科护理学 [M]. 北京: 人民卫生出版社, 2011.

8. 护士执业资格考试专家组. 护士执业资格考试护考急救书 [M]. 7 版. 北京: 人民军医出版社, 2016.

9. 李乐之, 路潜. 外科护理学 [M]. 5 版. 北京: 人民卫生出版社, 2013.

10. 刘东升. 外科护理学 [M]. 郑州: 河南科学技术出版社, 2011.

11. 张相安. 外科学 [M]. 8 版. 西安: 第四军医大学出版社, 2013.

12. 魏革, 刘苏君. 手术室护理学 [M]. 3 版. 北京: 人民军医出版社, 2014.

13. 高兴莲, 郭莉. 手术室专科护理 [M]. 北京: 科学出版社, 2014.

14. 张冬梅. 手术室护士规范操作指南 [M]. 北京: 中国医药科技出版社, 2016.

15. 吴肇汉, 秦新裕, 丁强. 实用外科学 [M]. 4 版. 北京: 人民卫生出版社, 2017.

16. 陈孝平, 陈义发. 外科手术基本操作 [M]. 北京: 人民卫生出版社, 2010.

17. 任高宏. 临床骨科诊断与治疗 [M]. 北京: 化学工业出版社, 2015.

18. 吕广明. 人体解剖学 [M]. 北京: 科学出版社, 2016.

19. 吴军, 唐丹, 李曾慧平. 烧伤康复治疗学 [M]. 北京: 人民卫生出版社, 2015.

20. 运动康复技术编写组. 运动康复技术 [M]. 北京: 北京体育学出版社, 2016.

21. 付中国, 吴克俭. 骨科缝线与打结 [M]. 北京: 北京大学医学出版社, 2017.

22. 王丽芹. 肝胆外科护理知识问答 [M]. 北京: 人民军医出版社, 2015.

23. 张春霞. 肿瘤内科学(高级医师进阶)[M]. 北京: 中国协和医科大学出版社, 2016.

24. 彭刚艺, 刘雪琴. 临床护理技术规范(基础篇)[M]. 2 版. 广州: 广东科技出版社, 2013.

25. 郭铁成, 黄晓琳, 尤春景. 康复医学临床指南 [M]. 3 版. 北京: 科学出版社, 2016.

复习思考题答案要点和模拟试卷

《外科护理》教学大纲